AF548280

Die Kieferorthopädie

Grundwissen für Zahntechniker

Kuno Frass

Die Kieferorthopädie

Theorie und Praxis zur Herstellung kieferorthopädischer und funktionskieferorthopädischer Geräte

2. Auflage 2008

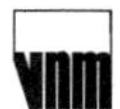

Verlag Neuer Merkur GmbH

Bibliografische Informationen der Deutschen Nationalbibliothek
Die Deutsche Nationalbibliothek verzeichnet diese Publikation in der Deutschen Nationalbibliografie; detaillierte bibliografische Daten sind im Internet über http://dnb.ddb.de abrufbar.

Verlagsort: Postfach 60 06 62, D-81206 München

Grundwissen für Zahntechniker Band XIV
Kuno Frass
Die Kieferorthopädie
2. überarbeitete Auflage 2008 – ISBN 978-3-937346-46-5

Titelgestaltung: Peter Hänssler
Layout: Dagmar Papic/Peter Hänssler

Druck und Bindung: Beltz Grafische Betriebe, Bad Langensalza

Vorwort

Bei der Bearbeitung der Zweitauflage dieses Buches habe ich weitere Themen bzw. Techniken, die entweder neu oder von neuer Aktualität sind, aufgenommen oder ergänzt. Das betrifft sowohl den Bereich der Okklusion als auch klassische Apparaturen sowie Neuerungen apparativer bzw. konzeptioneller Art. In diesem Sinne sind insbesondere folgende Themen bzw. Apparaturen neu oder in neuer Ausführlichkeit hinzugekommen:

Der Elastisch Offene Aktivator bzw. Elastic Open Activator (EOA) nach Dr. Georg Klammt wird ausführlich in seinen verschiedenen Modifikationen behandelt. Die diesbezüglichen Geräte bzw. Bilder entstammen einer persönlichen Sammlung von Dr. Klammt. Die vielen lehrreichen Stunden, die ich mit ihm in seinem Haus in Görlitz verbringen durfte, festigten mein Wissen um die zahntechnisch so wichtigen Details seiner Geräte. Herr Dr. Klammt († 20. März 2004) bleibt mir in seiner menschlichen Größe in bester Erinnerung.

Der Funktionsregler, der von Prof. Dr. Rolf Fränkel entwickelt wurde, wird in seinen drei Typen FR 1, Fr 2 und FR 3 ausführlich beschrieben, wobei die zahntechnische Herstellung Schritt für Schritt dargestellt wird. Bei der Tochter von Prof. Fränkel, Frau Dr. Christine Fränkel, möchte ich mich für ihre Unterstützung bedanken.

Die Beschreibung des Gebissformers nach Bimler erfolgt durch einen Beitrag von Prof. Barbara Bimler, der Tochter von Dr. Bimler.

Frau Prof. Dr. Rutzki danke ich für ihre Unterstützung bei der Bearbeitung des Kapitels über den Bionator, das die Modifikation nach Rutzki-Janson/Ramian einschließt.

Die Kriterien der okklusalen Anatomie bzw. Funktion sind bekanntlich wichtige Bestandteile des Wissens auch in der kieferorthopädischen Zahntechnik. Wenn ich dementsprechend einige Darstellungen der okklusalen Anatomie aus dem Lehrbuch von A. M. Schwarz der frühen 1960 er Jahre mit modernen Mitteln neu gestaltet habe, so soll damit der jüngeren Generation u. a. gezeigt werden, dass die Bedeutung der Okklusion schon sehr lange bekannt ist und nicht erst neu entdeckt werden muss. Andererseits gibt es aber auch neue Erkenntnisse sowie erweiterte Möglichkeiten okklusaler Darstellungen, auf die eingegangen wird. Insbesondere aber gibt es neue, moderne instrumentelle Möglichkeiten zur Analyse okklusaler Funktionen. Hierzu werden u. a. Instrumente der Firma SAM beschrieben, die von Heinz Mack entwickelt wurden.

Obwohl das Problem des Rezidivs nach Abschluss einer aktiven kieferorthopädischen Behandlung altbekannt ist, stehen zumindest in der Zahntechnik die Retentionsapparaturen oft im Schatten der Apparaturen, die für die sogenannte aktive Behandlung Verwendung finden. Zudem wird nicht selten über den Zusammenhang zwischen der Stabilität des Ergebnisses und den okklusalen Gegebenheiten diskutiert. Um so geratener erschien es mir, den Apparaturen von Prof. F. P. G. M. van der Linden einen gebührenden Platz zu geben, zumal dessen Retentionsapparaturen einer ungestörten Okklusionsbeziehung wirksam Rechnung tragen. Für die Unterstützung, die ich von Prof. van der Linden erhielt, möchte ich mich an dieser Stelle bedanken.

In der Literatur wurde insbesondere seit den 1990er Jahren der Molarendistalisation sehr hohes Interesse gezollt, wobei eine außerordentlich große Zahl entsprechender Apparaturen speziell und nur für den Oberkiefer entwickelt wurde. Exemplarisch für diese sehr vielen Geräte wird die Distal-Jet-Apparatur detailliert beschrieben.

Im Gegensatz hierzu wurde die Steger-Apparatur zur Molarendistalisation nicht ausschließlich im Oberkiefer, sondern gleichermaßen im Unterkiefer konzipiert. Bei der generell zunehmend detaillierten Beachtung der Okklusion erscheint es nur konsequent, dass Prof. Dr. Dr. Steger – im Rahmen seiner Idee der orthodontischen *Führung in begrenzter Freiheit* – in das orthodontische Kräftespiel auch okklusale Kräfte gezielt einbezieht. Er bezeichnet diese Vorgehensweise *Occlusodontics*.

Wegen dieses okklusionsbezogenen Konzepts, das zudem die speziellen anatomischen Gegebenheiten im Zahnwurzelbereich berücksichtigt sowie insbesondere in Anbetracht klinischer Bilder von umfangreichen Distalisationen nicht nur oberer, sondern auch unterer Molaren, wird die Steger-Apparatur ausführlich behandelt.

Dem Verlag Neuer Merkur GmbH München sage ich auch für diese Auflage meinen herzlichen Dank.

Buchholz i. d. N., 31. Juli 2008

Kuno Frass

Widmung

Dieses Buch widme ich Herrn Prof. Dr. Dr. Ernst R. Steger als Zeichen der Dankbarkeit für die vielen Jahre, in denen ich seinen fachlichen Rat einholen konnte, sowie als Dank für die stete Ermutigung und Unterstützung, die er mir schon bei der Erstauflage dieses Buches entgegenbrachte.

Inhaltsverzeichnis

Kapitel 1
Die Gebissentwicklung

Den Inhalt auf einen Blick

Die Mineralisation der Zähne des Milchgebisses und des bleibenden Gebisses erfolgt über verschiedene Altersstufen und Phasen.

1.1 Das Milchzahngebiss

Das Milchzahn- oder temporäre Gebiss umfasst in der Regel 20 Zahneinheiten.

55 54 53 52 51	61 62 63 64 65
85 84 83 82 81	71 72 73 74 75

1.1.1 Die Durchbruchzeiten der Milchzähne

Die Milchzähne des Unterkiefers brechen in der Regel um einige Monate früher durch als die Milchzähne des Oberkiefers. Das Milchgebiss stellt sich durchschnittlich zwischen dem sechsten und dem 30. Lebensmonat ein:

1.1.2 Mineralisationsphasen des Milchgebisses

In **Abbildung 1.1** sind die Mineralisationsphasen der einzelnen Milchzähne vor der Geburt dargestellt. Die Verkalkung der Milchzähne ist mit ca. 3 ½ Jahren abgeschlossen.

1.2 Der Zahnwechsel

Die Einstellung der bleibenden Zähne erfolgt in zwei Phasen. Zur ersten Phase rechnet man

- den Durchbruch der ersten Molaren etwa im sechsten Lebensjahr (Sechsjahrmolar) und
- den Durchbruch der zweiten Molaren etwa zwischen dem elften und 14. Lebensjahr.

Die mittleren Schneidezähne	im 6. bis 8. Monat
Die seitlichen Schneidezähne	im 8. bis 12. Monat
Die ersten Milchmolaren	im 12. bis 16. Monat
Die Eckzähne	im 16. bis 20. Monat
Die zweiten Milchmolaren	im 20. bis 30. Monat

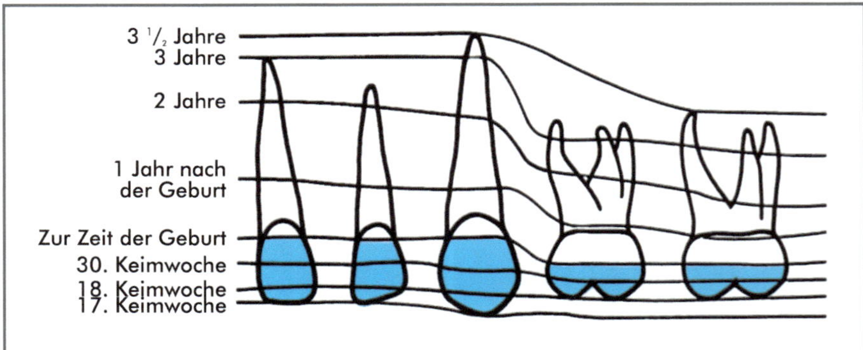

Abb. 1.1 Zeiten der Milchzahnverkalkung nach Pierce und Rauber-Kopsch. Der blaue Abschnitt ist zur Zeit der Geburt ausgebildet (umgezeichnet nach A. M. Schwarz).

1.2.1 Die Höcker-Fossa-Beziehung der Sechsjahrmolaren

Die Höcker-Fossa-Beziehung der Sechsjahrmolaren wird neben verschiedenen anderen Faktoren durch die Lage oder auch Verzahnung des Milchgebisses sowie die Mesialverschiebung während des Zahnwechsels bestimmt. Die Mesialverschiebung im UK resultiert aus einer Vorwanderung der Seitenzähne im Zahnfachknochen und nicht etwa in einer Vorverlagerung des Unterkieferkörpers im Gelenk. Die Milchzahnbeziehung zwischen vier und neun Jahren bleibt unverändert, sofern nicht beispielsweise durch Karies pathologische Veränderungen vor sich gehen.

Beim lückigen Milchzahngebiss kann sich durch die Mesialverschiebung im Bereich 4 und 5 die *Affenlücke* im Bereich 3 und 4 schließen. Sind der oder die Weisheitszähne angelegt, erfolgt deren Durchbruch in breiter Altersvariante. Oft findet der Weisheitszahn keinen Platz im Zahnbogen **(Abb. 1.2)**.

Die Sechsjahrmolaren können durch Nachrücken die erwünschte Höcker-Fossa-Beziehung erreichen.

Beim lückenlosen Milchzahngebiss findet die Mesialverschiebung erst nach dem Zahnwechsel statt. Dementsprechend ist dann nicht immer eine Höcker-Fossa-Beziehung der Sechsjahrmolaren in der erwünschten Form festzustellen. Die für den Techniker interessanten Aspekte zur Beziehung des oberen und unteren Sechsjahrmolaren werden im Kapitel *Okklusion und Malokklusion* abgehandelt **(Abb. 1.3)**.

1.3 Das permanente Gebiss

Das bleibende Gebiss umfasst ohne Weisheitszähne 28 Zähne.

17 16 15 14 13 12 11	21 22 23 24 25 26 27
47 46 45 44 43 42 41	31 32 33 34 35 36 37

In der Regel findet der Durchbruch der bleibenden Zähne **(Abb. 1.4)** in folgender Reihenfolge statt:

Oberkiefer:	6 1 2 4 5 3 7 8
Unterkiefer:	6 1 2 3 4 5 7 8 oder 6 1 2 4 3 5 7 8

Die Durchbruchreihenfolge kann in beiden Kiefern variieren.

Erste Molaren	5. bis 7. Lebensjahr
Mittlere Schneidezähne	6. bis 8. Lebensjahr
Seitliche Schneidezähne	7. bis 9. Lebensjahr
Erste Prämolaren	9. bis 13. Lebensjahr
Eckzähne	10. bis 14. Lebensjahr
Zweite Prämolaren	11. bis 14. Lebensjahr
Zweite Molaren	11. bis 14. Lebensjahr
Dritte Molaren	16. bis 25. Lebensjahr

1.3.1 Mineralisation der bleibenden Zähne

Analog zur Darstellung der Mineralisationsphasen der Milchzähne werden in **Abbildung 1.5** die Entwicklungszeiten der bleibenden Zähne dargestellt.

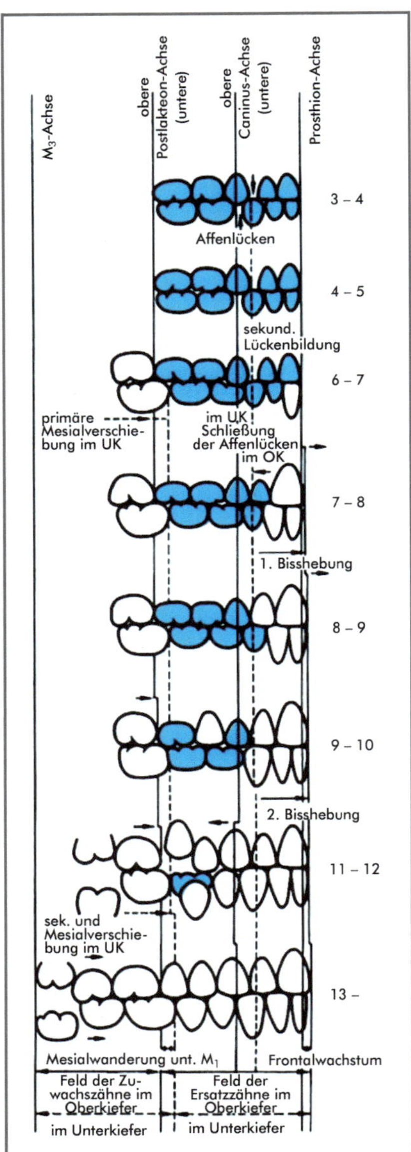

Abb. 1.2 Entwicklung vom lückigen Milchzahngebiss zum bleibenden Gebiss nach Baume. Lücken zwischen den Front- und Eckzähnen (umgezeichnet nach A. M. Schwarz).

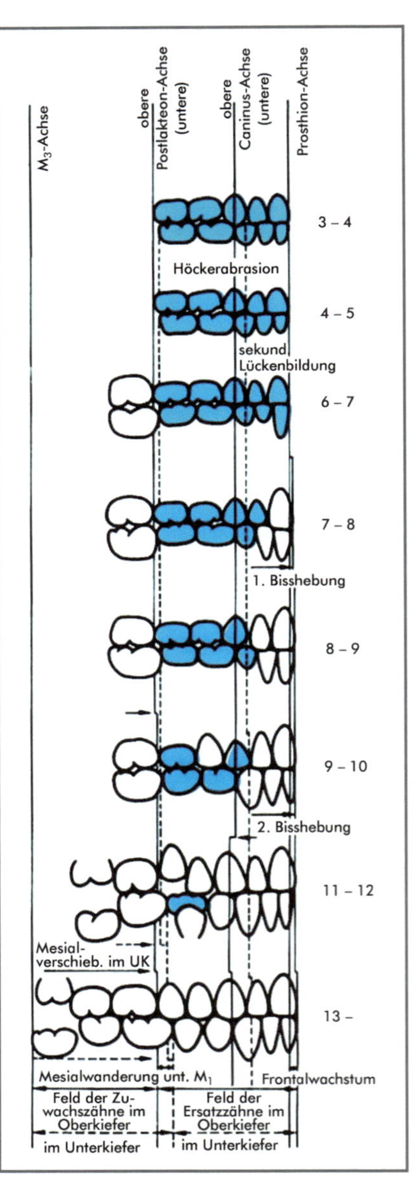

Abb. 1.3 Entwicklung vom lückenlosen Milchzahngebiss zum bleibenden Gebiss nach Baume (umgezeichnet nach A. M. Schwarz)

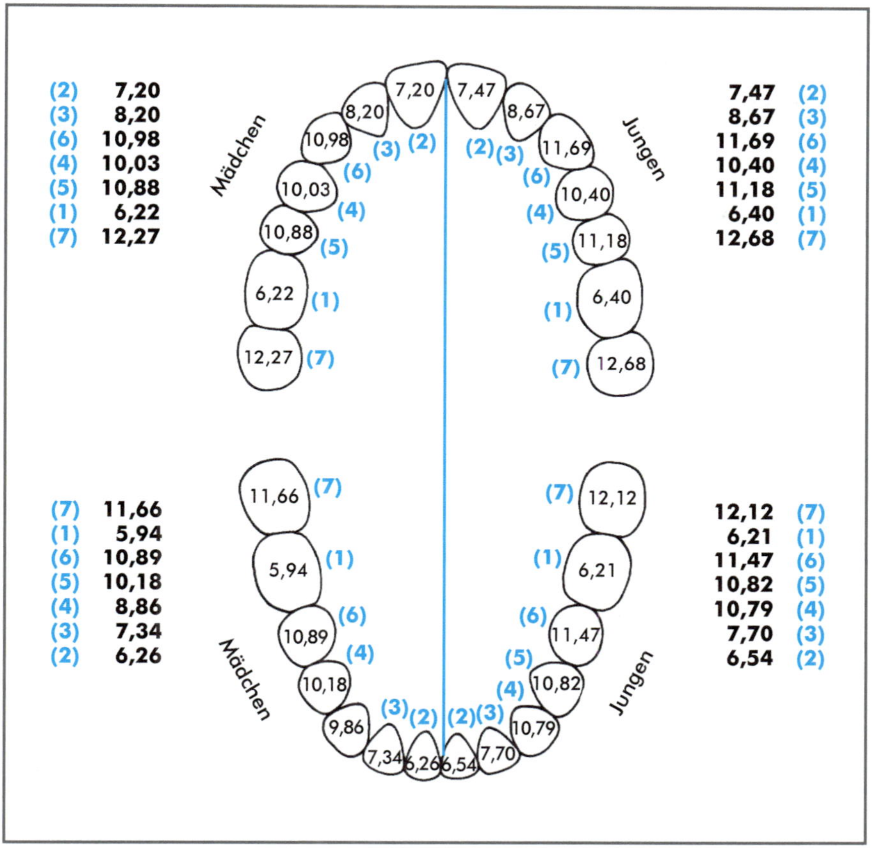

Oberkiefer – Mädchen

Reihenfolge	Alter
(2)	7,20
(3)	8,20
(6)	10,98
(4)	10,03
(5)	10,88
(1)	6,22
(7)	12,27

Oberkiefer – Jungen

Alter	Reihenfolge
7,47	(2)
8,67	(3)
11,69	(6)
10,40	(4)
11,18	(5)
6,40	(1)
12,68	(7)

Unterkiefer – Mädchen

Reihenfolge	Alter
(7)	11,66
(1)	5,94
(6)	10,89
(5)	10,18
(4)	8,86
(3)	7,34
(2)	6,26

Unterkiefer – Jungen

Alter	Reihenfolge
12,12	(7)
6,21	(1)
11,47	(6)
10,82	(5)
10,79	(4)
7,70	(3)
6,54	(2)

Abb. 1.4 Durchbruchzeiten der bleibenden Zähne. Die Zahlen in Klammern stellen die Durchbruchreihenfolge dar; die schwarzen Zahlen das ungefähre Durchbruchalter.

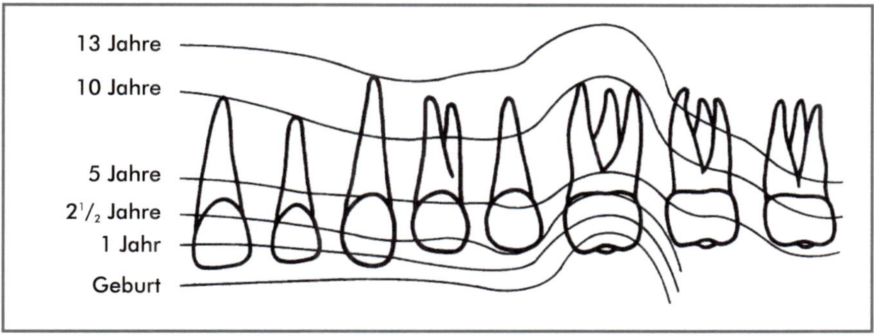

Abb. 1.5 Die Entwicklungsphasen der bleibenden Zähne nach Rauber-Kopsch. Die Linien mit der Altersangabe zeigen die Verkalkung der Zähne an (umgezeichnet nach A. M. Schwarz).

Fragen zum Meisterwissen Kapitel 1

Frage: Nennen Sie die Durchbruchzeiten der Zähne im temporären Gebiss.
Antwort: Siehe Erläuterungen unter Kapitel 1.1.1
Frage: Nennen Sie die Durchbruchzeiten der Zähne im permanenten Gebiss.
Antwort: Siehe Erläuterungen unter Kapitel 1.3
Frage: Was verstehen Sie unter Stützzonen im Milchgebiss und welche Bedeutung haben diese?
Antwort: Die Stützzonen im Milchgebiss sind jeweils die Zähne im Bereich 3 bis 5. Durch vorzeitigen Verlust oder durch Kontaktkaries dieser Zähne kommt es zu einer Einengung. Die nachfolgenden Zähne finden keinen Platz. Die Folgen sind ein hochlabialer Eckzahndurchbruch und/oder ein Durchbruch der Prämolaren innerhalb oder außerhalb der Zahnreihen.
Frage: Was sind Schmelzhypoplasien?
Antwort: Schmelzhypoplasien sind Buchten, Ringe und Grübchen in charakteristischer Anordnung im Schmelz mit gleichzeitigen Mineralisationsstörungen im darunterliegenden Dentin. Schmelzhypoplasien sind meist Folge einer Rachitis im Kindesalter, die vornehmlich in den ersten beiden Lebensjahren auftritt. Daher sind vor allem die sich in dieser Zeit entwickelnden ersten beiden Molaren und die bleibenden Frontzähne betroffen.

Kapitel 2
Okklusion und Malokklusion

von Dr. Hans Seeholzer

Den Inhalt auf einen Blick

2.1 Hauptmerkmale einer idealen Okklusion

Ehe die verschiedenen Malokklusionen gezeigt werden, soll nachfolgend erläutert werden, was Okklusionsexperten unter einer idealen Okklusion verstehen. Betrachten wir zunächst einmal die Hauptmerkmale einer idealen Okklusion.

2.1.1 „Die sechs Schlüssel der Okklusion" nach Andrews

Bei der Untersuchung von Idealgebissen hat Andrews sechs Merkmale gefunden, die eine ideale Okklusion ausmachen. Er bezeichnet diese Merkmale als *Schlüssel.*

Der erste Schlüssel stellt die Molarenbeziehung dar. Der mesio-bukkale Höcker des oberen ersten Molaren liegt in der Furche zwischen den mesialen und disto-bukkalen Höckern des unteren ersten Molaren. Hinzu kommt noch, dass der distale Rand des oberen ersten Molaren mit dem mesialen Rand des unteren zweiten Molaren **(Abb. 2.1)** in Kontakt steht.

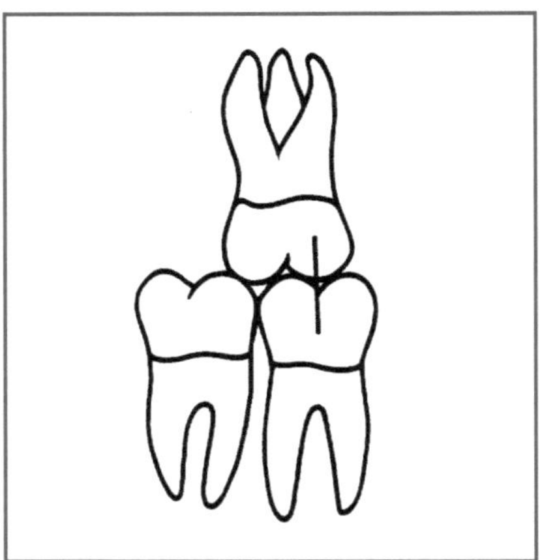

Abb. 2.1 Der Schlüssel Nr.1 für eine ideale Okklusion ist die Molarenbeziehung

Der zweite Schlüssel ist die Kronenangulation (Winkelung) in mesio-distaler Richtung – auch Tip genannt. Der gingivale Teil einer jeden Zahnkrone im Mund liegt distal im Vergleich zum Okklusalanteil der Krone. Das Ausmaß der Angulation ist für jede Zahngruppe verschieden **(Abb. 2.2)**.

Der dritte Schlüssel ist die Kronenneigung in bukko-lingualer Richtung – auch Torque genannt. Bei den oberen Schneidezähnen liegt der gingivale Teil der Krone palatinal im Vergleich zum Schneidekantenbereich. Bei allen anderen Zahnkronen im Mund liegt der gingivale Teil der labialen bzw. bukkalen Zahnoberfläche labial bzw. bukkal im Verhältnis zum okklusalen Anteil. Diese Kronenneigung ist bei den Oberkiefer-Seitenzähnen nahezu gleich, während sie bei den Unterkiefer-Seitenzähnen nach distal zunimmt **(Abb. 2.3)**.

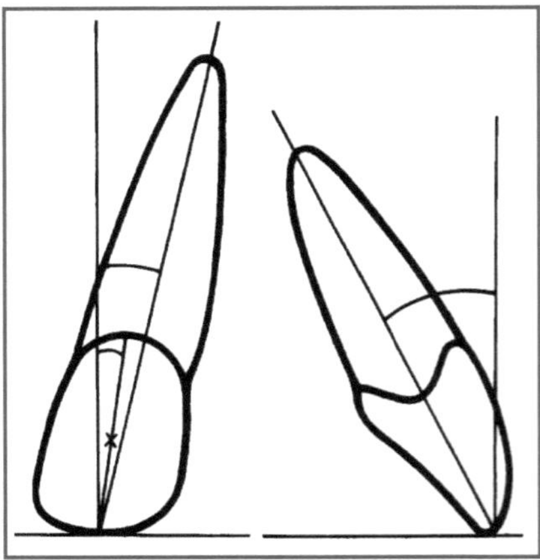

Abb. 2.2 Der Schlüssel Nr. 2 ist die Kronenangulation in mesio-distaler Richtung (auch Tip genannt)

Abb. 2.3 Der Schlüssel Nr.3 ist die Kronenneigung in bukko-lingualer Richtung (auch Torque genannt)

Der vierte Schlüssel einer idealen Okklusion ist das Fehlen von Rotationen. Ein rotierter Molar bzw. Prämolar beansprucht mehr, ein rotierter Schneidezahn weniger Platz. Dies hat Auswirkungen auf die Nachbarzähne und führt zu Fehlstellungen.

Der fünfte Schlüssel besagt, dass in einer idealen Okklusion keine Lücken vorhanden sind, sondern alle Zähne auf Kontakt stehen.

Der sechste Schlüssel betrifft die Speesche Kurve. Sie sollte relativ flach sein und nur einen leichten Bogen aufweisen. Ihr tiefster Punkt sollte ca. eineinhalb Millimeter Abstand von der Verbindungslinie Schneidezahn zum zweiten Molaren haben.

Mit diesen sechs Schlüsseln oder auch Merkmalen einer idealen Okklusion lassen sich schnell alle Gebisse beurteilen und eventuelle Abweichungen feststellen (Abb. 2.4).

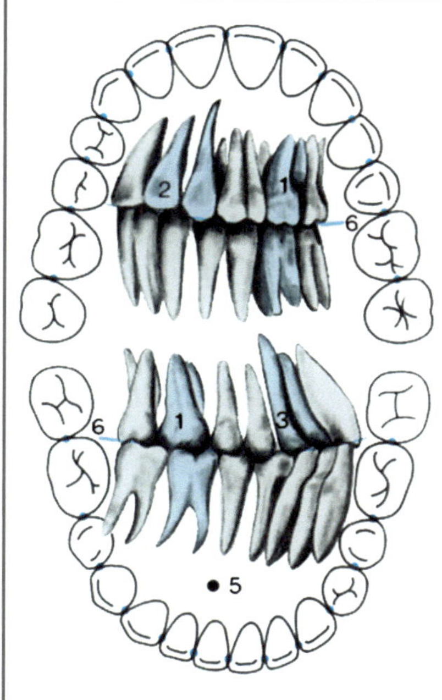

Abb. 2.4 Zusammenfassung der sechs Schlüssel nach Andrews:
(1) Molarenbeziehung der Sechsjahrmolaren;
(2) Kronenangulation (Tip);
(3) Kronenneigung (Torque);
(4) Fehlen von Rotationen;
(5) alle Zähne haben Kontakt (keine Lücken);
(6) flache Speesche Kurve.

2.1.2 Der vertikale und horizontale Überbiss

Zu beachten ist auch, dass bei einer idealen Okklusion die oberen Schneidezähne immer die unteren Schneidezähne überlappen **(Abb. 2.5)**.

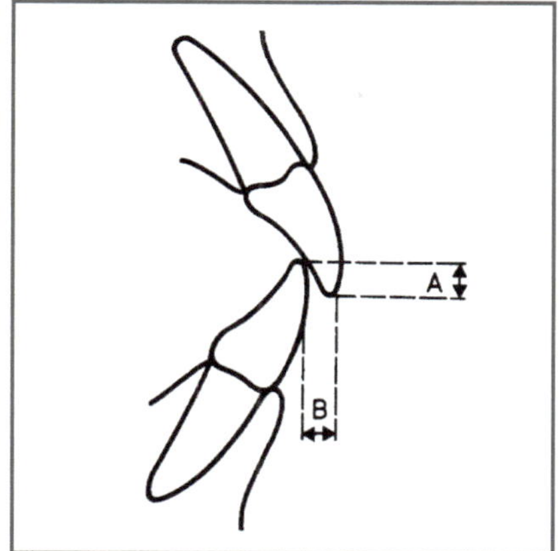

Abb. 2.5 Der vertikale Überbiss (A) und der horizontale Überbiss (B)

Vertikaler Überbiss
Die Überlappung der oberen Schneidezähne über die unteren bezeichnet man als *Überbiss*. Hierbei wird der Abstand der Schneidekante des oberen Schneidezahns von der Schneidekante des unteren gemessen.

Horizontaler Überbiss
Dies ist die Bezeichnung für den horizontalen Abstand zwischen der Schneidekante des oberen mittleren und des unteren mittleren Schneidezahns. Bei einem Idealgebiss beträgt der horizontale und vertikale Überbiss ungefähr drei bis vier Millimeter.

2.1.3 Die elliptische Form des Zahnbogens

Eine sehr wichtige Rolle für die Stabilität des Gebisses spielen die gesamte Kaumuskulatur, die mimische Muskulatur und auch die Zunge. Wir betrachten daher nachfolgend die Entstehung und die elliptische Form des Zahnbogens.

Jeder Knochen des Körpers wird durch Druck und Zugkräfte von Muskeln geformt.

Die elliptische Form des Zahnbogens **(Abb. 2.6)** entsteht durch den Zungendruck von innen und den Druck der Wangen und der Kaumuskulatur von außen. Hat nun ein Patient eine im Verhältnis zu große Zunge, so wird sie das Wachstum des Knochens und auch den Durchbruch und die Stellung der Zähne beeinflussen. Das Umgekehrte kann natürlich auch der Fall sein. Bei einer im Verhältnis zu kleinen Zunge wird der Zahnbogen von der Kau- und Wangenmuskulatur zusammengepresst. Für die ideale Okklusion ist also nicht nur die Stellung der Zähne zueinander von größter Bedeutung. Es müssen auch die Kau- und die Zungenmuskulatur im Gleichgewicht stehen, um die Zähne in optimaler Stellung zueinander zu halten.

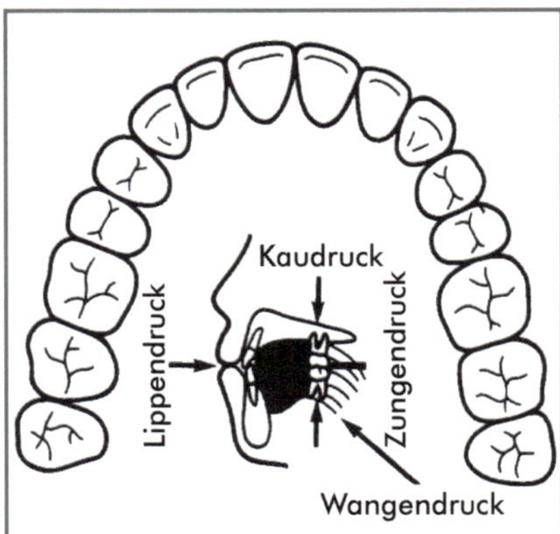

Abb. 2.6 Die elliptische Form des Zahnbogens entsteht durch Zungendruck von innen und dem Druck der Wangen und der Kaumuskulatur von außen

Damit man von einer idealen Okklusion sprechen kann, müssen die Zähne in ihrer idealen Position zueinander stehen und außerdem alle Kaumuskeln und die Zunge ein Gleichgewichtsverhältnis einnehmen. Dadurch werden die Zähne in einer optimalen Stellung zueinander gehalten.

2.2 Die Mal- oder Fehlokklusion

Die Mal- oder auch Fehlokklusion beschreibt jede Abweichung von der normalen Okklusion der Zähne. Die Zähne stehen bei der Malokklusion nicht in der idealen Stellung zueinander.

Man kann sich vorstellen, dass bei einem Gebiss unendlich viele Fehlstellungen möglich sind. Eigenartigerweise treten bestimmte Kombinationen von Zahn- und Kieferfehlstellungen besonders häufig auf. Man hat daher versucht, diese gehäuft auftretenden Fehlstellungen in Gruppen einzuteilen.

2.2.1 *Die Angle-Klassifikation*

Die weltweit anerkannte Einteilung von Zahn- und Kieferfehlstellungen ist die von dem amerikanischen Kieferorthopäden Angle eingeführte Klassifizierung – die Angle-Klassifikation.

Bei der Angle-Klassifikation wird als Kriterium die Stellung des oberen Sechsjahrmolaren zum unteren Sechsjahrmolaren verwendet. Angle hat dazu insgesamt drei verschiedene Grundtypen herausgefunden **(Abb. 2.7)**.

Klasse 1 (Neutralbiss oder Regelbiss)
Normale Molarenbeziehung, wobei der mesio-bukkale Höcker des oberen Sechsjahrmolaren genau in die Querfissur des unteren Sechsjahrmolaren greift **(Abb. 2.7 a)**.

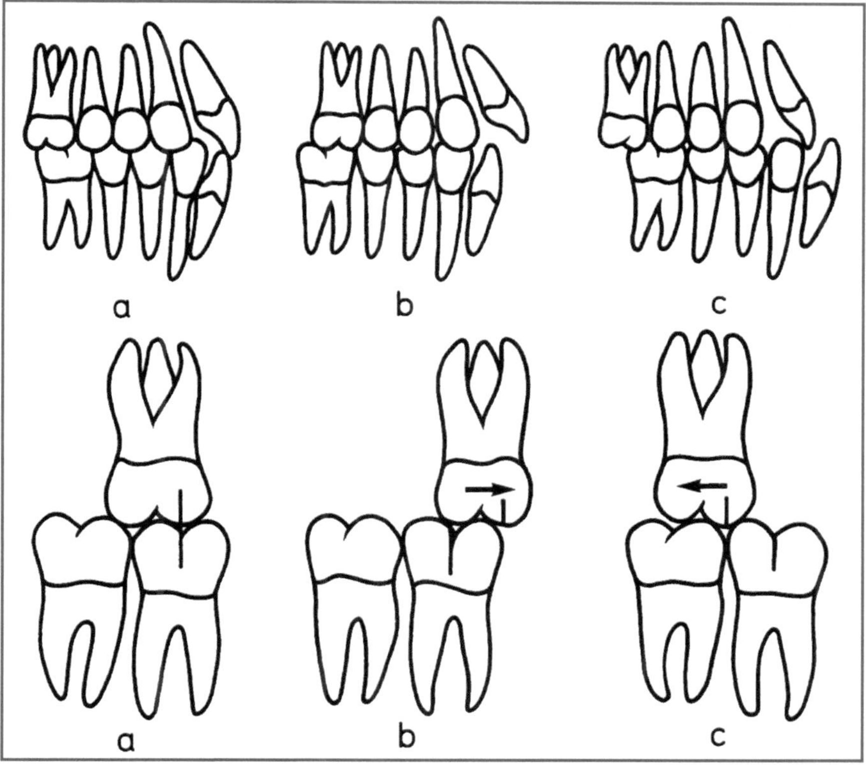

Abb. 2.7 Die Angle-Klassifikation: (a) die Klasse I (Neutralbiss oder Regelbiss); (b) die Klasse II/1 (Distalbiss mit Protrusion der oberen Schneidezähne); (c) die Klasse III (Mesialbiss – die oberen Sechsjahrmolaren stehen hinter den unteren Sechsjahrmolaren)

Klasse II (Distalbiss oder Rückbiss)
Bei dieser Malokklusion stehen die oberen Sechsjahrmolaren vor den unteren, wobei der mesio-bukkale Höcker des oberen Sechsjahrmolaren oft in der Höhe des Kontaktpunkts zwischen unterem Sechsjahrmolaren und dem zweiten Prämolaren steht **(Abb. 2.7 b)**. Natürlich ist die Molarenposition nur ein Kennzeichen der Malokklusion, aber diese Klassifizierung hat sich als sehr praktisch erwiesen. Die Klasse II wurde von Angle später noch in zwei weitere Unterteilungen differenziert, mit denen er die Stellung der Frontzähne genauer beschreibt:

Klasse II/1 (Abb. 2.7 b)
Distalbiss mit Protrusion der oberen Schneidezähne. Bei dieser Klasse II/1 besteht also durch die Protrusion der oberen Front ein sehr starker horizontaler Überbiss.

Klasse II/2
Die oberen Schneidezähne sind stark retrudiert, wobei in den meisten Klasse II/2-Fällen die Kronen der mittleren Schneidezähne stärker palatinal gekippt sind als die Kronen der seitlichen Schneidezähne.

Klasse III (Mesialbiss oder Vorbiss)
Eine Malokklusion, bei der die oberen Molaren hinter den unteren Sechsjahrmolaren stehen **(Abb. 2.7 c)**.

Der Kieferorthopäde benutzt die Angle-Klassifikation, um beispielsweise im Behandlungsplan zunächst einmal zu beschreiben, welche Zahn- und Kieferstellung vorliegt. Zu dieser Angle-Klassifikation können zusätzlich noch weitere Abweichungen von der normalen Okklusion beschrieben werden, wie z. B. ein Engstand der Zähne innerhalb des Zahnbogens, lückige Zähne, fehlende oder überzählige Zähne, rotierte – also gedrehte – Zähne, Abweichungen beim horizontalen und vertikalen Überbiss.

2.2.2 *Tiefbiss – offener Biss – umgekehrte Frontzahnstufe*

Normalerweise beträgt der horizontale und vertikale Überbiss je ca. drei Millimeter **(Abb. 2.8)**. Ist der vertikale Überbiss größer als drei Millimeter **(Abb. 2.9)**, dann bezeichnet man dies als einen tiefen Biss oder Tiefbiss. Klaffen die Schneidekanten auseinander, dann spricht man von einem offenen Biss **(Abb. 2.10)**. Der horizontale Überbiss beträgt normalerweise ca. zwei Millimeter. Dabei berührt der untere den oberen Schneidezahn an der Palatinalfläche der Krone **(siehe Abb. 2.8)**.

Ist der horizontale Überbiss zu groß, so berührt der untere den oberen Schneidezahn nicht mehr **(Abb. 2.11)**. Steht der untere Schneidezahn mit der Schneidekante vor der des oberen Schneidezahns, spricht man von einer *umgekehrten Frontzahnstufe* **(Abb. 2.12)**.

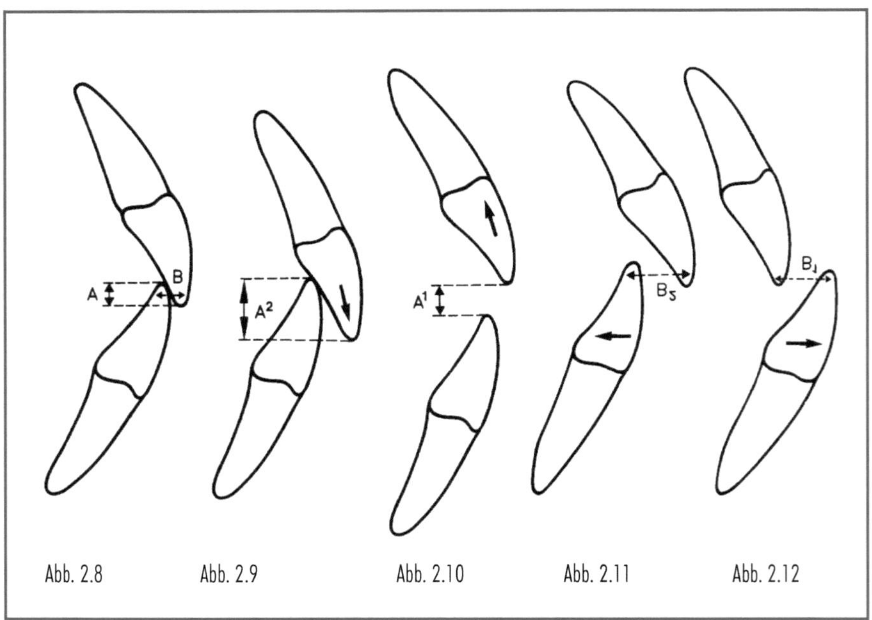

Abb. 2.8 Der horizontale und vertikale Überbiss beträgt normalerweise je ca. drei Millimeter.
Abb. 2.9 Der tiefe Biss oder Tiefbiss.
Abb. 2.10 Der offene Biss. Die Schneidekanten klaffen auseinander.
Abb. 2.11 Vergrößerter horizontaler Überbiss
Abb. 2.12 Die umgekehrte Frontzahnstufe: Der untere Schneidezahn steht mit der Schneidekante vor der Schneidekante des oberen Schneidezahns.

2.3 Okklusale Betrachtungen mit Gedanken nach A. M. Schwarz

Die Okklusion kann durch Fehlstellung von Einzelzähnen und/oder Zahngruppen einerseits, aber auch bedingt durch eine Bisslageveränderung andererseits, von denen in der Literatur bekannten *idealen* Okklusionskonzepten abweichen. Gegenüber der restaurativen prothetischen Zahntechnik, bei der neben der Ästhetik die Funktion der Kauflächen im Vordergrund steht, befasst sich die kieferorthopädische Zahntechnik vornehmlich mit kieferorthopädischen Geräten und funktionskieferorthopädischen Apparaturen, mit denen einzelne Zähne und/ oder Zahngruppen erst in *Okklusion gebracht werden.* Es gibt aber auch eine Reihe von kieferorthopädischen Apparaturen, für deren Herstellung okklusale Kenntnisse Grundvoraussetzung sind. Dazu zwei wertfreie Beispiele: Sämtliche Apparaturen, bei denen als vorbereitende Maßnahme ein Setup benötigt wird und nicht zuletzt für die Herstellung von sogenannten *OP-Splints* für kieferorthopädisch-chirurgische Maßnahmen.

2.3.1 *Betrachtung und Bewertung der Bisslage und Okklusion*

Es ist durchaus üblich, die Bisslage am Patienten, aber auch anhand von Modellpaaren aus bukkaler Sicht zu bewerten. Für labortechnisch Tätige sei in diesem Sinn darauf hingewiesen, dass unbedingt auf die jeweilige Definition von Bisslage und Okklusion geachtet werden sollte, um gedankliche Fehler zu vermeiden.

So kann z. B. die Verzahnung im Mund des Patienten bestimmt werden – nicht dagegen die Bisslage. Dazu muss zuvor der Symmetrievergleich am Modell durchgeführt werden. Verzahnung und Bisslage sind identisch, wenn nicht rekonstruiert zu werden braucht.

Bisslage: Darunter versteht man die relative Lagebeziehung zwischen dem oberen und unteren Zahnbogen, gekennzeichnet durch die Okklusion der Seitenzähne und Stellung der Kiefer zueinander. Angegeben werden die sagittalen und transversalen Lagebeziehungen des Unterkiefers zum Oberkiefer, erkennbar an der Stellung der ersten Molaren und Lagebeziehung der Eckzähne zueinander.

Bei der Bestimmung der Bisslage wird überprüft, ob die Größe und Form der beiden Zahnbögen harmonieren, die Zähne bei eingenommener Schlussbisslage in den drei Ebenen des Raums (Kau- Ebene, Raphe-Median-Ebene, Tuber-Ebene) richtig oder falsch okkludieren. Die Bestimmung der sagittalen Bisslage hat über ihre Funktion im Rahmen der Modellanalyse hinaus durch Angle eine zusätzliche Bedeutung erfahren, als Ordnungs- bzw. Klassifizierungsprinzip für Dysgnathien.

2.3.1.1 Okklusion

Diese stellt bekanntlich ein sehr komplexes Thema dar. Dementsprechend fällt die Erläuterung nur skizzenhaft aus. Die Darstellung zum Thema Okklusion werden von zwei namhaften Vertretern wertfrei vorgestellt: *Okklusions-Konzept* von Ralf Suckert und *die Sechs Schlüssel der Okklusion* nach Lawrenz F. Andrews.

Meine persönliche Meinung zu den vorgestellten *Okklusions-Strategien* ist die, dass bei der Darstellung der Okklusions-Konzepte nach Suckert hauptsächlich die okklusale Anatomie, sowohl bei natürlichen Zahnkronen als auch bei oder für restaurative Maßnahmen betrachtet, im Vordergrund steht. Andrews hat hingegen die Kronen- und Wurzelneigung(en) – siehe Tip und Torque – in seine Okklusionsbeschreibung integriert.

2.3.1.2 Definition

Für Einsteiger in die *Problematik* der Okklusion und zum einfachen Verständnis zu diesem umfassenden Thema hier eine Definition der folgenden Begriffe:

- Overbite ist ein feststehender Begriff in der Kieferorthopädie für den Überbiss der Frontzähne in vertikaler Richtung. Nach vollständigem Durchbruch liegt im Milchfrontzahnbereich anfangs ein Overbite vor, d. h. die unteren Milchzähne werden von den oberen in vertikaler Richtung um ca. $^4/_5$ der Zahnkronenlänge überdeckt. Es besteht auch ein Overjet. Beide Charakteristika ändern sich im Lauf der weiteren Entwicklung; sie stehen in Beziehung zueinander. Da der obere Zahnbogen etwas breiter und länger ist als der untere, umgreifen die oberen Zähne die unteren bukkalwärts. Im Frontzahngebiet kommt dadurch ein sagittaler und vertikaler Überbiss von ca. 2 mm (Overbite und Overjet) zustande.
- Overjet wird auch als sagittale Frontzahnstufe bezeichnet; siehe Overbite.

2.3.2 *Die „Molarenreise" nach A. M. Schwarz*

Dass die Merkmale der Okklusion auch durch eine etwas andere Sichtweise betrachtet werden können, zeigt A. M. Schwarz. Hand aufs Herz, haben Sie es gewusst? Der bekannte österreichische Kieferorthopäde A. M. Schwarz hat sich mit der Okklusion auseinandergesetzt, indem er sich die Arbeit machte und die Kauflächen *topographisch* nach uns bekannten landschaftlichen Merkmalen aufarbeitete. Er stellte die Erhebungen und Vertiefungen der Mahlzahnkauflächen wie folgt dar: Die Erhebungen, das sind die Höckerspitzen, Schmelzleisten und Randwülste, lassen sich mit den Höhenzügen eines Gebirges, die Vertiefungen, das sind die Furchen, mit den Tälern oder Schluchten vergleichen. Pässe sind Senkungen im Verlauf der Gebirgshöhenzüge, und solch einem Pass gleichzustellende Zwischenstufen zwischen Höhen und Tiefen finden sich auch an den Gebilden der Kauflächen. Zusätzlich stellt er die Erhebungen und Vertiefungen der Mahlzahnkauflächen in ihrer Beziehung im Schlussbiss zueinander dar.

Dieser Vergleich wird folgendermaßen beschrieben:

a) Der untere voll entwickelte Mahlzahn stellt einen kraterartigen Gebirgskessel dar, dessen Höhenzüge (dicke Striche) mit ihren fünf Gipfeln 1 bis 5, den Höckerspitzen, rings um die Hauptgrube A angeordnet sind **(Abb. 2.13 und 2.14)**. Sie werden an drei Stellen, den beiden fazialen (F, G) und der lingualen Querfurche E als von tief einschneidenden Tälern unterbrochen, dessen Flussläufe ihrerseits wieder gegen die Kratermitte, die Hauptgrube abfallen **(Abb. 2.15)**. Die Längsfurche (D) bildet, als Tal betrachtet, vorn und hinten je ein höher gelegenes Nebental, das vordere und hintere Nebengrübchen (B und C) – **(Abb. 2.16)**. Querriegel, die von den benachbarten Gipfeln, den Höckerspitzen ausstrahlen, grenzen diese Nebentäler von der Hauptgrube ab. Vor der vorderen und hinteren Nebengrube bildet der Höhenzug je eine passartige Senkung (P 1, P 2), die tiefste Stelle des mesialen und distalen Randwulstes **(Abb. 2.17)**. Eine Zusammenfassung der Punkte des unteren Molaren ist in **Abbildung 2.18** dargestellt.

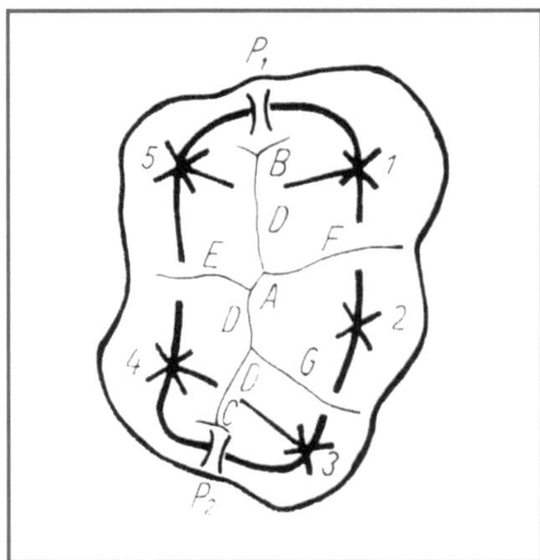

Abb. 2.13 Ein unterer Mahlzahn mit Darstellung von 5 Gipfeln (1 bis 5); Hauptgrube A; Nebengrübchen B und C; Längsfurche D; Querfurchen E, F, G; passförmige Senkungen P1/P2.

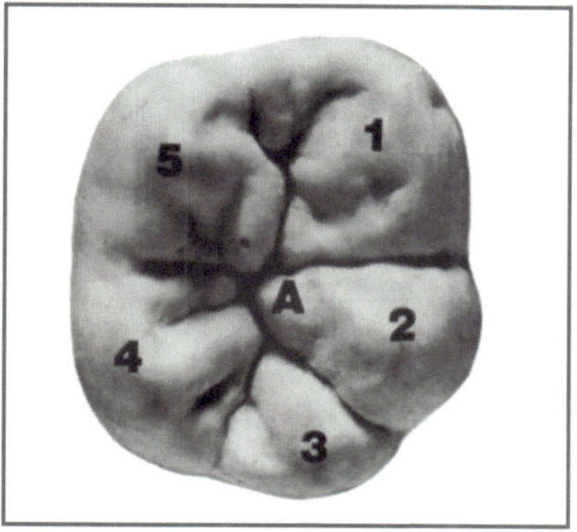

Abb. 2.14 Darstellung der 5 *Gipfel* sowie der Hauptgrube A

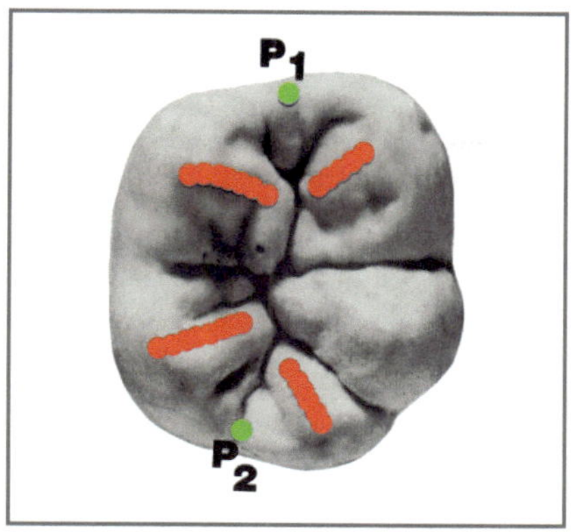

Abb. 2.17 Die *Querriegel* sind rot, die *passartigen Senkungen P1 und P2* grün markiert

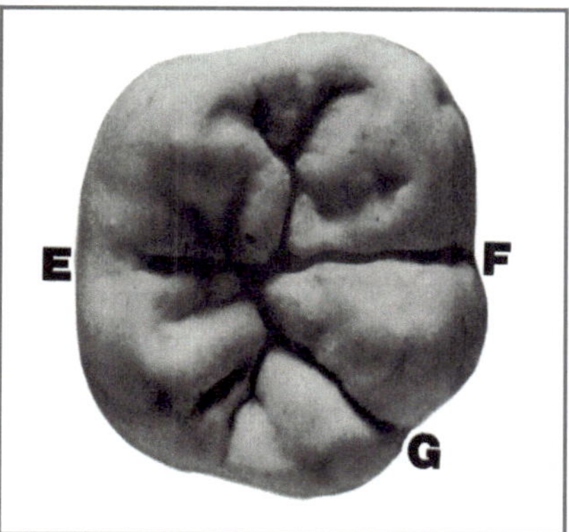

Abb. 2.15 Die beiden fazialen Querfurchen F, G sowie die linguale Querfurche E

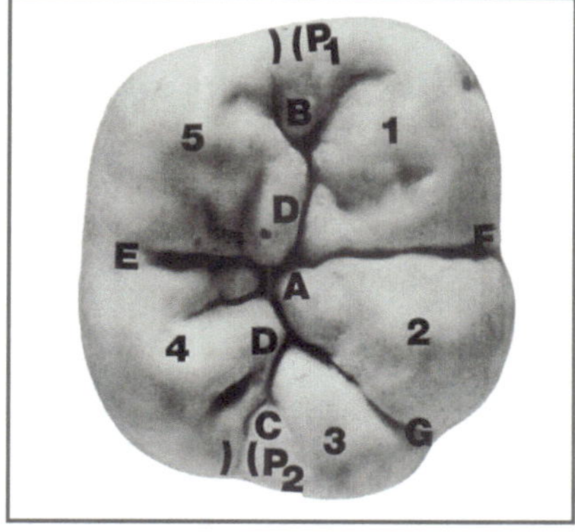

Abb. 2.18 Zusammenfassung sämtlicher *Gipfel, Täler und passförmiger Senkungen*

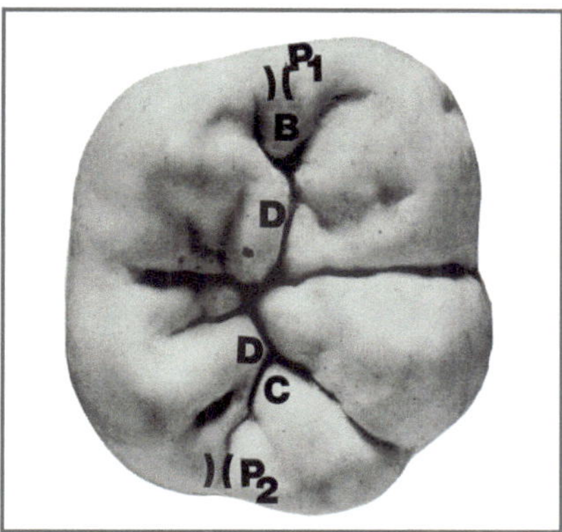

Abb. 2.16 Die Längsfurche D, sowie das vordere und hintere Nebengrübchen B und C

b) Der obere voll entwickelte Mahlzahn zeigt eine ganz eigenartige Anordnung seiner Höhenzüge und Täler. Die Höhenzüge verlaufen, in der Kauflächenansicht betrachtet, beim linken Mahlzahn in Gestalt eines S (sinister) **(Abb. 2.19)**, beim rechten in gestalt eines Fragezeichens (?) **(Abb. 2.20)**. Ein Wanderer, der von der mesiofazialen Höckerspitze 1 aus eine Kammwanderung über dieses Gebirge antritt, steigt erst sanft zum Pass (P 1) des mesialen Randwulstes ab, um dann die mächtige Erhebung des Gebirges, den mesiolingualen Höcker 2, zu erklimmen; von diesem geht es wieder zu einer Passhöhe (P 2), dem tiefsten Punkt der Querleiste, der aber immer noch höher gelegen ist als der Pass des mesialen Randwulstes P 1; von dort geht es wieder nach oben zum Gipfel des distofazialen Höckers 3, von diesem ziemlich steil nach unten zum tiefstgelegenen Pass des distalen Randwulstes P 3 und von diesem zum niedrigsten Gipfel des Gebirges, dem distolingualen Höcker 4. So kann ein Wanderer den gesamten Gebirgszug bestreiten, ohne – im Gegensatz zum Gebirgszug des unteren Mahlzahns – an irgendeiner Stelle ein Tal überqueren zu müssen; er umgeht die Schluchten A und B jeweils im Bogen **(Abb. 2.21 und 2.22)**. Dies ist das Bemerkenswerte dieser Wanderung. Hierbei sei nochmals hervorgehoben, dass die Christa Transversa am voll entwickelten Mahlzahn den schräg verlaufenden Hauptgebirgszug darstellt, dessen niedrigste Stelle, der Pass, immer noch wesentlicher höher liegt, als die beiden Pässe im Bereich der Randwülste. An bleibenden Mahlzähnen findet sich nicht selten anstelle des Passes P 2 ein tief eingeschnittenes Tal zwischen A 1 und B, d. h., dass vordere und hintere Hauptfurche durch eine Verbindungsfurche verbunden sind, was zur Beschreibung einer H-förmigen Furchenanordnung Anlass gegeben hat. Diese Nebenfurche aber muss als Mangelbildung im Bereich der Christa Transversa aufgefasst werden, denn an wirklich voll ausgebildeten Mahlzähnen, besonders an gut geformten zweiten Milchmahlzähnen, fehlt sie. A 2 ist das vordere Nebengrübchen des oberen Mahlzahns, das durch von 1 und 2 ausgehende Querriegel als hochgelegenes Nebental von der Hauptfurche A 1 abgegrenzt wird **(Abb. 2.23)**.

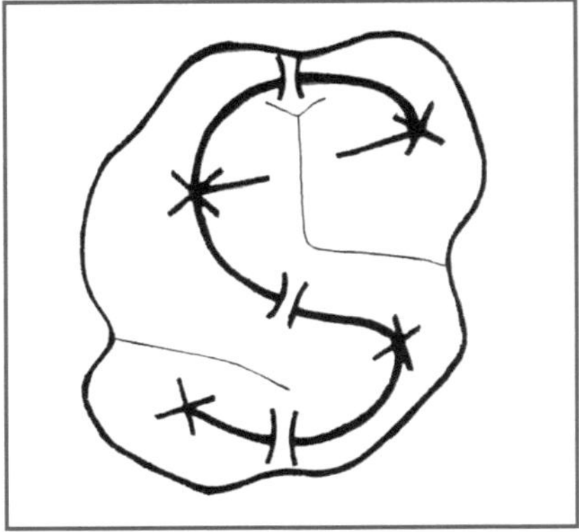

Abb. 2.19 Die Höhenzüge verlaufen, in der Kauflächenansicht betrachtet, beim linken Mahlzahn in Gestalt eines S (sinister)

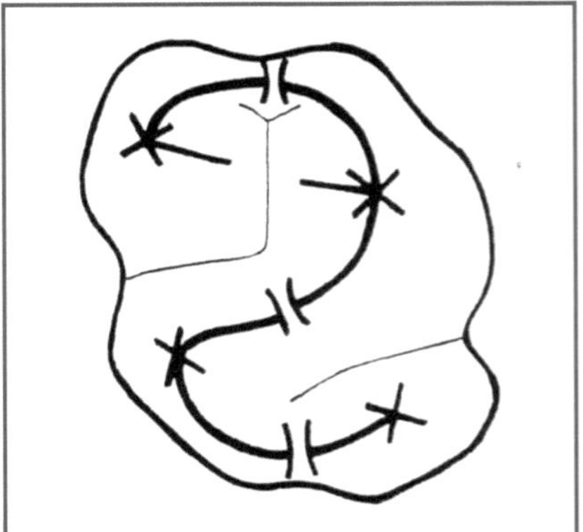

Abb. 2.20 Die Höhenzüge verlaufen, in der Kauflächenansicht betrachtet, beim rechten Mahlzahn in Gestalt eines Fragezeichens (?)

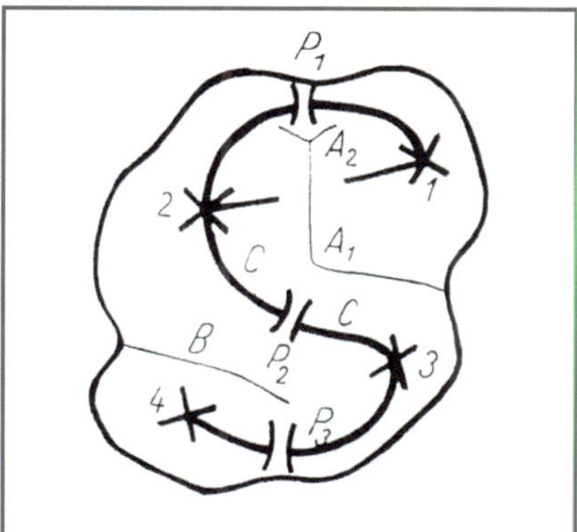

Abb. 2.21 Originalzeichnung nach A. M. Schwarz; entlang der S-förmigen Linie kann die Kammwanderung nachvollzogen werden

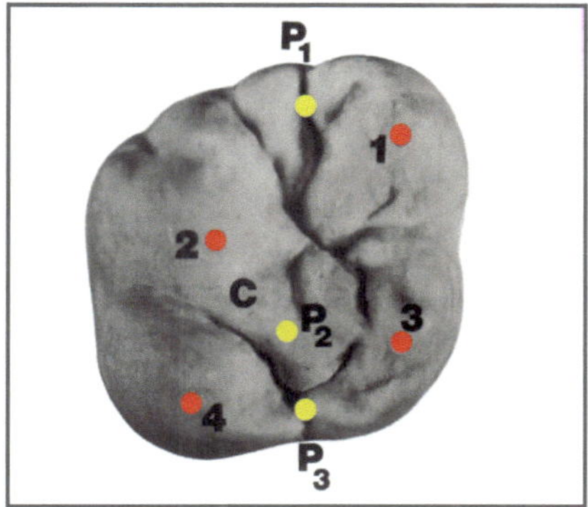

Abb. 2.22 Die *Gipfel* sind rot und die *passförmigen Senkungen* gelb markiert

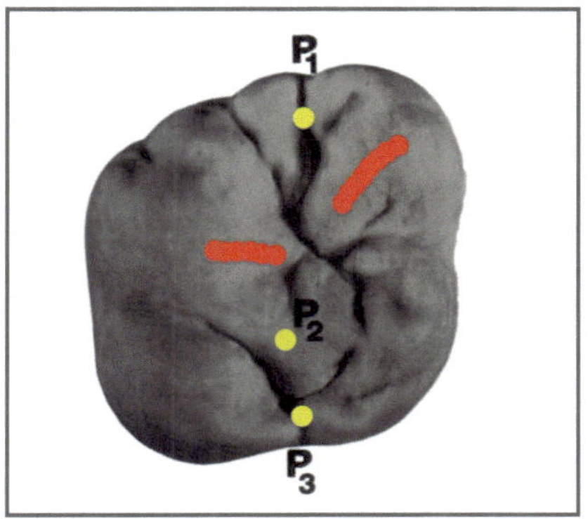

Abb. 2.23 Rot markiert sind die Querriegel, die das Nebental von der Hauptfurche A1 abgrenzen

c) Hier ist der Höhenzug des oberen Mahlzahns so über den unteren Mahlzahn gezeichnet, wie dies den Schlussbiss bei Regelbiss eines noch unabgenutzten Mahlzahnpaars entspricht **(Abb. 2.24)**. Der Hauptgipfel, der obere mesiolinguale Höcker (der *Führungshöcker*), greift in die Tiefe der unteren Hauptgrube ein. Die Querleiste (*Führungsleiste*) kommt in dem Tal der hinteren Querfurche zu liegen, der Pass der Querleiste an die höchste Stelle, das obere Ende des Tals; der Pass des mesialen Randwulstes kommt gerade auf die Spitze des unteren mesiofazialen Höckers zu liegen, dieser wird demgemäß auch als erster stark abgekaut. Der hintere Pass und der distolinguale Höcker kommen in dem Spalt zwischen zwei unteren Mahlzähnen zu liegen, die beiden fazialen Höcker wangenseits in Gegend der beiden unteren Querfurchen. Die Querriegel des vorderen Nebengrübchens legen sich in die vordere Querfurche des unteren Mahlzahns. (Für das bessere Verständnis sind in den **Abbildungen 2.25 und 2.26** die Kauflächen mit markierten Höckerspitzen gesondert dargestellt.)

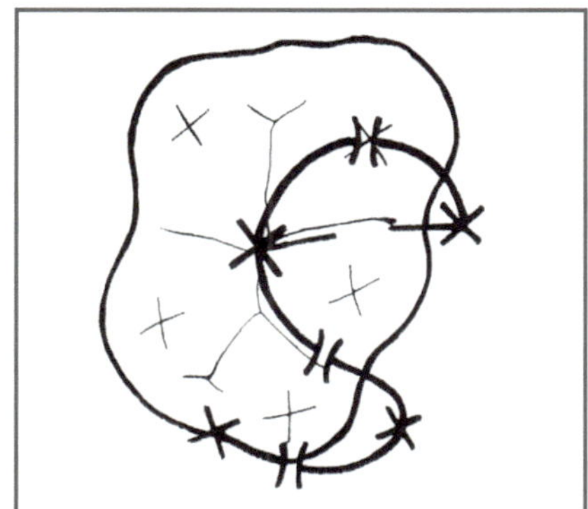

Abb. 2.24 Hier ist der Höhenzug des oberen Mahlzahns bei Regelbiss über den unteren gezeichnet

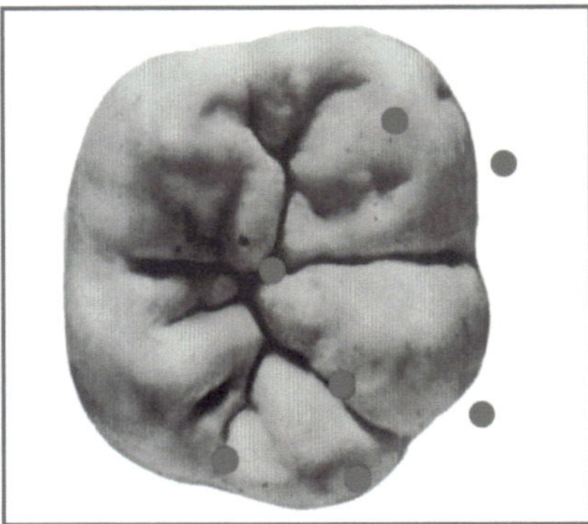

Abb. 2.25 Mahlzahn im Unterkiefer mit markierter Darstellung der interokklusalen Kontaktpunkte

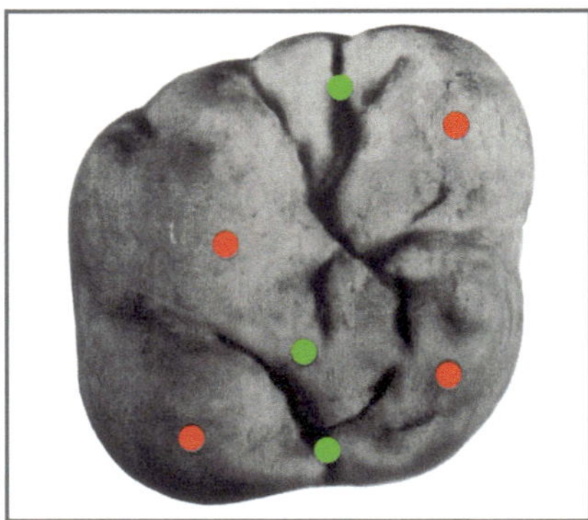

Abb. 2.26 Rot markiert die *Gipfel*; grün markiert die *passartigen Einsenkungen*

d) Die Höhenzüge des unteren Mahlzahns bei Regelbiss über die Kaufläche des oberen gezeichnet **(Abb. 2.27)**: Der O-förmige Höhenzug des unteren umfasst den Hauptgipfel des oberen Mahlzahns, den mesiolingualen Höcker, der distofaziale Höcker greift in die tiefe Stelle der vorderen Hauptfurche des oberen Mahlzahns ein; der distale Höcker des unteren liegt am Beginn der hinteren Querfurche, der Pass des distalen Randwulstes trifft mit dem distolingualen oberen Höcker zusammen **(Abb. 2.28)** usw. (Analog zu **Abbildung 2.24 und 2.25** sind in **Abbildung 2.29** die Kauflächen dargestellt.) Nach A. M. Schwarz ist es überaus lehrreich, die Beziehungen der Einzelheiten und den Sinn dieser Anordnungen, sei es für die Sicherung der Bisslage, sei es für die Wirksamkeit des Kauvorgangs, zu durchdenken.

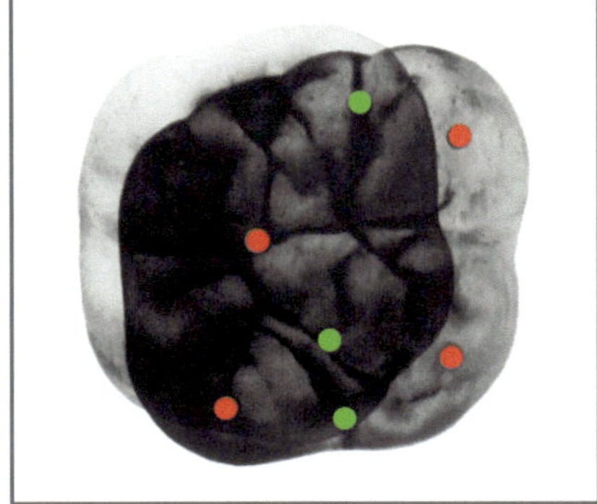

Abb. 2.27 Okklusale Überlagerung des oberen Mahlzahns über den unteren in Regelbiss.

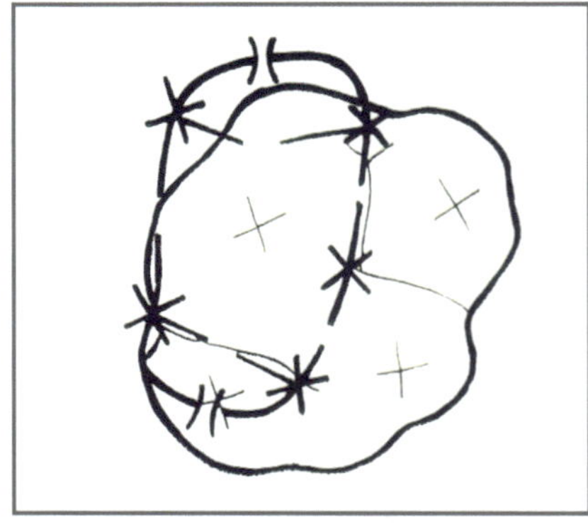

Abb. 2.28 Die Höhenzüge des unteren Mahlzahns bei Regelbiss über die Kaufläche des oberen gezeichnet

2.4 Das Steger-Modell

2.4.1 *Sichtbare Okklusalfunktion durch transparente Modelle*

Da übliche Modelle nicht transparent sind, gewähren sie bei geschlossenen Zahnreihen auch keine Sicht auf deren Kauflächen bzw.

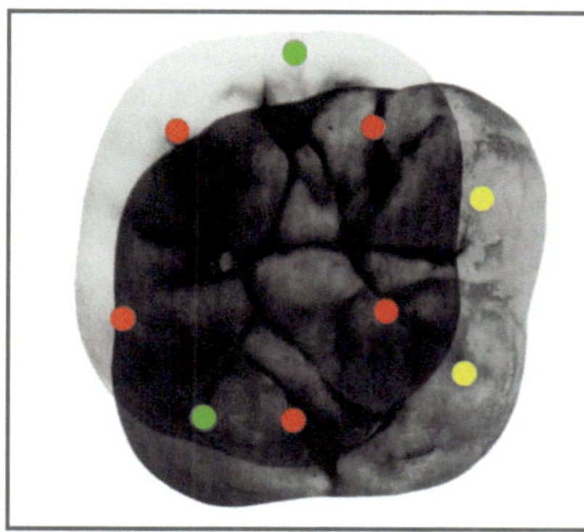

Abb. 2.29 Rot markiert sind die *Gipfel* des unteren Mahlzahns

auf das dortige Funktionsgeschehen. Nur an getrennten Modellen bzw. nach Aufklappen des Artikulator-Oberteils, d. h. nach Auflösung des Funktionsgeschehens, sind die Kauflächen sichtbar. Allerdings liegen bei getrennten Modellen bzw. bei geöffnetem Artikulator die antagonistischen Zahnbögen nicht mehr eng bzw. kontaktierend beieinander, weshalb dann die korrespondierenden antagonistischen Kauflächenareale nur noch gedanklich einander zugeordnet werden können. Diese gedankliche Zuordnung wird erschwert durch die *Vorne-Hinten-Umkehr*, die sich nach Zurückklappen des Artikulator-Oberteils im oberen Zahnbogen ergibt. Bei Beschränkung auf die intermaxillären Beziehungen ganzer Höcker und Gruben ist diese gedankliche Zuordnung einschließlich der *Vorne-Hinten-Umkehr* relativ leicht erlern- bzw. kompensierbar. Komplexer wird es, wenn mehrere okklusale Kontaktpunkte pro Höcker bzw. Grube in Betracht kommen. Weitere Anforderungen ergeben sich, wenn bei Exkursionsbewegungen die genauen Wege antagonistischer Höcker bzw. Gruben und Fissuren zueinander erfasst werden sollen, denn schließlich ist mit üblichen, nicht-transparenten Modellen auch hierbei die Sicht auf die Kauflächen verdeckt.

Natürlich sind die erwähnten Zuordnungen bzw. gedanklichen Ergänzungen gut erlernbar, ansonsten wäre ein entsprechendes Arbeiten im Mund eines Patienten sowie die Herstellung entsprechenden zahntechnischen Ersatzes nicht möglich. Als Hilfen für das Erlernen bzw. Training erwähnter gedanklicher Zuordnungen und Ergänzungen sowie des gedanklichen Kompensierens der *Vorne-Hinten-Umkehr* gibt es nicht nur **Lehrmodelle**, sondern auch verschiedene Verfahren, die das Erfassen und Verstehen statischer und dynamischer intermaxillärer Kauflächen-Beziehungen und deren Funktionen erleichtern. Hierzu zählen die **Aufwachstechnik, Okklusogramme, Computer-Darstellungen** sowie **Steger-Modelle**.

2.4.2 *Okklusions- und Atikulations-Darstellungen*

2.4.2.1 Lehrmodelle

Lehrmodelle zeigen bekanntlich anatomisch normale Verhältnisse mit funktionsgerecht geformten Zahnkronen, auf denen okklusale Kontaktpunkte in idealer Verteilung markiert werden können. Wie bei allen üblichen (d. h. nicht-transparenten) Modellen sind jedoch diese Kontaktpunkte bei geschlossenen Zahnreihen verdeckt bzw. nicht sichtbar. Bei getrennten Zahnreihen müssen aber die korrespondierenden antagonistischen Kontaktpunkte einander zugeordnet werden – ein gedanklicher Vorgang, der z. B. bei Umformungen im Rahmen von Einschleifmaßnahmen permanent erfolgen muss und insofern an Modellen gut geübt sein will. Erschwerend ist hierbei, dass sich bei getrennten Modellen bzw. zurückgeklapptem Artikulator-Oberteil die erwähnte *Vorne-Hinten-Umkehr* im oberen Zahnbogen ergibt.

In Analogie zur Zuordnung von Kontaktpunkten kann auch eine Markierungslinie, die bei Exkursionsbewegungen mittels *Okklusionsfolie* erzeugt wird, lediglich interpretiert werden, d. h., der vollständige Exkursionsweg des diese Markierungslinie erzeugenden Höckers bzw. Zahns kann nur gedanklich nachvollzogen werden. Aufschlussreicher und didaktisch einprägsamer ist es, wenn der Weg eines Höckers bzw. Zahns, ggf. einschließlich der Entstehung eines solchen (Schleif-) Kontakts, in seinem gesamten Verlauf visuell verfolgt werden kann.

Diese Möglichkeit besteht aber bei Steger-Modellen, da diese transparent sind und somit gestatten, durch das bedeckende Modell hindurch gleichzeitig auch die Gegenkauflächen zu sehen (Abb. 2.31).

2.4.2.2 Aufwachstechnik

Die Aufwachstechnik bringt nicht nur sehr gute praktische, sondern zudem hohe didaktische Effekte. Solange nur *Kegel* aufgewachst bzw. aufgebaut sind, ist eine relativ freie seitliche Sicht auf deren antagonistische Lagebeziehungen auch bei geschlossenem Artikulator in Statik und bei *Funktionsbewegungen* gegeben. Bei geschlossenem Artikulator ist diese Sicht auf die relevanten Areale des Funktionsgeschehens jedoch in dem Maße zunehmend eingeschränkt, in dem die Wachsaufbauten erweitert und Schritt für Schritt zu kompletten Formen der Zahnkronen und damit der Kauflächen ergänzt werden. Nun aber ergibt sich wieder die Situation wie bei üblichen Modellen, d. h., dass sich die Kauflächen bei geschlossenen Zahnreihen bzw. in okklusaler Funktion gegenseitig verdecken, und dass erst bei geöffnetem Artikulator bzw. bei zurückgeklapptem Artikulator-Oberteil die Sicht auf die Kauflächen freigegeben ist – dann natürlich wieder unter den Gegebenheiten der erwähnten *Vorne-Hinten-Umkehr* im oberen Modell sowie der Notwendigkeit einer gedanklichen Zuordnung korrespondierender antagonistischer Kauflächenareale.

Diese Notwendigkeit der Zuordnung entfällt bei Steger-Modellen, da man mit diesen bei geschlossenen Zahnreihen die Gegenkauflächen durch das bedeckende Modell hindurch sehen kann (Abb. 2.31).

2.4.2.3 Okklusogramme

Okkluso-Gramme sind, wie der Name sagt, *Zeichnungen* von markanten Strukturen der *Okklusions*-Flächen **(Abb. 2.30)**. Hierbei werden Kauflächenstrukturen des oberen bzw. unteren Zahnbogens auf zwei getrennten transparenten Folien zeichnerisch dargestellt. Dann werden diese so übereinandergelegt, wie es dem Aufeinandertreffen der antagonistischen Zähne im sogenannten Schlussbiss bzw. in der retralen Kontaktposition (RKP) entspricht. So kann man die Zeichnungen der Okklusalstrukturen beider Zahnbögen gemeinsam in okklusalen *Kontakt*-Beziehungen sehen. Es entsteht die grafische Fiktion eines aktuellen okklusalen Geschehens, wobei die *Vorne-Hinten-Umkehr* vermieden wird. Zudem müssen hier nicht, wie bei üblichen Modellen, die korrespondierenden antagonistischen Kauflächenareale einander gedanklich zugeordnet werden, da diese – gemeinsam sichtbar – übereinander liegen. Eine der Einschränkungen, die hierbei zugunsten der Durchsichtigkeit und damit der Anschaulichkeit in Kauf genommen wird, ist der Verzicht auf die Drei-

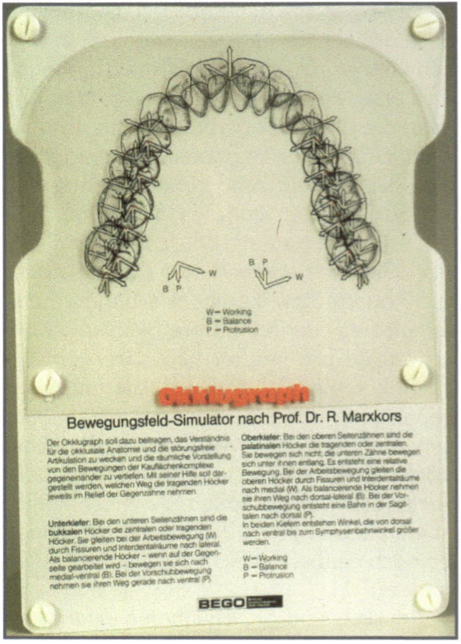

Abb. 2.30 Bewegungsfeld-Simulator nach Prof. Dr. R. Markskors

dimensionalität. Eine weitere Einschränkung besteht darin, dass die notwendigerweise relativ willkürlich eingezeichneten Strukturen nur vage die tatsächlich relevanten Bereiche der Kauflächen repräsentieren können.

Die Bewegungen solcher Zeichnungen von antagonistischen Kauflächen zueinander, d. h. die simulierten Exkursions- bzw. Artikulationsbewegungen, werden erzeugt, indem in den beiden Folien im Bereich der eingezeichneten Kiefergelenksköpfchen Perforationen angebracht werden, die mittels eines Stifts bzw. Reissnagels beweglich miteinander verbunden werden. Die miteinander verbundenen Perforationspunkte sollen den *Rotationspunkten* der Kiefergelenke entsprechen. Werden nun die beiden Folien um diese Rotationspunkte bewegt, dann kann man schematische Funktionsbewegungen der grafisch dargestellten Zähne bzw. Okklusalstrukturen verfolgen. Mit dem Fehlen der Dreidimensionalität fehlt allerdings – bei Darstellung in der Horizontalebene – zwangsläufig auch die Führungsfunktion im Front-Eckzahnbereich, d. h. es fehlen die anterioren Determinanten. Auch die Wechselbeziehungen dieser (anterioren) *Front-Eckzahn-Determinanten* mit den Formen und Größen des Kauflächenreliefs der Seitenzähne können dabei nicht demonstriert werden. Analoges gilt für die posterioren Determinanten, d. h. für die Führungen im Bereich der Kiefergelenke, da diese hierbei auf Rotationspunkte reduziert werden.

Trotz all dieser Einschränkungen besitzen Okklusogramme allein schon wegen ihrer Durchsichtigkeit und damit verbunden des Aufeinanderliegens **gemeinsam** sichtbarer Zeichnungen antagonistischer Kauflächenstrukturen, sowie wegen des Fehlens der *Vorne-Hinten-Umkehr*, hohen didaktischen Wert.

All diese Vorteile besitzen aber auch Steger-Modelle, da sie ebenfalls durchsichtig sind, wohingegen die erwähnten Nachteile wegfallen, da es sich um reale dreidimensionale Modelle handelt (Abb. 2.31).

2.4.2.4 Computer-Darstellungen

Computer bieten hervorragende Möglichkeiten, Zähne und Zahnreihen zusammen mit Bildern der Kiefergelenke und anderer Strukturen transparent und dreidimensional sowie in hervorragender Qualität darzustellen, wobei auch Okklusionskontakte wiedergegeben werden können. Es besteht also die Möglichkeit, durch die bedeckenden Zähne bzw. Kauflächen einer der beiden Zahnbögen hindurch, die antagonistischen Zähne bzw. Kauflächen in okklusaler Funktion darzustellen. Das sind ausgezeichnete didaktische Möglichkeiten.

Derzeit aber gibt es solche Computerdarstellungen bzw. -programme nur vereinzelt. Zudem stellt sich die Frage, wie viele Interessierte solche Programme nutzen können. Die Zukunft wird zeigen, wann bzw. ob jemals solche Möglichkeiten für den alltäglichen Gebrauch für jedermann zur Verfügung stehen werden.

Schon insofern ist das Konzept der nachfolgend beschriebenen Steger-Modelle von Interesse, denn auch mit diesen werden intermaxilläre Kauflächenbeziehungen in analoger Weise transparent und dreidimensional dargestellt – und dies ohne nennenswerten Aufwand und für jedermann leicht erreichbar. Man nimmt dabei allerdings in Kauf, dass sich die antagonistischen Okklusalstrukturen durch die bedeckenden Kauflächen hindurch deutlich unklarer darstellen als bei entsprechenden computer-erzeugten Bildern.

Von didaktischem Vorteil gegenüber Computeranimationen kann somit die Verwendung von Steger-Modellen nur insofern sein, als man letzterenfalls kein passiver Betrachter ist. Vielmehr hat man reale Modelle zur Verfügung, mit denen man – durch Bedienung eines entsprechenden Artikulators – *aktiv* alle relevanten Exkursionsbewegungen herbeiführt und dabei die antagonistischen Okklusalreliefs in ihrem aktuellen Funktionsgeschehen betrachten kann (Abb. 2.31).

2.4.3 *Steger-Modell*

Im Jahre 1977 hat der Kieferorthopäde Prof. Dr. Dr. Steger seine Modelle und deren Anwendung erstmals beschrieben (Steger, E., Das Diagnose-Modell-System – Ein vorläufiger Bericht – Zahnärztliche Praxis, Heft 11, 28. Jahr, 1977; Steger, E., Verschiedene Analyseverfahren auf der Grundlage eines neuentwickelten Modelltyps (I), Zahnärztliche Praxis, Heft 12, 28. Jahr, 1977; Steger, E., Verschiedene Analyseverfahren auf der Grundlage eines neuentwickelten Modelltyps (II) – Klinische Anwendungsbereiche – Zahnärztliche Praxis, Heft 13, 28. Jahr, 1977). Dieser als Steger-Modell bekannte Modelltyp besteht aus einer dünnen, durchsichtigen Kunststoff-Schicht, deren äußere Oberfläche die exakte Oberflächenform und -größe der darzustellenden Zahnreihe wiedergibt. Diese grazilen und dabei stabilen, unzerbrechlichen Modelle vereinen somit die Durchsichtigkeit der (zweidimensionalen) Okklusogramme mit den realen (dreidimensionalen) Form- und Größenverhältnissen üblicher Modelle **(Abb. 2.31)**. Wie diese werden auch Steger-Modelle im Artikulator montiert. Die Herstellung solcher Modelle erfolgt relativ schnell und einfach.

Bei adäquater Nutzung der Modelle blickt man von oben auf die *(innere) Oberfläche des* bedeckenden *oberen Modells* bzw. durch dessen Kauflächen hindurch auf die (äußere) Oberfläche der Kauflächen des antagonistischen Modells. So kann man die Kauflächenstrukturen der antagonistischen Zahnreihen gemeinsam in ihren räumlichen Beziehungen betrachten und dabei statische und dynamische okklusale Funktionen unmittelbar visuell verfolgen. Da hierbei die Kauflächen beider Zahnreihen **gemeinsam sichtbar** übereinander liegen, müssen die korrespondierenden antagonistischen Kauflächenareale nicht gedanklich einander zugeordnet werden. Aus gleichem Grund entfällt auch die *Vorne-Hinten-Umkehr.*

Andererseits ist diese *Vorne-Hinten-Umkehr* bei zurückgeklapptem Artikulator-Oberteil in gleicher Weise gegeben wie bei üblichen Modellen, da dann der Blick – wie üblich – auf die *äußere Oberfläche des Oberkiefer-Modells* fällt. Insofern lässt sich bei Verwendung von Steger-Modellen das gedankliche Kompensieren der *Vorne-Hinten-Umkehr,* das bei bestimmten praktischen Arbeiten unverzichtbar ist, besonders gut üben.

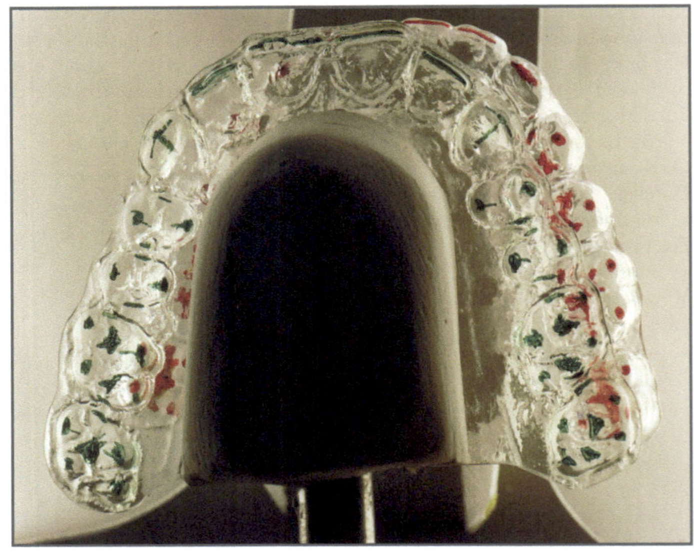

Abb. 2.31 Steger-Modelle – montiert in einem SAM-Artikulator, dessen Oberteil im modelltragenden Bereich schmal gestaltet wurde. Blick auf die Innenfläche des oberen (Hohl-) Modells (grüne Markierungen): Die Kauflächen des unteren Modells (rote Markierungen) sind durch die oberen Kauflächen hindurch in okklusaler Funktion sichtbar.

Analog zu üblichen Modellen wurden auch diese Modelle von Prof. Steger routinemäßig in SAM-Artikulatoren montiert. Wegen der speziellen Erfordernis einer freien Sicht von oben auf bzw. durch die Okklusalflächen des bedeckenden Modells hindurch auf die Kauflächen des okkludierenden Gegenmodells, wurde ein SAM-Artikulator verwendet, dessen Oberteil im modelltragenden Bereich dieser Anforderung entsprechend schmal gestaltet wurde **(Abb. 2.31)**. Zudem mussten die SAM-Montageplatten mittels Trimmer beiderseits so verschmälert werden, dass auch sie die direkte Sicht von oben auf bzw. durch die Kauflächen freigeben. So können die Beziehungen antagonistischer Kauflächen in aktueller okklusaler Funktion bzw. Artikulation durch das bedeckende transparente Modell hindurch beobachtet werden. Dabei lassen sich auch aktuelle Okklusionskontakte darstellen. Hierzu wird eine gut benetzende, leicht eingefärbte Flüssigkeit auf die äußere Modelloberfläche aufgetragen, die sich dort als dünner Film verteilt. Durch Verdrängung des Flüssigkeitsfilms an den okklusalen Kontaktpunkten werden diese als punktuelle Aufhellungen sichtbar. Sobald sich die okklusalen Kontakte auflösen, verschwinden diese kleinen aufgehellten Kontaktbereiche, um bei neuerlichen Kontakten wieder in Erscheinung zu treten. Dies ist kontinuierlich wiederholbar, wobei der benetzende Flüssigkeitsfilm von Zeit zu Zeit erneut aufgebracht werden muss. Solche Darstellungen sind nicht nur von praktischem, sondern auch von didaktischem Wert.

So kann durch verschiedene Einstellungen der posterioren Determinanten des Artikulators, die bekanntlich die Führung durch die Kiefergelenke repräsentieren, der Einfluss dieser Determinanten auf das Funktionsgeschehen an den Zähnen anschaulich demonstriert werden. Andererseits ist es aber auch möglich, durch wechselndes Fixieren verschiedener Steger-Modelle mit jeweils veränderten Führungsgrößen im Front-Eckzahn-Bereich, bzw. mit jeweils veränderten Form- und Größenverhältnissen im Seitenzahnbereich, die wechselseitigen Funktionsbeziehungen im rein okklusalen Bereich zu zeigen. Auf die Darstellung solcher Zusammenhänge wird später genauer eingegangen.

Eine gewisse Einschränkung ist bei Steger-Modellen dadurch gegeben, dass die gewölbten transparenten Kunststoffschichten je nach Schicht- bzw. Folienstärke mehr oder weniger *Optik* erzeugen, was die Klarheit der Bilder der Gegenkauflächen mindert.

2.4.3.1 Herstellung der Steger-Modelle

2.3.3.1.1 Abdruck

Zur Abformung kommen in Betracht:

- natürliche Gebisse, sofern sie sich aus didaktischer Sicht eignen,
- Modelle von Zahnreihen, deren Okklusionsreliefs entsprechend bestimmter didaktischer Erfordernisse verändert wurden (Veränderungen von Kronen- bzw. Kauflächenformen),
- Neuaufstellungen einzeln frei gesägter Modellzähne für didaktische Zwecke (s. u.) sowie als diagnostisches bzw. prognostisches *Set-Up*,
- Aufstellung von modellierten Zahnkronenformen mit charakteristischen Fossatiefen bzw. Höckerhöhen sowie Fissurenverläufen etc., die in verschieden geformten Zahnbögen auf Gipsbasen aufgestellt werden,
- bekannte Lehrmodelle.

2.4.3.1.2 Weitere Schritte

Die Abdrücke werden mit einem bei relativ niedriger Temperatur fließenden Metall ausgegossen. Steger verwendet das sogenannte *Woods-Metall,* das u. a. bei der sogenannten Remontage Anwendung findet und sehr formgenaue Modelle ergibt **(Abb. 2.32 und 2.33)**. Es entsteht ein Primärmodell, d. h. ein Zahnkranz aus Woods-Metall **(Abb. 2.34)**. Von diesem wird ein Konter aus schnellhärtendem Abdruckgips gefertigt **(Abb 2.35)**. Durch Erwärmen, z. B. unter fließend heißem Wasser, wird das Woods-

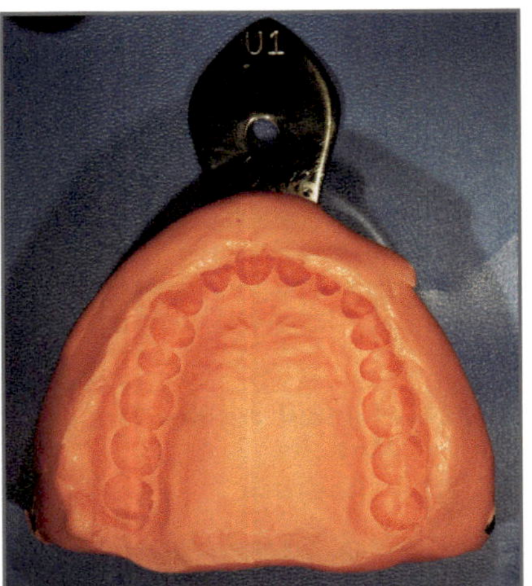

Abb. 2.32 Ein Oberkieferabdruck

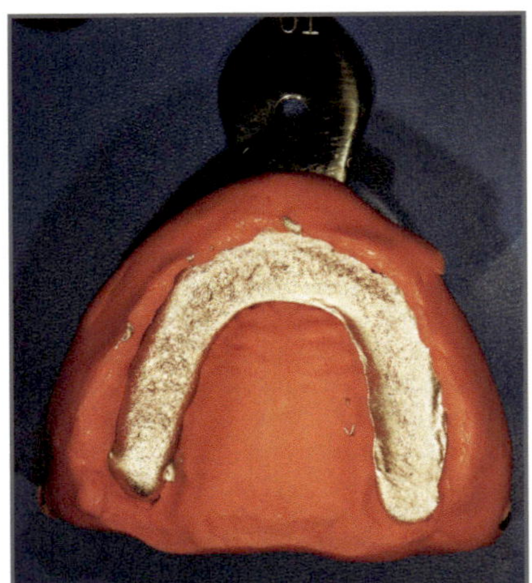

Abb. 2.33 Ein Oberkieferabdruck der im Bereich des Zahnkranzes mit Woods-Metall ausgegossen wurde

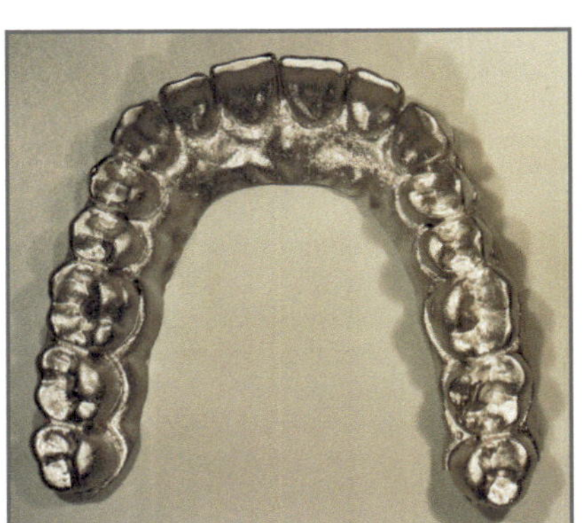

Abb. 2.34 Ein Zahnkranz aus Woods-Metall

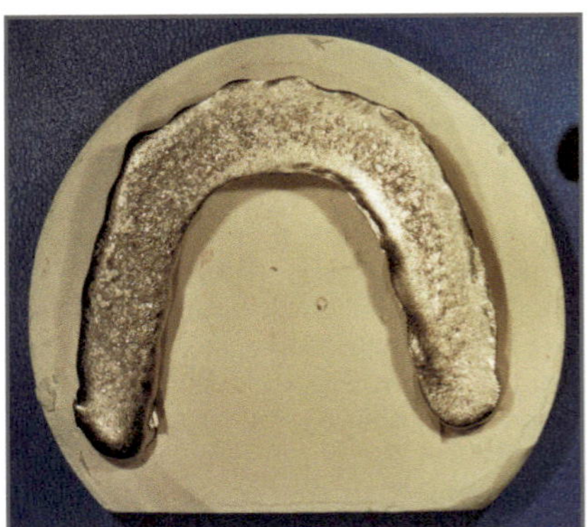

Abb. 2.35 Ein Zahnkranz aus Woods-Metall von okklusal in einen Gipssockel eingebettet

Metall entfernt. Dieses kann wieder verwendet werden. Es entsteht ein Sockel aus Abdruckgips mit Impressionen, die einem Gipsabdruck entsprechen **(Abb. 2.36)**. In diese Negativform wird eine glasklare Kunststoff-Folie *gezogen* (Tiefziehverfahren) **(Abb. 2.37)**. Um zu verhindern, dass dabei die Folie einreißt, muss der scharfe Rand, der am Übergang von den ebenen Sockelbereichen mit glatter Oberfläche zum Bereich der Negativform besteht, vorher mit z. B. einem Gipsmesser *gebrochen* bzw. abgeflacht werden. **Nach Entfernen der Folien-Überstände steht ein (größen- und formgetreues) Steger-Modell des Zahnkranzes bzw. der Okklusalflächen zur Verfügung (Abb. 2.38)** Die Arbeitsgänge erfordern somit keinen besonderen Aufwand.

Als Folien-Material empfiehlt sich Biolon (0,5 mm Schichtdicke) als glasklare Kunst-

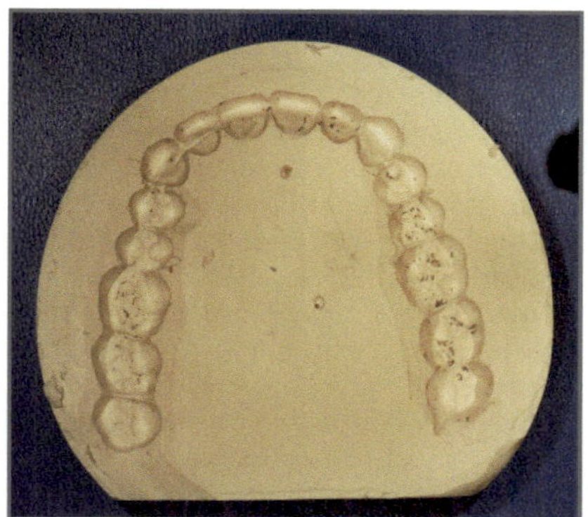

Abb. 2.36 Ein Sockel aus Abdruckgips mit Impressionen, die einem Gipsabdruck entsprechen

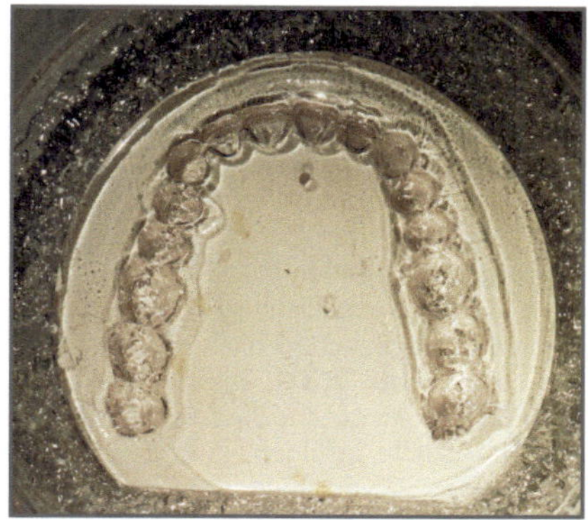

Abb. 2.37 In diese Negativform von Abb. 2.36 wird eine glasklare Kunststoff-Folie *gezogen* (Tiefziehverfahren)

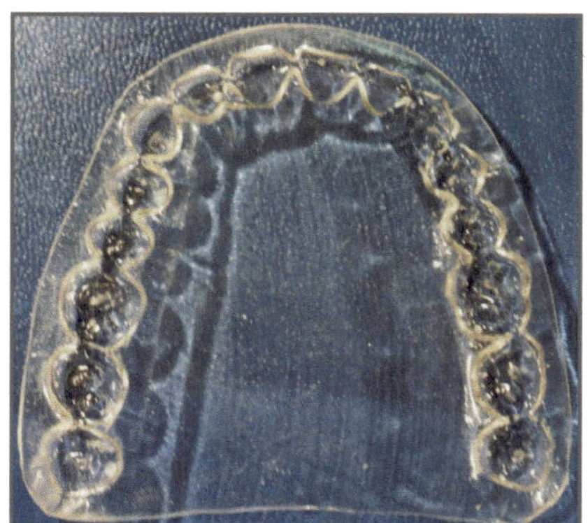

Abb. 2.38 Nach Entfernen der Folien-Überstände steht ein (größen- und formgetreues) Steger-Modell des Zahnkranzes bzw. der Okklusalflächen zur Verfügung

stoffplatte bzw. -folie. Das Modell kann stabilisiert bzw. verstärkt werden, indem im Gaumen- bzw. Zungenbereich z. B. Kaltpolymerisat aufgetragen wird. Je geringer die Schichtdicke der Kunststoff-Folie, desto dünner ist natürlich auch die Schichtdicke des Steger-Modells und umso weniger *Optik* wird dann erzeugt bzw. desto klarer ist das Bild, das man durch die bedeckenden Kauflächen hindurch von den Gegenkauflächen erhält. Zum Tiefziehen empfiehlt sich ein Gerät mit dem Arbeitsprinzip *Druckformen*,

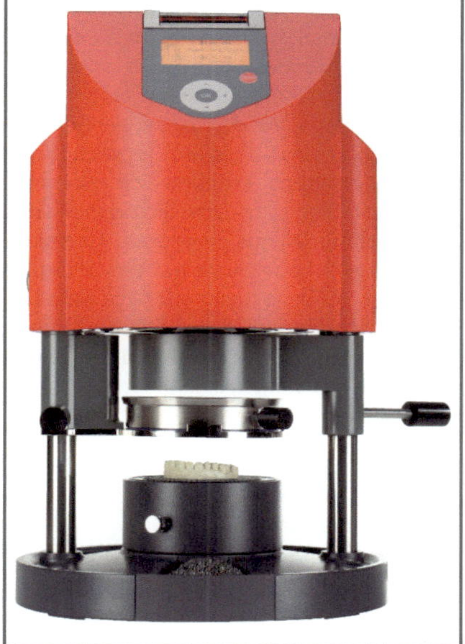

Abb. 2.39 Das *Drufomat scan*-Tiefziehgerät von der Firma Dreve

da durch diese Technik ein passgenaues Adaptieren der Folie – in diesem Falle BIOLON – möglich ist. Ein hierfür sehr gut geeignetes Tiefziehgerät ist z. B. der *Drufomat scan* **(Abb. 2.39)** von der Firma DREVE.

Auf die von Steger ebenfalls beschriebene (prinzipiell mögliche) Alternative, mithilfe eines entsprechend gestalteten Abdrucklöffels Gipsabdrücke direkt herzustellen, und die Folien in diese primär gewonnenen Abdrücke *tiefzuziehen*, wird hier nicht eingegangen.

Die so entstandenen Modelle können nun, dem jeweiligen speziellen Anwendungsbereich entsprechend, farblich markiert werden (siehe **Abb. 2.31**). Die Markierungen können an der geschützten Innenseite der Steger-Modelle erfolgen – für Ober- und Unterkiefer in verschiedenen Farben. Art und Anzahl der Markierungen werden sowohl der Aufgabe als auch den individuellen Vorstellungen entsprechend unterschiedlich gestaltet.

Um durch die Kauflächen des oberen Modells hindurch die kontaktierenden Kauflächen beider Zahnbögen gleichzeitig betrachten zu können, genügt es prinzipiell, nur für den oberen Zahnbogen ein (durchsichtiges) Steger-Modell zu verwenden. Bei Verwendung eines üblichen Gegenmodells, z. B. aus Hartgips, ergeben sich allerdings keine optimalen Licht- bzw. Sichtverhältnisse. Ein Gegenmodell aus glasklarem Kunststoffpolymerisat ist aber nicht nur diesbezüglich günstiger, sondern bietet auch die Möglichkeit, die Markierungen auf den Kauflächen wieder zu entfernen bzw. abzuändern, was für die Anwendung als Lehr- und Lernhilfe von Vorteil sein kann.

Mit diesem von Steger beschriebenen Lehr- und Lernsystem (Steger, E., 1977) können die wechselseitigen funktionellen Beziehungen zwischen den posterioren und anterioren Determinanten der Okklusion und den Charakteristika im Kauflächenrelief der Seitenzähne in nachfolgend beschriebener Weise studiert werden.

2.4.4 *Darstellung okklusaler Funktion*

Für die Betrachtung bzw. Beobachtung okklusaler Funktionen werden die Steger-Modelle im Artikulator montiert. Da mit üblichen Modellen der Blick von oben durch die Kauflächen des bedeckenden Modells hindurch auf die Gegenkauflächen nicht möglich ist, gab bzw. gibt es üblicherweise auch keinen Grund, die Artikulator-Oberteile (und Montageplatten) so zu gestalten, dass eine freie Sicht von oben derart möglich ist, wie dies die adäquate Nutzung von Steger-Modellen erfordert. Deshalb wurde, wie oben bereits erwähnt, ein SAM-Artikulator verwendet, dessen Oberteil im modelltragenden Bereich für diese spezielle Anwendung schmal gestaltet wurde **(Abb. 2.31)**. Zudem mussten die SAM-Montageplatten mittels Trimmer beiderseits so verschmälert werden, dass auch sie die Sicht von oben auf die okkludierenden bzw. artikulierenden antagonistischen Kauflächen bzw. durch die bedeckenden Kauflächen hindurch nicht behindern. So können die Kronen- bzw. Kauflächen antagonistischer Zahnbögen gemeinsam in statischer und dynamischer Funktion unmittelbar visuell verfolgt werden **(Abb 2.31)**.

Zur Darstellung der jeweils aktuell stattfindenden Okklusionskontakte wird eine gut benetzende, leicht eingefärbte Flüssigkeit auf die äußere Modelloberfläche aufgetragen, die sich dort als dünner Film verteilt. Durch Verdrängung des Flüssigkeitsfilms an den okklusalen Kontaktstellen erscheinen diese als punktuelle Aufhellungen. Sobald sich die okklusalen Kontakte auflösen, verschwinden diese aufgehellten Kontaktbereiche, um bei neuerlichen Kontakten wieder in Erscheinung zu treten. Dies ist kontinuierlich wiederholbar, wobei der benetzende Flüssigkeitsfilm von Zeit zu Zeit erneut aufgebracht werden muss.

2.4.4.1 Posteriore Determinanten

Durch veränderte Kondylenbahnneigungen bzw. Bennettführungen, die bekanntlich am Artikulator die Führung durch die Kiefergelenke repräsentieren, kann der Einfluss dieser Determinanten auf das Funktionsgeschehen demonstriert werden.

So kann die Kondylenbahnneigung schrittweise flacher gestellt werden, bis schließlich bei Exkursionsbewegungen funktionell ungünstige Höcker-Kontakte im Seitenzahnbereich auftreten, die auf Dauer verschiedenste schädliche Auswirkungen haben können.

Durch gezielte Änderungen der Kondylenbahnneigungen bzw. der Bennettführungen kann gezeigt werden, wie diese bestimmen, ob bei Exkursionsbewegungen bestimmte Höcker im Seitenzahnbereich die *Fluchtwege* an den entsprechenden Gegenhöckern vorbei finden oder ob es dort zu den erwähnten, funktionell ungünstigen Höcker-Kontakten kommt.

2.4.4.2 Anteriore Determinanten

Bei konstanten Kondylenbahnneigungen bzw. Bennettführungen können nacheinander verschiedene Paare von Steger-Modellen verwendet werden, bei denen die Front- bzw. Eckzähne bei Exkursionsbewegungen unterschiedlich steil führen. So kann demonstriert werden, wie bei zu flacher Führung die erwähnten, potenziell schädlichen Kontakte von Höckern im Seitenzahnbereich entstehen bzw. wie diese bei ausreichend steiler Führung vermieden werden.

2.3.4.3 Seitenzahnbereich

Es können nacheinander verschiedene Paare von Steger-Modellen verwendet werden, deren Seitenzähne unterschiedlich gestaltete Kauflächenreliefs aufweisen. So kann gezeigt werden, dass bei konstanten Bedingungen im Bereich der posterioren und anterioren Determinanten die Höckerhöhen sowie weitere Charakteristika im Kauflächenrelief der Seitenzähne dafür verantwortlich sein können, dass es dort zu den erwähnten, potenziell schädlichen Höcker-Kontakten kommt bzw. bei welchen Höckerhöhen und sonstigen Charakteristika im Kauflächenrelief der Seitenzähne solche Kontakte vermieden werden.

Es sei noch angemerkt, dass sich in der oben beschriebenen Weise auch die bei üblichen Lehr- und Lernhilfen weitgehend vernachlässigten Verhältnisse bei *Nicht-Kl-I-Beziehungen* sehr instruktiv darstellen lassen. Die Beschäftigung mit solchen Verhältnissen kann aber dienlich sein, denn schließlich wird der Zahntechnik auch bei solchen Voraussetzungen nicht selten die Aufgabe gestellt, bestmögliche Lösungen zu gestalten.

Abschließend lässt sich sagen, dass sich uns die Verwendung von Steger-Modellen bereits im Rahmen einer provisorischen Ausführung dieses Lehr- und Lern-Systems als weitere didaktische Hilfe gut bewährt hat.

Auf andere Nutzungsmöglichkeiten dieses grazilen und dabei stabilen und unzerbrechlichen Modell-Typs, so beispielsweise im Rahmen der Diagnose, Planung und Dokumentation okklusaler Verhältnisse oder im Zusammenhang mit diagnostischen bzw. prognostischen Set-Ups, wird hier nicht eingegangen.

2.4.5 *Zusammenfassung*

Im Jahre 1977 hat der Kieferorthopäde Prof. Dr. Dr. Steger seine Modelle, deren Herstellung sowie die Art und Weise der Anwendung erstmalig beschrieben (Steger, E., 1977). Dieser als **Steger-Modell** bekannte Modell-Typ ist durchsichtig. Solche Modelle lassen sich relativ schnell und einfach herstellen. Hierzu werden glasklare Kunststoff-Folien in entsprechende Negativformen aus Abdruckgips *tiefgezogen*, die Gipsabdrücken der wiederzugebenden Zahnreihen entsprechen. Bei Verwendung solcher Steger-Modelle ist eine gleichzeitige Betrachtung okkludierender antagonistischer Zahnreihen bzw. deren Kauflächenreliefs durch die bedeckenden (transparenten) Kauflächen hindurch möglich. So stellen sich die räumlichen Beziehungen okkludierender bzw. artikulierender antagonistischer Kauflächen sehr anschaulich und gut verständlich dar. Bei Montage in einem SAM-Artikulator, dessen modelltragender Bereich des Artikulator-Oberteils sowie dessen obere Montageplatte ausreichend schmal gestaltet wurden, um den Blick von oben auf und durch die Kauflächen zu gewähren, können die relevanten okklusalen Funktionen, d. h.

die räumlichen Beziehungen okkludierender bzw. artikulierender antagonistischer Kauflächen unmittelbar bzw. gemeinsam durch das bedeckende (transparente) Modell hindurch verfolgt werden. Auch die okklusalen Kontakte lassen sich in Statik und während verschiedenster Funktionsbewegungen darstellen bzw. erkennen. Hierzu wird eine gut benetzende, leicht eingefärbte Flüssigkeit auf die äußere Modelloberfläche aufgetragen, die sich dort als dünner Film verteilt. Bei Okklusionskontakten wird dieser Flüssigkeitsfilm verdrängt, wobei dann die Kontaktstellen als punktuelle Aufhellungen erscheinen. Sobald sich die okklusalen Kontakte auflösen, verschwinden diese Aufhellungspunkte, um bei neuerlichen Kontakten wieder in Erscheinung zu treten Dies lässt sich kontinuierlich wiederholen, bis die benetzende Flüssigkeit erneut aufgetragen werden muss. So lassen sich mit einem – ebenfalls von Steger beschriebenen – Lehr- bzw. Lernsystem die wechselseitigen funktionsrelevanten Abhängigkeiten zwischen den posterioren bzw. anterioren Determinanten und den Charakteristika der Kauflächenreliefs im Seitenzahnbereich einprägsam darstellen. Auf andere Nutzungsbereiche dieses sehr grazilen und dabei stabilen und unzerbrechlichen Modell-Typs, so beispielsweise im Rahmen der Diagnose, Planung und Dokumentation okklusaler Verhältnisse oder im Zusammenhang mit diagnostischen und prognostischen Set-Ups, wird hier nicht eingegangen.

Fragen zum Meisterwissen Kapitel 2

Frage: Erläutern Sie die Okklusionsdiagnostik nach Angle.
Antwort: Angle hat die mesio-distale Lagebeziehung der oberen zu den unteren Sechsjahrmolaren als Schlüssel der Okklusion definiert und zur Grundlage seiner Klasseneinteilung gemacht.
Frage: Erläutern Sie die Angle-Klasse I.
Antwort: Diese Angle-Klasse beschreibt den Neutralbiss.
Dabei greift der mesio-bukkale Höcker des oberen Sechsjahrmolaren in die mesiale Querfissur des unteren Sechsjahrmolaren.
Frage: Erläutern Sie die Angle-Klasse II.
Antwort: Die Angle-Klasse II beschreibt den Distalbiss. Der distale Höcker des oberen Sechsjahrmolaren beißt in die mesiale Querfissur des unteren Sechsjahrmolaren. Die daraus resultierende, unterschiedliche Frontzahnstellung führt zu den Unterteilungen in die Angle-Klasse II/1 mit protrudierter Stellung der Oberkiefer-Frontzähne und in die Angle-Klasse II/2 mit retrudierter Stellung der Oberkiefer-Frontzähne.
Frage: Erläutern Sie die Angle-Klasse III.
Antwort: Die Angle-Klasse III beschreibt den Mesialbiss.
Die Sechsjahrmolaren des Unterkiefers beißen vor die Sechsjahrmolaren des Oberkiefers.
Frage: Welche Bedeutung haben die Sechsjahrmolaren?
Antwort: Sie sind die Bissstütze und fixieren während des Zahnwechsels die Lage der Kiefer zueinander.

Kapitel 3
Anomalien und ihre Ursachen

von Dr. Hans Seeholzer

Den Inhalt auf einen Blick

Die Ursachen von Kiefer- und Zahnstellungsanomalien kann man in drei Gruppen einteilen. Sie entstehen durch

- genetische (erblich bedingte) Faktoren,
- den Einfluss von Allgemeinerkrankungen und
- Probleme innerhalb der Mundhöhle.

3.1 Erblich bedingte Anomalien

Da Zähne und Kiefer aus den unterschiedlichen Erbanlagen der Eltern stammen können – beispielsweise die Zahngröße von der Mutter und die Kiefergröße vom Vater –, tauchen die unterschiedlichsten Probleme auf. Dazu sollen nachfolgend einige einfache Beispiele aufgeführt werden:

- Ist ein kleiner Kiefer von der Mutter vererbt worden und die Zahngröße vom Vater, so können die Zähne für den kleinen Kiefer zu groß sein. Die Zähne haben dann im Kiefer keinen Platz und es entsteht ein Engstand **(Abb. 3.1)**.
- Ist der Kiefer zu groß vererbt worden und sind zu kleine Zähne vorhanden, dann stehen diese lückig.
- Eine weitere Möglichkeit ist, dass die Kiefer normal ausgebildet, die Zähne jedoch für sie zu groß oder zu klein sind. Dadurch entsteht ein Engstand bzw. eine lückige Zahnstellung.
- Schließlich kann es vorkommen, dass unterschiedliche Zahngrößen im Ober- und Unterkiefer in normal gebildeten Kieferhälften zu finden sind.
- Ob bei einem Patienten zu wenige oder zu viele Zähne angelegt sind, ist ebenfalls von der Vererbung abhängig. Unter- oder überzählige bleibende Zähne **(Abb. 3.2)** führen immer zu Problemen beim Zahnwechsel, und oft sind Zahnbögen verschiedener Größe das Resultat dieser erblich bedingten Erscheinungen.
- Weitere erblich bedingte Anomalien sind die Lippenkiefergaumenspalten, die zu den besonderen Problemfällen der kieferorthopädischen Praxis gehören.

3.2 Der Einfluss von Allgemeinerkrankungen

Die Entwicklung und der Durchbruch der Zähne, die Entstehung von Karies, ja die Gesundheit des gesamten Kausystems, können sehr stark von Allgemeinerkrankungen beeinflusst werden. Zum Beispiel von:

- Infektionskrankheiten,
- Ernährungsstörungen,
- Vitaminmangel,
- Hormonstörungen.

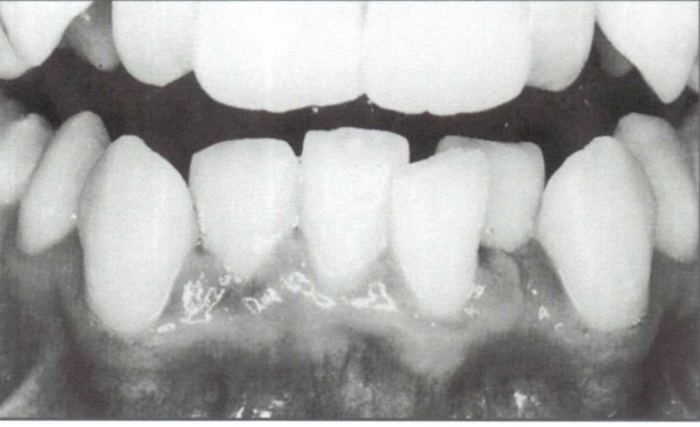

Abb. 3.1 Die Zähne sind für den Unterkiefer zu groß. Es entsteht ein Engstand.

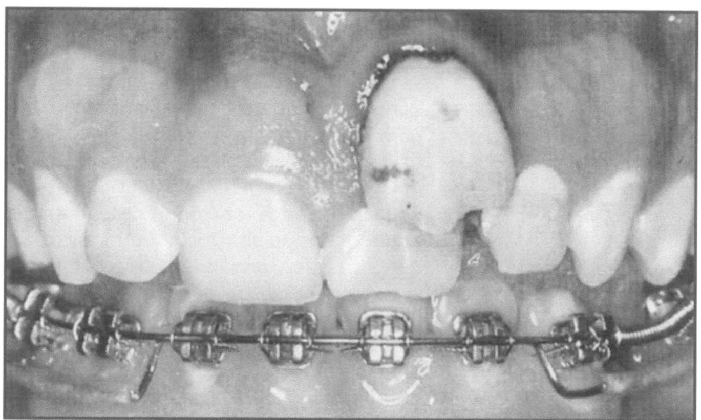

Abb. 3.2
Ein Beispiel für eine erblich bedingte Anomalie: der Zahn 21 ist doppelt angelegt.

3.3 Zahnstellungsprobleme und Probleme innerhalb der Mundhöhle

In der Mundhöhle können kieferorthopädische Probleme durch folgende Faktoren ausgelöst werden:

- früher Verlust oder verzögertes Ausfallen von Milchzähnen,
- verfrühtes oder verzögertes Durchbrechen von bleibenden Zähnen,
- Karies oder parodontale Erkrankungen,
- Infektionen des Zahnhalteapparats,
- Zysten und Geschwülste,
- Verletzungen,
- Habits (Angewohnheiten),
- vergrößerte Mandeln,
- Bruxismus (Knirschen),
- überzählige oder fehlende Zähne.

3.3.1 Der frühzeitige Verlust von Milchzähnen

Der frühzeitige Verlust von Milchzähnen kann Störungen der Okklusion und des Wachstums im Bereich des Alveolarfortsatzes hervorrufen. Dies führt normalerweise dazu, dass die distal liegenden bleibenden Zähne in die Milchzahnlücke hineinwandern. Dadurch haben die später durchbrechenden Zähne zu wenig Platz und es kommt zum gefürchteten Engstand.

3.3.2 Ein verzögerter Verlust von Milchzähnen

Ein verzögerter Verlust von Milchzähnen kann einen unregelmäßigen *Durchbruch von bleibenden Zähnen* zur Folge haben.

Beim Verlust von bleibenden Zähnen oder beim Fehlen von Zähnen (Nichtanlage) wandern die distal liegenden Zähne meist in mesiale Richtung, also in eine abnorme Position.

3.3.3 Infektionen des Zahnfleisches und des Alveolarknochens

Infektionen des Zahnfleisches und des Alveolarknochens ziehen zum Teil den Verlust eines oder mehrerer Zähne nach sich. Ohne entsprechende prothetische Versorgung wandern die benachbarten Zähne nach vorne oder es verlängern sich die Antagonisten.

3.3.4 Lokale Zysten oder Tumore

Lokale Zysten oder Tumore des Knochens sowie der Schleimhaut können Druck auf die Zähne ausüben und sie verschieben. Auch kann dies Zahnverlust hervorrufen.

3.3.5 *Verletzungen*

Verletzungen oberflächlicher Art oder Knochenbrüche bedingen manchmal einen Zahnverlust und führen dazu, dass sich die benachbarten Zähne verschieben oder die Bruchenden falsch zusammenwachsen. Als Folge dafür stehen dann ganze Kieferbereiche nicht korrekt.

3.3.6 *Habits (Angewohnheiten)*

Habits, also schädlich wirkende Gewohnheiten, sind von außerordentlicher Bedeutung für den Kieferorthopäden, denn sie sind der größte Risikofaktor einer kieferorthopädischen Behandlung.

Das Lutschen

Unter den Habits steht das Lutschen mit an erster Stelle. Dazu verwenden die Kinder einen oder mehrere Finger, besonders den Daumen, aber auch die Zunge, die Lippe, den Schnuller u. v. m. Durch das jahrelange Lutschen kann es zu Deformierungen des Wechselgebisses kommen. Sehr oft wird der Alveolarfortsatz aufgebogen und es entstehen offene Bisse.

Das Einsaugen der Wange und das Lippenbeißen

Diese schädlich wirkenden Gewohnheiten sind weitere, zur Deformierung führende Variationen.

Das Zungenpressen

Unter die Habits einzureihen ist auch das sogenannte Zungenpressen, das Pressen der Zunge gegen die Zähne. Es entsteht in engem Zusammenhang mit falschen Schluckgewohnheiten. Wir wissen aus dem Kapitel über Okklusion und Malokklusion, welche Rolle die Zunge bei der Entstehung des Zahnbogens spielt. Doch kommt nicht nur der Größe der Zunge eine maßgebliche Rolle bei der Entstehung der Form des Zahnbogens zu. Viele Patienten entwickeln ein falsches Schluckmuster, d. h., die Zungenspitze drückt beim Schluckvorgang zwischen die Zahnreihen statt an den harten Gaumen. Das Gleichgewicht zwischen Zungenmuskulatur, Lippen und Wangenmuskulatur ist in solchen Fällen gestört, da die Zunge während des Schluckens oder Sprechens an die Zähne drückt und so die Durchbruchrichtung stört **(Abb. 3.3)**.

Zu kurze Oberlippe

Eine andere Möglichkeit, die zu Deformierungen führen kann, ergibt sich daraus, dass trotz normaler Zahnstellung der Druck von außen auf die Zahnreihe gestört ist, etwa durch eine zu kurze Oberlippe.

Es gibt nur sehr wenige Methoden, mit denen die Kieferorthopädie oder der Zahnarzt diese Habits direkt beeinflussen kann, da deren Beseitigung meist von der aktiven Mit-

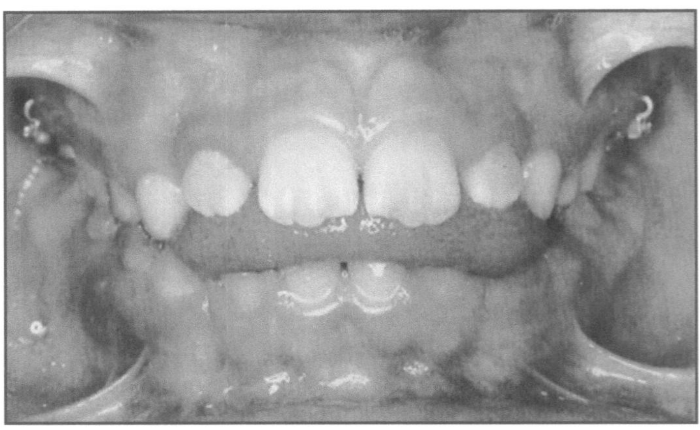

Abb. 3.3
Das Gleichgewicht zwischen Zungenmuskulatur, Lippen und Wangenmuskulatur ist gestört. Die Zunge drückt während des Schluckens an die Zähne. Es entsteht ein offener Biss.

arbeit des Patienten bzw. bei Kindern von der Unterstützung seitens der Eltern vollkommen abhängig ist. Mit myofunktionellem Training (Muskelfunktionstraining) kann man einen Großteil dieser Habits ausschalten. Aber dieses Muskeltraining erfordert ständige Kooperation von Eltern und Kind.

3.3.7 Vergrößerte Rachenmandeln

Durch vergrößerte Rachenmandeln (Adenoide) hat die Zunge in der Mundhöhle zu wenig Platz und wird gezwungen, eine weiter vorne liegende Position in der Mundhöhle einzunehmen. Durch diese unphysiologische Lage kommt es während des Sprechens und des Schluckvorganges zu ungünstigen Einwirkungen auf die Frontzähne.

3.3.8 Bruxismus

Bruxismus (Knirschen) führt sehr oft zum Verlust von Hartsubstanz und schädigt auf die Dauer den Zahnhalteapparat. Sehr oft gehen dadurch im Lauf der Zeit Zähne verloren, oder aber das Knirschen bewirkt einen Engstand und ein Verschieben der Zahnreihen und Kiefergelenksbeschwerden.

Angeborene, fehlstehende oder überzählige Zähne wurden bereits in Abschnitt 3.1 erblich bedingte Kieferanomalien diskutiert.

Kapitel 4
Physiologie der Zahnbewegung

von Dr. Hans Seeholzer

Den Inhalt auf einen Blick

Wir kennen bereits aus dem Kapitel *Okklusion und Malokklusion* das Behandlungsziel der kieferorthopädischen Behandlung. Der Kieferorthopäde versucht also, die Zähne aus der Fehlstellung, der Malokklusion, in die ideale Stellung zu bewegen. Wie sind diese Zahnbewegungen möglich? Sämtliche vom Kieferorthopäden eingesetzten Apparate haben eines gemeinsam: Sie übertragen eine Kraft auf die Zähne. Wie wirkt sich diese Kraft nun aus?

4.1 Vereinfachte Erklärung der Physiologie der Zahnbewegung

Die nun folgende Erklärung der Physiologie der Zahnbewegung verzichtet auf die Darlegung komplexer physiologischer und biochemischer Einzelheiten. Es handelt sich um eine stark vereinfachte Darstellung, durch die die Vorgänge in möglichst verständlicher Form anschaulich gemacht werden sollen.

Betrachten wir die Stellung eines Zahns im Kiefer **(Abb. 4.1)**. Der Zahn sitzt in der Alveole und ist im Bereich der Wurzel von einem schwammförmigen Knochen (Spongiosa) umrahmt. Zudem umgibt die Zähne ein gut durchbluteter Zahnhalteapparat. Bringt man nun eine Kraft durch ein kieferorthopädisches Gerät als Druck- oder Zugkraft auf den Zahn, dann wird das Gewebe an der Druckseite zusammengedrückt, an der Zugseite aber gedehnt **(Abb. 4.2)**.

Der Körper reagiert nun auf diese Druck- und Zugkräfte im Zahnwurzelbereich folgendermaßen: Durch die Blutgefäße und die die Zahnwurzel umgebenden Haargefäße werden an der Druckseite Osteoklasten, das sind knochenauflösende Zellen, an-

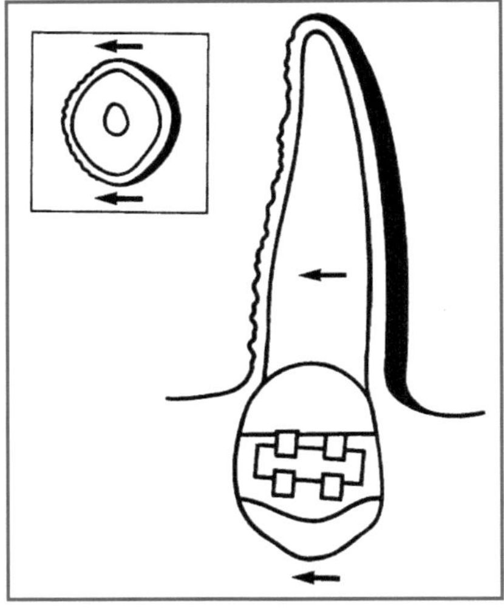

Abb. 4.2 Die Zahnbewegung: An der Druckseite wird Knochen abgebaut, an der gegenüberliegenden Seite, an der Zugkräfte wirken, wird neuer Knochen angebaut.

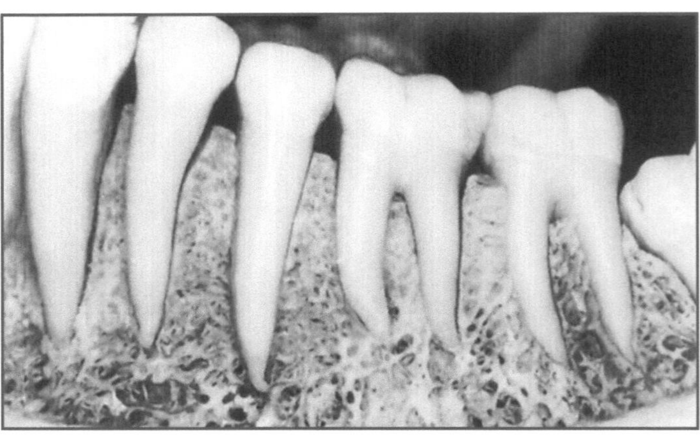

Abb. 4.1 Der Zahn sitzt in der Alveole und ist im Bereich der Wurzel von schwammförmigem Knochen (Spongiosa) umgeben

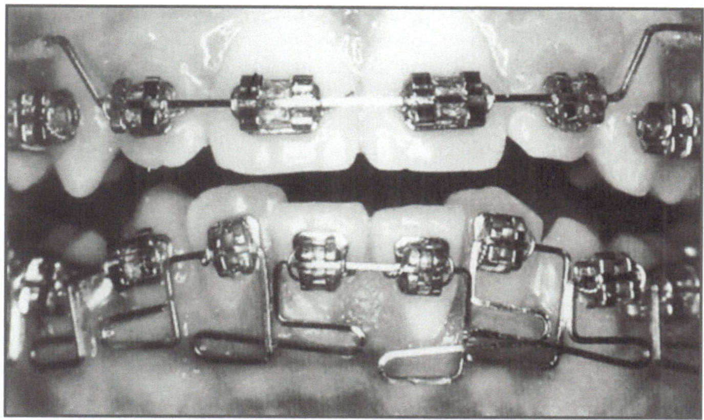

Abb. 4.3
Durch die besondere Konstruktion von Drahtbögen werden gezielt Kräfte zur Bewegung der einzelnen Zähne übertragen

transportiert. Diese Zellen bauen den Knochen im Druckbereich ab. Auf der gegenüberliegenden Seite, an der Zugkräfte auf den Zahnhalteapparat und den Knochen wirken, erfolgt eine entgegengesetzte Reaktion des Körpers. Die Blutgefäße bzw. das am Wirkort ankommende Blut ist vielmehr erforderlich, damit sich Zellen zu Osteoblasten entwickeln können. Das sind knochenbildende Zellen, welche an der Zugseite neuen Knochen entstehen lassen.

Der Zahn bewegt sich also durch das Auflösen von Knochen an der Druckseite und durch den Aufbau von neuem Knochen an der Zugseite durch den Knochen. Da die Osteoklasten durch die Blutgefäße und die Haargefäße antransportiert werden, spielen die Haargefäße (Kapillaren) bei der kieferorthopädischen Zahnbewegung eine sehr große Rolle.

Wenn die Kraft, die auf den zu bewegenden Zahn wirkt, zu groß ist, werden diese Kapillaren leergepresst. Der Körper kann dann keine Osteoklasten mehr antransportieren, und trotz einwirkender Kraft bewegt sich der Zahn dann nicht oder nur sehr wenig. Der Kieferorthopäde ist also bemüht, mit ganz gezielten Kräften die Blutversorgung an der Wurzel des Zahns aufrechtzuerhalten, um die Zahnbewegung möglichst effektiv zu gestalten. So muss er für jeden einzelnen Zahn, entsprechend seiner Größe, eine bestimmte Kraft einwirken lassen, um den Zahn zu bewegen.

Der Kieferorthopäde bedient sich bei diesen Maßnahmen komplizierter Geräte und besonderer Drahtbögen, um die angemessenen Kräfte auf den jeweiligen Zahn einwirken zu lassen **(Abb. 4.3)**.

Betrachten wir bei diesem anatomischen Schnitt durch den Unterkiefer den Knochenbereich in der Umgebung des unteren Schneidezahns **(Abb. 4.4)**.

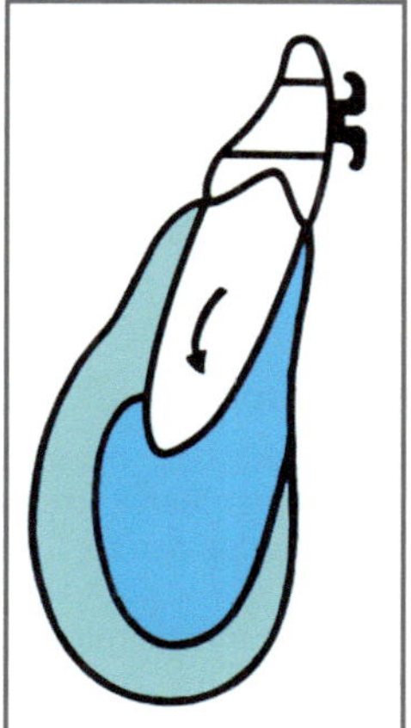

Abb. 4.4
Schnitt durch den Unterkiefer in der Höhe der mittleren unteren Schneidezähne: Die Wurzel des unteren Schneidezahns ist von spongiösem Knochen umgeben. Im Außenbereich des Unterkieferknochens finden wir eine harte, kompakte Knochenschicht (die Kompakta).

Direkt um diese Wurzel sehen wir schwammförmigen, spongiösen Knochen (die Spongiosa). Dieser spongiöse, mit vielen Zwischenräumen ausgestattete Knochen enthält viel Knochenmark und ist besonders gut mit Blut versorgt. Im Außenbereich des Unterkieferknochens finden wir harten, kompakten Knochen (die Kompakta). Diese Kompaktschicht ist sehr dicht und nur gering mit Blut versorgt. Der Kieferorthopäde wird nun versuchen, bei Zahnbewegungen die Wurzel möglichst durch den spongiösen, weichen Knochenbereich zu bewegen. Denn hier muss weniger harter Knochen von den Osteoklasten abgebaut werden.

Da aber jeder Zahn durch die umgebende Spongiosa und Kortikalis (Rinde des Knochens) verschieden stark im Kiefer *verankert* ist und auch verschiedene Wurzelgrößen aufweist, ist es Aufgabe des Zahnarztes, sehr individuell bei der Anwendung von Kräften, die den Zahn bewegen sollen, vorzugehen. Der Kieferorthopäde kann dabei zwei verschiedene Kräfte auf die Zähne wirken lassen:

- die orthopädische Kraft,
- die orthodontische Kraft.

4.1.1 *Die orthopädische Kraft*

Orthopädische Kräfte beeinflussen das Wachstum des Gesichtsknochens. Hierbei handelt es sich meist um Kräfte über ca. 500 Gramm. Mit einer orthopädischen Kraft kann man beispielsweise einen überentwickelten Oberkiefer nach hinten bewegen.

4.1.2 *Die orthodontische Kraft*

Orthodontische Kräfte werden dazu benützt, einzelne Zähne innerhalb der Kiefer zu bewegen. Es sind Kräfte meist kleiner als 500 Gramm.

Der Kieferorthopäde bestimmt sorgfältig, welche Kraft er bei dem jeweiligen Patienten anzuwenden hat, um die Malokklusion zu beseitigen. Als problematisch erweist sich im Lauf der Behandlung, dass unentwegt eine ganze Reihe gegensätzlich wirkender Kräfte auf Zähne und Knochen gleichzeitig Einfluss nehmen. Die Bestimmung der benötigten Kraft wird dadurch erschwert.

4.2 Die sieben verschiedenen Grundbewegungsarten

Analysiert man sämtliche Zahnbewegungen einer kieferorthopädischen Behandlung, so sieht man, dass alle Zahnbewegungen durch sieben verschiedene Grundbewegungsarten beschrieben werden können.

Kippen eines Zahns

Beim Kippen eines Zahns wird seine Krone nach lingual, labial oder bukkal, mesial oder distal bewegt, während die Wurzelspitze des Zahns ihren Standort nicht verlässt **(Abb. 4.5)**.

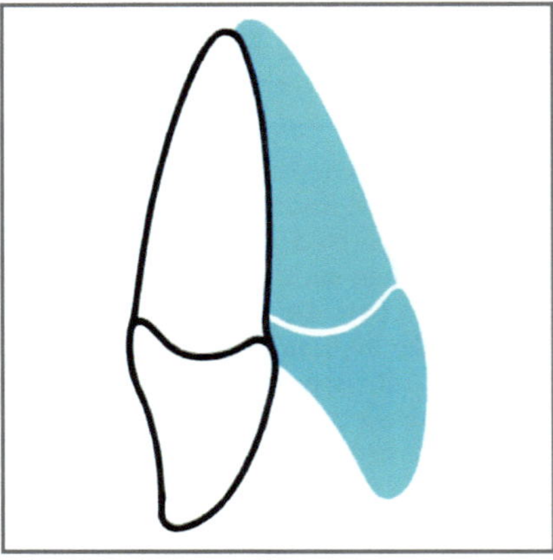

Abb. 4.5 Das Kippen eines Zahns

Torquen eines Zahns

Beim Torquen eines Zahns wird die Wurzelspitze entweder nach lingual oder labial bewegt, während die Krone des Zahns stehen bleibt **(Abb. 4.6)**. Diese Zahnbewegung kann durch einen gewundenen (getorqueten) Vierkantdraht, der in ein Schloss (Bra-

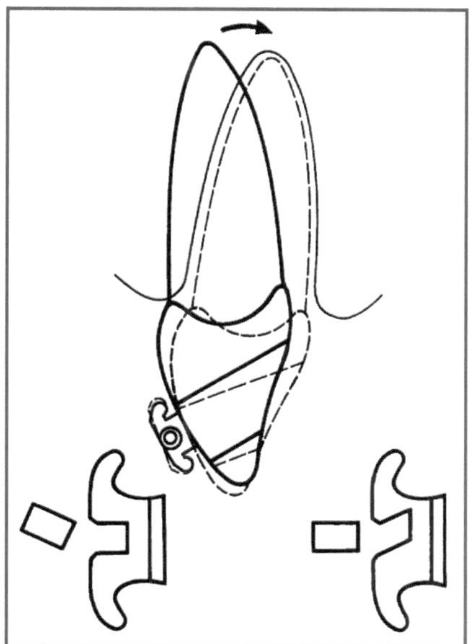

Abb. 4.6 Das Torquen eines Zahns

cket) hineingezwungen wird, ausgelöst werden.

Extrudieren eines Zahns
Beim Extrudieren eines Zahns wird der Zahn entlang seiner Achse aus der Alveole herausbewegt **(Abb. 4.7)**.

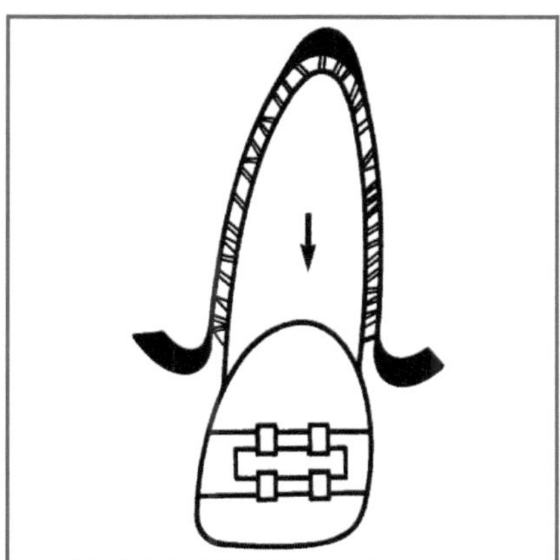

Abb. 4.7 Das Extrudieren eines Zahns

Intrusion der Zähne
Beim Intrudieren wird ein Zahn entlang seiner Längsachse in die Knochenbasis hineingedrückt. Die Intrusion ist also das Gegenteil der Extrusion.

Rotieren eines Zahns
Bei dieser Bewegung wird der Zahn um einige Grade um seine Achse gedreht **(Abb. 4.8)**.

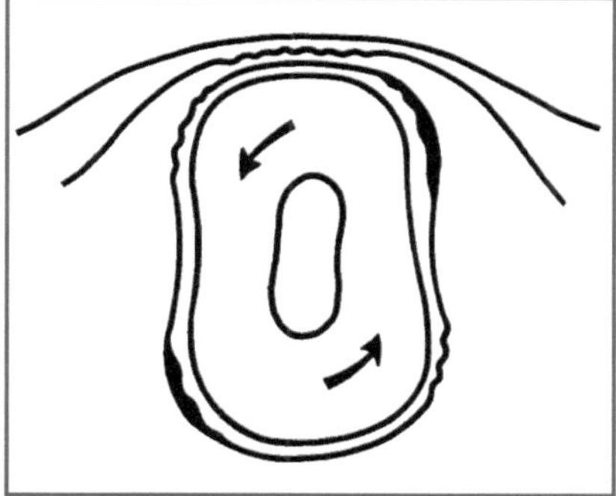

Abb. 4.8 Das Rotieren eines Zahns

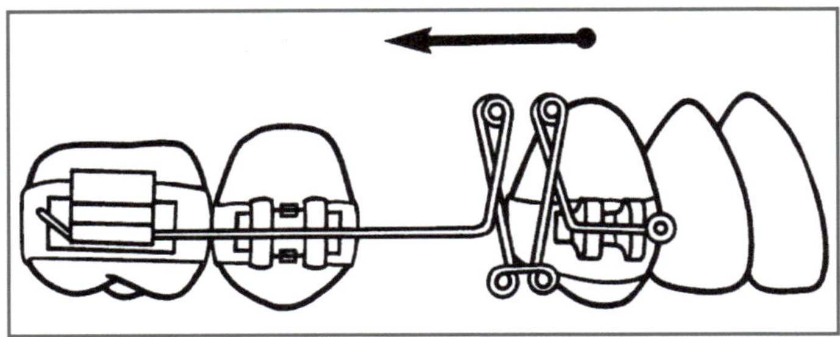

Abb. 4.9
Das Retrahieren eines Zahns

Retrahieren eines Zahns
Dabei wird ein Zahn durch seine Alveole am Zahnbogen entlang nach distal gebracht, also zurückbewegt **(Abb. 4.9)**.

Das Vorbewegen eines Zahns
Hierbei wird ein Zahn durch seine knöcherne Basis entlang des Zahnbogens nach vorne bewegt. Die mesiale Bewegung ist das Gegenteil der Retraktion.

Fragen zum Meisterwissen Kapitel 4

Frage: Welche histologische Erkenntnis ermöglicht kieferorthopädische Behandlungen?
Antwort: Die Erkenntnis: *Auf Druckkräfte baut Gewebe ab, auf Zugkräfte baut Gewebe an.*
Frage: Nennen Sie die biologischen Wirkungsgrade nach Prof. Schwarz.
Antwort:
- Biologischer Wirkungsgrad = unterschwellige Kräfte ohne Reaktion des Parodontiums.
- Biologischer Wirkungsgrad = schwache Druckkräfte 15 bis 20, ggf. 25 g/cm^2 Druckfläche (je nach Disposition), Kräfte schwächer als kapillarer Blutdruck, Zahnbewegungen und Umbauvorgänge ohne pathologische Veränderungen.
- Biologischer Wirkungsgrad = stärkere Druckkräfte (25 bis 50 g/cm2), innerhalb oder über dem Kapillardruck (dieser liegt zwischen 20 und 50 g/cm^2) mit örtlich und zeitlich begrenzter Unterbindung des Kapillarkreislaufs. Um- und Abbauvorgänge im Knochen, Stauungsresorptionen im Druckbezirk und Zementresorptionen an der Zahnwurzel.
- Biologischer Wirkungsgrad = stärkere Druckkräfte, die Quetschungen und Gefäßabriss hervorrufen, ebenso Stauungsresorptionen. Es kommt zu zirkumskripten Nekrobiosen (umschriebene bzw. scharf begrenzte Abnahme von Lebensprozessen – Endstufe Nekrose)

Frage: In welchen biologischen Wirkungsgraden sollen kieferorthopädische Geräte arbeiten?
Antwort: Kieferorthopädische Geräte sollen im zweiten biologischen Wirkungsgrad und, wenn kurzzeitig, im dritten biologischen Wirkungsgrad wirken.

Kapitel 5
Kieferorthopädische Anamnese und Befunderhebung

von Dr. Hans Seeholzer

Den Inhalt auf einen Blick

Wir begleiten nun einen Patienten (in unserem Fall einen Patienten im Kindesalter) mit einer Kieferanomalie auf seinem Weg zum Kieferorthopäden und betrachten genau, was dort zu geschehen hat **(Abb. 5.1)**.

5.1 Die Anamnese

Bei der Anmeldung füllen die Eltern einen Anamnese-Fragebogen aus. Mit ihm versucht der Arzt, die medizinisch relevante Vorgeschichte des Patienten zu erhellen. Die Eltern werden befragt, ob ein bestimmtes Merkmal innerhalb der Familie – erblich bedingt – vorkommt. Der Kieferorthopäde möchte mit der Anamnese herausfinden, ob eventuell Erbfaktoren zu der Kieferanomalie geführt haben oder andere Ursachen in Frage kommen. Nachdem der Anamnese-Fragebogen vom Behandler kritisch geprüft worden ist, wird der Patient in den Behandlungsraum zur klinischen Untersuchung gebeten.

5.2 Die Untersuchung

Zur Untersuchung des Patienten, die das Ziel hat, eine vorliegende Anomalie möglichst genau zu analysieren, stehen dem Kieferorthopäden in der Praxis folgende Methoden zur Verfügung:

- die klinische Untersuchung,
- die Röntgenuntersuchung der Zähne,
- die kephalometrische Untersuchung (Vermessung des Schädels) mit Auswertung von Fotos in Seiten- und Vorderansicht, Auswertung der Fernröntgenaufnahme, Anfertigung einer Wachstumsvorhersage mit dem Computer,
- die Auswertung der Kiefermodelle.

Mit den vorher genannten Methoden kann der Kieferorthopäde Abweichungen entweder der Zahnstellung oder der Form der Zahnbögen feststellen. Es ist ihm auch möglich, Abweichungen der Zahnstellung zu erkennen, die in der Lage der Kiefer zuein-

Abb. 5.1

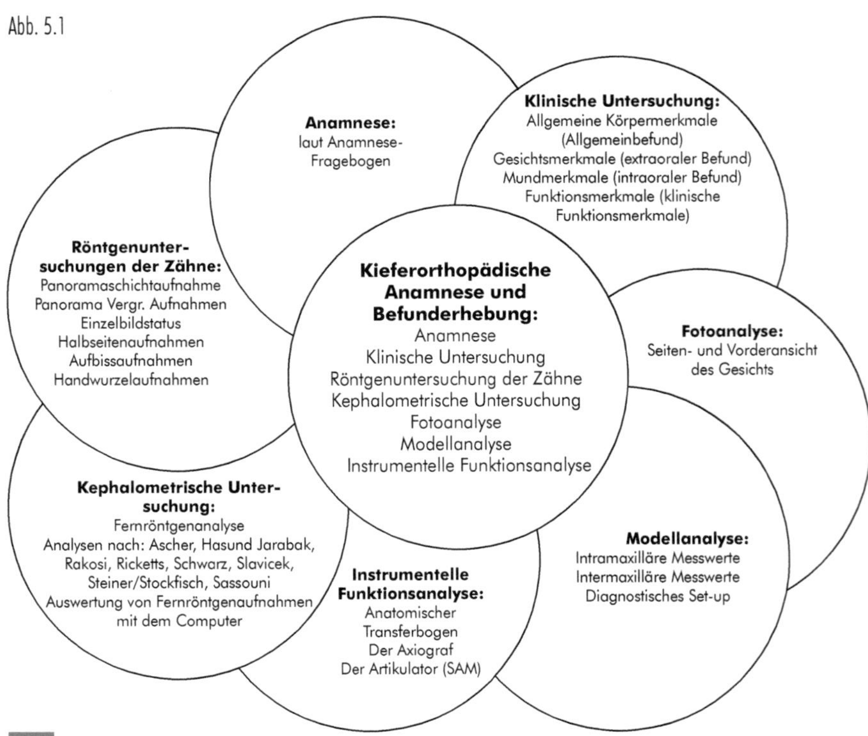

ander und dem Schädel ihre Ursache haben.

Die Abweichungen von der idealen Okklusion werden als Messwerte festgehalten und kennzeichnen den gerade vorhandenen Zustand des Patienten (Ist-Zustand).

Die Untersuchungsergebnisse werden in Form einer Krankengeschichte schriftlich niedergelegt. Je nach Ausbildungsart und angewandter Behandlungsmethode verwendet der Kieferorthopäde meist individuell angefertigte Untersuchungsblätter und Behandlungskarten. Häufig sind auf der Vorderseite der kieferorthopädischen Behandlungskarten alle notwendigen Angaben für Befunderhebung und Diagnose, auf der Rückseite die Eintragungen über die Therapieplanung und den Behandlungsverlauf festgehalten.

Die klinische Untersuchung wird vom Kieferorthopäden bei Beginn der Behandlung durchgeführt. Dabei erfasst er Merkmale folgender Körperabschnitte:

- allgemeine Körpermerkmale (Allgemeinbefund),
- Gesichtsmerkmale (extraoraler Befund),
- Mundmerkmale (intraoraler Befund) und
- Funktionsmerkmale (Überprüfung der Bewegungsabläufe) = klinische Funktionsanalyse.

5.2.1 *Der Allgemeinbefund*

Der Kieferorthopäde analysiert bei der Erhebung des Allgemeinbefunds zunächst die Körperhaltung sowie den Entwicklungsstand des Kindes. Durch den Vergleich mit Durchschnittswerttabellen erschließen sich ihm der relative Entwicklungsstand und das noch zu erwartende Wachstum.

5.2.2 *Der extraorale Befund (Gesichtsmerkmale)*

Beim extraoralen Befund betrachtet der Kieferorthopäde die Form des Gesichts von vorn und von der Seite. Dabei beurteilt er zunächst die Schädelform (Breit- oder Schmalgesicht). Bei der Betrachtung des Gesichts von vorne können eventuell vorliegende Asymmetrien ausgemacht werden. Da es keinen Menschen mit vollkommen symmetrischen Gesichtshälften gibt, werden nur die stärkeren und zum Teil krankhaften Asymmetrien bei der Befunderhebung berücksichtigt.

Auch Lippenform und Lippenhaltung des Patienten werden einer Betrachtung unterzogen. Hier erhält der Kieferorthopäde häufig Hinweise auf Lippenhabits.

In diesem Zusammenhang können auch eventuell vorhandene Narben an den Lippen eingehend untersucht werden. Besonders nach der operativen Behandlung von Lippenkiefergaumenspalten befinden sich im Bereich der Oberlippe starke Narben, die die Bewegung der Lippe deutlich beeinträchtigen können.

5.2.3 *Der intraorale Befund*

Nach der Betrachtung der äußeren Beschaffenheit und der Lage der Lippen prüft der Kieferorthopäde den Ansatz des Lippen- und Zungenbändchens und deren Lage zur Schneidezahnmitte: Der Ansatzpunkt gibt wichtige Hinweise für die Bestimmung der Mittellinie des Zahnbogens. Der Zustand des Zahnfleisches, die Lage, die Beweglichkeit und die Blutungsbereitschaft der gesamten Schleimhaut, die Zungenform und Zungengröße, die Beweglichkeit der Zunge und deren Oberflächenbeschaffenheit werden einer gründlichen Untersuchung unterzogen. Gleichzeitig sieht sich der Kieferorthopäde den Zungengrund und die Beschaffenheit der Tonsillen an.

Zur genaueren Diagnose der Mandeln und des gesamten Nasen- und Rachenraums schließt sich oft eine fachärztliche Untersuchung durch den Hals-Nasen-Ohrenarzt an. Außerdem wird auf die Sprachlautbildung geachtet.

Erst zum Schluss der intraoralen Untersuchung wendet sich der Kieferorthopäde den Zähnen zu. Er stellt fest, ob alle Zähne, die dem Alter des Kindes entsprechend durchgebrochen sein sollten, vorhanden sind, überprüft den allgemeinen Gebisszustand, untersucht das Gebiss nach Karies, testet die Sensibilität und Beweglichkeit der Zähne und notiert Verfärbung und Veränderung an der Zahnoberfläche. Am Ende der klinischen Untersuchung wird der Funktionsbefund fixiert.

5.2.4 *Die klinische Funktionsanalyse*

Die aufgezeigten Befunderhebungen tragen dazu bei, den Zustand der betreffenden Stellungs- und Gebissanomalie genau zu beschreiben. Für die Aufstellung eines Behandlungsplans und die Wahl der zweckmäßigsten Behandlungsmittel ist unbedingt eine funktionelle Untersuchung nötig. Im Verlauf dieser funktionellen Untersuchung prüft der Kieferorthopäde die Anatomie des gesamten Kausystems in Aktion. Hier sind von besonderer Bedeutung:

Die Nasen- und Mundatmung

Oft ist die Nasenatmung durch irgendwelche Erkrankungen innerhalb der Nasenhöhle erschwert. Der Patient atmet dann hauptsächlich durch den Mund. Als Folge davon ist die *körpereigene Klimaanlage* ausgeschaltet bzw. eingeschränkt. Die Atemluft wird nicht mehr von Staub gereinigt, angefeuchtet und erwärmt. Dazu kommt, dass bei einem gestörten Luftstrom durch die Nase das Gleichgewicht der dem Kiefer außen und innen anliegenden Weichteile zugunsten der äußeren gestört wird. Das führt zur Veränderung der Kieferform. Besonders der Oberkiefer wird in Mitleidenschaft gezogen und zusammengedrückt. Dabei entstehen oft enge und hohe Kiefer. Da das Mundatmen auch zu Rissen und Trockenheit der Lippen und zu Erkrankungen der Atemwege führt, wird beim Vorliegen von chronischer Mundatmung bzw. Nasenatmungsstörungen der Patient zum Hals-Nasen-Ohrenarzt überwiesen, um die Ursache dieser Phänomene zu beseitigen.

Die Untersuchung der Lippen- und Zungenfunktion

Wir wissen aus dem Kapitel *Habits*, dass das Lippenbeißen, Zungenpressen und falsche Schluckgewohnheiten eine große Rolle bei der Entstehung von Anomalien spielen. Der Kieferorthopäde überprüft nun bei der klinischen Untersuchung die Lage der Lippen und die Stellung der Zunge beim Schlucken. Außerdem achtet er auf die Stellung der Zunge bei der Sprachlautbildung.

Die Funktion der Zähne und der Kiefergelenke

Der Kieferorthopäde untersucht während der Öffnungs- und Schließbewegung durch Palpation (Betastung zu Untersuchungszwecken) die Funktion der Kiefergelenke, die Druckempfindlichkeit der Kaumuskulatur und prüft den Zahnreihenkontakt bei den einzelnen Bissphasen – im Schlussbiss, beim Vorschieben des Unterkiefers auf Kopfbiss und den Zahnreihenkontakt bei Seitwärtsbewegungen. Neben *vorzeitigen Kontakten* interessieren den Kieferorthopäden vor allem die Zwangsbissführungen.

Er trifft während dieser Untersuchungsphase eventuell auch die Entscheidung über die Durchführung einer instrumentellen Funktionsanalyse.

5.3 Die Röntgenuntersuchung

Die Röntgenuntersuchung der Zähne ist in jedem Fall unentbehrlich. Folgende Röntgentechniken finden in der kieferorthopädischen Praxis Anwendung:

- Panoramaschichtaufnahme (Orthopantomograph, Orth Oralix, Panorex),
- Panorama-Vergrößerungsaufnahme (Status-X-Aufnahmen, Status Oralix),
- Fernröntgenaufnahmen (von der Seite und von vorne),
- Einzelbildstatus,
- Halbseitenaufnahme,
- Aufbissaufnahme,
- Handwurzelaufnahmen.

Die Beurteilung der Aufnahmen und die Befundung bleiben natürlich Aufgabe des Zahnarztes.

Der Kieferorthopäde prüft anhand einer Auswahl dieser Aufnahmen, ob alle Zähne, die dem Alter des Patienten entsprechend vorhanden sein sollten, auch tatsächlich vorhanden sind. Weiterhin wird überprüft, ob Lage, Form, Größe und Entwicklungsgrad sämtlicher Wurzeln und Kronen in Ordnung sind. Er vergleicht das Größenverhältnis der bleibenden Zähne zu den Milchzähnen, untersucht den Stand des Zahnwechsels, den Bereich noch nicht durchgebrochener bleibender Zähne und alle *verdächtigen Zahnlücken*. Der Kieferorthopäde fahndet nach Nichtanlagen und überzähligen Zähnen, beurteilt den Resorptionsgrad von Milchzähnen und die Wurzelentwicklung von bleibenden Zähnen, die Größe und Form der Kieferhöhlen und die Lage der Weisheitszähne.

5.3.1 Die kephalometrische Untersuchung (Vermessung des Schädels)

Die Problematik, dass z. B. ein Distalbiss sowohl durch die Rücklage des unteren Zahnbogens bzw. des Unterkiefers als auch durch eine Überentwicklung der oberen Zahnreihe bzw. des Oberkiefers bedingt sein kann, und – sofern ein funktionelles und kosmetisch gutes Behandlungsergebnis erreicht werden soll – diese Variationen auch bei der Behandlung eine außerordentlich große Rolle spielen, macht die Entwicklung der Fernröntgenanalyse unumgänglich. Mit der Fernröntgenanalyse kann die Einlagerung des Gebisses im Schädel genau untersucht werden.

Die Fernröntgenanalyse

Zur Herstellung einer Fernröntgenseitenaufnahme wird der Kopf des Patienten seitlich an eine Filmplatte gelegt und mit einer Kopfhalterung (Cephalostat) gehalten.

Dadurch können Aufnahmen in derselben Kopfhaltung reproduziert und Überlagerungen verringert werden. Die Zahnreihen schließen während der Aufnahme in habitueller Okklusion. Im Vergleich zu allen anderen Aufnahmetechniken ist bei der Fernröntgenaufnahme der Abstand der Röntgenröhre zum Aufnahmeobjekt auf mindestens 1,50 Meter vergrößert. Die Röntgenstrahlen durchdringen das Knochenskelett und zeichnen die Strukturen des Kopfes in sagittaler und vertikaler Ebene mit gleichzeitiger Abbildung des Weichteilprofils auf dem Röntgenfilm verzeichnungsfrei auf. Das Resultat ist das sogenannte Fernröntgenseitenbild **(Abb. 5.2 und 5.3)**.

Der Kieferorthopäde kann der Fernröntgenaufnahme eine ganze Reihe von Informationen entnehmen:

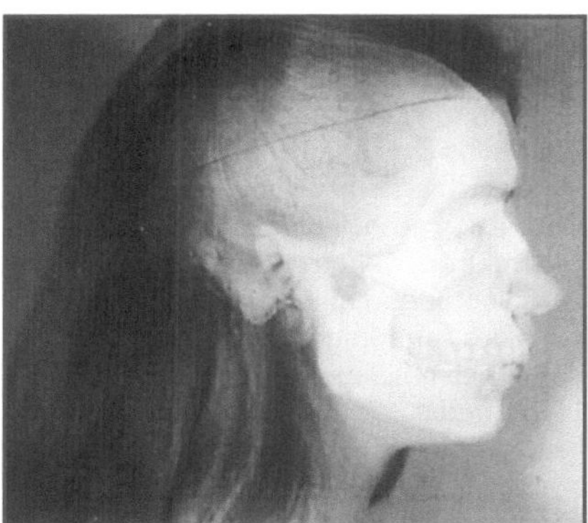

Abb. 5.2 Trickaufnahme: Überlagerung des Patientenbilds durch eine Fernröntgenseitenaufnahme

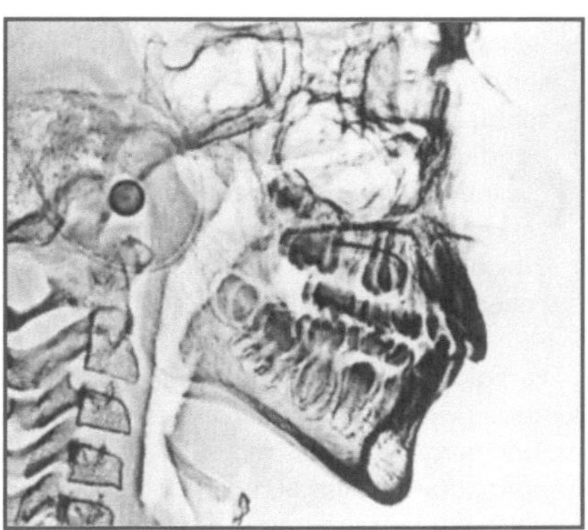

Abb. 5.3 Die Fernröntgenseitenaufnahme: Die Strukturen des Kopfes in sagittaler und vertikaler Ebene und das Weichteilprofil des Patienten sind auf dem Röntgenbild zu erkennen.

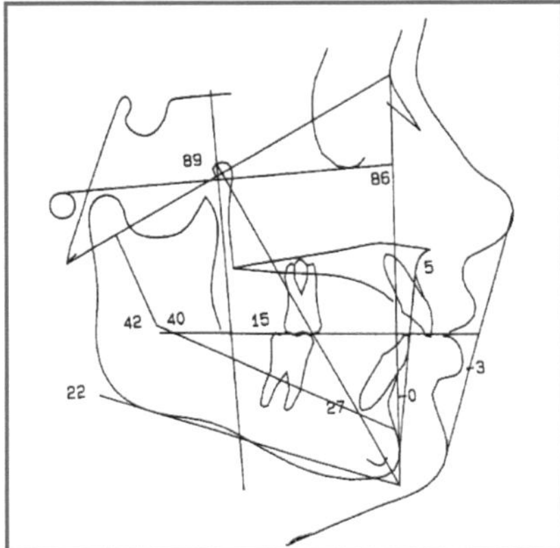

Abb. 5.4 Die Durchzeichnung einer Fernröntgenseitenaufnahme. Der Aufbau des gesamten Gesichtsschädels und die Stellung der Zähne im Ober- und Unterkiefer sind deutlich zu erkennen.

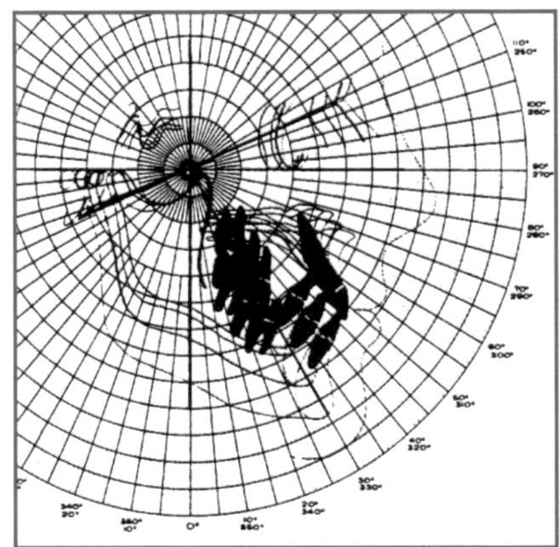

Abb. 5.5 Der Kopf des Menschen wächst von einem Punkt an der Schädelbasis aus strahlenförmig nach außen. So kann der Behandler abschätzen, wie viel der Patient während der Behandlungsperiode wachsen wird.

- Er erkennt, wie der gesamte Gesichtsschädel aufgebaut ist und wie das Gebiss als ganzes im knöchernen Schädel sitzt **(Abb. 5.4)**.
- Er sieht, wie die Ober- und Unterkieferknochen zueinander stehen und
- wie die Zähne in diese Ober- und Unterkieferknochenbasis eingebaut sind.
- Außerdem vermag der Behandler zu beurteilen, wie viel der Patient während der Behandlungsperiode voraussichtlich wachsen wird. Auf diese Weise kann er abschätzen, ob das Wachstum bei der Behandlung helfen oder ob es sich negativ auf die bereits vorhandene Anomalie auswirken wird. Die Fernröntgenaufnahme gibt also über den Wachstumstrend des Patienten Auskunft **(Abb. 5.5)**.

Fertigt man nach einer gewissen Behandlungszeit wieder eine Fernröntgenaufnahme an und vergleicht diese mit dem ersten Röntgenbild, dann ist genau erkennbar, welchen Einfluss die Behandlung auf die Zähne und auf das Knochenskelett des Patienten genommen hat. Der Behandler kann ermessen, wie weit die Zähne mit den Behandlungsgeräten bewegt worden sind und feststellen, wie stark der Patient in diesem Behandlungszeitraum gewachsen ist. Es gibt eine große Anzahl von Auswertungsmethoden, und viele namhafte Kieferorthopäden haben sich bemüht, exakte Wege zu finden, um den seitlichen Gesichtsschädel und dort die Lage der Zähne genauer zu bestimmen. Die bei uns gängigsten Auswertungsmethoden sind die Analysen nach Ascher, Hasund, Jarabak, Rakosi, Ricketts, Schwarz, Slavicek, Steiner/Stockfisch und Sassouni.

Praktische Durchführung der Fernröntgenanalyse

Um die Röntgenaufnahmen beim Durchzeichnen und Auswerten nicht zu beschädigen und eine übersichtliche Auswertungszeichnung des Fernröntgenbilds zu erhalten, wird das Röntgenbild mit einer Mattfolie bedeckt.

Die bereits genannten Auswertungsmethoden haben eines gemeinsam: Der Kieferorthopäde sucht zunächst auf der Fernröntgenaufnahme Vermessungspunkte auf. Das sind bestimmte *anatomische Landmarken*, die auf jeder Fernröntgenaufnahme leicht zu finden sind, z. B. das Nasion – also die tiefste Einziehung zwischen dem Stirnbein und dem Nasenbein an der Knochennaht **(Abb. 5.6)**.

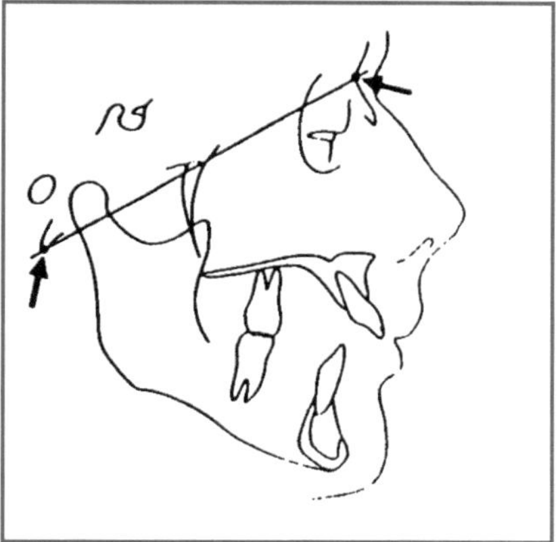

Abb. 5.6 Eine Vermessungslinie wird durch zwei anatomische Vermessungspunkte bestimmt (z. B. die Nasion-Basion-Ebene)

Danach verbindet er jeweils zwei ausgewählte Messpunkte miteinander und definiert so bestimmte Vermessungslinien. Zwei Vermessungslinien können sich in einem Punkt schneiden und so einen Winkel bilden. Dadurch entstehen Vermessungswinkel. Vermessungspunkte haben einen bestimmten Abstand voneinander oder von den Vermessungslinien. Auf diese Weise kann man auch Längenmessungen auf der Fernröntgenaufnahme ausführen. Durch die oben genannten Winkel und Längenmessungen bekommt der Kieferorthopäde Informationen über den Schädelbau und das Wachstum des Patienten.

Auswertung von Fernröntgenaufnahmen mit dem Computer

Die Auswertung von Fernröntgenaufnahmen und das Ausmessen der Winkel und Strecken auf der Fernröntgenaufnahme sind zeitraubend.

Doch kann neuerdings die Berechnung der Messdaten mit dem Computer durchgeführt werden. Die Fernröntgenaufnahme wird dabei auf ein elektronisches Koordinatensystem (Digitizer) gelegt. Mit einem elektronischen Markierungsstift wird die Lage der einzelnen Vermessungspunkte, einige Knochenumrisse und die Stellung der Schneidezähne und der Molaren dem Computer eingegeben.

Der Computer führt in kürzester Zeit alle gewünschten Winkel- und Streckenmessungen durch **(Abb. 5.7)**. Mit einem elektronischen Zeichengerät, dem sogenannten Plotter, kann man anschließend die Fernröntgendurchzeichnung mit den Messwerten zeichnen oder aber auch verkleinerte, platzsparende Durchzeichnungen für die Kartei-

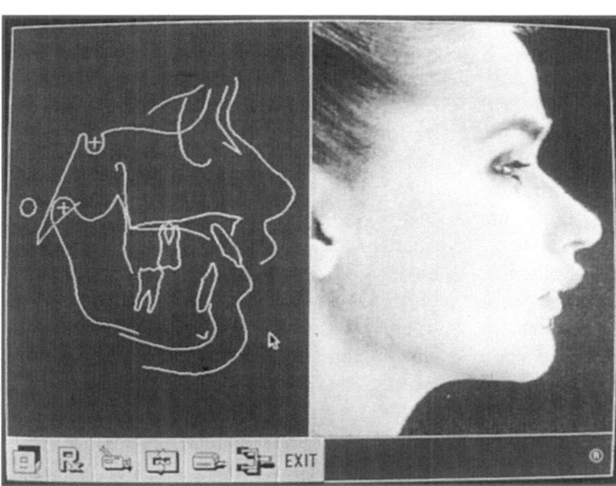

Abb. 5.7
Die Auswertung von Fernröntgenaufnahmen mit dem Computer (Fernröntgen mit Ymaging-DF-Planer®). Die Lage der Vermessungspunkte auf dem Röntgenbild wird über den Digitizer eingegeben. Das Profilbild wird mit zwei Fernsehkameras eingespeist. Der Computer berechnet im Bruchteil von Sekunden alle Daten. Sämtliche kieferorthopädischen Korrekturen können am Bildschirm manipuliert werden. Die dadurch ausgelösten Profiländerungen werden simultan auf das Profilbild übernommen.

karte anfertigen lassen. Mit neueren Computerprogrammen sind sogar Zahnbogenanalysen und Wachstumsvorhersagen möglich geworden. Die Computeranalyse ist ausschließlich Aufgabe des Zahnarztes und erfordert stets eine anschließende fallspezifische Auswertung.

5.3.2 *Die Handwurzelaufnahme*

Die beschriebene Fernröntgenaufnahme gibt dem Behandler also Informationen über den Schädel, Gebissaufbau und die Wachstumstendenz. Sie sagt jedoch nichts über das Wachstumspotenzial aus. In manchen Fällen ist es jedoch von Vorteil, die skelettale Reife des jugendlichen Patienten zu bestimmen, um festzustellen, ob das stärkste Wachstum noch bevorsteht, gerade erreicht oder schon vollendet ist. Aus der Entwicklung der Handknochen und den Verkalkungsstufen der Hand kann der Behandler Rückschlüsse auf die allgemeine Skelettreife ziehen und das Wachstumsstadium des Patienten ziemlich genau beurteilen.

Die Handwurzelaufnahme ist natürlich immer dann von Bedeutung, wenn das zu erwartende bzw. nicht mehr zu erwartende Knochenwachstum bei der Behandlungsplanung einer skelettalen Dysgnathie mit einbezogen wird.

5.4 Die Fotoanalyse

Wir wissen aus dem Kapitel *Ziele der kieferorthopädischen Behandlung*, dass der Behandler, wenn nötig, das Aussehen des Patienten günstig beeinflussen möchte. Dazu muss er bei der Analyse die Profilkonturen und die Weichteilmodellation des Gesichts beurteilen. Neben dem Fernröntgenseitenbild ist die Auswertung von Gesichtsfotos für die gesichtsbezügliche Beurteilung des Patienten unerlässlich. Meist wird vom aufrecht sitzenden Patienten je eine Seiten- und Vorderansicht des Gesichts in natürlicher, ungezwungener Haltung angefertigt. Die Zahnreihen sind auch hier wie bei den Fernröntgenaufnahmen in habitueller Okklusion geschlossen, die befeuchteten Lippen liegen locker, und das Ohr auf der Aufnahmeseite ist, um auch dort Vermessungspunkte festlegen zu können, von Haaren frei. In den meisten Praxen werden Schwarz-Weiß-Lichtbilder des Patienten angefertigt, da diese die Unvollkommenheit des Gesichts deutlicher wiedergeben, als diese vom menschlichen Auge bei einer Farbfotografie erfasst werden könnte. Wenn die vor und nach der Behandlung angefertigten Aufnahmen nicht nur einen schätzungsweisen Vergleich, sondern auch genaue Messungen erlauben sollen, muss beim Fotografieren eine spezielle Kopfhalterung zur Anwendung kommen. Sie soll – auch einige Jahre nach der ersten Aufnahme – nicht nur wieder die gleiche Kopfhaltung, sondern auch die gleiche Entfernung vom Aufnahmeobjekt ermöglichen. Es sollen also stets gleich große Bilder unter denselben Bedingungen hergestellt werden können, die einwandfreie, vergleichbare Messungen des Gesichts zulassen. In der Regel wird vor und nach der Behandlung je ein Foto von vorne (en face) und ein Foto des seitlichen Kopfes (Profilaufnahme) angefertigt.

Der Kieferorthopäde beurteilt den Gesichtsausdruck, die Weichteilkonturen, Spannungen der Kau- und Lippenmuskulatur und trifft, bereits auf die Fotografie gestützt, Feststellungen über die Verlagerung der Kieferteile und deren möglicherweise entstellende Auswirkung auf das Gesicht. Das Foto bei Abschluss der Behandlung dient zur Überprüfung der erreichten Veränderungen, wobei der behandelnde Arzt einen Vergleich zieht.

Mit verschiedenen Messlinien lassen sich auch weitere Unregelmäßigkeiten leicht nachweisen, wie Abweichungen der Nase, ein schiefer Verlauf der Mundspalte, Ungleichheiten der Gesichtshälften oder andere Fehlbildungen im Kieferbereich. Zur Auswertung zeichnet man beispielsweise die in **Abbildung 5.8** gezeigten Linien ein. Die Auswertung der Aufnahme ist wiederum Aufgabe des Zahnarztes.

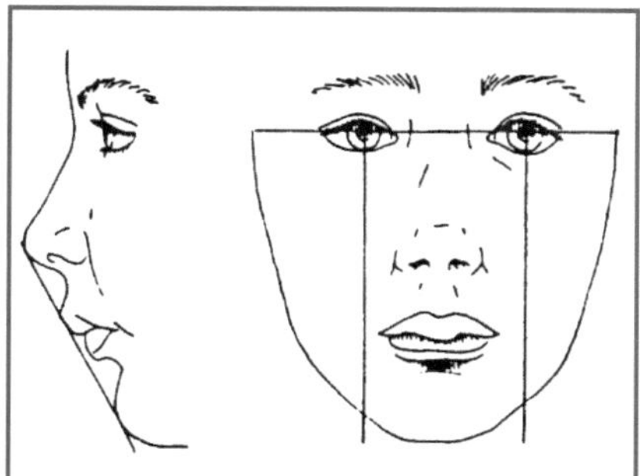

Abb. 5.8 Die Fotoanalyse: Mit verschiedenen Messlinien untersucht der Behandler die Seiten- und Vorderansicht des Gesichts.

5.5 Der Modellbefund

Studienmodelle aus Gips sind wohl die für die Diagnose wichtigsten Unterlagen des Zustands des Patienten. Nicht nur für die Behandlungsplanung sind sie von unschätzbarem Wert. Auch während der Behandlung werden zusätzliche Abdrücke angefertigt, um den Behandlungsfortschritt zu kontrollieren. Am Ende der Behandlung dienen sie nicht nur als Beweis für eine kieferorthopädische Behandlung, sondern auch als Grundlage, von der aus weitere Veränderungen nach der Behandlung besser beurteilt werden können. Die Vorarbeiten für die Herstellung von Gipsmodellen beginnen mit der Abformung. Während der Abformung zur Herstellung von Studienmodellen wird auf eine umfassende Abformung des Kiefers bis weit in die Umschlagfalte geachtet. Nur so werden die Alveolarfortsätze und der sogenannte Wurzelgrund (die apikale Basis) deutlich dargestellt. Deshalb ist es wichtig, genügend große und hohe Abdrucklöffel zu wählen. Die Weichteile müssen von der Abdruckmasse ausreichend verdrängt werden. Gewöhnlich gießt man die Abdrücke mit Hartgips aus. Zum Anrühren des Gipses verwendet man meist ein Vakuumrührgerät, das ein weitgehend blasenfreies Gipsanmischen ermöglicht.

5.5.1 Das Ausarbeiten der Modelle

Die ausgegossenen und ausgehärteten Modelle werden mit Formen aus Gummi oder Kunststoff gesockelt oder mit einem Gipstrimmer so zurechtgeschliffen, dass die Kau-Ebene horizontal (also parallel zur Tisch-Ebene) verläuft und der Ober- und Unterkiefer in Schlussbissstellung zueinander angeordnet sind. Genau im rechten Winkel zur Kau-Ebene werden dann die posterioren Flächen so beschliffen, dass beide Kiefer korrekt okkludieren, wenn die Modelle auf der posterioren Fläche abgestellt werden. Das Trimmen der Modelle ist in Abschnitt 8.2 detailliert beschrieben.

Die fertigen Modelle sollten zum Schutz gegen Verstauben und zur besseren Haltbarkeit mit Seifenlösung behandelt werden (zehn Minuten in Kernseifenlösung legen, abtrocknen, blank reiben). Man kann sie auch mit Talkum einreiben oder lackieren. Gipsmodelle vom Ober- und Unterkiefer des Patienten stellen also eine sehr wichtige Informationsquelle für den Behandler dar. Da Zunge und Wangen ausgeschaltet sind, gestattet die Nachbildung ein genaues Studium der Zähne, der Zahnstellung und der Beziehung zwischen den Zähnen und der Knochenbasis aus jedem Blickwinkel. An den Modellen kann man relativ leicht anomale Zahnstellungen, wie rotierte und gekippte Zähne oder deren Über- und Untergröße erkennen.

5.5.2 Bestimmung von Messwerten

Wie bei der Fernröntgenanalyse gibt es für die Auswertung des Kiefermodells eine Vielzahl von Vermessungsmethoden (siehe hierzu auch die Ausführungen zum Kapitel *Modellanalyse*). Der Kieferorthopäde vermisst dabei die Modelle dreidimensional, d. h. alle Abweichungen der Zähne und der Kiefer in sagittaler, vertikaler und transversaler Richtung werden analysiert. Man unterscheidet hier zwei Hauptgruppen von Messwerten.

Abb. 5.9
Bei der Modellanalyse berechnet der Behandler den Platzbedarf der einzelnen Zähne

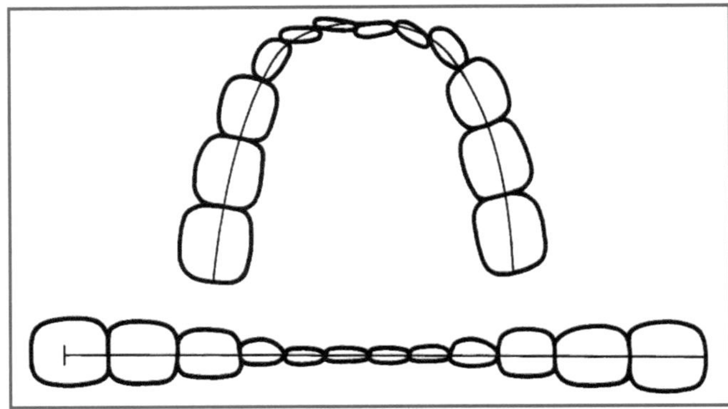

Intramaxilläre Messwerte

Mit ihnen ermittelt man den Platzbedarf der Zähne innerhalb des Zahnbogens. Es wird z. B. die gesamte Zahnbogenlänge vom distalen Ende des linken Sechsjahrmolaren bis zum distalen Ende des rechten Sechsjahrmolaren gemessen. Die ermittelte Zahnbogenlänge ist dann mit der Summe der einzelnen mesiodistalen Zahndurchmesser des jeweiligen Kiefers, also der benötigten Zahnbogenlänge, zu vergleichen **(Abb. 5.9)**. Mit Hilfe der intramaxillären Modellanalyse erhält der Kieferorthopäde bei einem Vergleich von Messungen am Patientenmodell mit Durchschnittswerten, welche durch Forschung rechnerisch ermittelt wurden, Auskunft über die Platzverhältnisse im Ober- und Unterkiefer. Er kann berechnen, wie weit die einzelnen Zähne innerhalb des Kiefers bewegt werden müssen und ob alle Zähne im Kiefer des Patienten Platz haben, ob der Zahnbogen sagittal bzw. transversal erweitert werden soll oder eventuell durch eine Extraktion Platz geschaffen werden muss **(Abb. 5.10)**.

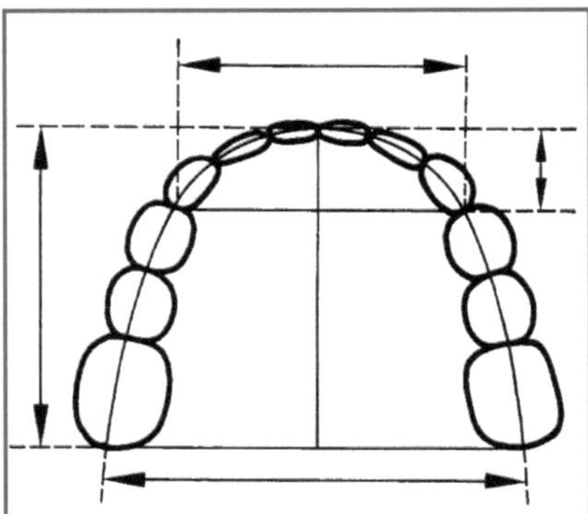

Abb. 5.10 Der Zahnbogen des Patienten wird vermessen und mit einem Idealgebiss verglichen; dadurch erkennt der Behandler, wie weit die Zähne bewegt werden müssen.

Intermaxilläre Messwerte

Sie dienen zur Erfassung der Stellung der Zähne des Unterkiefers zu denen des Oberkiefers. Bei der intermaxillären Analyse misst man sämtliche Abweichungen von einer idealen Okklusion, besonders aber den horizontalen und vertikalen Überbiss und die Bisslage. Bei der Bestimmung der Bisslage wird der Patient entsprechend der Angle-Klassifikation beurteilt.

5.5.3 *Das diagnostische Set-up*

Mit der diagnostischen Aufstellung der einzelnen Modellzähne versucht man, eine kieferorthopädische Behandlung zu simulieren. Je nach Bedarf sägt der Behandler bestimmte Zähne aus dem Modell heraus und stellt sie in Wachs in der gewünschten Stellung wieder auf. Dabei kann er z. B. Zähne auf dem Modell *extrahieren* und die restlichen Zähne in die geplante Position stellen. Der Kieferorthopäde kann so die Richtung und den Umfang der für die Behandlung notwendigen Zahnbewegungen genauer kalkulieren und sich ein Konstruktions- oder Planungsmodell erstellen.

5.6 Transferbogen und der SAM-System-Artikulator

5.6.1 *Einleitung*

Für die Planung und Herstellung von Zahnersatz und für die *Umstellung* von Zähnen bei kieferorthopädischen Maßnahmen benötigt der Behandler diagnostisch präzise Werte über die Lage der Kiefer im Schädel, über die Bewegung der Kiefergelenke und die Stellung der Zähne zueinander.

Die Ergebnisse der klinischen und instrumentellen Funktionsanalyse schaffen nicht nur optimale Voraussetzungen, um den angestrebten Behandlungserfolg zu erreichen, sie können auch Spätschäden in den Kiefergelenken und am Zahnhalteapparat etc. vorbeugen. Mithilfe dieser Befunderhebungen kann die Ursache von aktuellen Beschwerden, die z. B. durch Fehlbelastungen der Zähne und der Muskulatur entstehen, festgestellt werden.

Für die exakte Montage der Modelle im Artikulator ist die interdisziplinäre Zusammenarbeit von Praxis und Labor gefordert. Der klinische Teil besteht aus den Abdrucknahmen (für die Modelle), sowie der professionellen Handhabung und Nutzung des Transferbogens am Patienten. Darauf folgen die labortechnischen Arbeitsschritte, die außer handwerklichem Geschick natürlich umfangreiche Sachkenntnis auf diesem Gebiet erfordern.

Um die Hintergründe für die Anordnung und Handhabung des Transferbogen verständlich zu machen, möchte ich mich bei der großen Auswahl von Artikulatortypen samt Zubehör auf den SAM-Artikulator beschränken, da mir die damit verbundenen Arbeitsschritte vertraut sind.

5.6.2 *Die Frankfurter Horizontale und die Achs-Orbital-Ebene*

Für den Gebrauch des Transferbogens gibt es relevante Referenzpunkte, -strecken und -ebenen, zu denen u. a. die Frankfurter Horizontale und die Achs-Orbital-Ebene gehören.

- Die Frankfurter Horizontale (FH) wird bestimmt durch das rechte und linke Porion (oberer Rand des Gehörgangs) und das linke Orbitale (tiefste Stelle des Augenhöhlenrands) und dient als Referenz bzw. Messebene **(Abb. 5.11)**. Diese Ebene wurde bereits 1884 festgelegt.

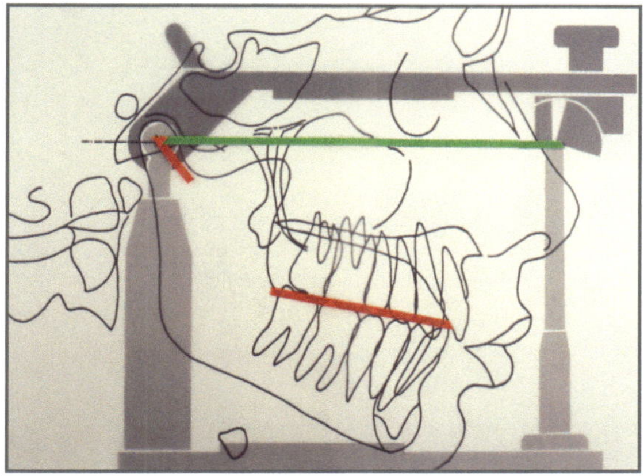

Abb. 5.11
Schematische Darstellung des Kiefergelenks und der Zahnreihen zum SAM-Artikulator. Die Frankfurter Horizontale ist grün markiert.

- In der Zahntechnik dienen die Frankfurter Horizontale bzw. die Achs-Orbital-Ebene als Referenzebenen für die Modellmontage im Artikulator. Die Lagen dieser beiden Ebenen differieren nur geringfügig. Als vordere Referenz dient bei beiden Ebenen das linke Orbitale.
- Die **Achs-Orbital-Ebene** wird also vorne durch das Orbitale und hinten durch die beidseitigen Haut-Austrittspunkte bei retral positionierter Scharnierachse festgelegt.
- Die **Frankfurter Horizontale** ist vorne ebenfalls durch das Orbitale, hinten aber durch das rechte und linke Porion festgelegt. (Das Porion liegt am oberen Rand des Ohrkanals).

Der geringe Unterschied zwischen den Positionen der Porionpunkte einerseits bzw. der Lage der Achspunkte andererseits bedingen, dass beide Ebenen einen nach dorsal offenen Winkel bilden. Ralf Suckert beziffert diesen Differenzwinkel in seinem Buch *Okklusions-Konzepte* mit etwa 6,5°.

Weil aber einerseits die Lagen der beiden Ebenen in Korrelation stehen und sich andererseits die per Funktionsachse definierten Hautpunkte nicht so gut eignen wie die Eingänge des Gehörgangs, um den Übertragungsbogen zu fixieren, empfiehlt die Firma SAM, sich an den anatomischen Referenzen, d. h. am Porion beiderseits zu orientieren. Dies erfolgt mithilfe des anatomischen Übertragungs-Bogens *SAM Axioquick*. Ein solcher anatomischer Übertragungsbogen wird auch als arbiträrer Transferbogen bezeichnet, weil mit diesem die Positionen der Scharnierachsenpunkte arbiträr, d. h. willkürlich, festgelegt werden (lat. arbitriarius = willkürlich).

- **Die hintere Fixierung des Transferbogens erfolgt mittels Ohrstöpseln (Oliven)** an den Enden beider Seitenarme des Bogens. Bei richtiger Anwendung bedingen Form und Anordnung der Oliven bzw. die Position der Führungsbohrungen in den Oliven, dass nach Übertragung des Bogens auf den Artikulator die Lage der der Scharnierachse am Artikulator der jeweils einzeln ermittelten, individuellen retralen Scharnierachsenposition des Patienten entspricht. So ist gewährleistet, dass trotz Anlehnung an das (anatomische) Porion letztendlich die Scharnierachse als Referenz zugrunde liegt. Die Übereinstimmung mit den individuellen Scharnierachsen-Punkten ist bei korrekter Anwendung dieses SAM-Systems generell so hoch, dass dies genügt, um eine absolut ausreichende Genauigkeit bei der Simulation okklusaler Funktionen im Artikulator zu erreichen. Nach Aussage von Heinz Mack, dem Entwickler der SAM-Systeme,

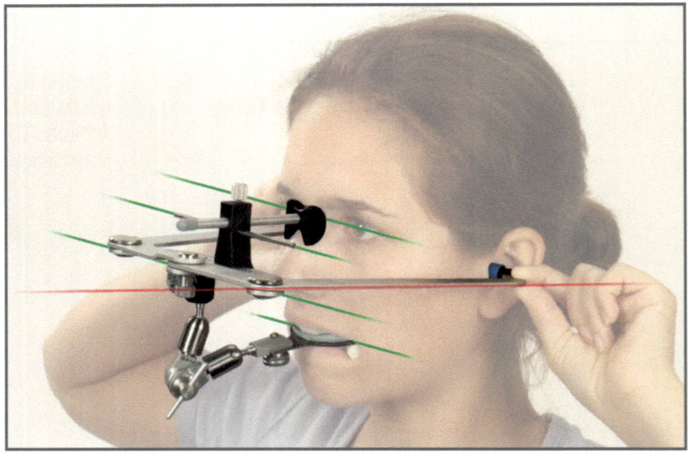

Abb. 5.12 Darstellung der klinischen Anwendung eines Anatomischen-Transfer-Bogens (ATB). Rot markiert ist der Verlauf der Frankfurter Horizontalen, grün markiert die Bipulillarlinie sowie andere Referenzlinien.

konnte dies durch Untersuchungen und entsprechende Berechnungen wissenschaftlich belegt werden (Wirth C., Baldauf A., Mack H.).

- **Die vordere Abstützung des Transferbogens erfolgt mit der Nasion-Stütze.** Wiederum aus Gründen einer praktisch-klinischen Praktizierbarkeit wird zur vorderen Abstützung des Übertragungsbogens nicht der (linke) Orbitalpunkt direkt, sondern der Bereich des Nasion (Glabella) genutzt (Glabella = Stirnglatze). Dort bzw. an der Einziehung zwischen Nasenwurzel und Stirn kann – im Gegensatz zum Orbitalpunkt – der Transferbogen mittels einer Glabellastütze sehr gut fixiert werden. Die Nasionstütze, das ist das Verbindungselement zwischen dem vorderen Abstützungsbereich zwischen Nasenwurzel und Stirn einerseits und dem vorderen Anteil des Übertragungsbogens andererseits, ist derart konstruiert, dass der Übertragungsbogen vorne auf Höhe des Orbitalpunkts gehalten wird. So ist gewährleistet, dass nach Übertragung auf den Artikulator letztlich der Orbitalpunkt als Referenz dient. Auch hier kann wissenschaftlich bzw. rechnerisch gezeigt werden, dass die Übereinstimmung der Lage des anatomisch direkt bestimmten Orbitale und der via Nasionabstützung erreichten Lage des vorderen Bogenanteils ausreichen gut ist, um eine entsprechende Genauigkeit bei der Simulation okklusaler Funktionen im Artikulator zu erreichen. Das gesamte Vorgehen des Anbringens und der Übertragung des Bogens bzw. der schädel- und scharnierachsenbezüglichen Montage der Modelle im Artikulator wird in den Abschnitten 5.6.3 bis 5.6.4 detailliert beschrieben.

5.6.3 Anwendung des anatomischen Transferbogens

5.6.3.1 Transversalbogen und dazugehörige Bestandteile

Der Transferbogen wird von der Firma SAM mit entsprechenden Zusatzteilen in verschiedenen Einheiten, den sogenannten *Kits* angeboten. Zur Grundausstattung der unterschiedlichen *Axioquick-Transferbogen-Kits* gehören

- der anatomische Transferbogen,
- der Bissgabelträger mit Einhebel-Bissgabelfixierung,
- die Hygiene-Schutzkappen **(Abb. 5.13 und 5.15)**,
- höhenverstellbare Nasionstütze mit Interpupillar-Nivellierstab. Der Querstab an der Nasenstütze (nach Mack und Wirth) ermöglicht die Peilung auf die Verbindungslinie der Pupillen **(Abb. 5.14 und 5.15)**.

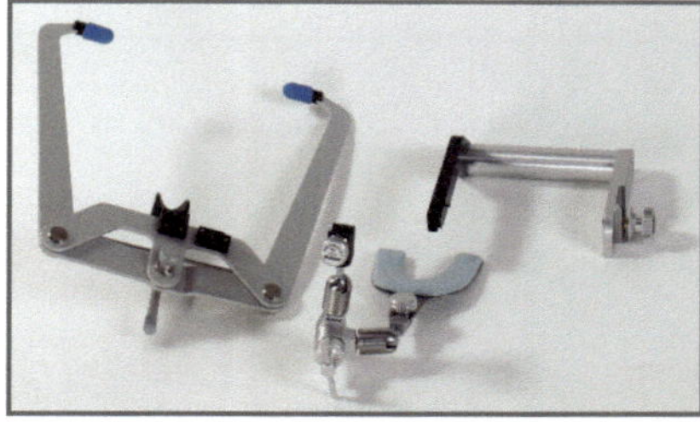

Abb. 5.13 Bestandteile des Anatomischen-Transfer-Bogens:
Links: Transferbogen für den Bissgabelträger.
Mitte: Bissgabelträger mit Bissgabel.
Rechts: Montagestand, zur Montagehilfe des Bissgabelträgers.

Laut Information des Herstellers bieten die Ohroliven mit Hygiene-Schutzkappen und die NT-Klemme (Non Torsion) bei richtiger Anlegemethode bestmögliche Ergebnisse.

Die Bissgabelträger werden für die Montage des Oberkiefermodells im Artikulator mithilfe des Transferstand AX übertragen Das präzise Schwalbenschwanzgeschiebe

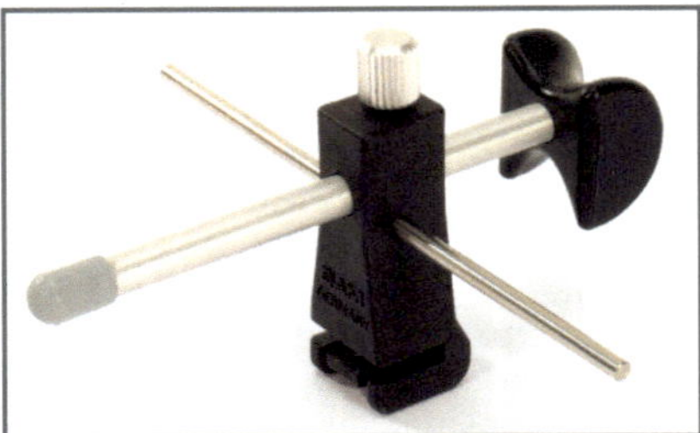

Abb. 5.14 Die Nasionstütze mit einem Querstab nach Mack und Wirth zur Anpeilung der Bipupillarlinie

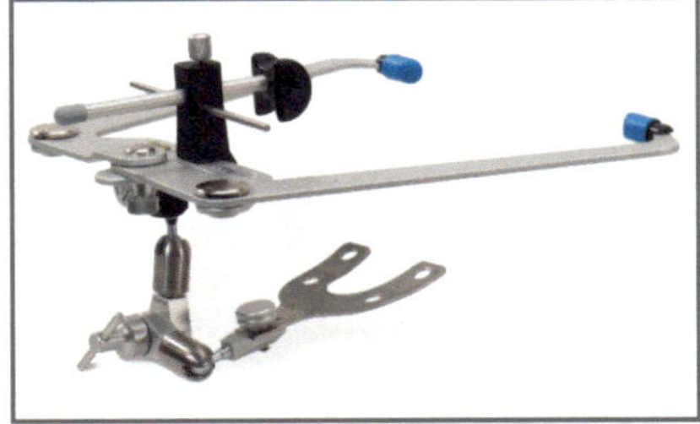

Abb. 5.15 Anatomischer Transfer-Bogen (ATB) mit montierter Bissgabel und Nasionstütze

ermöglicht eine exakte Repositionierung des Bissgabelträgers vom anatomischen Transferbogen in den Transferstand.

5.6.3.2 Arbeitsschritte zum Anlegen des Transferbogens

Von der Firma SAM wurden zur Anlegung des anatomischen Transferbogens **(Abb. 5.16)** Arbeitsschritte in folgender Reihenfolge empfohlen:

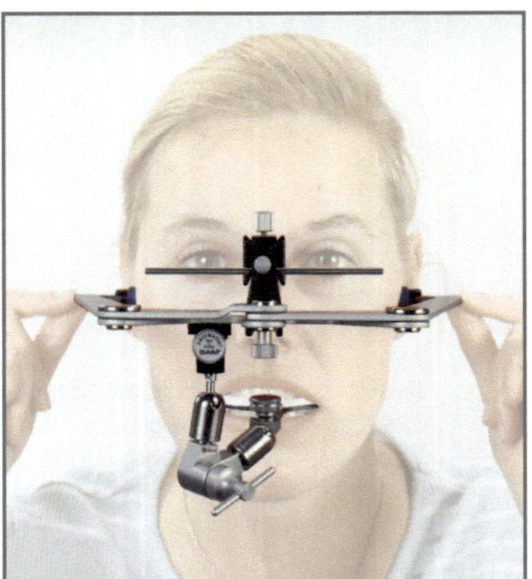

Abb. 5.16 Klinische Darstellung des montierten Anatomischen-Transfer-Bogens in Kombination mit Bissgabelträger und Nasionstütze

1. Zuerst wird die Bissgabel mit hartem Knetsilikon beschichtet, wobei gezielt Material durch die Bohrungen der Bissgabel gedrückt wird. Es erfolgt das Adaptieren an der gesamten Zahnreihe des Oberkiefers. Dies erfolgt mit sehr sanftem Druck **(Abb. 5.17)**. Wird auch die Unterseite der Bissgabel mit Silikon beschichtet, so benötigt man später beim Anlegen des Transferbogens keine Watterollen zum Gegenhalten durch den Unterkiefer **(Abb. 5.18)**.

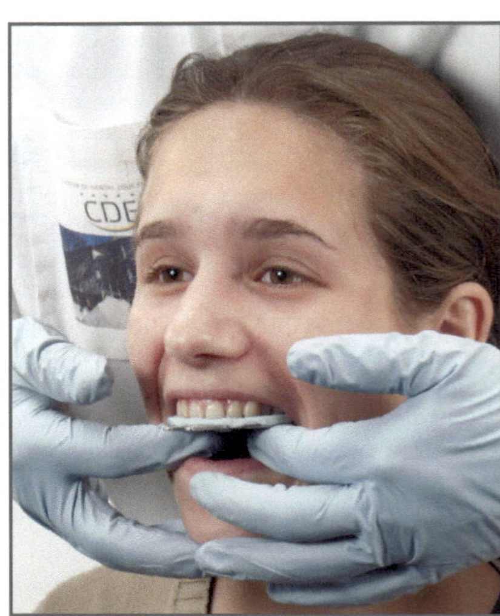

Abb. 5.17 Anpassen der Bissgabel an die Zahnreihe des Oberkiefers

2. Nach Erhärten des Silikons und Entnahme der Bissgabel folgt die unbedingt notwendige Reinigung der Fissur- und

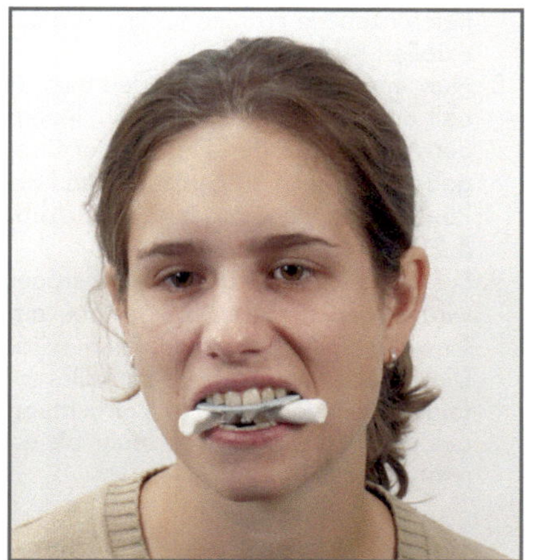

Abb. 5.18 Patientin mit vorbereiteter Bissgabel und Watteröllchen zur Abstützung des Unterkiefers in situ

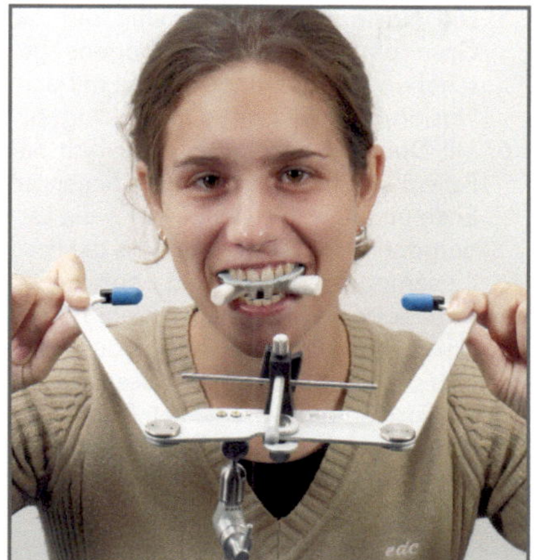

Abb. 5.19 Klinische Darstellung zum Anlegen des Anatomischen-Transfer-Bogens (ATB). Der Patient hält den Bogen im distalen Bereich beiderseits.

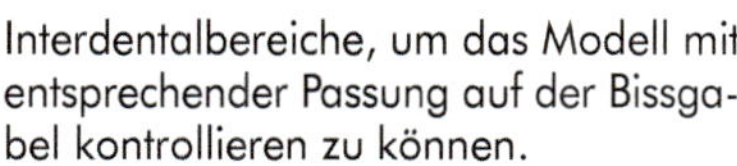

Interdentalbereiche, um das Modell mit entsprechender Passung auf der Bissgabel kontrollieren zu können.

3. Die Hygienekappen werden auf die Ohroliven aufgesteckt. Dabei soll der abgeflachte Bereich nach anterior zeigen.
4. Der Bissgabelträger wird mit dem schwarzen Geschiebeteil bis zum Anschlag auf das schwarze Gegenstück am Transferbogen aufgeschoben und die Rändelschraube leicht fixiert. Die Knebelschraube wird um eine halbe Umdrehung gelöst **(Abb. 5.19 und 5.20)**.

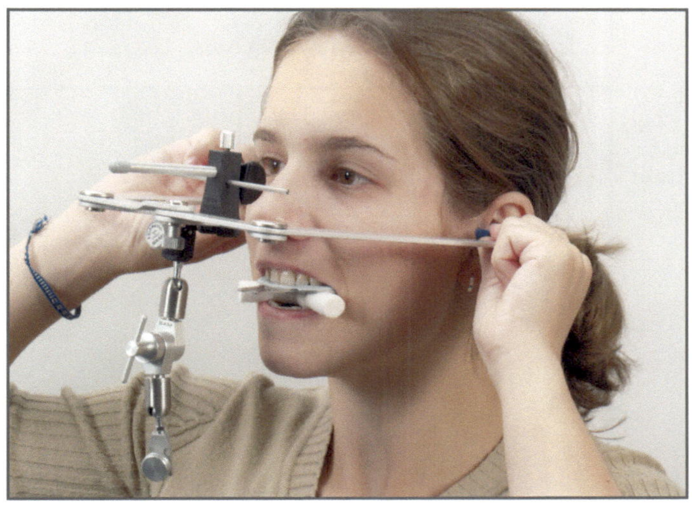

Abb. 5.20 Weitere Darstellung des ATB. Der Patient hilft beim Anlegen bzw. bei der Einführung der Ohroliven.

5. Die Nasionstütze wird mittig auf die Grundplatte des Transferbogens geschoben und die runde Stange mit dem Nasion-Formteil ganz zurückgezogen.
6. Mit Daumen und Zeigefinger hält der Patient den Transferbogen am hintersten Ende und führt die Ohroliven in die Gehörgänge ein. Wichtig ist, dass die Positionierung nach innen und oben forciert wird, bis der Patient nichts mehr hört.
7. Der Behandler löst die Schraube der Nasionstütze und schiebt diese zur tiefsten Position am Nasensattel. Damit wird eine ausreichend gute Relation zum Referenzpunkt *Orbitale* hergestellt und die Referenzebene Frankfurter Horizontale etabliert **(Abb. 5.21)**.
8. Nun wird die Bissgabel an den Bissgabelträger ATB 390 gekoppelt, indem der Adapter auf den Flansch der Bissgabel vollständig aufgeschoben und die Rändelschraube festgedreht wird **(Abb. 5.22 und 5.23)**.
9. Die Flügelschraube am Bissgabelträger wird festgedreht **(Abb. 5.24)**, wobei am Gewindeblock gegen gehalten wird. Die visuelle Kontrolle zur Parallelität erfolgt in exakter frontaler Betrachtung aus einer Entfernung von mehr als einem Meter **(Abb. 5.25)**.

Abb. 5.21
Der Behandler löst die Schraube der Nasionstütze und schiebt diese an den Übergangsbereich von Nase und Stirn

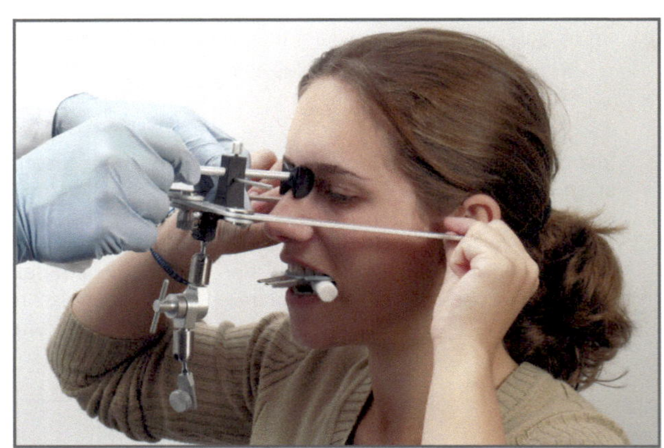

Abb. 5.22
Der Bissgabelträger wird mit der Bissgabel durch Festschrauben sicher verbunden

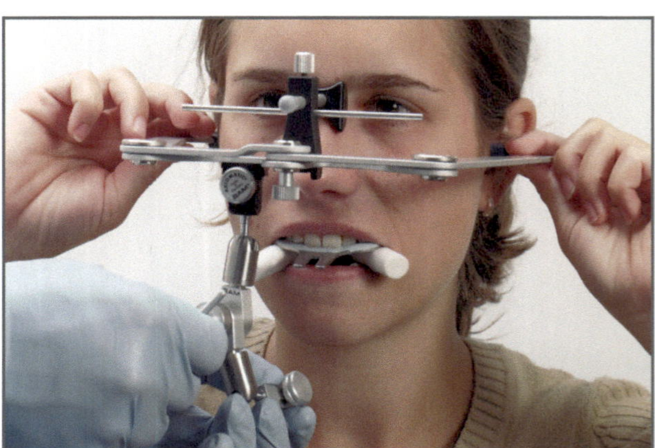

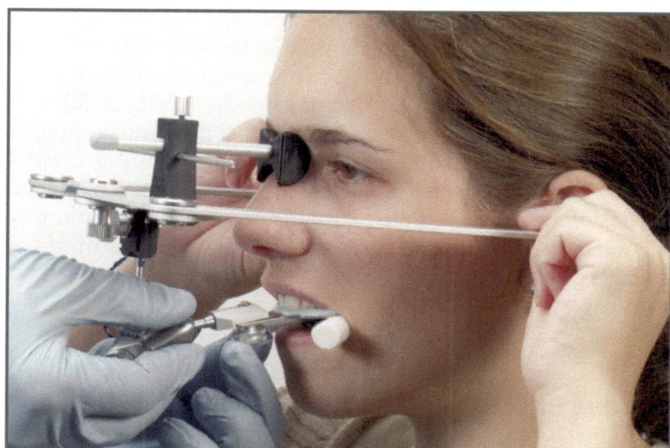

Abb. 5.23
Der Bissgabelträger wird mit der Bissgabel durch Festschrauben sicher verbunden

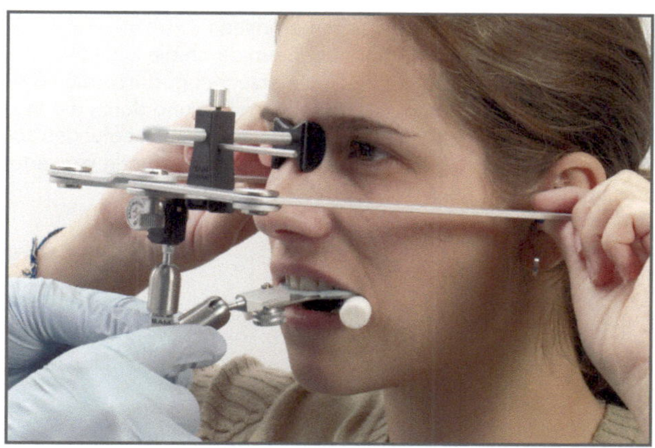

Abb. 5.24
Die Knebelschraube wird festgedreht

Abb. 5.26
Der Transferbogen wird abgenommen

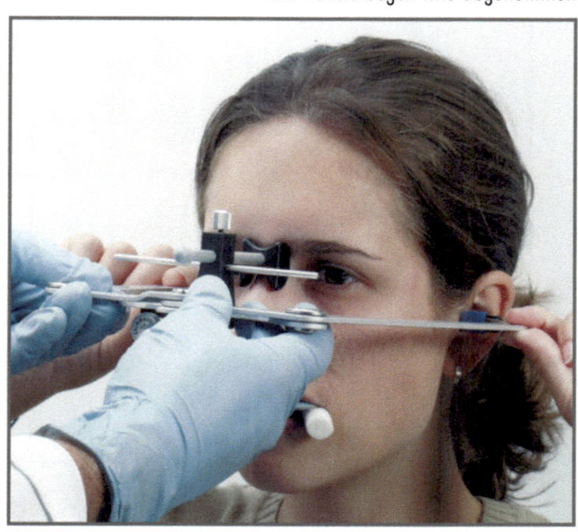

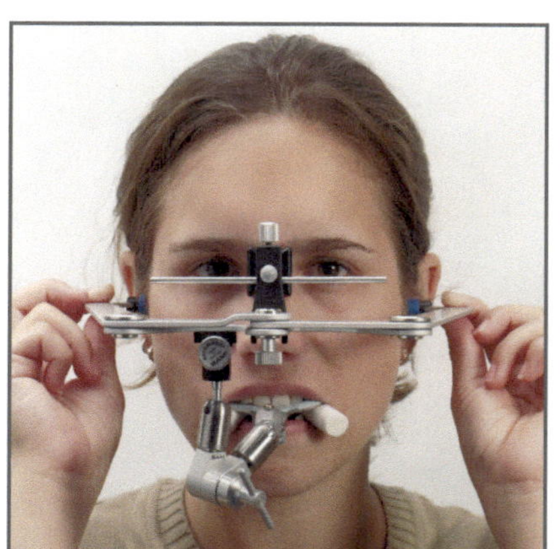

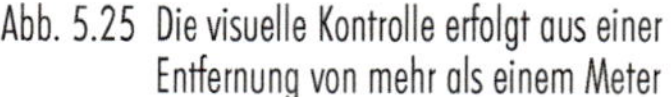

Abb. 5.25 Die visuelle Kontrolle erfolgt aus einer Entfernung von mehr als einem Meter

10. Der Patient öffnet den Mund und nimmt die Endstücke des Transferbogens aus dem Gehörgang. Die rechte Hand des Behandlers kann durch Druck auf dem Mittelteil die Spreizung des Bogens unterstützen **(Abb. 5.26)**.
11. Der Bissgabelträger wird an der Geschiebeverbindung vom Transferbogen abgenommen und auf die Geschiebeverbindung des Montagestands geschoben, der am Artikulator anstelle des Inzisalstifthalters angebracht ist.

5.6.4 Montieren der Modelle in den Artikulator

Analog zu anderen Artikulatorsystemen werden die Modelle mit Hilfe des Bissgabelträgers schädelbezüglich in den Artikulator eingestellt.

Bei Verwendung des SAM-System-Artikulators wird der Bissgabelträger auf die Geschiebeverbindung des Montagestands geschoben, der am Artikulator anstelle des Inzisalstifthalters angebracht wird **(Abb. 5.27)**. Das Oberkiefermodell wird dann nach der Split-Cast-Methode in den Artikulator eingegipst.

Mit dem zentrischen Registrat wird anschließend das Unterkiefer-Modell in die richtige Position gebracht und ebenfalls in den Artikulator eingestellt **(Abb. 5.28)**.

Für die Darstellung des Transferbogens habe ich mich wertfrei für den SAM-System-Artikulator entschieden. Die Firma SAM unterstützte mich dazu mit aktuellen Informationen, wofür ich mich bei Herrn Heinz Mack bedanken möchte.

5.7 Diagnostik

Der Behandler hat durch die Anamnese, also durch die Befragung des Patienten oder dessen Eltern, mehr oder weniger verlässliche Angaben erhalten.

Er hat außerdem durch die klinische bzw. funktionelle Untersuchung, durch die Foto- und Fernröntgenanalyse und durch die Modellvermessung eine Reihe von Befunden zusammengetragen. Diese Befunde verwertet er zur Diagnose-Erstellung.

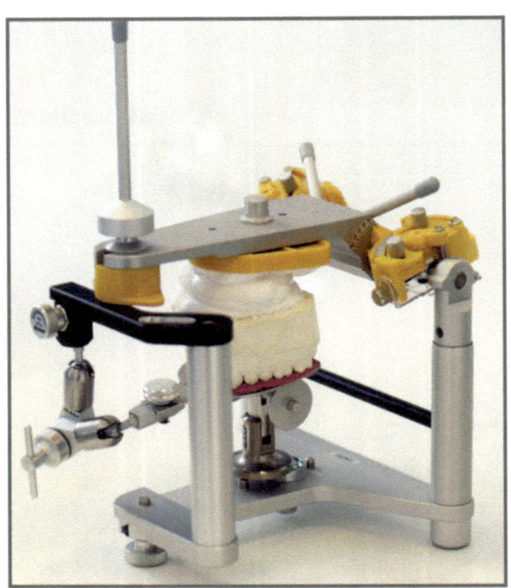

Abb. 5.27 Der SAM3 Artikulator mit Bissgabelträger, Montagestand und einem Oberkiefermodell

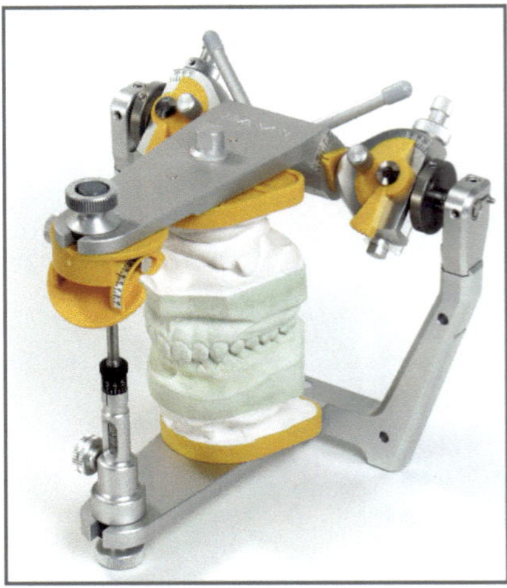

Abb. 5.28 Darstellung des SAM3 mit montierten Modellen

Die Diagnosestellung ist in der Kieferorthopädie deshalb sehr erschwert, weil die Stellungs- und Bissanomalien meist kein eigentliches Krankheitsgeschehen darstellen, sondern Fehlbildungen sind, deren aktueller Zustand erst zum Zeitpunkt der Untersuchung erkennbar ist.

Der Kieferorthopäde hat deshalb auch die wahrscheinliche Weiterentwicklung und das Wachstum des Patienten als Teil seiner diagnostischen Analyse mit einzubeziehen. Er versucht in diesem Stadium, günstige oder ungünstige Wachstumstendenzen, die den Behandlungsplan beeinflussen könnten, zu erkennen. In der Diagnose beschreibt er unter Berücksichtigung sämtlicher anamnesischer Befunde und der Ergebnisse der klinischen Untersuchung die Malokklusion des Patienten.

Im Kapitel *Okklusion und Malokklusion* wurde erwähnt, dass Angle als Erster eine systematische Einteilung der Gebissunregelmäßigkeiten entwickelt hat. Da sie immer noch als internationales Verständigungsmittel unter Kieferorthopäden dient, wird bei der Diagnose zunächst die Angle-Klassifikation angegeben, bevor eine Beschreibung der übrigen Abweichungen von der idealen Okklusion erfolgt.

Im Anschluss daran beschreibt der Behandler unter Verwendung der Fernröntgenmesswerte und nach genauer Auswertung der Fotoanalyse das Gesicht und die Wachstumstendenz des Patienten.

Viele Kieferorthopäden verwenden für ihre Diagnose und ihre Behandlungsplanung zusätzlich das sogenannte VTO (Visual Treatment Objective), das ist das sichtbar gemachte Behandlungsziel. Diese von Ricketts und Gugino entwickelte Methode **(Abb. 5.29)** hat folgenden Vorteil: Die Durchzeichnung der Fernröntgenaufnahme zu Beginn der Behandlung erlaubt dem behandelnden Zahnarzt bzw. Kieferorthopäden einen genauen Einblick in die Lage des Kinns, der Maxilla, der Zähne und des Weichteilprofils. Unter Verwendung dieser Anfangsdurchzeichnung entwirft der Behandler das sogenannte sichtbar gemachte Behandlungsziel. In dieser kephalometrischen Neukonstruktion berücksichtigt er zunächst das zu erwartende Wachstum des Patienten und zeichnet außerdem die Frontzähne und die Molaren in optimaler Stellung ein. Das VTO ist also

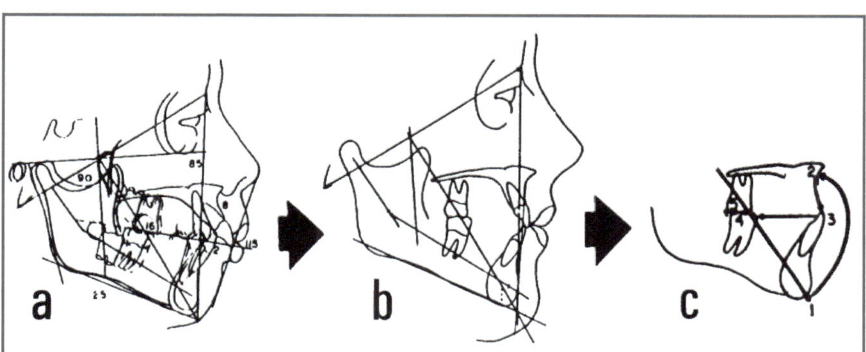

Abb. 5.29 a) Auf der Fernröntgenaufnahme erkennt der Behandler die Lage des Kinns, der Maxilla, der Zähne und des Weichteilprofils;
b) das sichtbar gemachte Behandlungsziel (VTO) ist eine Konstruktionszeichnung für das Endergebnis und beinhaltet das zu erwartende Wachstum;
c) durch den Vergleich des Anfangsbefunds mit dem VTO kann der Behandler erkennen, wie er die Zähne bewegen muss, um ein ideales Ergebnis zu erreichen.

als ein Bauplan oder eine Konstruktionszeichnung für das angestrebte Endergebnis zu verstehen. Der Behandler stellt dann einen Vergleich der ursprünglichen Fernröntgendurchzeichnung mit dem VTO an und kann so ablesen, in welche Richtung und wie weit er die einzelnen Zähne und Kieferbereiche zu bewegen hat, um ein ideales Behandlungsergebnis zu erreichen.

Die Diagnostik und Planung ist der Hauptinhalt und die Zusammenfassung aller vom Kieferorthopäden bewerteten Einzelbefunde.

Fragen zum Meisterwissen Kapitel 5

Frage: Was verstehen wir unter dem Begriff *Kieferorthopädie* und was ist seine Zielsetzung?
Antwort: orthos (griech.) = gerade, richtig; paidea/paideia (griech.) = Erziehung des Kindes.
Kieferorthopädie ist also die Lehre von den Missbildungen sowie deren Erkennung, Verhütung und Beseitigung durch mechanische oder chirurgische Maßnahmen. Die Kieferorthopädie hat demgemäß die Aufgabe, Deformierungen der Kiefer und Stellungsanomalien der Zähne zu erkennen, zu beurteilen, zu verhüten und zu behandeln, mit dem Ziel der Beseitigung von ästhetischen und funktionellen Störungen einschließlich der Herstellung einer normalen Kaufunktion.

Frage: Was sind Schmelzhypoplasien?
Antwort: Schmelzhypoplasien sind Buchten, Ringe und Grübchen in charakteristischer Anordnung im Schmelz mit gleichzeitigen Mineralisationsstörungen im darunterliegenden Dentin. Schmelzhypoplasien sind meist Folge der Rachitis im Kindesalter, die vornehmlich in den ersten beiden Lebensjahren auftritt. Daher sind vor allem die in dieser Zeit sich entwickelnden ersten bleibenden Molaren und die bleibenden Frontzähne betroffen.

Frage: Was ist eine kephalometrische (oder cepahlometrische) Schädelvermessung?
Antwort: Kephalometrie ist die Kopfvermessungslehre am Lebenden nach anthropologischen Gesichtspunkten. Kephalometrik ist die Darstellung der Beziehungen des Gebisses und des Kiefers zum Gesichtsschädel in dreidimensionaler Ausdehnung mittels eines Gnathostats. Ein Gnathostat ist ein diagnostisches Hilfsmittel der Kieferorthopädie, das die Lage des Gebisses zu einigen anthropologischen Punkten des Schädels in Beziehung setzt. Diese Punkte sind die beiden Tragia und die beiden Orbitalpunkte. Sie werden zur Frankfurter Horizontalen in Beziehung gesetzt. Kephalometrische Schädelvermessung ist also die Vermessung des Schädels eines Lebenden unter Darstellung der Beziehungen der Kiefer mit ihren Zähnen zum Schädel mittels Gnathostat.

Frage: Wie können Lutschunarten zu Gebissanomalien führen?

- Das Saugen lässt durch Unterdruck in der Mundhöhle die Kieferkompression entstehen (Schmalkiefer),
- der Beißvorgang auf Finger oder Daumen führt zum *lutschoffenen Biss*,
- der Daumendruck auf Ober- und Unterkieferschneidezähne lässt eine Protrusion der oberen Schneidezähne und eine Retrusion der unteren Schneidezähne oder gar einen Distalbiss (Angle-Klasse II) des Unterkiefers entstehen.

Kapitel 6
Richtlinien und Ebenen

Den Inhalt auf einen Blick

Zur räumlichen Orientierung von Zähnen bzw. Zahnreihen werden verschiedene Referenzlinien bzw. -ebenen verwendet.

6.1 Mittellinie

Die auf dem Oberkiefer- oder Unterkiefermodell bestimmte und festgelegte Mittellinie kann als Referenzlinie für unterschiedliche Funktionen herangezogen werden. Zum Beispiel als

- Referenzlinie bei der Modellanalyse,
- Referenzlinie für das Einzeichnen weiterer Hilfslinien für das korrekte Trimmen der Modelle,
- Referenzlinie zum lagerichtigen Einsetzen der Transversalschrauben für den Ober- und Unterkiefer und zum Ausrichten einer exakten Sägeschnittführung.

6.1.1 Bestimmung der Mittellinie am Oberkiefermodell

Die Mittellinie am Oberkiefermodell wird durch zwei Messpunkte auf dem unveränderlichen Teil der Raphe palatina festgelegt.

- Der erste Messpunkt wird durch den Schnittpunkt des zweiten großen Gaumenfaltenpaars mit der Raphe palatina definiert und kann mit dem Symbol X markiert werden.
- Der zweite Messpunkt wird zwischen den beiden Foveolae, die paarig neben der Raphe palatina an der Einziehung am Übergang vom harten zum weichen Gaumen liegen, auf der Raphe palatina angenommen.

Sollten die Foveolae auf dem Modell nicht zu erkennen sein, markiert man einen Punkt auf der Raphe palatina zwischen den zweiten Molaren.

In jedem Fall aber sollte der zweite Messpunkt möglichst weit von dem vorderen entfernt sein. Nur so erzielt man eine hohe Genauigkeit beim Festlegen der Mitte. Als Symbol für den dorsalen Markierungspunkt wird das Zeichen A benutzt **(Abb. 6.1)**.

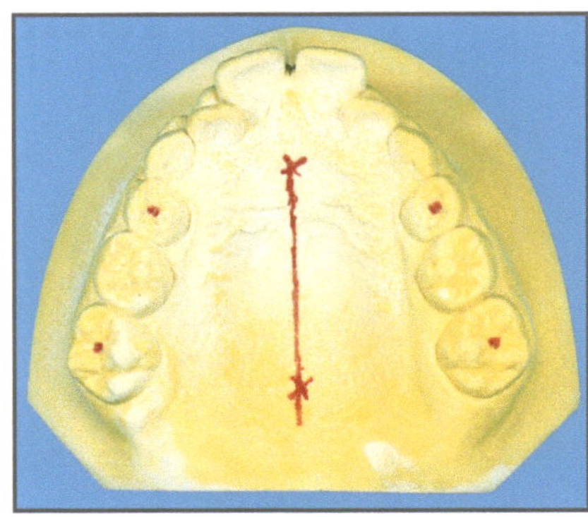

Abb. 6.1 Markierungspunkte und Mittellinie des OK-Modells

6.1.2 Bestimmung der Mittellinie am Unterkiefermodell

Die Bestimmung ist aus anatomischen Gründen nur annähernd (approximativ) exakt möglich. Sofern keine wesentlichen Wanderungen oder Lageveränderungen der Molaren erfolgt sind, kann unter Vorbehalt folgende approximative Methode zur Bestimmung herangezogen werden: Die Mittelfissuren der letzten unteren Molaren werden auf dem Modell markiert. Danach werden die Mittelfissuren zur geometrischen Mittellinienbestimmung auf ein Blatt Papier **(Abb. 6.2)** übertragen. Dazu legt man das Modell auf die Dorsalfläche, die der Tuber-Ebene entspricht. Damit man die zu konstruierende Mittellinie auch wieder auf das Modell zurückzeichnen kann, müssen die Basisbegrenzung des Modells und die beiden Schnittpunkte der verlängerten Mittelfissuren mit dem dorsalen Modellrand ebenfalls markiert werden **(vergl. Abb. 6.2)**.

An den beiden markierten Schnittpunkten (A + B) sticht man jeweils mit dem Zirkel ein. Die geometrische Mitte zwischen den Schnittpunkten A und B wird ermittelt **(Abb. 6.3)**.

Nun kann das Modell anhand der markierten Anhaltspunkte (Basisbegrenzung und

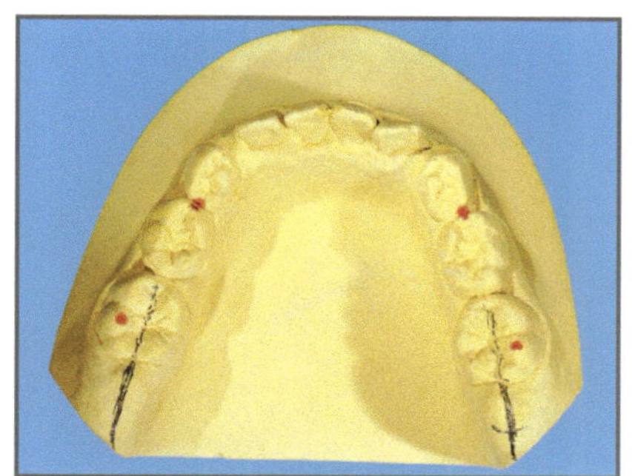

Abb. 6.2 Die Fissurenmitte wird nach dorsal auf ein Blatt Papier übertragen, ebenso die Modellbegrenzung

Schnittpunkte der Mittelfissuren mit dem Modellrand) wieder exakt auf dem Papier reponiert werden. Die dorsale Mitte wird auf das Modell übertragen **(Abb. 6.4)**.

Es empfiehlt sich, die dorsale Mitte nicht direkt auf dem Modell zu konstruieren, da die Zahnreihen ungleich hoch ausgeprägt sein können.

Mit der, wie beschrieben, konstruierten dorsalen Mitte und dem Symphysenpunkt kann die Mittellinie des Unterkiefermodells eingezeichnet werden **(Abb. 6.5)**.

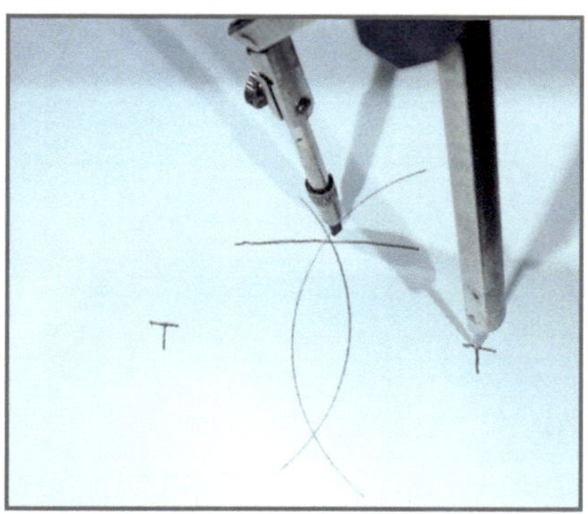

Abb. 6.3 Geometrische Streckenhalbierung der Strecke A – B mithilfe eines Zirkels

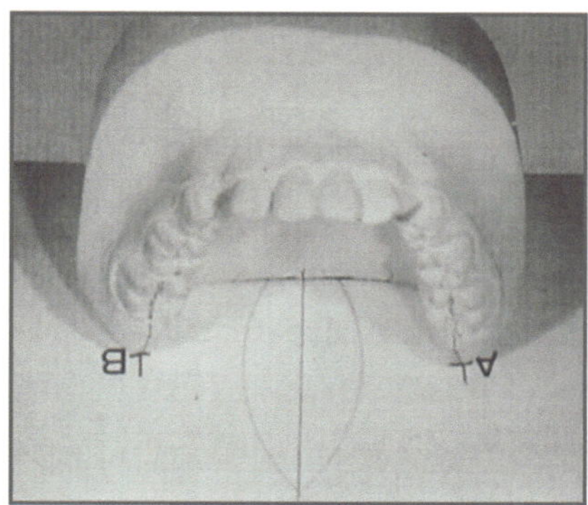

Abb. 6.5 Die eingezeichnete Mittellinie am UK-Modell

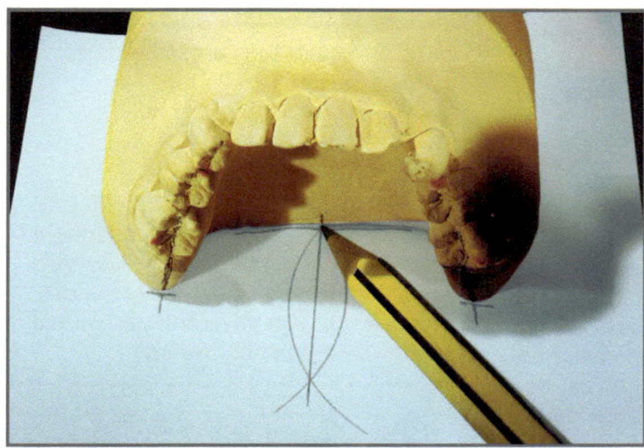

Abb. 6.4 Die halbierte Strecke von A nach B wird auf das reponierte Modell übertragen

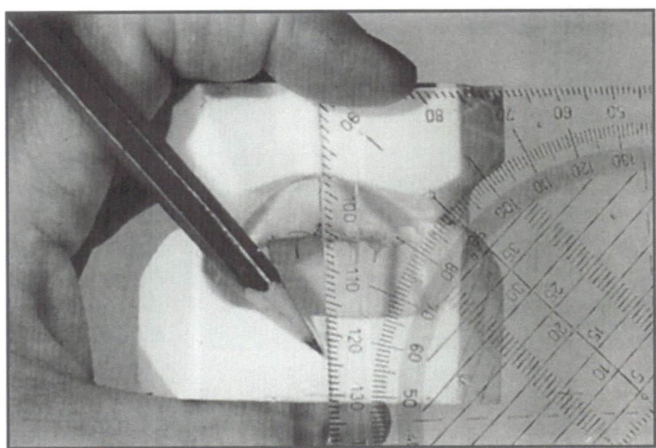

Abb. 6.6
Übertragung der OK-Mittellinie auf das UK-Modell

Eine weitere Möglichkeit zur Bestimmung der Mittellinie am Unterkiefermodell ist die Übertragung der dorsalen Oberkiefermodell-Mitte auf das Unterkiefermodell **(Abb. 6.6)**.

6.2 Die Raphe-Papillen-Transversale (RPT) nach Schmuth

Die Raphe-Papillen-Transversale (RPT) geht vom rückwärtigen Punkt der Papilla incisiva – dort wo das vordere Gaumenfaltenpaar entspringt – aus und steht senkrecht zur Raphe mediana. Bei regelrechtem symmetrischem Aufbau der Zahnreihen verläuft die RPT im Normgebiss über die Eckzahnspitzen **(Abb. 6.7)**.

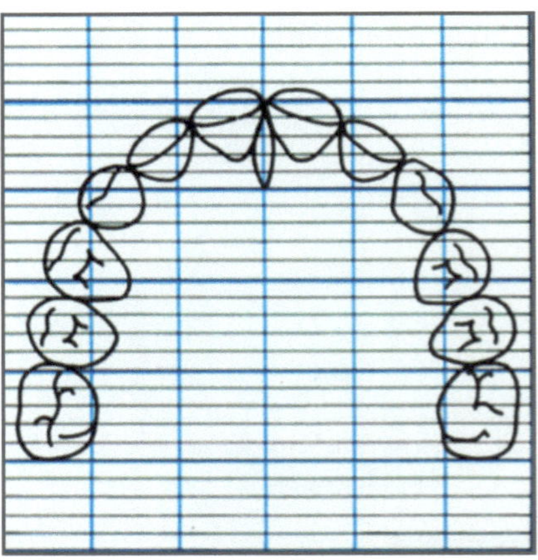

Abb. 6.7 Schematische Darstellung der Messplatte nach Schmuth

6.3 Die Raphe-Median-Ebene (RME)

Die Raphe-Median-Ebene **(Abb. 6.8 und 6.11)** wird als Bezugs-Ebene bei der Bestimmung der transversalen Werte bei dreidimensionalen Modellanalysen und zur Bestimmung der Oberkiefer- und Unterkiefermitte herangezogen. Liegen Abweichungen im Frontzahnbereich vor, wird dies an einer Mittellinienverschiebung deutlich.

Die Raphe-Median-Ebene entspricht der Kiefermedian-Ebene und wird am Oberkiefer durch zwei Messpunkte auf dem unveränderlichen Teil der Raphe palatina bestimmt.

Der Verlauf der Raphe-Median-Ebene wird analog zur Mittellinienbestimmung am Oberkiefermodell festgelegt.

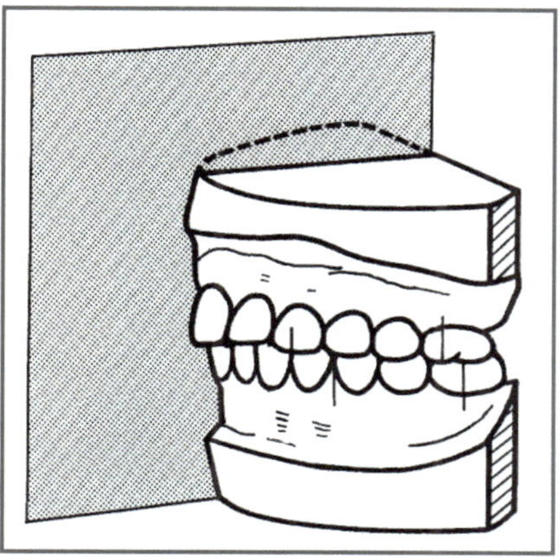

Abb. 6.8 Die Raphe-Median-Ebene (RME)

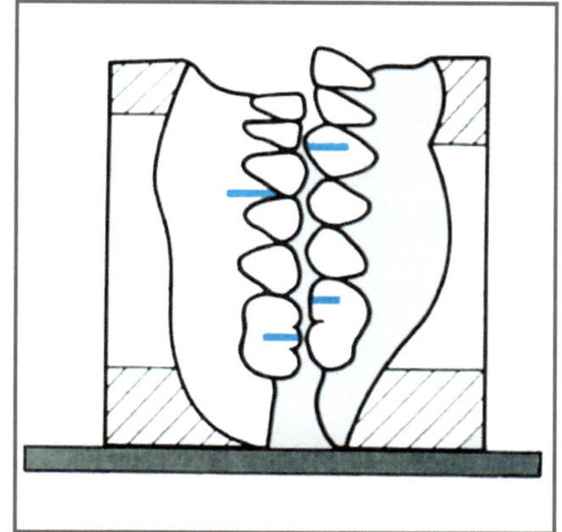

Abb. 6.9 Die Tuber-Ebene

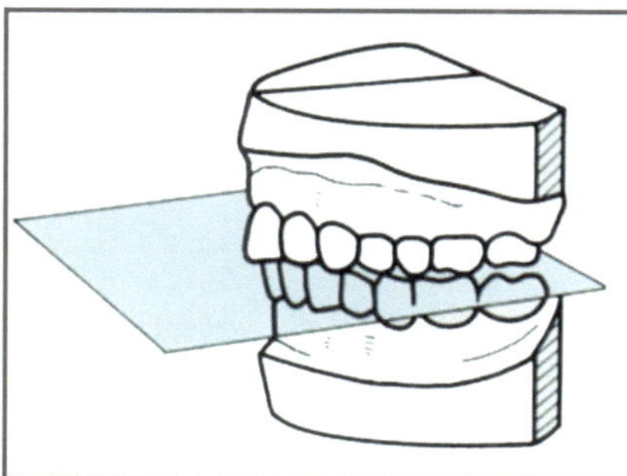

Abb. 6.10 Die Kau-Ebene

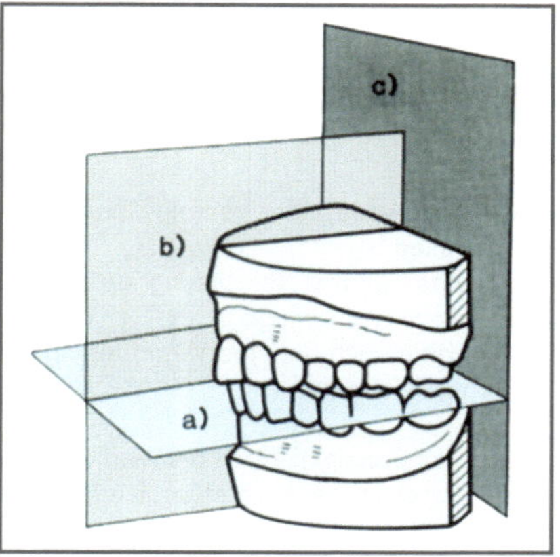

Abb. 6.11 Die Ebenen auf einen Blick: a) Die Kau-Ebene, b) die Raphe-Median-Ebene, c) die Tuber-Ebene.

6.4 Die Tuber-Ebene

Hinter den Tubera maxillae verläuft (senkrecht zur Raphe-Median-Ebene) die sogenannte Tuber-Ebene **(Abb. 6.9 und 6.11)**. Diese Ebene dient als Referenz für sagittale Positionsabweichungen.

Die Tuber-Ebene verläuft hinter den Tubera maxillae senkrecht zur RME und wird zum Vergleich sagittaler Positionsabweichungen herangezogen.

Sind die Modelle dreidimensional beschliffen oder gesockelt, kann man sie auf der dorsalen Fläche – der Tuber-Ebene – auf eine plane Unterlage stellen. Somit ist es möglich, eine Bisslagebestimmung vorzunehmen. Beachten sollte man allerdings, dass die Bisslage bei *handgehaltenen Modellen* bisweilen von der Bisslage zentrisch montierter Modelle abweicht (Prof. Dr. Dr. Steger).

6.5 Die Kau-Ebene

Bei der Modellanalyse dient uns die Kau-Ebene als eine Referenz-Ebene zur Beurteilung vertikaler Veränderungen.

Die Kau-Ebene wird als Vergleichs-Ebene (Referenz-Ebene) für die Beurteilung von (relativen) Positionsunterschieden in der Vertikalen herangezogen.

Um diese Veränderungen beurteilen zu können **(siehe Abb. 6.10 und 6.11)**, legt man eine Messplatte – wie beispielsweise die Messplatte nach Schmuth oder das orthodontische Kreuz – derart auf die Zahnreihen des Oberkiefers und/oder des Unterkiefers auf, dass die Seitenzahngruppen diese Bezugs-Ebene berühren.

Durch diese Vorgehensweise wird deutlich,

- wie der Overlap (der frontale Überbiss) zu beurteilen ist,
- ob eine relative *Verkürzung* des Frontzahnbereichs vorliegt
- oder ob es sich um eine *Verlängerung* der Frontzähne handelt.

Dies gilt prinzipiell auch bei relativen *Verlängerungen* im Seitenzahnbereich oder bei *Verkürzungen* im Frontzahnbereich.

Genauere Bestimmungen der Veränderungen kann nur der Kieferorthopäde, beispielsweise unterstützt durch eine Fernröntgenanalyse, vornehmen.

Bei der Modellherstellung – dem Sockeln oder Trimmen der Modelle – muss darauf geachtet werden, dass die Grundfläche des Modells stets parallel zur Kau-Ebene verläuft.

6.6 Gnathologische Referenz-Ebenen

Die Modelle werden durch die Montage in einen Artikulator (z. B. SAM-System) mit Hilfe eines Übertragungsbogens und eines zentrischen Registrats in die lagerichtige Beziehung zur Scharnierachse und einigen aus der Gnathologie bekannten Ebenen gebracht.

Die in der Gnathologie verwendeten Referenz-Ebenen ermöglichen eine dreidimensionale, funktionell entscheidende Beurteilung, wie die Oberkiefer- bzw. die Unterkieferzahnreihen schädelbezüglich einzuordnen sind. Das *zentrische* Registrat bestimmt in analoger Weise die Lage des Unterkiefers zum Oberkiefer in der durch die retrale Scharnierachsenposition vorgegebenen Situation.

Nachfolgend sollen die wesentlichen Referenz-Ebenen definiert werden **(siehe auch Abb. 6.12)**.

6.6.1 *Die Sagittal-Ebene*

Die Sagittal-Ebene ist eine mittlere Ebene, folgt der Sutura sagittalis und steht senkrecht zur Horizontal-Ebene. In der Kieferorthopädie entspricht sie in ihrem Verlauf der Raphe-Median-Ebene (RME) **(Abb. 6.12)**.

6.6.2 *Die Coronal-Ebene*

Sie ist eine vertikale Ebene und steht in Beziehung zur Sagittal-Ebene. Die Coronal-Ebene wird auf der Linie der Scharnierachse nahe der Sutura coronaris liegend lokalisiert **(siehe Abb. 6.12)**.

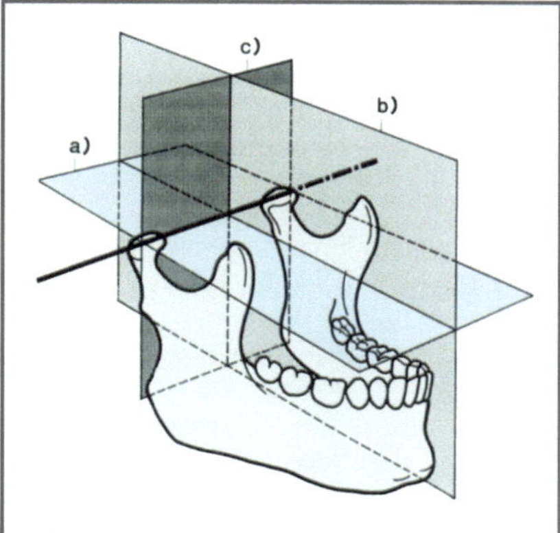

Abb. 6.12 Gnathologische Referenz-Ebenen:
a) Sagittal-Ebene,
b) Achs-Orbital-Ebene,
c) Coronal-Ebene.

6.6.3 Die Achs-Orbital-Ebene

Sie wird auch Scharnierachsen-Orbital-Ebene genannt, ist international anerkannt und basiert mit Abweichungen im wesentlichen auf der Definition der Frankfurter Horizontalen.

Die Achs-Orbital-Ebene wird durch die direkt bestimmten Scharnierachsenpunkte oder durch die arbiträr ermittelten Werte sowie durch einen infraorbitalen Referenzpunkt festgelegt **(siehe Abb. 6.8)**.

Fragen zum Meisterwissen Kapitel 6

Frage: Welche Mess-Ebenen kennen Sie am kieferorthopädischen Modell?
Antwort: Wir kennen die Raphe-Median-Ebene, die Tuber-Ebene und die Kau-Ebene.
Frage: Wie wird die Raphe-Median-Ebene festgelegt?
Antwort: Zu ihrer Bestimmung werden drei Messpunkte auf dem unveränderlichen Teil der Raphe gewählt. Der erste in Höhe der zweiten queren Gaumenfalte, der zweite in Höhe der Sechsjahrmolaren und der dritte am Übergang vom harten zum weichen Gaumen.
Frage: Wie verläuft die Tuber-Ebene?
Antwort: Die Tuber-Ebene steht senkrecht auf der Raphe-Median-Ebene und stellt eine Parafrontal-Ebene dar. Sie verläuft hinter den Tubera maxillae.
Frage: Wie verläuft die Kau-Ebene?
Antwort: Die Kau-Ebene steht senkrecht zur Raphe-Median-Ebene und senkrecht zur Tuber-Ebene. Am Gipsmodell kann man sie nach der von Gysi beschriebenen Weise darstellen. Danach haben die Zähne in folgender Weise Kontakt zur Ebene:
11, 21 mit den Schneiden,
13, 23 mit den Eckzahnspitzen,
14, 24 mit den bukkalen Höckern,
15, 25 mit beiden Höckern,
16, 26 mit den mesio-palatinalen Höckern.
Frage: Welche Abweichungen misst man von der Raphe-Median-Ebene aus?
Antwort: Von der Raphe-Median-Ebene aus werden die transversalen Abweichungen gemessen.
Frage: Welche Abweichungen misst man von der Tuber-Ebene aus?
Antwort: Von der Tuber-Ebene aus werden die sagittalen Abweichungen gemessen.
Frage: Welche Abweichungen misst man von der Kau-Ebene aus?
Antwort: Von der Kau-Ebene aus werden die vertikalen Abweichungen gemessen.

Kapitel 7
Die Modellanalyse

Den Inhalt auf einen Blick

Aus der geschichtlichen und praktischen Entwicklung der Kieferorthopädie heraus haben sich Modellanalysemethoden ergeben, die bis heute Anwendung finden. Diese Analysemethoden sollen im Folgenden wertfrei dargestellt werden.

7.1 Die Ermittlung der Schneidezahnbreiten

Um die sagittalen und transversalen Sollwerte für die dreidimensionale Modellanalyse zu bestimmen, muss man zuerst die Summe der Inzisiven (SI) durch die sogenannte Breitenmessung ermitteln.

Für die Breitenmessung kann man beispielsweise folgende Hilfsmittel verwenden:

- den Stechzirkel und die Messplatte des orthodontischen Bestecks nach Korkhaus oder
- die Schieblehre nach Beerendonk.

Daraus ergeben sich unterschiedliche Messgenauigkeiten:

- Da die Messplatte des orthodontischen Bestecks nach Korkhaus nur eine Millimeterskala aufweist, muss ein Messwert, der eine Genauigkeit von 0,5 Millimeter aufweisen soll, geschätzt werden.
- Mit der Schieblehre nach Beerendonk ist ein Ablesen der Messwerte auch auf Zehntelmillimeter gut möglich.

Die Bedeutung von Größenordnungen muss der individuellen Bewertung des behandelnden Kieferorthopäden überlassen werden (siehe **Tabelle 7.1**).

7.1.1 Die Summe der Inzisiven des Oberkiefers

Die Gesamtbreite der vier Frontzähne des Oberkiefers in mesio-distaler Richtung gemessen ergibt den Wert der Summe der Inzisiven (SI). Den Wert der SI der oberen Schneidezähne benötigt man für die Ermittlung der Sollwerte sagittaler und transversaler Messungen wie z. B. nach Pont, Korkhaus, Linder, Harth, Schmuth und anderen.

7.1.2 Die Summe der Inzisiven des Unterkiefers

Analog zur Messung der Gesamtbreite der Frontzähne des Oberkiefers kann man die Gesamtbreite der vier Frontzähne des Unterkiefers ermitteln. Der Breitenwert der unteren Frontzähne kann für die Berechnung des Tonnschen Index und zur Stützzonenschätzung nach Moyers und Droschl herangezogen werden.

7.1.3 Die Vorgehensweise bei der Breitenmessung

Die Breitenmessung des mittleren und seitlichen Schneidezahns einer Oberkieferseite wird mit dem Stechzirkel oder der Schieblehre vorgenommen. Die Verdoppelung dieser Messwerte ergibt die Summe der Breiten der oberen Inzisivi (SI) in Millimetern **(Abb. 7.1)**.

SI = (Breite 1 + Breite 2) · 2

Eine Anzahl von einschlägigen Untersuchungen hat gezeigt, dass die rechten und linken Inzisivi, was die Breite angeht, in der Regel übereinstimmen.

Abweichungen ergeben sich jedoch in Fällen, bei denen Zapfenzähne als seitliche Inzisivi vorliegen.

Sind bei den Frontzähnen Breitendifferenzen festzustellen, kann man der Genauigkeit zuliebe alle vier Frontzähne auch einzeln ausmessen und addieren.

Schwierigkeiten ergeben sich oft während des Zahnwechsels, wenn noch nicht alle oberen Schneidezähne durchgebrochen sind. Ist der mittlere Schneidezahn bereits durchgebrochen, die seitlichen aber noch nicht, bedienen sich manche Kieferorthopäden eines statistischen Mittelwerts. Dabei zieht man von der Breite des mittleren Schneidezahns zur Ermittlung der Breite des seitlichen Schneidezahns zwei Millimeter Standardbreitendifferenz ab (nach Schienbein).

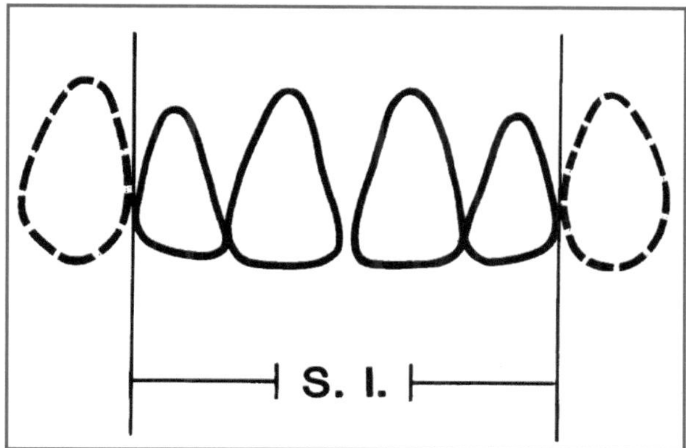

Abb. 7.1
Mesio-distale Gesamtbreite der oberen Frontzähne oder auch Summe Inzisivi (SI)

Die tatsächliche Größe (mesio-distale Distanz) kann sich aber erst sicher erweisen, wenn sämtliche Zähne durchgebrochen sind.

Das Zahlenbeispiel in **Abbildung 7.2** verdeutlicht die folgende Rechenweise:

Die Breite von Zahn 11 und 21 beträgt jeweils neun Millimeter. Die Breite von Zahn 12 und 22 ist wegen des Zahnwechsels noch nicht messbar. Von der Breite von Zahn 11 und 21 (jeweils neun Millimeter) werden je zwei Millimeter Standardbreite abgezogen. Somit beträgt die ermittelte Breite von Zahn 12 und 22 jeweils sieben Millimeter. Die Summe der Inzisiven würde in unserem Beispiel 32 Millimeter betragen.

Gegebenenfalls ist die Ermittlung der Summe der Inzisiven auch aufgrund ungleicher Größe oder einer Aplasie (Nichtanlage) der oberen seitlichen Schneidezähne nicht möglich. Falls jedoch die unteren Front-

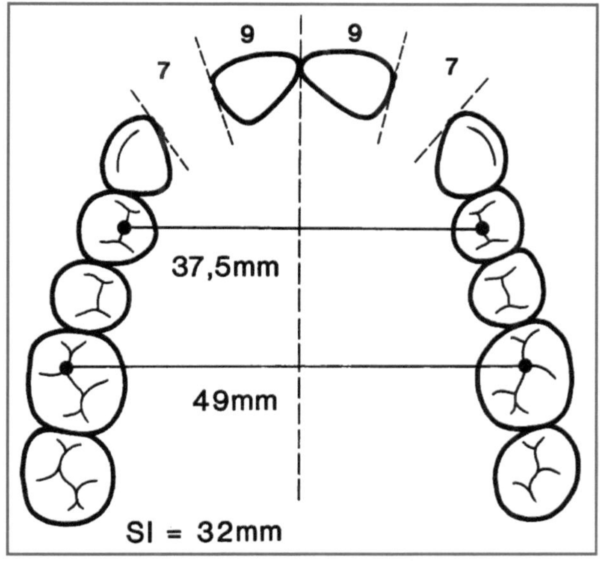

Abb. 7.2
Da die Zähne 12 und 22 nicht messbar sind, kann nach Schienbein zwei Millimeter Standardbreitendifferenz von Zahn 11 und 21 abgezogen werden, um die Breite von 12 und 22 zu ermitteln

zähne messbar sind, kann man zur Ermittlung der Summe der Inzisiven des Oberkiefers den Index nach Tonn anwenden (siehe auch Abschnitt 7.7).

7.2 Der Pontsche Index

Um die Jahrhundertwende ermittelte der in Lyon tätige Zahnarzt Pont einen Index für die Zahnbogenbreite des Ober- und Unterkiefers. Er stellte den Wert der Summe der Inzisiven (SI/OK) in Beziehung zur vorderen und hinteren Zahnbogenbreite.

Die Zahnbogenbreiten werden wie folgt definiert:

Die vordere Zahnbogenbreite wird durch den transversalen Abstand der ersten Prämolaren ermittelt.

Die Messpunkte, die zur Festlegung von der Entfernung von P zu P, also für die vordere Zahnbogenbreite erforderlich sind, liegen im

- Oberkiefer in den Zentren der beiden ersten Prämolaren und im
- Unterkiefer an den approximalen Kontaktpunkten der ersten und zweiten Prämolaren.

Die hintere Zahnbogenbreite wird durch den transversalen Abstand der Sechsjahrmolaren ermittelt. Die Messpunkte, die zur Festlegung der Entfernung von M zu M, also für die hintere Zahnbogenbreite erforderlich sind, liegen im

- Oberkiefer in der zentralen Fossa der Sechsjahrmolaren und im
- Unterkiefer auf den disto-bukkalen Kauhöckerspitzen der Sechsjahrmolaren.

Aus diesen Definitionen ergibt sich der Prämolaren- und Molarenindex:

1. Prämolarenindex

$$\frac{\text{SI} \cdot 100}{\text{vordere Zahnbogenbreite}} = 80$$

2. Molarenindex

$$\frac{\text{SI} \cdot 100}{\text{hintere Zahnbogenbreite}} = 64$$

Berechnen lassen sich die Zahnbogenbreiten durch folgende Gleichungen

$$\text{Abstand} \quad \frac{4 \mid 4}{5/4 \mid 4/5} = \frac{\text{SI} \cdot 100}{80}$$

$$\text{Abstand} \quad \frac{6 \mid 6}{6 \mid 6} = \frac{\text{SI} \cdot 100}{64}$$

7.3 Modifizierte Werte nach Linder, Harth und Korkhaus

Da die Pontschen Zahlenwerte in Südfrankreich gewonnen und für Mitteleuropa als etwas zu groß befunden wurden, werden heute die modifizierten Werte nach Linder, Harth und Korkhaus zugrunde gelegt.

Die modifizierten Werte für die Zahnbogenbreiten lassen sich in folgenden Gleichungen darstellen:

$$\text{Vordere Zahnbogenbreite} = \frac{\text{SI} \cdot 100}{85}$$

$$\text{Hintere Zahnbogenbreite} = \frac{\text{SI} \cdot 100}{65}$$

Die errechneten Durchschnittswerte für die vordere und die hintere Zahnbogenbreite gelten entsprechend der Feststellung, dass sich im normal okkludierenden Gebiss die Messpunkte decken, sowohl für den Ober- als auch den Unterkiefer.

7.3.1 Die Zahnbogenlänge (Zahnbogenhöhe) nach Korkhaus

Die modifizierten Pontschen Werte wurden von Korkhaus um den Begriff der Zahnbogenlänge erweitert.

Die Zahnbogenlänge ist eine Linie, welche zwischen den beiden mittleren Schneidezähnen hindurchführt und senkrecht auf der vorderen Zahnbogenbreite steht.

Folgende Formeln zur Berechnung der Zahnbogenlänge sind gebräuchlich:

$$LO = \frac{SI \cdot 100}{170} \text{ oder } \frac{SI \cdot 10}{17}$$

$$\text{Zahnbogenlänge für OK} = \frac{SI/OK \cdot 100}{170}$$

Um den Sollwert für das Lot im Unterkiefer (LU) zu berechnen, sollen entsprechend den anatomischen Gegebenheiten von dem für die Zahnbogenlänge des Oberkiefers festgestellten Durchschnittswert im Mittel zwei Millimeter abgezogen werden.

Daraus folgt: LU = LO minus 2 mm

7.3.1.1 Hilfsmittel zur Ermittlung der Zahnbogenlänge

Die am Modell ermittelten Werte, die der Zahnbogenlänge (Zahnbogenhöhe) des Oberkiefers (LO) und/oder des Unterkiefers (LU) entsprechen, werden als Ist-Werte bezeichnet. Zur Festlegung dieser Werte kann man sich folgender Hilfsmittel bedienen:

- der Messplatte des orthodontischen Bestecks (mit Millimeter-Quadrierung),
- dem dreidimensionalen Zirkel nach Korkhaus,
- der Messplatte nach Schmuth,
- dem orthodontischen Messblatt nach Bernklau.

7.3.1.1.1 Ermittlung der Zahnbogenlänge (Zahnbogenhöhe) mit einer Messplatte

Die hier beschriebenen Beispiele zur Ermittlung der Zahnbogenlänge (LO/LU) beschränken sich auf symmetrisch ausgeformte Zahnbogenformen. Messmethoden für asymmetrisch geformte Zahnbogenformen, die z. B. durch eine Seitenzahnaufwanderung entstanden sind, werden in Abschnitt 7.11.2 beschrieben. Es ist darauf zu achten, dass die Messplatte so auf das Modell gelegt wird, dass eine senkrechte Linie der Messplatte deckungsgleich zur Mittellinie des Modells (RME) ausgerichtet ist. Die *hintere waagerechte* Linie wird auf die Messpunkte ausgerichtet, die für die transversale Breitenmessung im Prämolarenbereich angenommen werden. Von diesem gedachten hinteren Schnittpunkt misst man die Distanz zum gedachten vorderen Schnittpunkt, der sich aus der Linie ergibt, die im rechten Winkel zur Mittellinie verläuft und die mittleren Frontzähne an dem am weitesten vorspringenden Punkt tangiert. Bei der Zahnbogenlängenmessung nach Schmuth werden die Messpunkte für die oberen mittleren Frontzähne palatinal und für die unteren mittleren Schneidezähne labial angenommen **(Abb. 7.3)**.

7.3.1.1.2 Ermittlung der Zahnbogenlänge mit dem dreidimensionalen Zirkel

Zuerst werden die Zirkelspitzen des dreidimensionalen Zirkels nach Korkhaus an den Messpunkten für die transversale Breitenmessung der Prämolaren des Oberkiefers bzw. Unterkiefers angelegt. Dann wird der *Schieber* auf der Messplatte des Zirkels mit

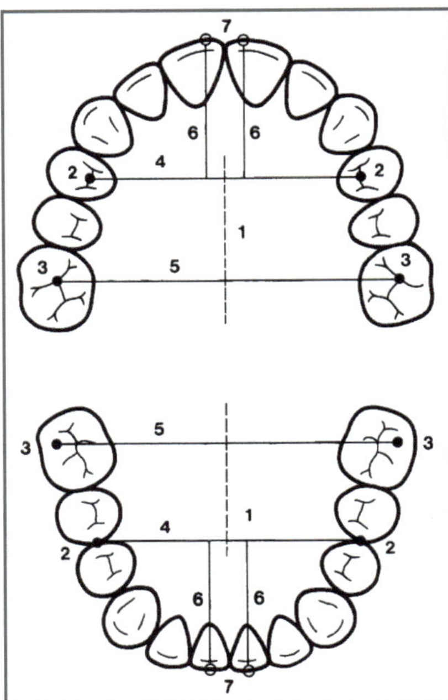

Abb. 7. 3 Messpunkte nach Korkhaus im Oberkiefer:
1. RME,
2. Zentrum der Prämolaren,
3. zentrale Grube der Sechsjahrmolaren,
4. Verbindungslinie von Prämolar zu Prämolar,
5. Verbindungslinie Molar zu Molar,
6. Zahnbogenhöhe OK,
7. vorderster Punkt an den Frontzähnen.

Messpunkte im Unterkiefer:
1. RME,
2. approximaler Kontaktpunkt der beiden Prämolaren,
3. disto-bukkaler Höcker der Sechsjahrmolaren,
4. Verbindungslinie Prämolar zu Prämolar,
5. Verbindungslinie Molar zu Molar,
6. Zahnbogenhöhe UK,
7. vorderster Punkt an den Frontzähnen.

den mesial-labialen Flächen der mittleren Schneidezähne in Kontakt gebracht (dies gilt für symmetrisch ausgeformte Frontzahnbögen). Die entsprechende Zahnbogenlänge (Zahnbogenhöhe) kann an der Messlatte abgelesen werden.

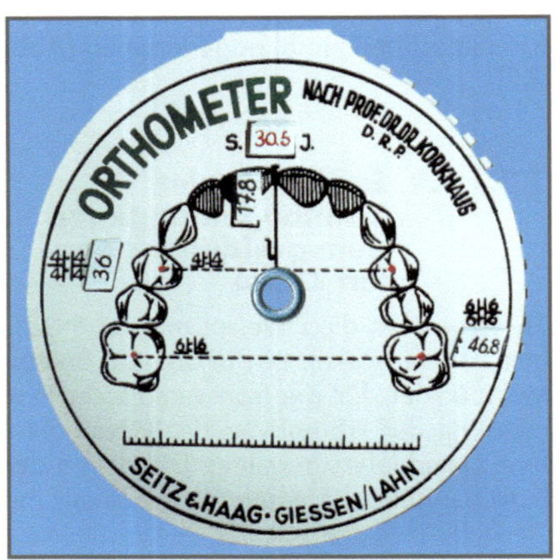

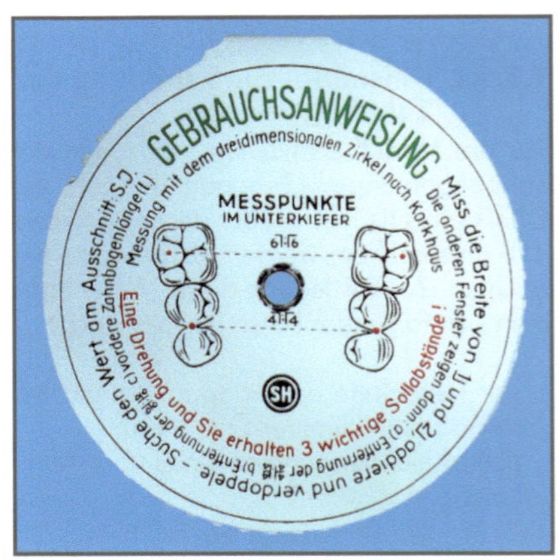

Abb. 7.4 Orthometer Vorderseite
Abb. 7.5 Orthometer Rückseite

7.3.2 Modifizierter Pontscher Index nach Linder, Harth und Korkhaus

Summe der Inzisivi	Abstand 4 : 4 Linder-Harth $\frac{SI \cdot 100}{85}$	Abstand 6 : 6 Linder-Harth $\frac{SI \cdot 100}{65}$	Abstand 1|1 4|4 Zahnbogenlänge nach Korkhaus
27	32	41,5	16
27,5	32,5	42,3	16,3
28	33	43	16,5
28,5	33,5	43,8	16,8
29	34	44,5	17
29,5	34,7	45,3	17,3
30	35,5	46	17,5
30,5	36	46,8	17,8
31	36,5	47,5	18
31,5	37	48,5	18,3
32	37,5	49	18,5
32,5	38,2	50	18,8
33	39	51	19
33,5	39,5	51,5	19,3
34	40	52,5	19,5
34,5	40,5	53	19,8
35	41,2	54	20
35,5	42	54,5	20,5
36	42,5	55,5	21
36,5	43	56,2	21,5
37	43,5	57	22
37,5	44	57,7	22,5
38	44,7	58,5	23
38,5	45,3	59,2	23,5
39	46	60	24
39,5	46,5	60,8	24,5
40	47	61,5	25

Ist die SI größer als 36 mm, werden die Indexzahlen ungenau. Man kann sie nur bedingt anwenden.

Tab. 7.1 Pontscher Index, modifiziert nach Linder, Harth und Korkhaus: normale Breite und Länge des oberen Zahnbogens.

7.3.2.1 Das orthodontische diagnostische Besteck nach Korkhaus

Das orthodontische diagnostische Besteck, auch Orthometer genannt, ermöglicht ein rasches und einfaches Ermitteln und Ablesen der Sollwerte des Korkhaus-Index. Bestandteile und Anwendungsmöglichkeiten des orthodontischen diagnostischen Bestecks (**Tab. 7.2**):

Es besteht aus	und dient
... dem Orthometer mit einem beweglichen und mit Skalen ausgestattetem Rändelrad	... zur Einstellung der jeweiligen Schneidezahnbreitensummen (SI). Diese gestatten das gleichzeitige Ablesen der zueinander gehörenden Normzahlen für die transversalen und sagittalen Dimensionen des oberen und unteren Zahnbogens und des Zahnlots
... einem Stechzirkel	... zum Abtasten von Längenmaßen, z. B. der Frontzahnbereiche
... einer Millimeter-graduierten Steckhülse	... zum Ablesen der Frontzahnbreiten und Messen der sagittalen Frontzahnstufe
... einem durchsichtigen Messblatt mit Millimeterquadrierung und einem durchsichtigen Messblatt mit Zentimeterquadrierung	... zum Vergleich sagittaler und transversaler Asymmetrien, zur Ermittlung von LO und LU, zum Vergleich der Profilfotografie
... einem Etui	

Tab. 7.2 Bestandteile und Anwendungsmöglichkeiten des orthodontischen diagnostischen Bestecks

Auf der Vorderseite des Orthometers erkennt man	
Im mittleren oberen Fensterchen eine rote Zahl:	die Schneidezahnbreitensumme SI
Folgende Werte werden angezeigt	
Im mittleren oberen Fensterchen eine grüne Zahl:	der Soll-Wert von LO
Im linken Fensterchen:	die transversalen Soll-Werte für den Prämolarenbereich im OK und UK
Im rechten Fensterchen:	die transversalen Soll-Werte für den Molarenbereich im OK und UK
Weiterhin erkennt man	**Wie und wo**
Die transversalen Messpunkte im Prämolarenbereich	durch rote Punkte im Zentrum der ersten Prämolaren
Die transversalen Messpunkte im Molarenbereich	durch rote Messpunkte in der zentralen Fossa der ersten bleibenden Molaren (Sechsjahrmolaren)
Die labialen Schneidekantenmesspunkte	durch die Markierung inzisal-labial an mittleren Schneidezähnen
Die vordere Zahnbogenlänge	die medianverlaufende Senkrechte auf die Prämolaren-Verbindungslinie bis zur Labialfläche der mittleren Schneidezähne

Tab. 7.3 Hinweise zur Anwendung des Orthometers: die Vorderseite.

Auf der Rückseite des Orthometers erkennt man	Wie und wo
Die transversalen Messpunkte im Prämolarenbereich	durch rote Punkte am Kontaktpunkt der beiden Prämolaren
Die transversalen Messpunkte im Molarenbereich	durch rote Punkte am disto-bukkalen Höcker der ersten bleibenden Molaren

Tab. 7.4 Hinweise zur Anwendung des Orthometers: die Rückseite.

7.3.2.2 Der dreidimensionale orthodontische Zirkel nach Korkhaus

Der dreidimensionale orthodontische Zirkel nach Korkhaus kann ebenfalls für die Modellanalyse verwendet werden.

Dieser Zirkel ermöglicht ein rasches Ablesen der transversalen und sagittalen Werte sowie der Gaumenhöhe am Modell oder im Mund des Patienten. Dazu ist der orthodontische Zirkel mit folgenden Hilfsmitteln ausgestattet:

- einem kleinen transversalen Lineal zur Ermittlung der transversalen Werte,
- einem mittleren Lineal mit einem Schieber zur Ermittlung der sagittalen Werte,
- einem höhenverstellbaren Stift zur Ermittlung der Gaumenhöhe **(Abb. 7.6)**.

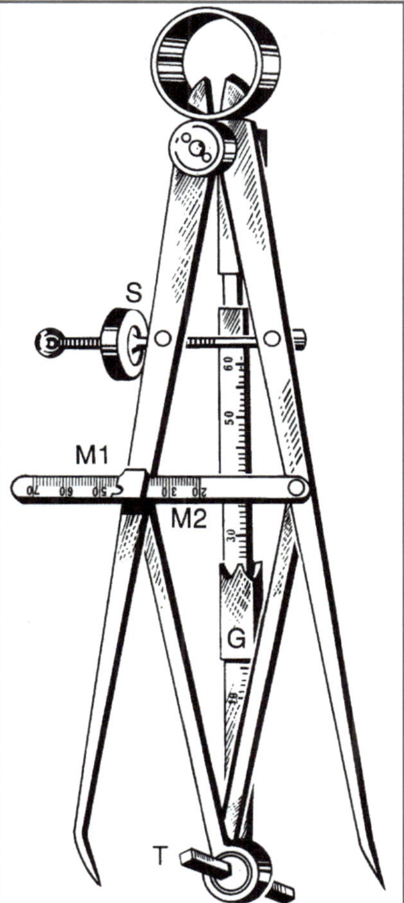

Abb. 7.6 Der dreidimensionale Zirkel nach Korkhaus.
S = Stellschraube für den Abstand der Spitzen;
M1 = Maßeinteilung für den Abstand der Spitzen (Zahnbogenbreite);
G = Gleitvorrichtung zum Messen der Zahnbogenhöhe;
M2 = Maßeinteilung für die Zahnbogenhöhe;
T = verschiebbarer Messbalken für die Gaumentiefe.
T muss man sich dabei senkrecht zur Zirkel-Ebene vorstellen.

7.3.2.2.1 Die Handhabung des dreidimensionalen orthodontischen Zirkels (zur Ermittlung der transversalen und sagittalen Ist-Werte)

Transversale Werte

Mit der Schraube werden die Zirkelspitzen so weit voneinander entfernt, bis sie in die von Korkhaus vorgegebenen Messpunkte der Prämolaren und Sechsjahrmolaren passen. An dem kleinen transversalen Lineal kann man dann die transversalen Werte ablesen.

Sagittale Werte

Anschließend wird der auf dem mittleren Lineal beweglich montierte Schieber so weit zurückgeschoben, bis das Schild des Schiebers an den labialen Flächen der mittleren Schneidezähne anliegt. Der Schieber zeigt am mittleren Lineal nun den sagittalen Ist-Wert (LO und/oder LU) an.

Gaumenhöhe

Mit dem höhenverstellbaren Stift kann man die Gaumenhöhe abtasten und messen.

Es versteht sich von selbst, dass der Zirkel zur Vermessung an Modellen oder im Mund des Patienten sowohl für den Oberkiefer als auch den Unterkiefer zu verwenden ist.

7.4 Die Modellvermessung nach Schmuth (Ermittlung der Sollwerte für die Zahnbogenbreite und Zahnbogenlänge)

P. F. Schmuth entwickelte ebenfalls eine Formel zur raschen und einfachen Ermittlung der Sollwerte für die vordere und hintere Zahnbogenbreite des Oberkiefers und des Unterkiefers sowie für das obere und untere Zahnbogenlot.

Die Sollwerte für die Zahnbogenbreite und Zahnbogenlänge leitet Schmuth ebenfalls von der Summe der Inzisiven des Oberkiefers ab. Die Messpunkte für die Zahnbogenbreite des Oberkiefers und des Unterkiefers sind mit denen nach Pont und Korkhaus identisch. Im Gegensatz dazu sind die Messpunkte zur Ermittlung des Zahnbogenlots für den Oberkiefer nicht mit denen nach Korkhaus identisch **(Abb. 7.7)**. Diese Messpunkte werden nach Schmuth an den beiden oberen Frontzähnen inzisal-palatinal angenommen **(Abb. 7.8)**.

Die Messpunkte zur Ermittlung des Zahnbogenlots für den Unterkiefer sind identisch mit den Messpunkten nach Korkhaus. Dementsprechend korrespondieren auch die Messpunkte des Oberkiefers mit denen des Unterkiefers.

Berechnung der Zahnbogenbreite und des Zahnbogenlots.

Vordere Zahnbogenbreite:

$$(P—P) = SI + 8 \text{ mm}$$

Hintere Zahnbogenbreite:

$$(M—M) = SI + 16 \text{ mm}$$

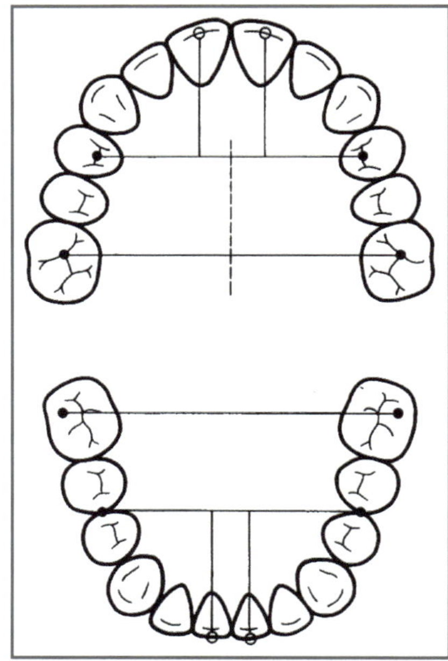

Abb. 7.7 Messpunkte für die Modellvermessung nach Schmuth

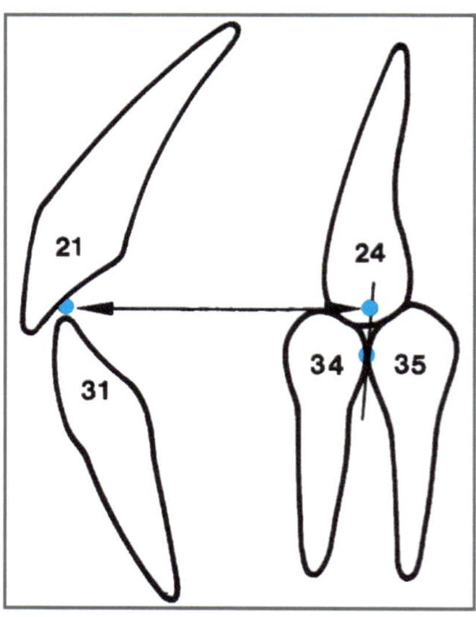

Abb. 7.8 Messpunkte für die Zahnbogenhöhe OK und UK nach Schmuth

Oberes und unteres Zahnbogenlot:

LO = LU = SI : 2

Das folgende Zahlenbeispiel soll die Berechnung nach Schmuth verdeutlichen:

Vordere Zahnbogenbreite:

SI + 8 mm = 32 + 8 mm = (P—P) = 40 mm

Hintere Zahnbogenbreite:

SI + 16 mm = 32 + 16 mm = (M—M) = 48 mm

Zahnbogenlot für Ober- und Unterkiefer:

LO = LU = SI : 2 = 32 mm : 2 = 16 mm

7.4.1 Die Messplatte nach Schmuth

Die Messplatte nach Schmuth gewährleistet bei richtiger Anwendung ein parallaxefreies (abweichungsfreies) Anpeilen der wichtigsten Messpunkte bei der Modellanalyse.

Die Messplatte nach Schmuth ist ein transparenter Kunststoffblock mit den Ausmaßen von 6 x 6 x 1 Zentimeter.

An beiden Flächen ist eine abgestimmte Zentimeterquadrierung eingeritzt.

Die Zentimeterquadrierung der Oberseite des Messblocks ist mit roter Farbe markiert. Die Zentimeterquadrierung der Unterseite des Messblocks ist zusätzlich mit einer Zwei-Millimeter-Linieneinteilung versehen und mit schwarzer Farbe markiert **(Abb. 7.9)**.

7.4.1.1 Die Anwendung der Messplatte nach Schmuth

Entscheidend bei der Anwendung der Messplatte nach Schmuth und deren überragender Vorteil ist, dass nach richtigem Anlegen oder Auflegen der Platten mit einem Auge

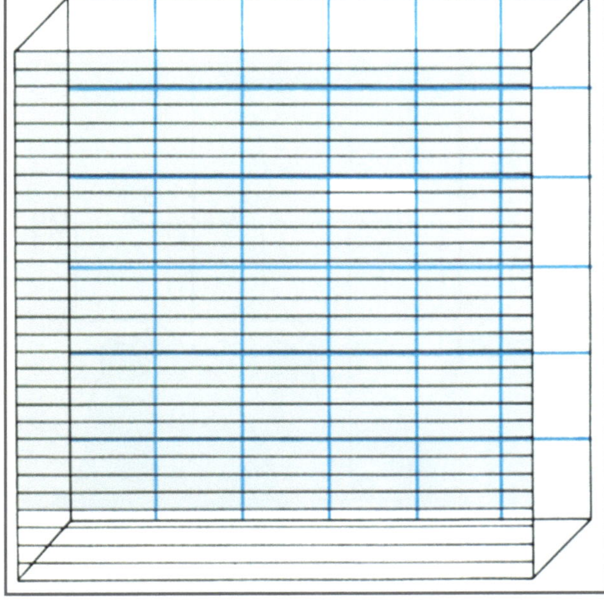

Abb. 7.9
Die Messplatte nach Schmuth. Ein transparenter Kunststoffblock mit roter Zentimeter-Quadrierung und schwarzer Zwei-Millimeter-Linieneinteilung, mit den Maßen 6 x 6 x 1 cm

(das andere Auge bleibt geschlossen) die Referenz- und Messlinien deckungsgleich übereinanderliegen.

Das Modell **(siehe Abb. 7.10)** ist im Querschnitt auf einer Ebene E-E_1 schematisch dargestellt. Darüber die Messplatte mit der Ebene der Messplattenunterseite MU—MU_1 sowie der Messplattenoberseite MO—MO_1. Das Anpeilen aus dem Blickpunkt BP_1, senkrecht über der Oberkiefermittellinie OKM (RME), lässt die linke Kieferhälfte breiter erscheinen als die rechte.

Das Anpeilen aus dem Blickpunkt BP_2 zeigt scheinbar das umgekehrte Verhalten.

Die richtige Entfernung der Punkte R (rechts) und L (links) von der Mitte (RME) BP_1—O—O'OKM kann nur aus jeweils senkrechter Blickrichtung BP_2 und BP_3 von der Messplatte abgelesen werden **(Abb. 7.10)**. Zu dieser Blickrichtung wird man aber bei richtiger Anwendung der Messplatte nach Schmuth gezwungen.

7.5 Darstellung der Bezugspunkte zur Modellvermessung

Nachfolgend sollen die gängigen Bezugspunkte zur Modellvermessung grafisch dargestellt werden **(Abb. 7.11)**. Es handelt sich um die Bezugspunkte nach Pont, Korkhaus, Kantorowicz und Schwarz.

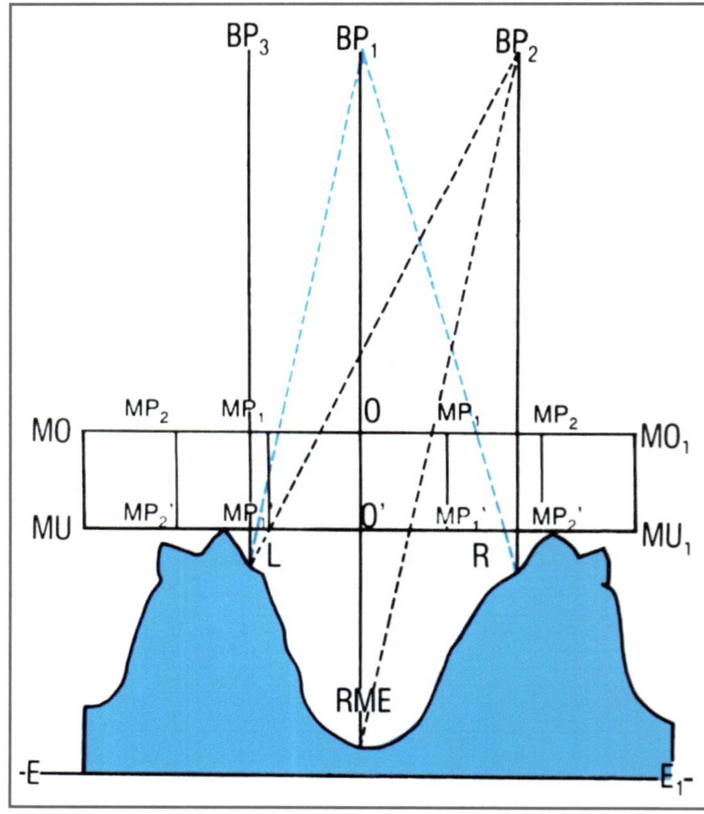

Abb. 7.10 Anwendung der Messplatte nach Schmuth

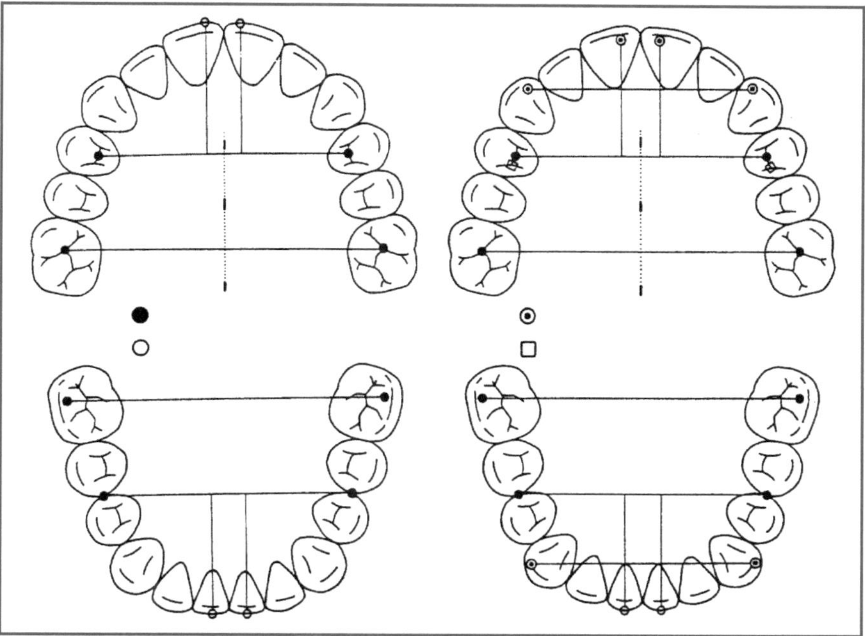

Abb. 7.11 Zusammenfassung der Bezugspunkte zur Modellvermessung

7.6 Der Tübinger Milchgebiss-Index nach Dausch-Neumann

Anhand von Untersuchungen in Tübinger Kindergärten bei Kindern mit anatomisch korrekter Okklusion und aufgrund einer Untersuchung von Kleinkindern wurden die Werte für den *Tübinger Milchgebiss-Index* gefunden.

Mit der Scheibe zum Tübinger Milchgebiss-Index können die Soll-Werte rasch ermittelt werden. Ablesefehler, wie sie Tabellen mit sich bringen können, sind – glaubt man der Gebrauchsanweisung – weitgehend ausgeschlossen.

Das System der Scheibe zum Tübinger Milchgebiss-Index hat folgende Funktionsteile:

- eine äußere gefensterte Scheibe und
- eine innere, mit einem Rändelrad ausgestattete Scheibe **(Abb. 7.12)**.

Die äußere Scheibe

Auf der äußeren gefensterten Scheibe sind auf der Vorderseite die Messpunkte und das Milchzahnschema des Oberkiefers und auf der Rückseite analog dazu die entsprechenden Messpunkte und das Milchzahnschema des Unterkiefers aufgedruckt. Die Messpunkte der Milcheckzähne und der Milchmolaren liegen jeweils lingual im Bereich des Gingivasaums.

In den Fenstern sind nach Einstellung der entsprechenden SI-Werte (für den Oberkiefer die Summe der Inzisivi der OK-Front, für den Unterkiefer die Summe der Inzisivi der UK-Front) die zugehörigen Soll-Werte für das Zahnbogenlot und die Zahnbogenbreite des Oberkiefers bzw. Unterkiefers des Milchgebisses ablesbar.

Abb. 7.12
Scheibe zum Tübinger Michgebiss-Index nach Dausch-Neumann

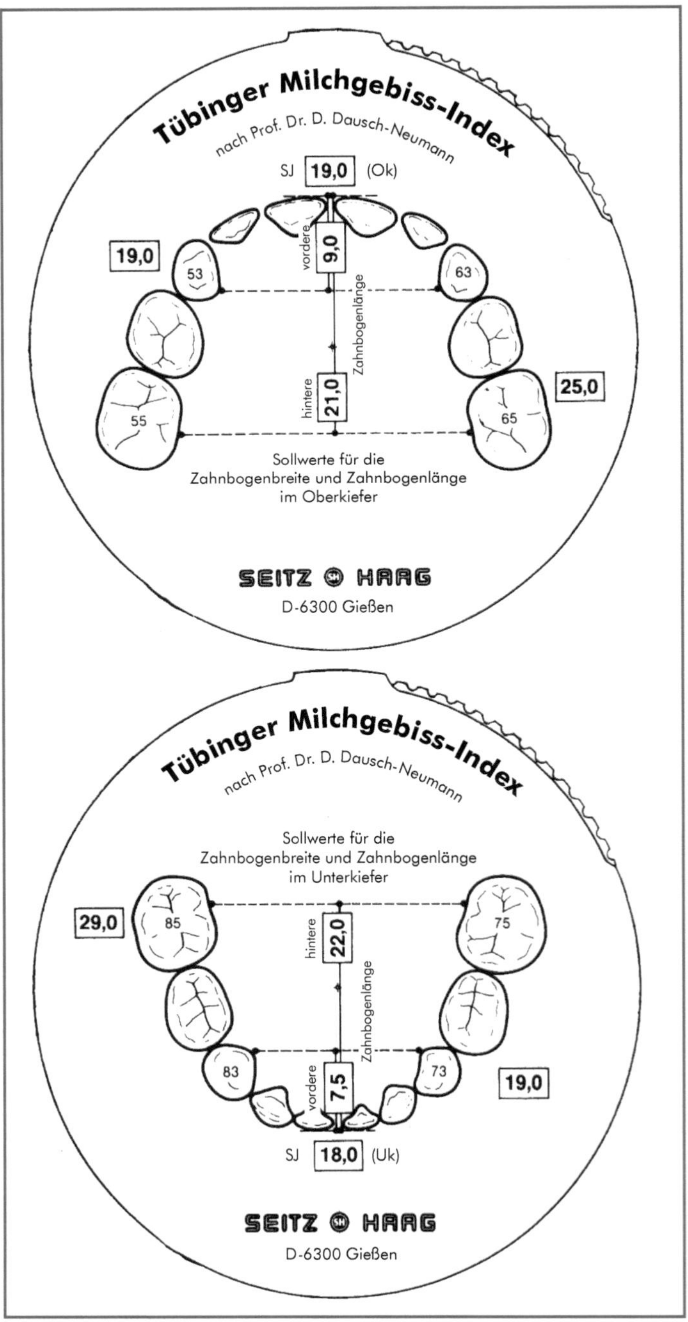

Die innere Scheibe

Auf der inneren Scheibe sind die Zahlen für die transversalen und sagittalen Werte sowie die Zahl für die SI mit folgenden Farben dargestellt:

Rote Zahl = Wert der SI (OK und UK).
Blaue Zahl = Vordere und hintere Zahnbogenbreite (OK und UK).
Grüne Zahl = Vordere und hintere Zahnbogenlänge (OK und UK).

7.6.1 Anwendung der Scheibe

Für die Messungen im Oberkiefer werden die vier oberen Milchschneidezähne einzeln und jeweils an der breitesten Stelle gemessen und die Werte addiert. Auf diese Weise erhält man die Summe der Inzisiven (SI/OK). Entsprechend geht man bei Messungen im Unterkiefer vor: Es wird die Summe der Inzisiven der vier unteren Schneidezähne ermittelt (SI/UK). Die festgestellte Summe der Inzisiven (in Millimeter) wird nun durch Drehen der Messscheibe eingestellt, sodass dieser Wert im SI-Fenster (OK oder UK) erscheint. Jetzt können die zugehörigen Werte für die vordere und hintere Zahnbogenbreite und die vordere und hintere Zahnbogenlänge in den entsprechenden Fenstern abgelesen werden. Im Oberkiefer und Unterkiefer werden die gleichen Messpunkte verwendet. Deshalb muss man bei dieser Methode – im Gegensatz zum Pontschen Index – die jeweilige Summe der Inzisiven für den OK oder für den UK gesondert bestimmen.

7.7 Der Tonnsche Index

Mit Hilfe des Tonnschen Index ist es möglich, die Summe der Inzisiven des Oberkiefers (SI/OK) zu ermitteln. Dazu muss die mesiodistale Gesamtbreite der vier unteren Frontzähne ausgemessen werden. Von der Inzisivensumme des Unterkiefers (SI/UK) kann anhand der auf der nächsten Seite gezeigten Tabelle die Inzisivensumme des Oberkiefers SI/OK abgeleitet werden.

Die Formel für den Tonnschen Index lautet:

$$\text{SI (UK)} \cdot 3 + K = \text{SI/OK}$$

Dabei ist K als eine Variable zu verstehen, die sich entsprechend der mesio-distalen Gesamtbreite des Unterkiefers ändert. Hierbei gilt:

$K = 0{,}4$ bei SI/UK $< 22{,}2$ mm
$K = 0{,}5$ bei SI/UK $> 22{,}3$ mm
$K = 0{,}6$ bei SI/UK $> 28{,}1$ mm

7.7.1 Tabelle zur Berechnung des Tonnschen Index

Die Tabelle dient zur Berechnung des Tonnschen Index **(Tab 7.5)**.

7.7.2 Tonnscher Index nach Tonn-Jäckel

Die **Tabelle 7.6** zeigt den Tonnschen Index in einer Art Kurzfassung.

Breite der Schneidezähne im Oberkiefer	Breite der Schneidezähne im Unterkiefer
25,0	18,5
26,0	19,2
27,0	19,98
28,0	20,7
29,0	21,46
30,0	22,2
31,0	22,9
32,0	23,68
33,0	24,4
34,0	25,15 25,16
35,0	25,9

Tab. 7.6 Tabelle nach Tonn-Jäckel

$$SI\ (Unterkiefer) \cdot \frac{4}{3} + K = SI\ (Oberkiefer)$$

K = 0,4 bei SI UK < 22,2 mm
K = 0,5 bei SI UK 22,3 – 28,1 mm
K = 0,6 bei SI UK > 28,2 mm

SI UK	SI OK	**SI UK**	SI OK	**SI UK**	SI OK
20,0	27,1	**22,8**	30,9	**25,6**	34,6
20,1	27,2	**22,9**	31,0	**25,7**	34,8
20,2	27,3	**23,0**	31,2	**25,8**	34,9
20,3	27,5	**23,1**	31,3	**25,9**	35,0
20,4	27,6	**23,2**	31,4	**26,0**	35,2
20,5	27,7	**23,3**	31,6	**26,1**	35,3
20,6	27,9	**23,4**	31,7	**26,2**	35,4
20,7	28,0	**23,5**	31,8	**26,3**	35,6
20,8	28,1	**23,6**	32,0	**26,4**	35,7
20,9	28,3	**23,7**	32,1	**26,5**	35,8
21,0	28,4	**23,8**	32,2	**26,6**	36,0
21,1	28,5	**23,9**	32,4	**26,7**	36,1
21,2	28,7	**24,0**	32,5	**26,8**	36,2
21,3	28,8	**24,1**	32,6	**26,9**	36,4
21,4	28,9	**24,2**	32,8	**27,0**	36,5
21,5	29,1	**24,3**	32,9	**27,1**	36,6
21,6	29,2	**24,4**	33,0	**27,2**	36,8
21,7	29,3	**24,5**	33,2	**27,3**	36,9
21,8	29,5	**24,6**	33,3	**27,4**	37,0
21,9	29,6	**24,7**	33,4	**27,5**	37,2
22,0	29,7	**24,8**	33,6	**27,6**	37,3
22,1	29,9	**24,9**	33,7	**27,7**	37,4
22,2 0,4	30,0	**25,0**	33,8	**27,8**	37,6
22,3 0,5	30,2	**25,1**	34,0	**27,9**	37,7
22,4	30,4	**25,2**	34,1	**28,0**	37,8
22,5	30,5	**25,3**	34,2	**28,1** 0,5	38,0
22,6	30,6	**25,4**	34,4	**28,2** 0,6	38,2
22,7	30,8	**25,5**	34,5	**28,3**	38,3

Tab. 7.5 Tonn-Index: Berechnung der mesio-distalen Schneidezahnbreite.

7.8 Die Düsseldorfer Bezugswerte

Die Düsseldorfer Bezugswerte wurden von vornherein nicht als Soll-, sondern als Bezugswerte bezeichnet. Sie geben wichtige therapeutische Hinweise für den voraussichtlichen Platzbedarf der Eckzähne und Prämolaren. Diese Durchschnittswerte, die an kieferorthopädisch behandelten, regelrechten Gebissen ermittelt wurden, sind den Soll-Werten für die Zahnbogenbreite und -länge vorzuziehen, die mit Hilfe von Indizes und zudem an unbehandelten, also primär korrekten Gebissen, gewonnen wurden **(Tab. 7.7)**.

SI_{OK}	Lo Lu = Lo-2	4|4 / 54|45	6|6 / 6|6	543┘ / └345	543┐ / ┌345
27	16,4	34,8	47,1	20,6	19,9
27,5	16,6	35,2	47,5	20,8	20,0
28	16,8	35,5	47,8	20,9	20,2
28,5	17,0	35,8	48,2	21,1	20,4
29	17,2	36,2	48,6	21,3	20,6
29,5	17,4	36,5	48,9	21,4	20,8
30	17,6	36,8	49,3	21,6	21,0
30,5	17,8	37,2	49,7	21,8	21,1
31	18,0	37,5	50,1	22,0	21,3
31,5	18,2	37,8	50,4	22,1	21,5
32	18,4	38,2	50,8	22,3	21,7
32,5	18,6	38,5	51,1	22,5	21,9
33	18,8	38,8	54,5	22,6	22,0
33,5	19,0	39,2	51,8	22,8	22,2
34	19,2	39,5	52,2	23,0	22,4
34,5	19,4	39,8	52,6	23,1	22,6
35	19,6	40,2	53,0	23,3	22,8
35,5	19,8	40,5	53,3	23,5	23,0
36	20,0	40,8	53,7	23,6	23,1

Tab. 7.7 Tabelle der Düsseldorfer Bezugswerte: für die obere und untere Zahnbogenlänge, für die vordere und hintere Zahnbogenbreite sowie für den voraussichtlich oberen und unteren Platzbedarf der Eckzähne und Prämolaren, jeweils abgeleitet aus der Summe der Schneidezahnbreiten im Oberkiefer (SI/OK).

7.8.1 Das ORTHO-ZET®

Beim *ORTHO-ZET®* handelt es sich um eine Messlehre, die eine rasche Beurteilung der Zahnbogenform aufgrund der Düsseldorfer Bezugswerte ermöglicht. Ferner ermöglicht das *ORTHO-ZET®* zusätzlich eine bisher nicht gekannte Rationalisierung, die in fünf Arbeitsschritten die Zahnbogenform zu objektivieren ermöglicht.

Das sind:

1. Messen der Breite der vier oberen Schneidezähne.
2. Addieren der vier Schneidezahnbreiten.
3. Eingeben der Summe (SI/OK).
   Sichtbarwerden der zugehörigen Bezugswerte in zehn entsprechend lokalisierten Fenstern.
4. Ablesen der Bezugswerte.
5. Vergleichen der Bezugswerte mit den *IST*-Werten.

Dabei sind die Bezugsstrecken für die obere und untere Zahnbogenbreite jeweils gleich groß. Dies resultiert daraus, dass die obere und untere Zahnbogenbreite jeweils an Bezugspunkten gemessen werden, die im regelrechten Gebiss in Schlussbissstellung miteinander okkludieren.

Die Bezugspunkte für die untere Zahnbogenlänge ist um **2 mm kleiner** als die Bezugsstrecke für die obere Zahnbogenlänge (Lu = Lo minus 2).

Dies liegt darin begründet, dass die Labialfläche des unteren mittleren Schneidezahns im regelrechten Gebiss in Schlussbissstellung um einen vollen sagittalen Kronendurchmesser hinter der Labialfläche des oberen mittleren Schneidezahns okkludiert, was etwa 2 mm ausmacht.

Die Bezugsstrecke für die untere seitliche Stützzone ist ebenfalls kleiner als die Bezugsstrecke für die obere seitliche Stützzone. Dies hängt damit zusammen, dass der untere Zahnbogen geringfügig kürzer und schmaler ist als der obere Zahnbogen, wodurch jeweils in Schlussbissstellung der regelrechte Überbiss im Front- und Seitenzahnbereich, die regelrechte Höcker-Fissuren-Okklusion sowie der senkrechte Abschluss am Ende der Zahnreihen gewährleistet werden.

7.8.2 Die Düsseldorfer Bezugspunkte und Bezugsstrecken am Zahnbogen

SI/OK: Breitensumme der oberen Inzisivi: *Summe der oberen Inzisivi an deren breitester Stelle.*

SI/UK: Breitensumme der unteren Inzisivi: *Summe der unteren Inzisivi an deren breitester Stelle.*

P–P/OK: Obere anteriore Zahnbogenbreite: *Abstand zwischen der Fissurenmitte von 14 und 24.*

M–M/OK: Obere posteriore Zahnbogenbreite: *Abstand zwischen dem tiefsten Punkt der vorderen Hauptfissur von 16 und 26.*

P–P/UK: Untere anteriore Zahnbogenbreite: *Abstand zwischen dem Kontaktpunkt von 34/35 und 44/45.*

M–M/UK: Untere posteriore Zahnbogenbreite: *Abstand zwischen den disto-bukkalen Höckern von 36 und 46.*

LO: Obere Zahnbogenlänge: *Rechtwinkliger Abstand zwischen der Labialfläche von 11/21 und der Verbindungsgeraden der Fissurenmitte von 14 und 24.*

LU: Untere Zahnbogenlänge: *Rechtwinkliger Abstand zwischen der Labialfläche von 31/41 und der Verbindungsgeraden des Kontaktpunkts von 34/35 und 44/45.*

So: Obere seitliche Stützzone: *Abstand zwischen der Distalfläche 12 bzw. 22 und der Mesialflächen von 16 bzw. 26 jeweils in Höhe des Kontaktpunkts.*

Su: Unter seitliche Stützzone: *Abstand zwischen der Distalfläche 32 bzw. 42 und der Mesialfläche von 36 bzw. 46 jeweils in Höhe des Kontaktpunkts.*

Sämtliche hier aufgeführten bzw. dargestellten Bezugspunkte und Bezugsstrecken sind auf der Vorderseite des *ORTHO-ZET®* ersichtlich **(Abb. 7.13)**.

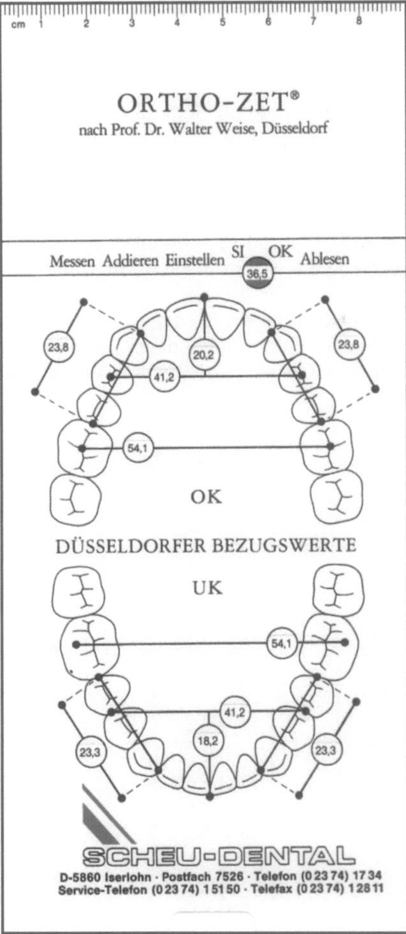

Abb. 7.13 ORTHO-ZET®-Vorderseite

Hinweise zur Handhabung des *ORTHO-ZET®* sind auf der Rückseite des Diagnostikinstruments dargestellt **(Abb. 7.14)**.

7.8.3 Zusammenfassung

Bei den Düsseldorfer Bezugswerten handelt es sich um reine Durchschnittswerte, die auf keinem Index beruhen, sondern von *Prof. W. Weise und Mitarbeitern* mit dem Ziel auf ak-

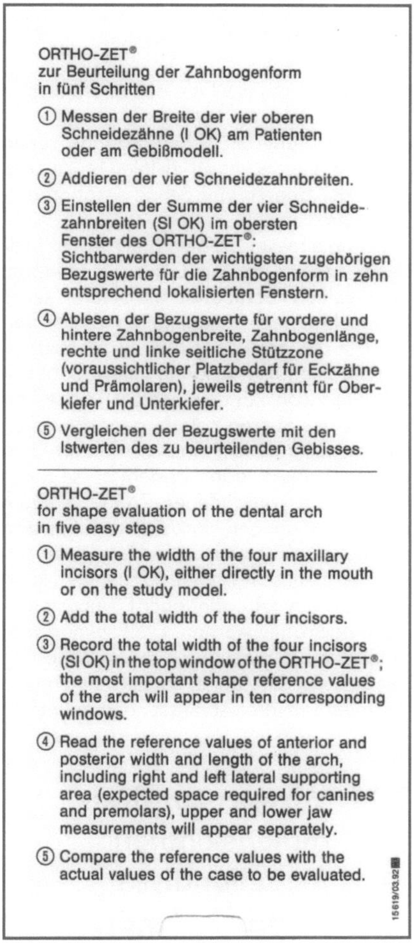

ORTHO-ZET®
zur Beurteilung der Zahnbogenform
in fünf Schritten

① Messen der Breite der vier oberen Schneidezähne (I OK) am Patienten oder am Gebißmodell.

② Addieren der vier Schneidezahnbreiten.

③ Einstellen der Summe der vier Schneidezahnbreiten (SI OK) im obersten Fenster des ORTHO-ZET®: Sichtbarwerden der wichtigsten zugehörigen Bezugswerte für die Zahnbogenform in zehn entsprechend lokalisierten Fenstern.

④ Ablesen der Bezugswerte für vordere und hintere Zahnbogenbreite, Zahnbogenlänge, rechte und linke seitliche Stützzone (voraussichtlicher Platzbedarf für Eckzähne und Prämolaren), jeweils getrennt für Oberkiefer und Unterkiefer.

⑤ Vergleichen der Bezugswerte mit den Istwerten des zu beurteilenden Gebisses.

ORTHO-ZET®
for shape evaluation of the dental arch
in five easy steps

① Measure the width of the four maxillary incisors (I OK), either directly in the mouth or on the study model.

② Add the total width of the four incisors.

③ Record the total width of the four incisors (SI OK) in the top window of the ORTHO-ZET®; the most important shape reference values of the arch will appear in ten corresponding windows.

④ Read the reference values of anterior and posterior width and length of the arch, including right and left lateral supporting area (expected space required for canines and premolars), upper and lower jaw measurements will appear separately.

⑤ Compare the reference values with the actual values of the case to be evaluated.

15619/03.92

Abb. 7.14 ORTHO- ZET®-Rückseite

tualisierte Bezugswerte hinsichtlich der Zahnbogenbreite und Zahnbogenlänge an 373 regelrechten Gebissen untersucht und ermittelt wurden.

Prof. W. Weise weist ferner darauf hin, dass es sich um die bis dahin größte Zahl derart untersuchter regelrechter Gebisse, insbesondere aber um *kieferorthopädisch behandelte*, also primär dysgnather *Gebisse* handelte. Diese Gegebenheit ist von besonderer Wichtigkeit, weil man in der Kieferorthopädie in erster Linie mit dysgnathen Gebissen zu tun hat.

In Folge ergänzen *Prof. W. Weise und Mitarbeiter* ihre Bezugswerte für die Zahnbogenbreite und -länge noch durch zusätzliche Bezugswerte für die seitliche Stützzone, – für den voraussichtlichen Platzbedarf der Eckzähne und Prämolaren.

7.9 Die Stützzonenschätzung nach Droschl

Zur Berechnung des Platzbedarfs im Wechselgebiss modifizierte Droschl den Index für die *Stützzonenschätzung mit 75 % Wahrscheinlichkeit* nach Moyers und entwickelte eine Scheibe zur Stützzonenschätzung. Mit Hilfe dieser Scheibe ist es möglich, für die Stützzonenschätzung die Schätzung mit 75 % Wahrscheinlichkeit und gesondert für Mädchen und Knaben zu ermitteln.

Definition der 75-%-Wahrscheinlichkeit

Statistisch gesehen wird bei Messungen der Schneidezahnbreite nicht jeder Patient exakt dieselben Stützzonen haben, sondern sie werden eine gewisse Streubreite aufweisen. Verwendet man den 75-%-Wahrscheinlichkeitswert, kann man sicher sein, dass drei von vier Patienten eine Stützzone haben werden, die gleich oder kleiner als die auf der Scheibe angegebene sein wird. Die Stützzone des vierten Patienten, der über dem 75-%-Wahrscheinlichkeitswert liegt, kann maximal einen Millimeter größer sein.

Die daraus resultierende Indikation einer kieferorthopädischen Maßnahme kann aber nur vom Kieferorthopäden entschieden werden.

Geschätzte Stützzone im Oberkiefer

Distaler Kontaktpunkt 12 bzw. 22 bis zum mesialen Kontaktpunkt 16 bzw. 26.

Geschätzte Stützzone im UK

Distaler Kontaktpunkt 32 bzw. 42 bis zum mesialen Kontaktpunkt 36 bzw. 46.

Das System der Scheibe zur Stützpunktschätzung besteht aus:

- einer äußeren gefensterten Scheibe und
- einer inneren, mit einem Rändelrad ausgestatteten Scheibe.

Die äußere Scheibe ist, um sie auf den ersten Blick besser unterscheiden zu können, auf der *Knaben*-Seite blau und auf der *Mädchen*-Seite rot bedruckt. In den Fenstern sind nach Einstellung des Werts für die mesiodistale Gesamtbreite der unteren Frontzähne (42 + 41 + 31 + 32 einzeln gemessen) die Werte für die Stützzonenschätzung des Oberkiefers und des Unterkiefers ablesbar, die auf der inneren Scheibe systematisch angeordnet sind.

7.9.1 *Anwendung der Scheibe*

- Für die Ermittlung der Gesamtbreite der vier unteren Schneidezähne werden diese jeweils an der breitesten Stelle einzeln gemessen und die Werte addiert.
- Die Scheibe wird dem Geschlecht des Patienten entsprechend angewandt (blaue Seite für Knaben, rote Seite für Mädchen) **(Abb. 7.15)**.

7.10 Die Bolton-Analyse

Da sich Zähne unabhängig voneinander entwickeln, ist eine Feststellung der mesiodistalen Zahnbreiten notwendig.

> **Es gibt keinen gemeinsamen genetischen Formatbefehl für alle Zähne. Besonders der obere seitliche Schneidezahn zeigt in seinen Formen eine große Vielfalt.**

Obere und untere Schneidezähne stehen meist nicht ideal zueinander. Auch bei funktioneller Eckzahnrelation und neutraler Molarenokklusion muss man die Zähne oft eng oder lückig stellen. Der Raum zwischen den Eckzähnen ist

- sagittal begrenzt durch die Bogenhöhe,
- transversal durch den Abstand der Eckzähne und
- vertikal durch die Tiefe des Überbisses.

Die vier unteren Schneidezähne sollen nach Tonn in der mesio-distalen Breite etwa 74 % der oberen vier Schneidezähne entsprechen.

Sind die mesio-distalen Breiten aller bleibenden Zähne mit dem Gleitzirkel zu tasten, dann sollten nach Bolton die unteren sechs Frontzähne dem gemittelten Wert von 77,6 % des Werts der oberen Frontzähne entsprechen. Der gesamte untere Zahnbogen mit zwölf Zähnen hat die Länge von 91,3 % des oberen Zahnbogens. Bewegen sich die Zähne nicht innerhalb dieser Größenverhältnisse, dann besteht keine Möglichkeit, die vorhandenen Zähne in einen idealen Zahnbogen einzustellen. Sie passen funktionell nicht zueinander. Um im Einzelfall therapeutische Abhilfe zu schaffen, kann Zahnsubstanz ab- oder aber Füllungsmaterial aufgetragen werden. Die Funktion wird in diesem Fall nicht durch die Veränderung der Stellung der Zähne, sondern durch eine Veränderung ihrer Abmessungen optimiert.

7.11 Vorwort zur dreidimensionalen Modellanalyse (Gebissbefund)

Da die Erstellung einer dreidimensionalen Modellanalyse Bestandteil der Meisterprüfung im Zahntechnikerhandwerk ist, soll dem Zahntechniker nachfolgend ein Überblick über eine aktuelle dreidimensionale Modellanalyse gegeben werden. Die Kenntnisse zur Erstellung einer dreidimensionalen Modellanalyse sollen dabei der Prüfungsanforderung für die Meisterprüfung entsprechen und auch zur besseren Kommunikation mit dem Kieferorthopäden dienlich sein.

Die Erstellung einer Modellanalyse soll und darf aber keinesfalls in den Aufgaben-,

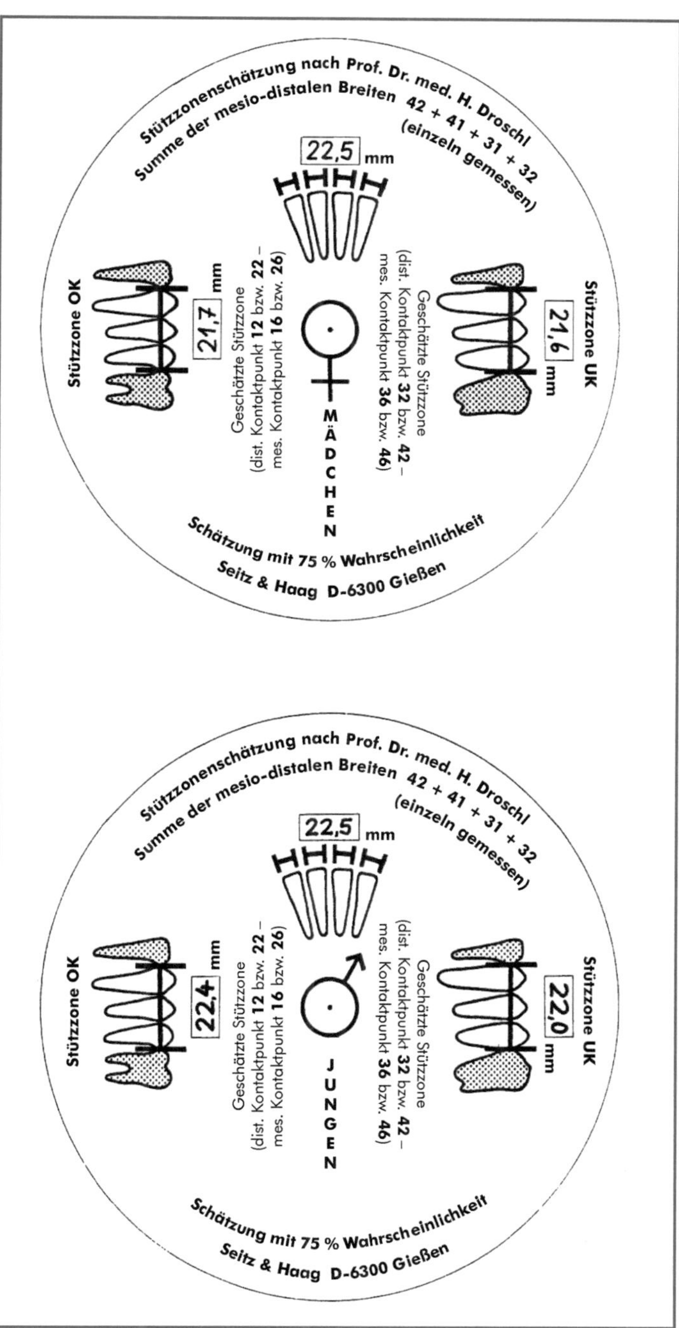

Abb. 7.15
Scheibe zur *Stützzonenschätzung mit 75-%-Wahrscheinlichkeit* nach Droschl

geschweige denn in den Tätigkeitsbereich eines Zahntechnikers gehören. In Hinsicht auf diese Thematik sei auch auf einen Beitrag in der ZM 5/88 verwiesen, der auszugsweise besagt:

Es verstößt gegen die Interessen der Volksgesundheit, wenn kieferorthopädische Laboratorien die ärztliche Leistung der Aufstellung eines Behandlungsplans mit der technischen Leistung der Herstellung des kieferorthopädischen Geräts verbinden.

Das nachfolgend abgebildete Formblatt zur dreidimensionalen Modellanalyse soll dem Zahntechniker die große Palette der Bewertungsmöglichkeiten aufzeigen. Die entsprechende Bewertung und Befunderhebung muss jedoch ausschließlich dem Fachzahnarzt für Kieferorthopädie überlassen werden. Der hier gezeigte dreidimensionale Befund wurde im Jahre 1939 von Frau Prof. E. v. Schnizer vorgeschlagen und von Prof. Dr. A. Stahl (Direktor der Poliklinik für Kieferorthopädie der Universität München) erweitert und an dieser Stelle zum Abdruck zur Verfügung gestellt.

7.11.1 Kiefermodellbefund (Modellanalyse)

siehe **Abbildung 7.16**.

7.11.1.1 Dreidimensionaler Gebissbefund

siehe **Abbildung 7.17**.

7.11.2 Bewertung von sagittalen, transversalen und vertikalen Abweichungen

Bei der dreidimensionalen Modellanalyse werden am Oberkiefer- und Unterkiefermodell Messungen im Vergleich zu drei schädelbezüglichen Ebenen (Raphe-Median-Ebene, Tuber-Ebene und Kau-Ebene) durchgeführt (vergleiche auch die Abschnitte 6.3 bis 6.5). Die am Modell ermittelten Ist-Werte werden zu den rechnerisch ermittelten Soll-Werten in Beziehung gebracht. Dadurch können Abweichungen in sagittaler, transversaler und vertikaler Richtung festgestellt werden.

> ***Ist-Werte*** **sind Messwerte, die mit Hilfsmitteln direkt am Modell ermittelt werden, z. B. bei der Breitenmessung.** ***Soll-Werte*** **sind Messwerte, die anhand von Formeln errechnet werden können und sogenannten Mittelwerten entsprechen.**
> ***Differenz-Werte*** **(auch Diff-Werte) ergeben sich aus der Differenz der Ist- und Soll-Werte. Die Beurteilung dieser Werte und die therapeutische Konsequenz muss dem Kieferorthopäden überlassen werden.**

7.11.2.1 Abweichungen in sagittaler Richtung

Abweichungen in sagittaler Richtung können im Front- und/oder Seitenzahnbereich auftreten und wertfrei beispielsweise nach folgenden Kriterien beurteilt werden:

- Mesial- oder Distalstand im Seitenzahnbereich (Seitenzahnverschiebung),
- sagittale Länge (LO/LU; Zahnbogenhöhe),
- Drehung von Zähnen im Seitenzahnbereich (Rotation),
- Stützzonenabstand $\frac{6-2 \mid 2-6}{6-2 \mid 2-6}$

7.11.2.1.1 Seitenzahnverschiebung

Für den Zahntechniker wird die Ermittlung der sagittalen Werte bereits schwierig, wenn eine Seitenzahnverschiebung vorliegt.

Für die prüfungsbezogene dreidimensionale Modellanalyse sollten im Fall einer Seitenzahnverschiebung die beiden nachfolgenden Grundregeln zur einseitigen bzw. doppelseitigen, seitlichen Aufwanderung Beachtung finden.

Vermessung des mesio-distalen Diameters der Zahnkronen der durchgebrochenen Zähne

Modell Nr. ___vom _______________ Alter des Patienten: ______ J. _______ Mo.

				SI(OK):							
6 (16)	5 (15)	4 (14)	3 (13)	2 (12)	1 (11)	1 (21)	2 (22)	3 (23)	4 (24)	5 (25)	6 (26)
(46) 6	(45) 5	(44) 4	(43) 3	(42) 2	(41) 1	(31) 1	(32) 2	(33) 3	(34) 4	(35) 5	(36) 6
				SI(UK): $\frac{4}{3}$ + K = (SI OK)							

Stützzone

Beziehungen zwischen der Summe der Schneidezahnbreiten im Oberkiefer (SI OK) und der regelrechten mesio-distalen Länge der Stützzonen nach Berendonk (ergänzt)

SI (OK):	28,0	28,5	29,0	29,5	30,0	30,5	31,0	31,5	32,0	32,5	33,0	33,5	34,0	34,5	35,0	35,5	36,0
Stützzone OK:	20,7	20,9	21,2	21,5	21,8	22,0	22,2	22,4	22,7	22,9	23,1	23,3	23,5	23,6	23,8	23,9	24,0
Stützzone UK:	20,0	20,3	20,6	20,9	21,2	21,5	21,8	22,0	22,3	22,5	22,7	22,9	23,0	23,2	23,3	23,5	23,6

Bolton-Analyse

Verhältnis der mesio-distalen Zahnbreiten von Ober- und Unterkiefer

Summe 6 - 1|1 - 6 :
————————— · 100 =
Summe 6 - 1|1 - 6 :

[Anhalt (SD) : 89,4–91,3–93,2]

< 6 - 1|1 - 6 rel. zu breit
6 - 1|1 - 6 rel. zu breit >

Summe 3 - 1|1 - 3 :
————————— · 100 =
Summe 3 - 1|1 - 3 :

[Anhalt (SD) : 75,6–77,2–78,9]

< 3 - 1|1 - 3 rel. zu breit
3 - 1|1 - 3 rel. zu breit >

Abb. 7.16 Formular für den Kiefermodellbefund

7.11.2.1.1.1 Einseitige, seitliche Aufwanderung

Sich selbst überlassene Mahlzähne wandern niemals nach distal, sondern immer nach mesial.

Modell: _____ vom: _________ Alter: ____ J ____ Mo SI(Oberkiefer): ________ mm Messung nach: ______________

Abweichungen in: **sagittaler** **transversaler** **vertikaler** Richtung

Oberkiefer

Labial- oder Palatinalstand von Frontzähnen, Mesial- oder Distalstand im Seitenzahnbereich, Lücken oder Engstand im Seitenzahnbereich. Drehung von Zähnen im Seitenzahnbereich.

Sag. Länge: .... : ....=.............
Ist Soll Diff

Schneidezahnstellung:

Steilstand (Flachfront) ○ eugnath ○ Spitzfront ○

Lücken oder Engstand der Frontzähne. Bukkal- oder Palatinalstand von Seitenzähnen. Drehung von Frontzähnen. Alveoläre Mittellinienverschiebung.

Ist Soll Diff.

┘ – └ =
┘ -R =
R- └ =
┘ – └ =
┘ -R =
R- └ =

Infraposition:

Supraposition:

1. Abstand: 6 – 2┘ └2 – 6
Ist: ....
Soll: _____ _____
Differenz (I): + =

1. Abstand: 2 –┘– 2
Ist: ....
Soll: ______
Differenz (I):

○ günstiger
○ kein
○ ungünstiger
} Einfluss der vertikalen Abweichungen der 21┘└12 auf den Zahnbogen

Summe I + II 6 –┘– 6 Ist: Soll: Differenz:

Unterkiefer

Labial- oder Lingualstand von Frontzähnen, Mesial- oder Distalstand im Seitenzahnbereich, Lücken oder Engstand im Seitenzahnbereich. Drehung von Zähnen im Seitenzahnbereich.

Sag. Länge: .... : ....=.............
Ist Soll Diff

Schneidezahnstellung:

Steilstand (Flachfront) ○ eugnath ○ Spitzfront ○

Lücken oder Engstand der Frontzähne. Bukkal- oder Lingualstand von Seitenzähnen. Drehung von Frontzähnen. Alveoläre Mittellinienverschiebung.

Ist Soll Diff.

┐ – ┌ =
┐ -(R) =
(R)- ┌ =
┐ – ┌ =
┐ -(R) =
(R)- ┌ =

Infraposition:

Supraposition:

1. Abstand: 6 – 2┐ ┌2 – 6
Ist: ....
Soll: _____ _____
Differenz (I): + =

1. Abstand: 2 –┐– 2
Ist: ....
Soll: ______
Differenz (I):

○ günstiger
○ kein
○ ungünstiger
} Einfluss der vertikalen Abweichungen der 21┐┌12 auf den Zahnbogen

Summe I + II 6 –┐– 6 Ist: Soll: Differenz:

Okklusion

Sagittale Schneidezahnstufe: (ggf. umgekehrte Stufe) mm

Umgekehrter Frontzahnüberbiss:

┤ ┤ ├ ├

Ist

nach Rekonstruktion

nach Zahnwechsel

seitlicher Kreuzbiss:

transversale Nonokklusion:

artikulär – mandibuläre Dystropie des Unterkiefers:

vertikaler Schneidezahnüberbiss mm

(Infraokklusion < 2 mm Supraokklusion > 2 mm)

seitlich vertikal offener Biss:

Abb. 7.17 Formular für den dreidimensionalen Gebissbefund

Stehen also die gleichen Mahlzähne eines Kiefers nicht in gleicher Höhe **(Abb. 7.18)**, so gilt jene Zahnbogenhälfte als die kieferorthopädisch richtigere, deren Mahlzahn distaler steht. Diese Grundregel gilt für jugendliche Gebisse bis zum vollendeten Durchbruch der Weisheitszähne, also solange die physiologische Mesialwanderung der Seitenzähne als natürlicher Entwicklungsvorgang das Gebiss beherrscht. Zahnwanderungen im bleibenden Gebiss des längst Erwachsenen, etwa als Folge von Zahnschwund, scheiden bei dieser Betrachtung aus.

7.11.2.1.1.2 Beidseitige, seitliche Aufwanderung

Ein wertvoller Hinweis, ob die Vorwanderung einer ganzen Seitenzahnreihe vorliegt oder u. U. eine Unterentwicklung des Schneidezahnabschnitts besteht, ergibt sich aus folgender Beobachtung: Bei regelrechtem, symmetrischem Aufbau der Zahnreihen verläuft die Raphe-Papillen-Transversale (RPT) beiderseits durch die Eckzähne. Sie geht vom rückwärtigen Punkt der Papilla Inzisiva aus und steht senkrecht zur Raphe-Mediana **(Abb. 7.19)**. Trifft diese Linie die ersten Prämolaren, so ist von einer Vorwanderung der Seitenzähne auszugehen. Schneidet dagegen die RPT die seitlichen Schneidezähne, so liegt mit großer Wahrscheinlichkeit eine sagittale Unterentwicklung des oberen Frontzahnabschnitts vor.

In diesem Sinn ist die Bewertung einer sagittalen Aufwanderung ausnahmslos dem Kieferorthopäden zu überlassen.

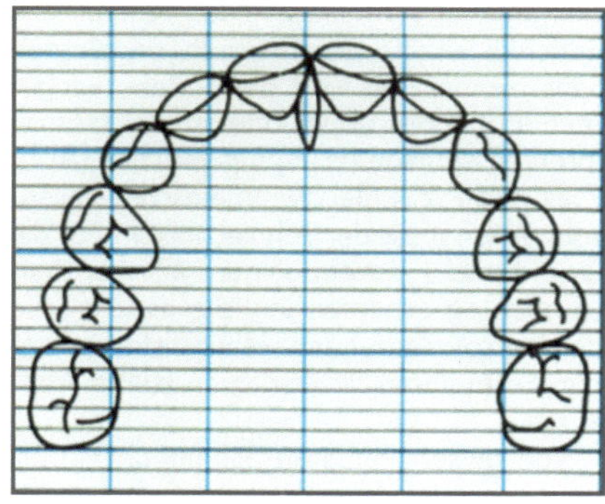

Abb. 7.19 Die RPT mit der Messplatte nach Schmuth auf ein Modell aufgelegt

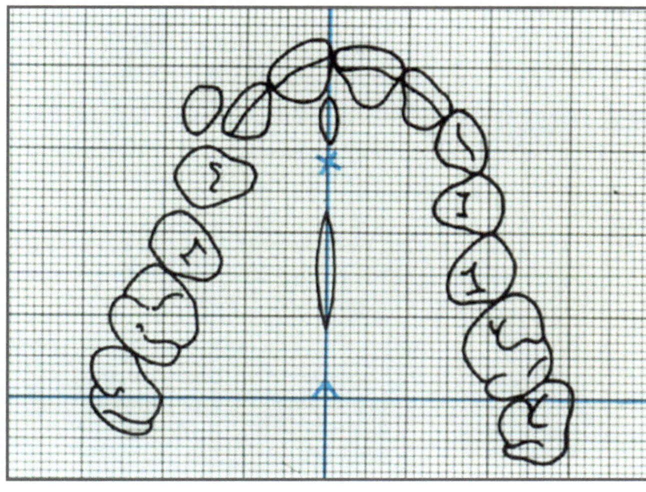

Abb. 7.18 Seitenzahnaufwanderung im ersten Quadranten. Die Krone des Zahns 13 ist kleiner dargestellt, denn sie ist noch nicht voll durchgebrochen.

7.11.2.1.2 Die sagittale Länge (LO/LU) oder Zahnbogenhöhe

Bei der Ermittlung der Zahnbogenlänge mit einer Messplatte (orthodontisches Messblatt nach Bernklau, Messplatte nach Schmuth und Korkhaus, **(Abb. 7.20)** ist darauf zu achten, dass eine senkrechte Linie der Messplatte so auf das Modell gelegt wird, dass eine senkrechte Linie der Messplatte deckungsgleich zur Mittellinie des Modells ausgerichtet ist. Bei symmetrisch angelegten Seitenzahnreihen wird die *hintere waagerechte* Linie der Messplatte auf die Prämolarenmesspunkte (PI/PI) ausgerichtet **(Abb. 7.21 und 7.22)**. Bei asymmetrischen Seitenzahnreihen muss der Zahntechniker u. a. die Grundregel 1 der einseitigen seitlichen Aufwanderung beachten und die *hintere* Linie der Messplatte auf den weiter distal stehenden Prämolaren PI ausrichten **(siehe Abb. 7.18)**.

Von diesem hinteren Schnittpunkt misst man die Distanz zum vorderen Schnittpunkt, der sich aus der Linie ergibt, die im rechten Winkel zur Mittellinie verläuft und die mittleren Frontzähne inzisal labial tangiert. Die am Modell ermittelten Werte werden als Ist-Werte bezeichnet, die der Zahnbogenlänge des OK und/oder des UK entsprechen.

Divergieren die mittleren Inzisiven durch unterschiedliche Achsenneigung, werden beide Werte notiert und die Differenz zum

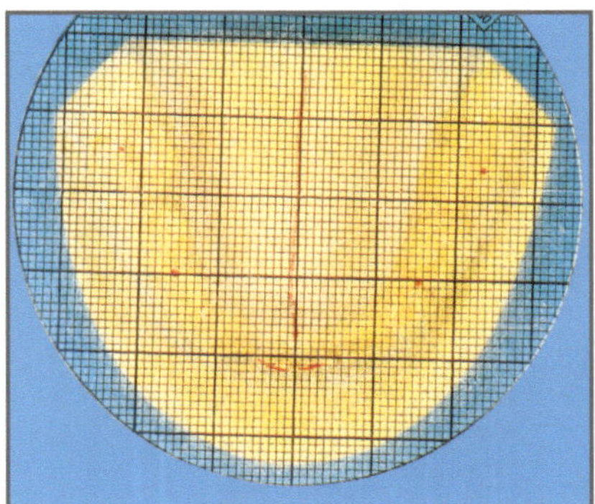

Abb. 7.20 Die Messplatte nach Schmuth und Korkhaus

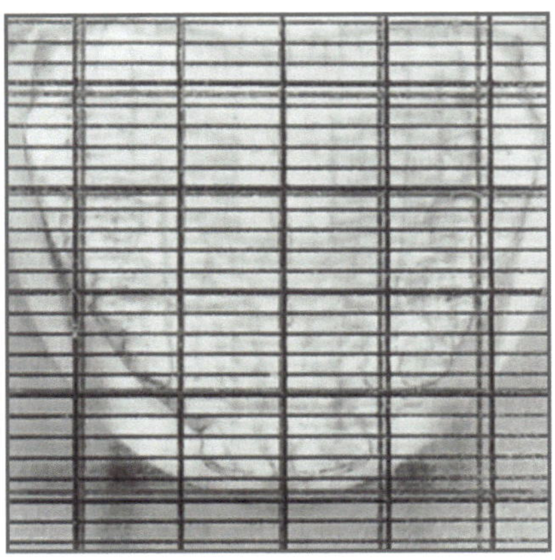

Abb. 7.21 Die Messplatte ausgerichtet auf einer symmetrischen Zahnreihe

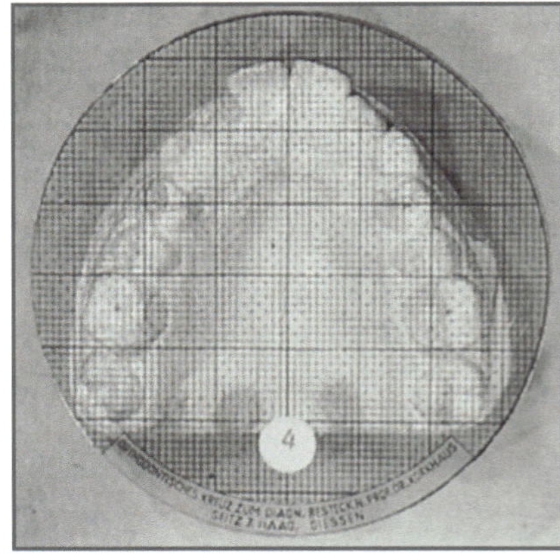

Abb. 7.22 Die Messplatte nach Korkhaus ausgerichtet auf einer asymmetrischen Zahnreihe

Soll-Wert errechnet. Je nachdem, ob die Differenz positiv oder negativ ausfällt, wird von Protrusion oder Retrusion gesprochen.

Eine Protrusion oder Retrusion der Frontzähne ist jedoch keinesfalls allein vom Differenzwert der Zahnbogenlänge abzuleiten.

Für ein besseres Verständnis zur Bestimmung der Protrusion und Retrusion von Frontzähnen soll nachfolgend ein Auszug aus *Achsenstellung der Inzisiven* von Christian Schulze zitiert werden: *„Erfahrungsgemäß erfolgt die Protrusion der Inzisiven meist kippend – mehr bei lückiger als bei engstehender Protrusion. Die oberen mittleren Schneidezähne haben dann eine zu sehr labial gerichtete Längsachsenstellung; sie stehen in Labio-Inklination. Bei metrisch festgestellter Verkürzung vom LO (Zahnbogenlänge OK; Retrusion) und normaler Achsenstellung der mittleren Schneidezähne liegt deshalb mit einiger Sicherheit eine Protrusion der Seitenzahngruppen und nicht eine Retrusion der Front vor. Umgekehrt ist es bei Einwärtsneigung der mittleren Schneidezähne; hier hat diese natürlich Schuld an einer Verkürzung von LO (Zahnbogenlänge OK)."*

7.11.2.1.3 Rotation (Drehung) von Zähnen im Seitenzahnbereich

Durch die Drehung eines Sechsjahrmolaren kann es ebenfalls zu einem Platzmangel kommen, der falsch interpretiert werden kann.

Rotierte Prämolaren und Molaren beanspruchen im Zahnbogen mehr Raum und beeinträchtigen so die okklusalen Relationen. Für eine regelrechte Okklusion ist daher eine Korrektur eines mesio-palatinal rotierten oberen ersten Molaren besonders wichtig **(Abb. 7.23)**.

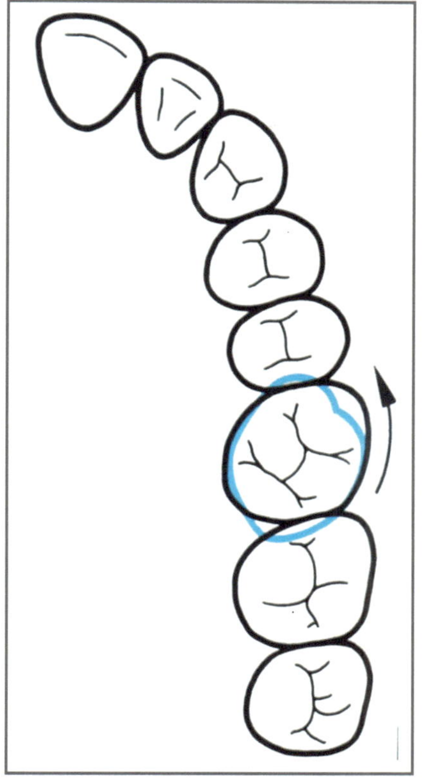

Abb. 7.23 Rotierte Molaren beanspruchen im Zahnbogen mehr Raum

7.11.2.1.4 Der Stützzonenabstand

6 – 2	2 – 6
6 – 2	2 – 6

Die Stützzone entspricht dem Abstand vom distalen Kontaktpunkt des Zweiers zum mesialen des Sechsers.

Sie soll im Oberkiefer durchschnittlich 23 Millimeter und im Unterkiefer 21 Millimeter betragen. Dieser Platzbedarf von durchschnittlich 23 bzw. 21 Millimetern ergibt sich aus der Summe der mesio-distalen Distanz des Eckzahns und der beiden Prämolaren (je Quadrant) bei korrekten Rotationsstellungen. Zur Berechnung des Platzbedarfs im Wechselgebiss modifizierte Prof. Dr. Droschl den Index für die *Stützzonenschätzung mit 75 %iger Wahrscheinlichkeit* nach Moyers und entwickelte eine Scheibe zur Stützzonenschätzung (siehe auch Abschnitt 7.9).

7.11.2.1.5 Darstellung der sagittalen Abweichungen

siehe **Abbildung 7.24**.

7.11.2.2 Abweichungen in transversaler Richtung

Abweichungen in transversaler Richtung können im Front- und/oder Seitenzahnbereich auftreten und wertfrei beispielsweise nach folgenden Kriterien beurteilt werden:

- Lücken- oder Engstand der Frontzähne,
- Bukkal- oder Lingualstand von Seitenzähnen,
- Drehung von Frontzähnen,
- alveoläre Mittellinienverschiebung.

7.11.2.2.1 Unechter oder sekundärer Front-Engstand

Eine Vorverlagerung der Seitenzähne hat meist einen Engstand der Vorderzähne zur Folge. Auf **Abbildung 7.25** ist eine regelrechte Zahnreihe von den Inzisiven bis zu den ersten Prämolaren zu sehen. Die Zahnbogenbreite entspricht bei dieser Abbildung der Pontschen Soll-Zahl (von a nach a').

Ebenfalls in **Abbildung 7.25**, aber mit unterbrochener Linie dargestellt, ist die Sach-

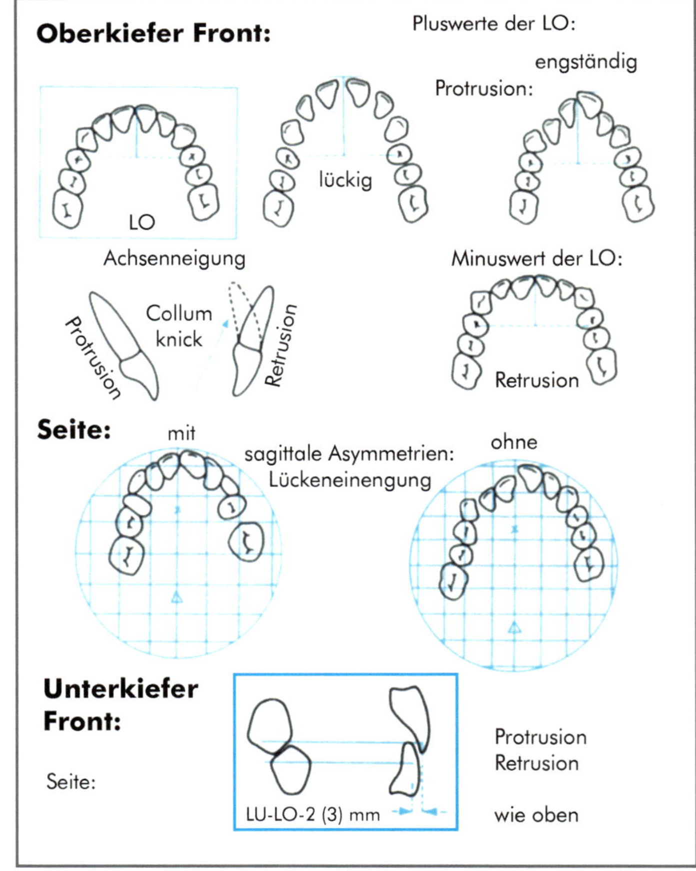

Abb. 7.24 Zusammenfassung sagittaler Abweichungen (Umzeichnung nach Ascher)

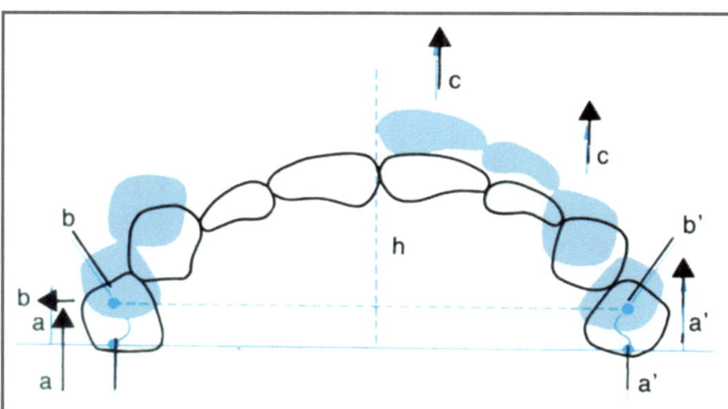

Abb. 7.25
Skizze eines sekundären Frontzahn-Engstands

lage bei einer Vorverlagerung beider Seitenzahnreihen um etwa 3 mm (im Sinne der Pfeile a, also rein sagittal von a nach b bzw. a' nach b'). Obwohl die Pontsche Soll-Zahl durch diese reine Parallelverschiebung erhalten geblieben ist, ergibt sich jetzt für die Frontzähne ein Raummangel, der den Raum für den Eckzahn wesentlich einschränkt und diesen zum Außenstand zwingt. Soll nun im Bereich der Schneidezähne nichts verändert werden, so kann der Raum für den Eckzahn nur durch eine die Sollbreite wesentlich überschreitende Überdehnung des Kiefers (im Sinne von Pfeil b) geschaffen werden. Hierbei besteht die Gefahr, dass in speziellen Fällen eine unzulässige sagittale Frontzahnstufe entstehen kann.

In **Abbildung 7.25** ist der Raumausgleich durch Vorverlagerung aller Frontzähne (im Sinne der Pfeile c) dargestellt. Ein solcher Ausgleich durch Vergrößerung der Zahnbogenhöhe h wäre bei der Steilstellung der Frontzähne eines Deckbisskiefers zulässig. Die therapeutische Konsequenz, die allein der Kieferorthopäde erkennt, kann sich daher in solchen Fällen nur auf einen sagittalen Ausgleich stützen. Wie dieser zu erfolgen hat, lässt sich aus der vorangehenden Analyse allein keinesfalls ableiten.

7.11.2.2.2 Die Zahnbogenbreite und das Eckzahngesetz

Für den Zahntechniker sind die Kenntnisse bezüglich des Eckzahngesetzes nach Hotz besonders wichtig. Allerdings soll der Hinweis auf das Eckzahngesetz nicht auf die therapeutische Beurteilung ausgerichtet sein, sondern dem Zahntechniker als wichtiger Hinweis beispielsweise für die Erstellung eines Set-up dienen. Gezielte Anweisungen des Kieferorthopäden zur Erstellung des Set-up haben selbstverständlich Priorität.

Das Eckzahngesetz fordert, die Eckzahndistanz im Unterkiefer strikt einzuhalten. Die therapeutische Konsequenz ergibt sich aus dem Zusammenhang des folgenden Zitats von Rudolf P. Hotz: *„Die Behebung eines Engstands in der Unterkieferfront kurz vor oder nach Durchbruch der bleibenden Eckzähne durch transversale Dehnung ist im Voraus zum Scheitern verurteilt. Anders sind die Verhältnisse im Oberkiefer. Auch nach dem Durchbruch der bleibenden Eckzähne nimmt die Eckzahndistanz weiterhin zu, bei Knaben über einen längeren Zeitraum als bei Mädchen. Es ist wahrscheinlich, dass dieses ungleiche Verhalten im Ober- und Unterkiefer dazu dient, den infolge des verschiedenen Ausmaßes horizontaler Verlagerung weiter nach vorn getragenen unteren Zahnbogen durch den oberen fortwährend zu umfassen."*

7.11.2.2.3 Diastema

Echtes Diastema

Unter einem echten Diastema versteht man den Zwischenraum zwischen den Zähnen, der beim Menschen meist zwischen den mittleren oberen Schneidezähnen (Diastema mediale) besteht, und mit einem durch das Diastema hindurchgewachsenen Lippenbändchen kombiniert ist. Das echte Diastema ist erblich und im Milchgebiss oft physiologisch.

Unechtes Diastema

Das unechte Diastema ist eine nach häufig divergierendem Durchbruch der mittleren Schneidezähne auftretende Lückenbildung. Sie verschwindet bei Erscheinen der seitlichen Schneidezähne bei intaktem Zahnbogen normalerweise von selbst, indem diese die mittleren Schneidezähne aufrichten und median zusammenschließen (Selbstkorrektur). Das unechte Diastema tritt auch bei Nichtanlage von 12 und 22, bei retiniertem Mesiodont (daher Röntgenkontrolle) und durch Zungengewohnheiten (Habits) auf.

7.11.2.2.4 Die Drehung und Kippung von Frontzähnen

Die Drehung von Frontzähnen wird auch als Rotation oder Torsion, und die Kippung von Frontzähnen wird auch als Inklination bezeichnet.

Da man sich die Fehlstellung eines Zahns durch eine Bewegung aus seiner Regelstellung heraus vorstellen kann, spricht A. M. Schwarz von einem Falschstand. Den Falschstand kann man – abgeleitet von den Grundbewegungsarten – in drei Gruppen einteilen. Man spricht von

- einem Drehstand **(siehe Abb. 7.26)**,
- einem Kippstand, **(Abb. 7.27)**,
- und einem Falschstand als Ganzes **(Abb. 7.28)**.

Der Drehstand

Beim Drehstand wurde der Zahn um eine Achse bewegt. Da die Drehung (Rotation) des Zahns jeweils um eine Achse erfolgt, deren Position man unterschiedlich einordnen kann, spricht man von einer zentrischen bzw. exzentrischen Drehung. Eine zentrische Drehung eines Frontzahns liegt dann vor, wenn die Drehachse mit der Mittelachse (Hauptachse) eines Zahns identisch ist. Alle Drehungen (Rotationen), bei denen die Drehachsen außerhalb der Mittelachse liegen, werden als exzentrische Rotationen bezeichnet.

Der Kippstand wird abgeleitet von einer Kippung (Neigung/inclinatio) über eine Querachse des Zahns. Die Höhenlage der Querachse kann dabei von der Wurzelspitze bis zur Schneidekante variieren. Die Neigung des Zahns kann bei geschlossener Zahnreihe nach oral und vestibulär und bei lückigen Zahnreihen nach mesial-distal erfolgen. Die Querachse verläuft bei oraler oder vestibulärer Neigung in mesio-distaler Richtung; bei mesialer oder distaler Neigung in oral-vestibulärer Richtung.

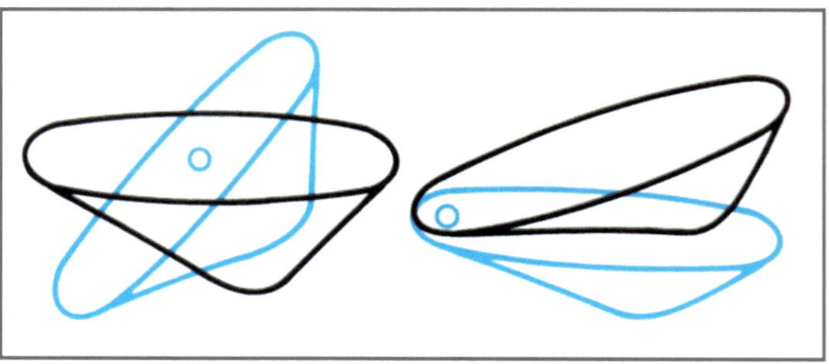

Abb. 7.26 Darstellung einer Rotation eines Frontzahns. Links: zentrische Rotation; rechts: exzentrische Rotation.

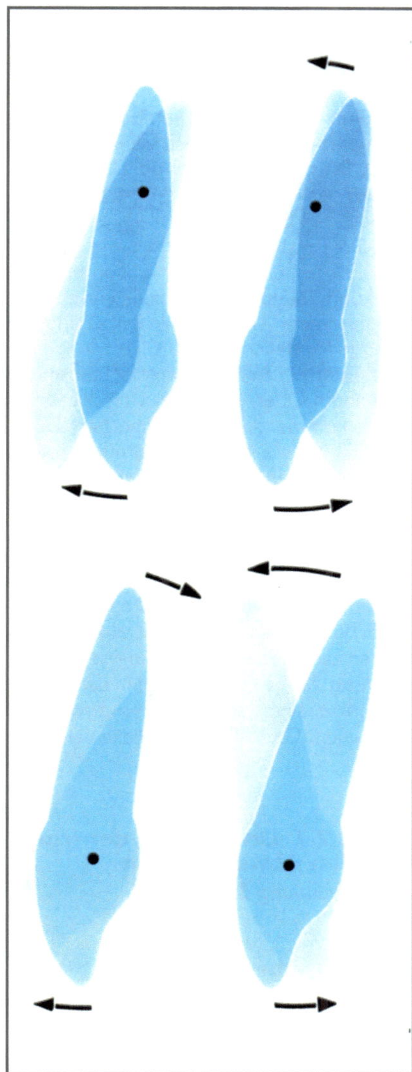

Abb. 7.27 Darstellung exzentrischer Kippengen von Frontzähnen

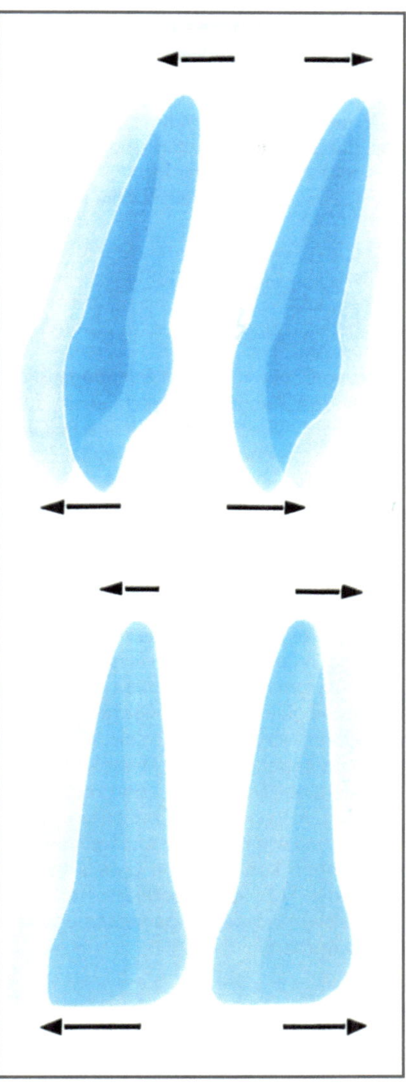

Abb. 7.28 Darstellung paraxialer Verstellungen von Frontzähnen (als paraxial wird die Stellung eines Zahns außerhalb des idealen Zahnbogens unter Beibehaltung der korrekten Achsenstellung bezeichnet)

7.11.2.2.5 Bukkal- oder Palatinalstand von Seitenzähnen

Die Soll-Werte für den transversalen Abstand im Prämolaren- und Molarenbereich können anhand von Tabellen abgelesen oder rechnerisch ermittelt werden.

Dazu zwei wertfrei dargestellte Beispiele:

1. Die Soll-Werte, die dem Prämolaren- und Molarenindex nach Korkhaus entsprechen, können vom Orthometer oder von Tabellen abgelesen werden (vergleiche auch Abschnitt 7.3.2.1).
2. Die vordere und hintere Zahnbogenbreite kann rasch und einfach rechnerisch durch die *Formeln nach Schmuth* ermittelt werden (vergleiche auch Unterkapitel 7.4).

Die Ermittlung der Ist-Werte am Modell ist dann einfach, wenn die Seitenzahnreihen symmetrisch geformt sind, und auch keine Seitenzahnverschiebung vorliegt. In diesem Fall kann man die Zahnbogenbreiten mit einem Stechzirkel abtasten oder mit der Schieblehre nach Beerendonk ausmessen.

Bei asymmetrisch geformten Seitenzahnreihen mit gleichzeitiger Seitenzahnverschiebung führt man die transversale Breitenmessung am besten mit einer Messplatte durch. Mithilfe einer Messplatte kann man transversale und sagittale Asymmetrien gut erkennen und ermitteln. Die transversalen Abweichungen können dann jeweils von der Mittellinie (RME) des Oberkiefer- und/oder Unterkiefermodells aus gemessen und festgelegt werden.

Der transversale Gesamtabstand für die Ist-Werte des Prämolaren- und Molarenabstands errechnet sich aus der Summe der beiden zusammengehörenden transversalen Einzelwerte (linke und rechte Transversalbreite zur RME).

7.11.2.2.6 Die alveoläre/mandibuläre Mittellinienverschiebung

Man unterscheidet zwischen der alveolären und der mandibulären Mittellinienverschiebung. Bei der Beurteilung der Zahnbogenformen des Oberkiefer- und/oder Unterkiefermodells können Abweichungen von der Mittellinie festgestellt werden, die man als alveoläre Mittellinienverschiebung bezeichnen kann. Mandibuläre Mittellinienverschiebungen lassen sich bei der Bewertung der Bisslage feststellen.

Alveoläre Mittellinienverschiebungen können im Ober- und/oder Unterkiefer zustande kommen. Mögliche Ursachen: Durch vorzeitigen Zahnverlust, Nichtanlagen oder Keimverlagerungen von Zähnen mit daraus folgender Frontzahnwanderung über die RME hinaus **(Abb. 7.29)**.

Mandibuläre Mittellinienverschiebungen können durch Seitabweichungen der Unterkieferlage gegenüber dem Oberkiefer und der Schädelmitte z. B. durch Zwangsbissführungen zustande kommen. Eine genaue Beurteilung ist sehr oft nur mit der *Spina-Aufnahme*, einem sagittalen Fernröntgenbild oder einem Gesichtsfoto des Patienten möglich.

7.11.2.2.7 Darstellung der transversalen Abweichungen

siehe **Abbildung 7.30**.

7.11.2.3 Abweichungen in vertikaler Richtung

Abweichungen in vertikaler Richtung können im Front- und/oder Seitenzahnbereich auftreten und wertfrei beispielsweise nach folgenden Kriterien beurteilt werden:

- Infraposition,
- Supraposition,
- Infraokklusion,
- Supraokklusion.

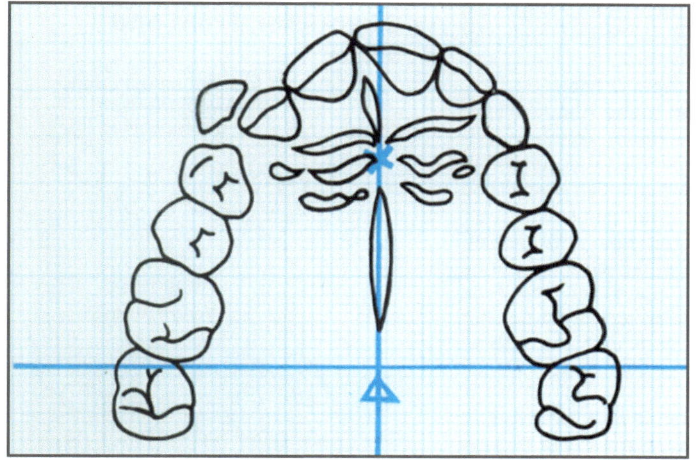

Abb. 7.29
Alveoläre Mittellinienverschiebung durch Eckzahnaußenstand von 13

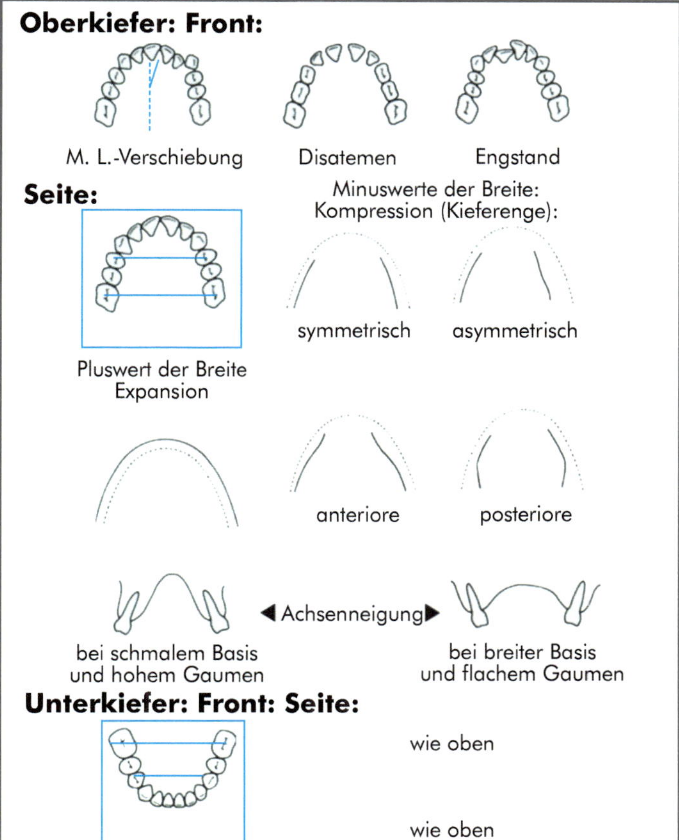

Abb. 7.30
Zusammenfassung der transversalen Abweichungen (Umzeichnung nach Ascher)

Die **Infraposition (siehe Abb. 7.31)** ist ein Zustand, bei dem die Zähne im Einzelkiefer die Okklusions-Ebene nicht erreichen (submerges teeth/versunkene Zähne).

Die **Supraposition (siehe Abb. 7.31)** ist die vertikale Abweichung von Zähnen mit ihrem Alveolaranteil über die Okklusions-Ebene hinaus. Diese Abweichungen werden von der Okklusions-Ebene her gemessen.

Die **Infraokklusion** ist eine vertikale Stellungsabweichung, bei der einzelne Zähne oder ganze Zahngruppen nicht mit ihren Antagonisten okkludieren. Die Infraokklusion kann durch zu lange im Kiefer verbliebene Milchzähne oder durch einen offenen Biss bedingt sein.

Die **Supraokklusion** ist eine vertikale Okklusionsstörung im Sinne eines über die normale Variationsbreite hinaus verstärkten Schneidezahnüberbisses (z. B. beim Tiefbiss). Die Supraokklusion ist das Gegenteil von Infraokklusion.

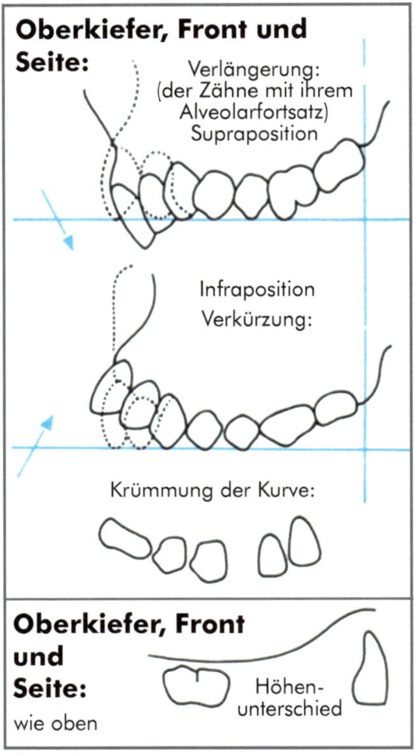

Abb. 7.31 Zusammenfassung der vertikalen Abweichungen

7.11.2.3.1 Darstellung der vertikalen Abweichungen

siehe **Abbildung 7.31**.

7.11.3 Okklusale Abweichungen

Okklusale Abweichungen können in sagittaler, transversaler und vertikaler Richtung festgestellt und entsprechend bewertet werden.

Abweichungen in sagittaler Richtung **(Abb. 7.32)** betreffen

- die sagittale Schneidezahnstufe,
- den umgekehrten Frontzahnüberbiss,
- die Molarenbeziehung (Angle-Klassifikation **(Abb. 7.33)**, Schlüssel der Okklusion nach Andrews).

Abweichungen in transversaler Richtung **(Abb. 7.34)** betreffen

- den seitlichen Kreuzbiss,
- den Kopfbiss,
- die Nonokklusionen,
- die artikulär-mandibuläre Dystopie (geringgradige Verlagerung) des Unterkiefers.

Abweichungen in vertikaler Richtung **(Abb. 7.35)** betreffen

- den vertikalen Schneidezahnüberbiss,
- die Infraokklusion,
- die Supraokklusion,
- den seitlich offenen Biss.

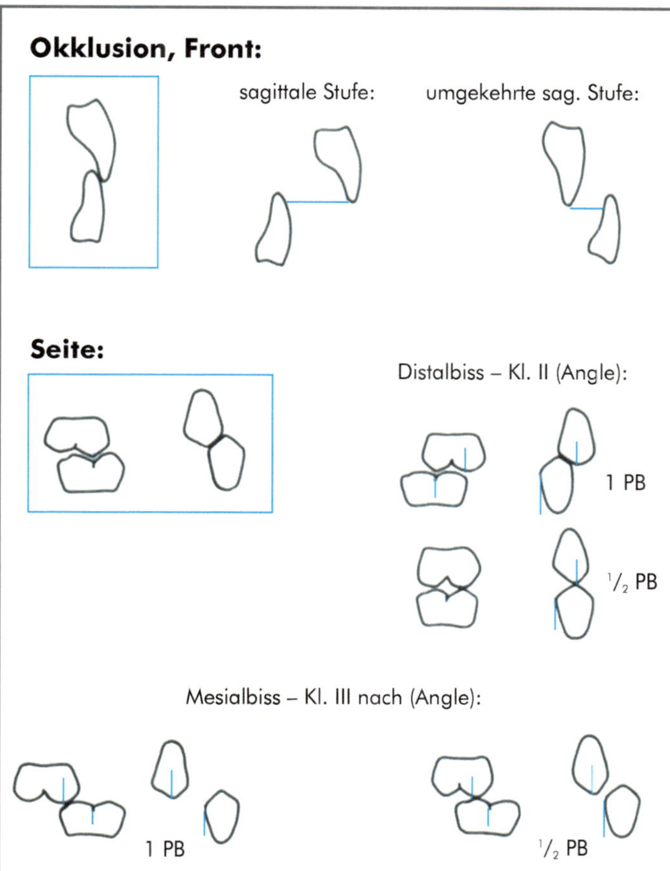

Abb. 7.32
Okklusale Abweichungen in sagittaler Richtung

7.11.3.1 Hilfslinienmarkierung für die Angle-Klassifikation

Die Hilfslinienmarkierung auf dem Ober- und Unterkiefermodell erleichtert die Bisslagebestimmung im Rahmen der Modellanalyse.

Folgende Linien sind dazu hilfreich:

1. **Oberkiefermodell**
   Die Zahnachse des Milch- bzw. bleibenden Eckzahns (links/rechts) und die Mitte des mesio-bukkalen Höckers des Sechsjahrmolaren (links/rechts).

2. **Unterkiefermodell**
   Eine Linie am Alveolarfortsatz zwischen dem Milch- bzw. bleibenden Eckzahn und dem ersten Milchmolaren bzw. ersten Prämolaren (links/rechts) sowie die bukkale Längsfissur des Sechsjahrmolaren (links/rechts).

Bringt man die Hilfslinien des Unterkiefermodells in der habituellen Okklusion in

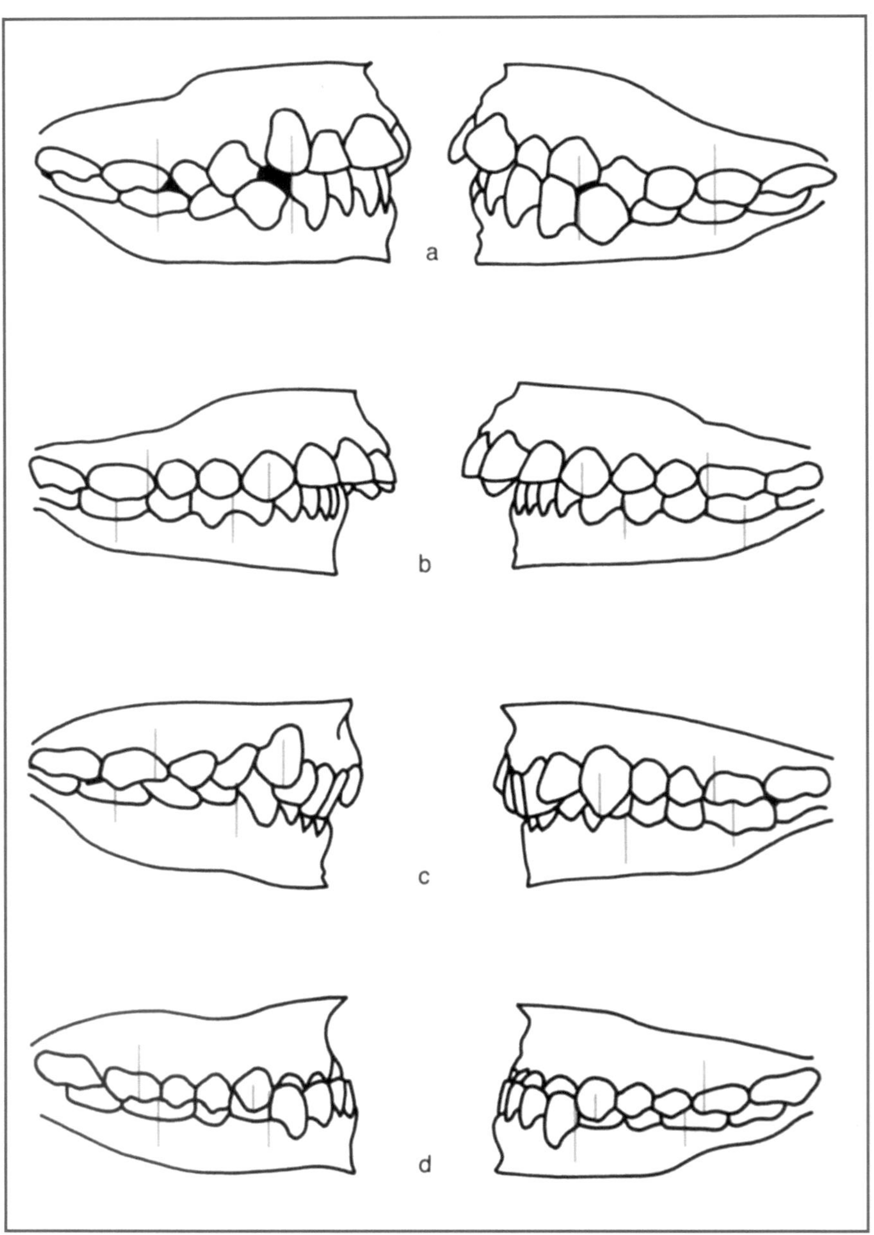

Abb. 7.33 Die Angle-Klassifikation: Angle-Klasse I = Neutralbiss mit frontalem Engstand im Oberkiefer sowie Kreuzbiss von 22, 23, 24; Angle-Klasse II/1 = Distalbiss um eine Prämolarenbreite mit engständiger Protrusion der oberen Frontzähne; Angle-Klasse II/2 = Distalbiss um eine Prämolarenbreite bei Steilstellung der oberen Frontzähne, Angle-Klasse III = Mesialbiss um eine Prämolarenbreite.

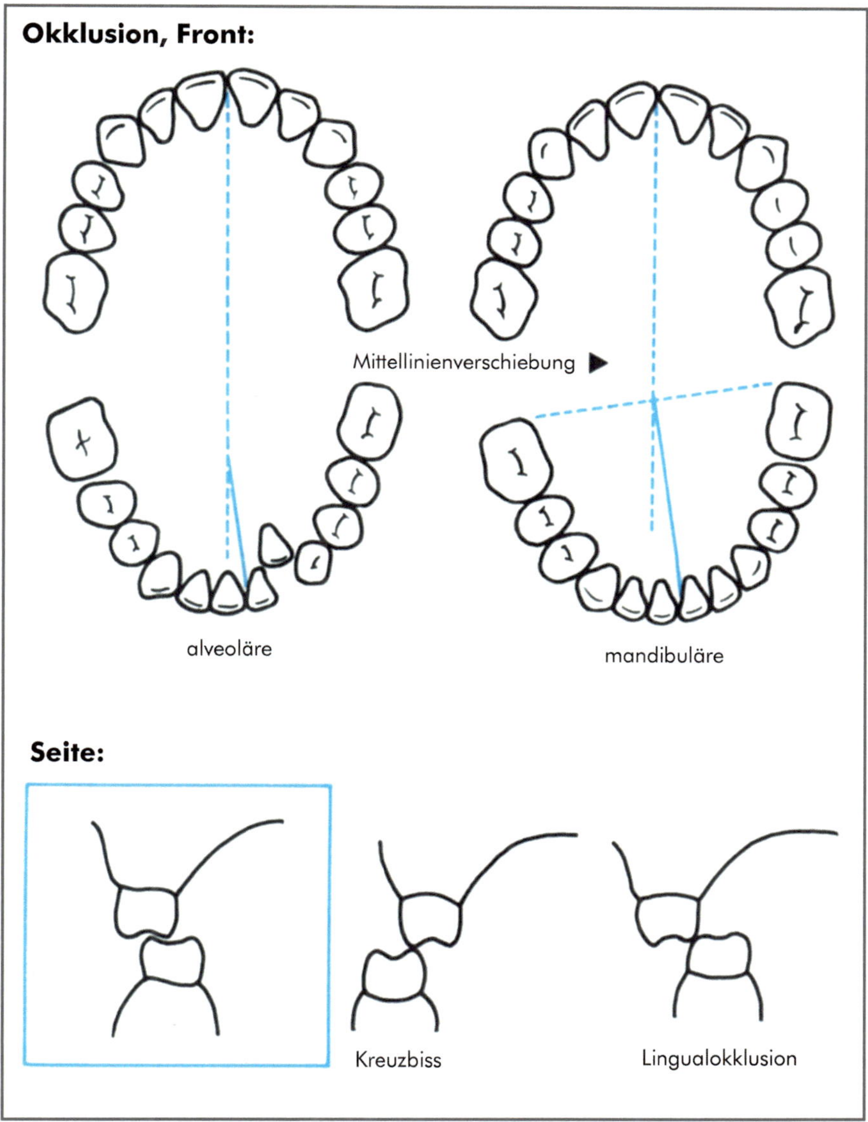

Abb. 7.34 Okklusale Abweichungen in transversaler Richtung

Abb. 7.35
Okklusale Abweichungen in vertikaler Richtung

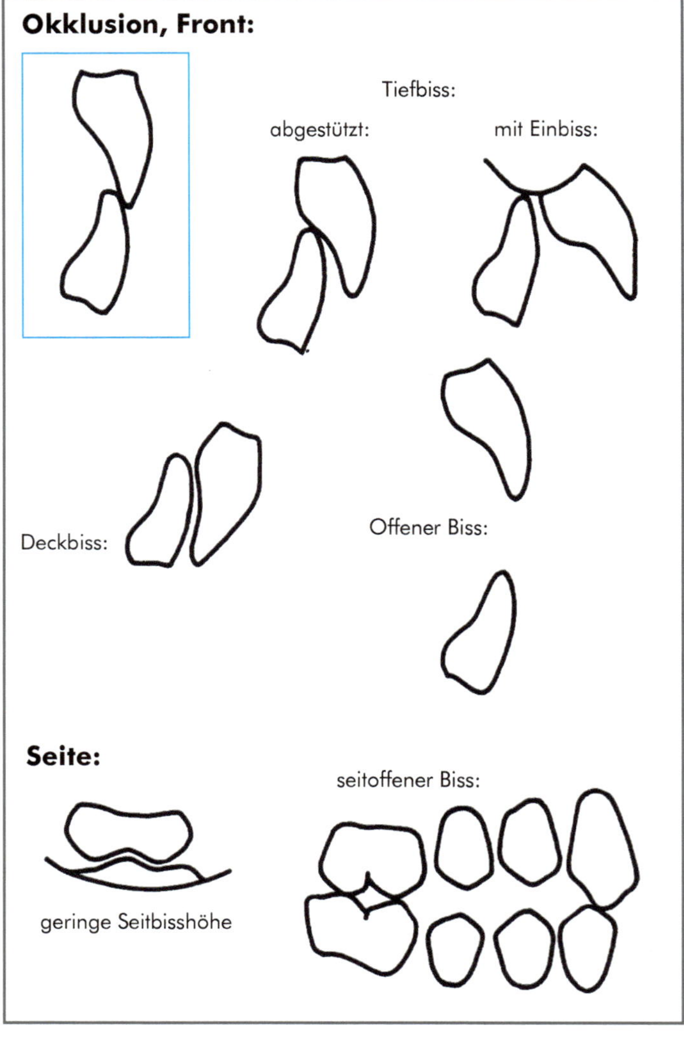

Beziehung zu den Hilfslinien des Oberkiefermodells, können diese Linien geradlinig ineinander übergehen oder Abweichungen anzeigen. Gehen die Hilfslinien geradlinig ineinander über, kann diese Situation die Angle-Klasse I (neutrale Bisslage) darstellen **(Abb. 7.36 und 7.37)**. Zeigen die Hilfslinien des Unterkiefermodells zu den Hilfslinien des Oberkiefermodells eine Abweichung in distaler Richtung, kann diese Situation eine Angle-Klasse II darstellen **(siehe Abb. 7.36)**. Eine entsprechende Abweichung in mesialer Richtung kann eine Angle-Klasse III darstellen **(siehe Abb. 7.37)**.

Die Abweichungen von der Angle-Klasse I in mesialer oder distaler Richtung wer-

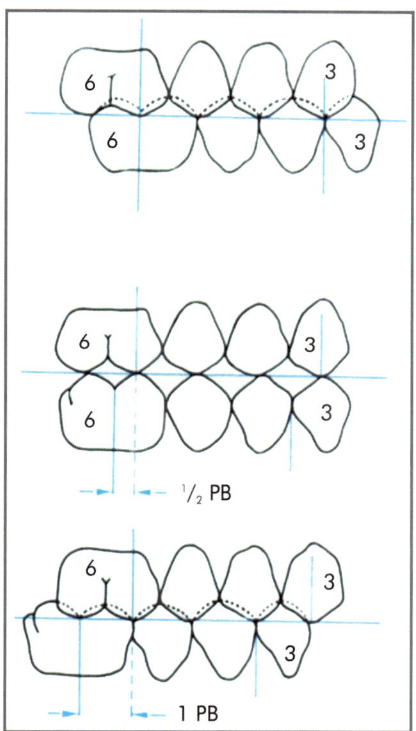

Abb. 7.36 Angle-Klassifizierung (von oben nach unten): Neutral-Okklusion; Distal-Okklusion um eine halbe Prämolarenbreite; Distal-Okklusion um eine Prämolarenbreite.

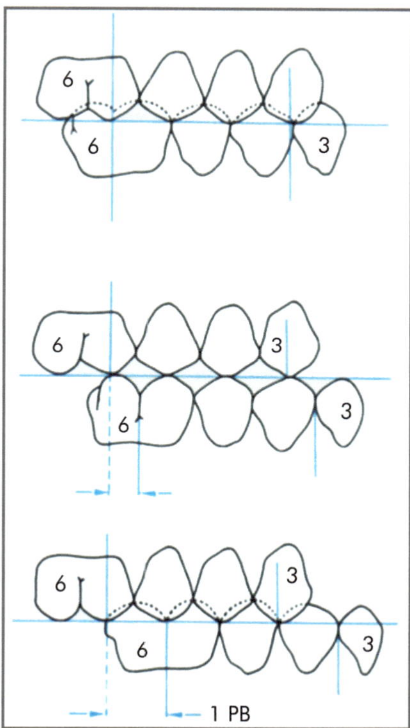

Abb. 7.37 Angle-Klassifizierung (von oben nach unten): Neutral-Okklusion; Mesial-Okklusion um eine halbe Prämolarenbreite; Mesial-Okklusion um eine Prämolarenbreite.

den in Bezug zur Prämolarenbreite (PB) gemessen und festgelegt. Nach Ascher wird der Zustand von $^1/_4$ PB noch zum neutralen Okklusionsbefund, der von $^3/_4$ PB bereits zu einer ganzen PB gerechnet.

Die Sechsjahrmolaren des Unterkiefers können in der habituellen Okklusion in unterschiedlichen Positionen den Sechsjahrmolaren des Oberkiefers zugeordnet sein. Daraus ergeben sich die unterschiedlichen Angle-Klassen, bei denen zusätzlich verschiedene Anomalien innerhalb der beiden Zahnreihen vorliegen können.

7.11.3.2 Die Abweichungen zwischen Okklusion und Bisslage

Okklusion und Bisslage können, müssen aber nicht in jedem Fall, übereinstimmen. Nach H. Schienbein ist der Eckzahnraum als *Pufferzone* anzusehen, denn die Eckzähne selbst erweisen sich, wenn sie sich auf ihrem langen Durchbruchweg erst der Zahnreihe genähert haben, als sehr lagestabil. Die Einstellung der ersten Molaren in neutrale Okklusion bei unverändert neutraler Bisslage erfolgt nach dem Durchbruch der Zähne 35 und 45 durch Mesialwanderung der Zähne 36 und 46. Dementsprechend erscheint eine neutrale Bisslage im Wechselgebiss durch die unterschiedliche Breite von Milchmolaren und Prämolaren mit der daraus entstehenden Distalokklusion der Molaren als Distalbiss. H. Schienbein empfiehlt, bei der Bestimmung der Bisslage stets rekonstruktiv zu klären, welche Zähne oder Zahngruppen in welche Richtung gewandert sind und damit zu Differenzen zwischen den Okklusionsbeziehungen der Zähne und der Bisslage geführt haben. Man unterscheidet eine

- Kippung oder Wanderung von Seitenzähnen längs des Zahnbogens nach mesial oder nach distal und eine
- Kippung oder Wanderung von Frontzähnen längs des Zahnbogens nach den Seiten, mit Überschreitung der Mittellinien.

Für eine korrekte Bisslagebestimmung ist das Modellpaar allein sehr oft nicht ausreichend. Die tatsächliche Bisslagebestimmung kann dann durch ein Fernröntgenbild unterstützt werden.

Fragen zum Meisterwissen Kapitel 7

Frage: Was sagt der Pontsche Index aus?
Antwort: Der Pontsche Index gibt in Soll-Werten Auskunft über die Beziehungen der Breite der vier oberen Schneidezähne (SI oder Summer der Inzisiven) zur vorderen Zahnbogenbreite (4 zu 4) und zur hinteren Zahnbogenbreite (6 zu 6). Da die Pontschen Zahlenwerte in Südfrankreich gewonnen und für Mitteleuropa als etwas zu groß befunden wurden, werden heute die modifizierten Bonner Werte (Korkhaus/Linder/Harth) zugrunde gelegt. Korkhaus ergänzte den Pontschen Index um den Begriff der Zahnbogenlänge (das Lot von 1/1, gefällt auf die Verbindungslinie von 4 zu 4). Der Soll-Wert von LU/UK ist 2 bis 3 Millimeter kürzer als der Soll-Wert von LO/OK (Stärke der Schneiden bzw. sagittaler Schneidenabstand).
Frage: Wie kann der SI-Wert ermittelt werden, wenn obere Schneidzähne fehlen?
Antwort: Fehlen aus irgendeinem Grund obere Schneidezähne, so misst man die Breiten der unteren Schneidezähne. Diese stehen in einem bestimmten Verhältnis zu den oberen. Die Verhältniswerte hat Jäckel erforscht und eine Vergleichstabelle entwickelt. Die Vergleichstabelle nach Jäckel wurde im Abschnitt 7.7.2 näher beschrieben.
Frage: Was ist ein Orthometer?
Antwort: Eine orthodontische Messtabelle nach Korkhaus, die bei Einstellung der Schneidezahnbreitensumme (SI) zugleich das Ablesen der ihr zugehörigen Pontschen Soll-Werte der vorderen und hinteren Zahnbogenbreite und der Zahnbogenlänge ermöglicht.
Frage: Wie lauten die Formeln nach Pont/Korkhaus für die vordere Zahnbogenbreite, die hintere Zahnbogenbreite und für die Zahnbogenlänge?
Antwort:

1. Prämolarenindex

$$\frac{\text{SI} \cdot 100}{\text{vordere Zahnbogenbreite}} = 85$$

2. Molarenindex

$$\frac{\text{SI} \cdot 100}{\text{hintere Zahnbogenbreite}} = 65$$

3. Zahnbogenlängenindex

$$\frac{SI \cdot 100 = \text{Zahnbogenlänge (OK)}}{170} = 100$$

Frage: Wie verläuft die Kau-Ebene?
Die Kau-Ebene steht senkrecht zur Raphe-Median-Ebene und senkrecht zur Tuber-Ebene. Auf dem Gipsmodell kann man sie nach der von Gysi beschriebenen Weise darstellen. Danach haben die Zähne in folgender Weise Kontakt zur Ebene: Die Zähne 11 und 21 mit den Schneiden, 13 und 23 mit den Eckzahnspitzen, 14 und 24 mit den bukkalen Höckern, 15 und 25 mit beiden Höckern und 16 und 26 mit den mesio-palatinalen Höckern.
Frage: Welche Abweichungen misst man von der Kau-Ebene aus?
Antwort: Von der Kau-Ebene aus werden die vertikalen Abweichungen gemessen.
Frage: Was versteht man unter Supraokklusion?
Antwort: Eine vertikale Okklusionsstörung, einen starken Schneidezahnüberbiss (Tiefbiss).
Frage: Was versteht man unter Supraposition?
Antwort: Eine vertikale Abweichung von Zähnen mit ihrem Alveolaranteil über die Okklusions-Ebene hinaus. Diese Abweichungen werden von der Okklusions-Ebene her gemessen.
Frage: Was ist Infraokklusion?
Antwort: Eine vertikale Stellungsabweichung, bei der einzelne Zähne oder ganze Zahngruppen nicht mit ihren Antagonisten okkludieren. Die Infraokklusion kann bedingt sein durch zu lange im Kiefer verbliebene Milchzähne oder durch offenen Biss.
Frage: Was ist Infraposition?
Antwort: Ein Zustand, bei dem die Zähne im Einzelkiefer die Okklusions-Ebene nicht erreichen (submerged teeth/versunkene Zähne).
Frage: Geben Sie eine genaue Definition des dreidimensionalen Gebissbefunds.
Antwort: Der dreidimensionale Gebissbefund ist die Summe der Abweichungen im Oberkiefer, im Unterkiefer sowie in den Lagebeziehungen des Unterkiefers zum Oberkiefer in sagittaler, transversaler und in vertikaler Richtung.
Frage: Welche Abweichungen misst man von der Raphe-Median-Ebene aus?
Antwort: Von der Raphe-Median-Ebene aus werden die transversalen Abweichungen gemessen.
Frage: Welche Abweichungen misst man von der Tuber-Ebene aus?
Antwort: Von der Tuber-Ebene aus werden die sagittalen Abweichungen gemessen.
Frage: Welche Abweichungen misst man von der Kau-Ebene aus?
Antwort: Von der Kau-Ebene aus werden die vertikalen Abweichungen gemessen.
Frage: Was versteht man unter apikaler Basis und unter Torsion?
Antwort: Die apikale Basis ist die Verbindung aller Wurzelspitzen und Torsion bedeutet Drehung.

Kapitel 8 Arbeitsanweisung und systematische Arbeitsweise

Den Inhalt auf einen Blick

8.1 Die Arbeitsanweisung

Konstruktionszeichnungen oder schriftliche Arbeitsanweisungen zur Herstellung kieferorthopädischer und/oder funktionskieferorthopädischer Geräte und Apparaturen sollten aufgrund der notwendigen beruflichen Qualifikation grundsätzlich und ausschließlich vom Kieferorthopäden bzw. Zahnarzt erstellt werden.

Mündliche Arbeitsanweisungen sowie direkte Markierungen auf den Modellen sind für gewerbliche Laboratorien unvorteilhaft. Unklarheiten, die eine Rücksprache erfordern, stören den Betrieb der Praxis und des Labors und bedeuten zeitlichen Mehraufwand. Diese Feststellung muss für ein Praxislabor nicht unbedingt gelten. Hier kann der direkte Kontakt zwischen Kieferorthopäden und Techniker und die Diskussion anhand von Modellen durchaus sinnvoll sein.

Auch Markierungen, die direkt auf dem Modell angebracht werden, haben sich als unvorteilhaft erwiesen. Sie können durch die verschiedenen, zur Fertigstellung der kieferorthopädischen Apparatur notwendigen Arbeitsgänge (Dublierung, Lötung, Polymerisation, Reinigung etc.) teilweise, manchmal aber auch ganz vernichtet werden. Dadurch entfällt der wesentliche Bestandteil einer nachträglichen Kontrollmöglichkeit.

Empfehlenswert ist daher die schriftliche Arbeitsanweisung. Durch die schriftliche Arbeitsanweisung und/oder Konstruktionszeichnung erhält das Labor klare Informationen zur Geräteherstellung. Dazu hat sich die Nutzung von praxisbezogenen Vordrucken und Formularen bestens bewährt.

8.2 Das Trimmen der Modelle

Das korrekte Trimmen der Modelle ist eine Voraussetzung, um die habituelle Interkuspidation zu erkennen und zu bestimmen. Dazu werden die Modelle auf ihre posteriore Fläche gestellt.

Die posteriore Fläche kieferorthopädischer Modelle sollte der Tuber-Ebene entsprechen, senkrecht zur Modell-Grundfläche verlaufen und im rechten Winkel zur Raphe-Median-Ebene stehen.

8.2.1 Einzeichnen der Hilfslinien

Um die Modelle dreidimensional richtig trimmen zu können, zeichnet man am Modell folgende Hilfslinien ein:

- Die Mittellinie des OK-Modells, die der RME entspricht **(Abb. 8.1)**.
- Eine Linie im dorsalen Bereich des Oberkiefermodells, die im rechten Winkel zur Mittellinie steht **(siehe auch Abb. 8.2)**.
- Eine Linie auf dem Sockel des Oberkiefermodells. Sie verläuft parallel zur Kau-Ebene und markiert die Modellpaar-Oberseite **(Abb. 8.2)**.
- Eine Linie auf dem Sockel des Unterkiefermodells. Sie verläuft analog zu der eingezeichneten Linie am Oberkiefermodell parallel zur Kau-Ebene und zeigt die Modellpaar-Grundlinie an **(siehe auch Abb. 8.2)**.

Es muss noch einmal betont werden, dass die Asymmetrie des Körpers – einschließlich der Kiefer – nur eine approximative Festlegung einer sogenannten Mittellinie erlaubt.

8.2.2 Vorgehensweise beim Trimmen

Das Trimmen der Modelle lässt sich in sechs einzelne Arbeitsschritte unterteilen. Die Reihenfolge der Arbeitsschritte ist verbindlich.

1. Man trimmt den Sockel des Oberkiefermodells bis zur markierten Linie. Die Modellpaar-Oberfläche, die dabei entsteht, verläuft parallel zur Kau-Ebene **(Abb. 8.3)**.

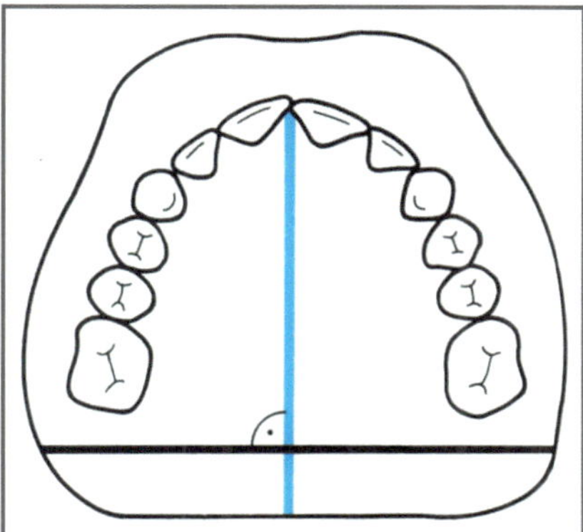

Abb. 8.1 Modell mit eingezeichneter Mittellinie und einer dorsalen Begrenzungslinie im rechten Winkel zur Mittellinie

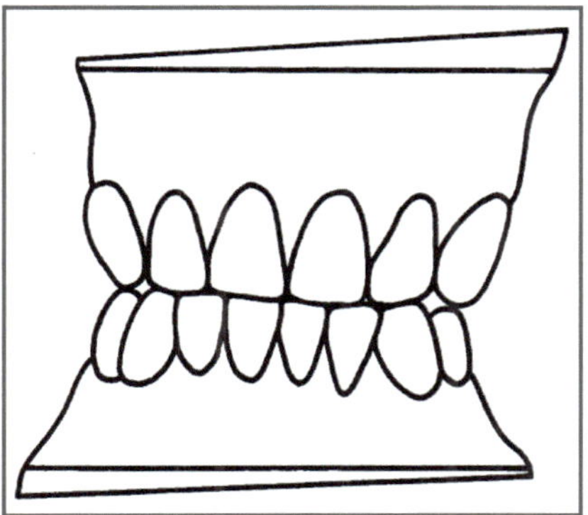

Abb. 8.2 Sockelbegrenzungslinien am OK-und UK-Modell, parallel zur Kau-Ebene

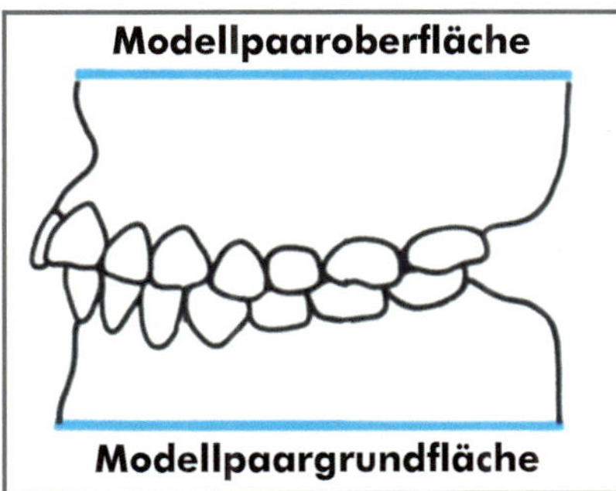

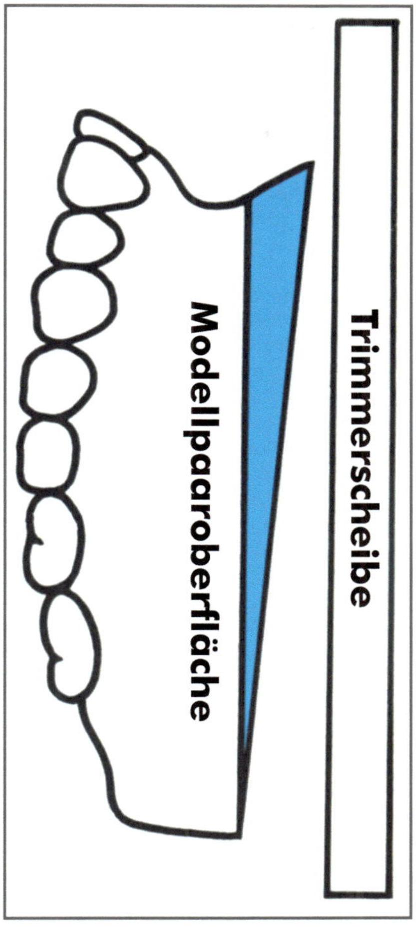

Abb. 8.3 Beschleifen der Modellpaar-Oberfläche

2. Analog zum Oberkiefermodell wird das Unterkiefermodell beschliffen. Es entsteht eine Modellpaar-Grundfläche, die ebenfalls parallel zur Kau-Ebene verläuft **(Abb. 8.4)**.

Abb. 8.4
Modellpaar mit korrekt beschliffener Modellpaar-Oberfläche im OK und Modellpaar-Grundfläche im UK

3. Das Oberkiefermodell wird im dorsalen Bereich bis zur eingezeichneten Markierungslinie zurechtgetrimmt. Diese verläuft im rechten Winkel zur Mittellinie. Die posteriore Fläche des Modells entspricht der Tuber-Ebene **(Abb. 8.5 und 8.6)**.
4. Front und Seitenflächen des Modells können zurechtgetrimmt werden. Ob die Modelle rund oder eckig beschliffen werden, entspricht den Vorgaben des Kieferorthopäden **(Abb. 8.7 und 8.8)**.
5. Das Oberkiefermodell ist somit fertiggetrimmt. Das Unterkiefermodell wird mit dem Biss, mit dem der Behandler die habituelle Interkuspidation festgehalten hat, auf das Oberkiefermodell aufgesetzt. Um das Unterkiefermodell zu beschleifen, dreht man das Modellpaar auf die Modellpaar-Oberfläche (OK nach unten, UK nach oben) und setzt die Oberkieferbasis waagerecht auf den Trimmertisch. Das Modellpaar wird in dieser Formation gegen die Trimmerscheibe geführt. Dabei wird die dorsale Fläche plan zu der bereits getrimmten Dorsalfläche des Oberkiefermodells geschliffen **(Abb. 8.9)**.
6. Ein Kontrollvorgang schließt das Trimmen der Modelle ab. Die Modelle dürfen beim Aufstellen auf eine plane Fläche (z. B. Glasplatte) durch die posteriore Fläche ihre Lage zueinander nicht verändern. Nur so ist eine exakte Bisslagenbestimmung (z. B. nach Angle) möglich **(Abb. 8.10)**.

Es wird im Rahmen gnathologischer Maßnahmen zunehmend erkannt, dass das Festhalten der habituellen Interkuspidation weniger aussagekräftig ist, als die nach gnathologischen Gesichtspunkten vorgenommene Montage in einem adäquaten Artikulator.

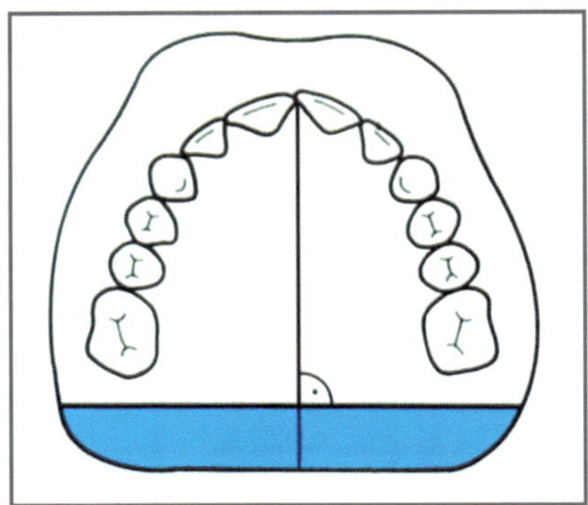

Abb. 8.5 Beschleifen der posterioren Fläche des OK-Modells

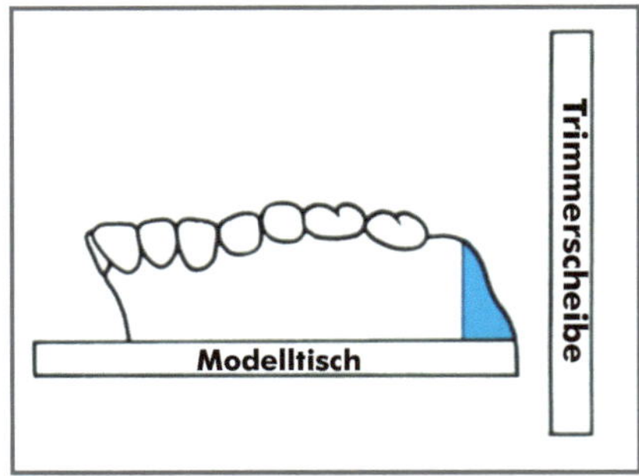

Abb. 8.6 Beschleifen der posterioren Fläche des OK-Modells

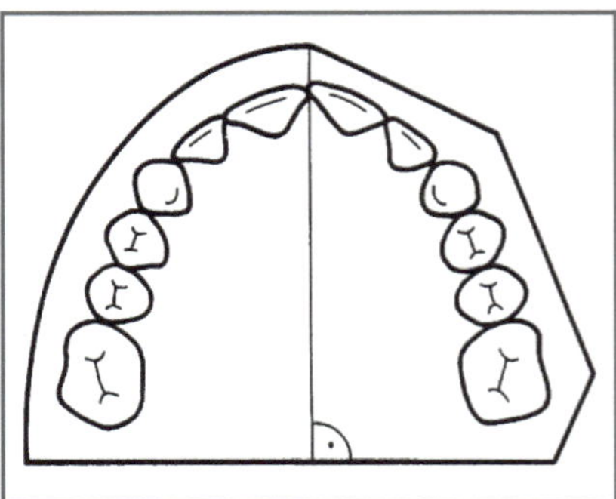

Abb. 8.7 Der Modellsockel kann rund oder eckig beschliffen werden

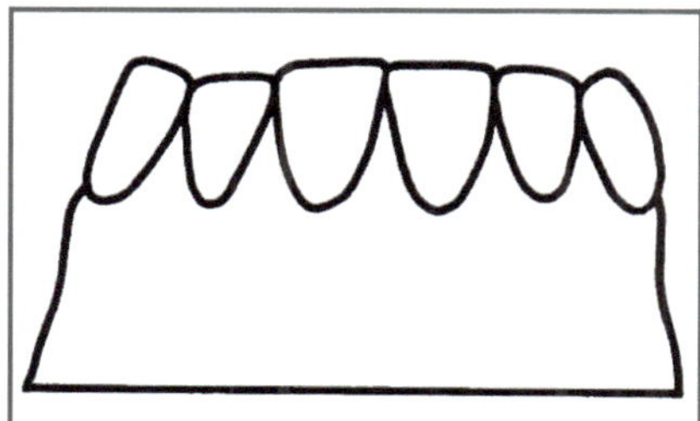

Abb. 8.8 Fertig getrimmtes OK-Modell von frontal

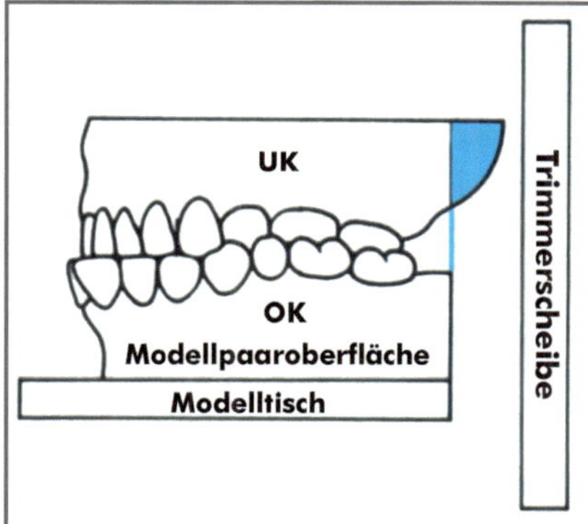

Abb. 8.9 Trimmen der posterioren Fläche des UK-Modells parallel zur posterioren Fläche des OK-Modells

8.3 Radierungen an den Modellen

Um ein kieferorthopädisches Gerät funktionell richtig herstellen zu können, muss als vorbereitende Maßnahme am Modell sehr oft radiert werden. Als Beispiel sollen hier wertfrei drei Gerätetypen aufgezeigt werden, bei denen Radierungen an den unterschiedlichsten Stellen der Modelle erforderlich sind. Das Radieren von Bläschen, die im Lauf der Abdrucknahme oder der Modellherstellung entstanden sind, wird dabei nicht berücksichtigt. Der Kieferorthopäde kann die Radierung sowohl selbst vornehmen (vergleiche dazu Punkt 2 und 3), als auch dem Techniker die entsprechende Anweisung dazu geben.

Die Radierung kann beispielsweise an folgenden Stellen der Modelle erforderlich sein:

1. Im Bereich der Papillen: um beispielsweise günstigere vestibuläre Abstützungspunkte von Halteelementen bei Plattengeräten zu erhalten (siehe auch Abschnitt 8.3.1).
2. Im Bereich der Umschlagfalte: beispielsweise zur korrekten Gestaltung der Seitenschilder des Funktionsreglers nach Fränkel.

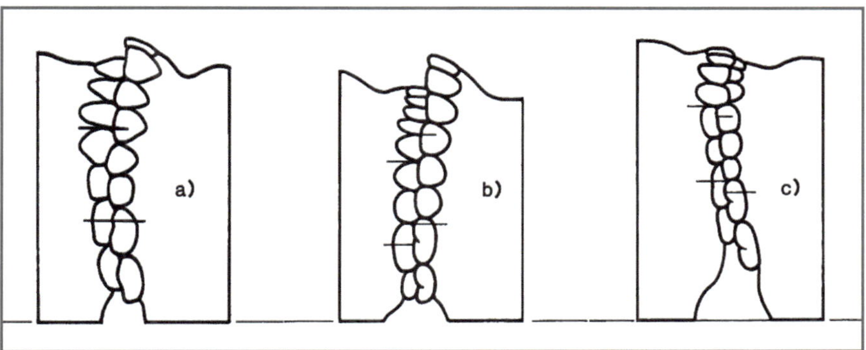

Abb. 8.10 a) korrekt beschliffenes Modellpaar in Neutralbisslage, b) in Distalbisslage und c) in Mesialbisslage.

3. Im interdentalen Bereich: ebenfalls zur Einlagerung der Eckzahnschlaufen und des Palatinalbügels des Funktionsreglers nach Fränkel.
4. Im Bereich der Papillen und des Gingivasulkus: um beispielsweise bei Crozatgeräten zu erreichen, dass die Jacksonklammer die anatomische Form des Zahns umfasst und dadurch ausreichend gut fixiert.

8.3.1 *Radierung im Bereich der Papillen für Plattengeräte*

In jedem Fall soll vor dem Biegen von Halteelementen am Modell im Bereich der vestibulären Abstützungspunkte der Klammern die interdentale Papille um etwa zwei Millimeter radiert werden. Hierdurch können schon beim Biegen der Klammer die sich gingivalwärts der Kontaktpunkte an den Zähnen abstützenden Klammerenden in eine günstige Ausgangsposition gebracht werden. Wird nun die fertiggestellte Platte in die Mundhöhle eingegliedert, kann eine optimale Lage des Klammerendes in Hinsicht auf die Abstützbezirke am Zahn oder im Interdentalbereich erzielt werden. Wegen der guten Resilienz der jugendlichen Schleimhaut sind keine Druckstellen zu erwarten. Wird bei der Vorbereitung des Arbeitsmodells die Korrektur unterlassen, werden die oft zu kurz geformten oder ungünstig am Ansatzpunkt anliegenden Halteelemente ihrer Aufgabe nicht gerecht, weil sie nicht so gut aktiviert werden können.

8.4 Der Konstruktionsbiss

Der Konstruktionsbiss ist ein wesentliches Element bei der Herstellung funktionskieferorthopädischer Geräte. Mit dem Konstruktionsbiss wird bei den funktionskieferorthopädischen Apparaturen die intermaxilläre Verbindung des Unterkiefers zum Oberkiefer hergestellt. Allein schon aus diesem Grund muss der Konstruktionsbiss vom Kieferorthopäden am Patienten genommen werden.

Die Bedeutung der Konstruktionsbissnahme am Patienten, aber auch die Wirkungslosigkeit funktionskieferorthopädischer Geräte, die anhand eines im Labor angefertigten Konstruktionsbisses hergestellt wurden, ist in der Literatur bereits hinlänglich beschrieben worden.

Eine laborseitige, willkürliche räumliche Zuordnung von Modellen ist keinesfalls ein Ersatz für einen am Patienten genommenen Konstruktionsbiss.

8.4.1 *Die dreidimensionale Wertung des Konstruktionsbisses*

Die räumliche Zuordnung des Unterkiefermodells zum Oberkiefermodell durch den Konstruktionsbiss kann man dreidimensional nach der sagittalen, transversalen und vertikalen Ebene oder Dimension bewerten.

- Die sagittale Dimension steht in Zusammenhang mit der Okklusion, wobei eine Klasse-I-Verzahnung angestrebt wird.
- Mithilfe der transversalen Dimension bewertet man die Zuordnung in Hinsicht auf die Mittellinie.
- Mithilfe der vertikalen Dimension bewertet man die Frontzahnbeziehung des Unterkiefers zum Oberkiefer in Bezug auf die Speesche Kurve.

8.4.2 *Die Distanz der vertikalen Bisssperre*

Die vertikale Distanz (Bisssperre) bei einem Konstruktionsbiss ist nicht einheitlich. Ausschlaggebend ist immer die vertikale Distanz, die von den *geistigen Vätern* funktionsbedingt dem jeweiligen Gerätetyp zugeordnet wird. So empfiehlt Klammt für die Konstruktionsbissnahme des elastisch-offenen Aktivators (EOA), die vertikale Distanz so zu gestalten, dass sich die Schneidezähne berühren. Havold und Woodside hingegen empfehlen für ihren Aktivator eine Bisssperre von zehn Millimetern und mehr.

8.5 Der Modellsockler

Der Modellsockler kann dazu verwendet werden, die Modelle in eine lagerichtige, reproduzierbare Position zu bringen. Die Modelle können durch den Einsatz eines Modellsocklers in folgende Relationen übergeführt werden:

1. Unter Anwendung eines zentrischen Registrats in die entsprechende Bisslage (neutrale, distale oder mesiale Bisslage).
2. Unter Anwendung eines Konstruktionsbisses in die vom Kieferorthopäden vorgegebene Bisslage.

Das Einsetzen der Modelle in den Modellsockler

Das Unterkiefermodell wird mit Klebewachs symmetrisch an der Unterseite der Nivellierungsplatte befestigt. Durch den Stützstift und die beiden Metallstifte im Sockler wird die Nivellierungsplatte mit dem Modell in der gewünschten Position gehalten **(Abb. 8.11)**. Nach dem Ausgießen der Unterkieferform und dem Aushärten des Gipses wird die Nivellierungsplatte entfernt sowie das Oberkiefermodell in Okklusion zu dem Unterkiefermodell gebracht (zentrisches Registrat oder Konstruktionsbiss) und entsprechend fixiert. Schließlich wird die zweite Modellform mit Gips gefüllt und der Oberkiefer darin eingebettet **(Abb. 8.12)**. Der Gipsüberschuss wird entfernt und die Modelle werden nach dem Aushärten beispielsweise mit Talkum geglättet **(Abb. 8.13)**.

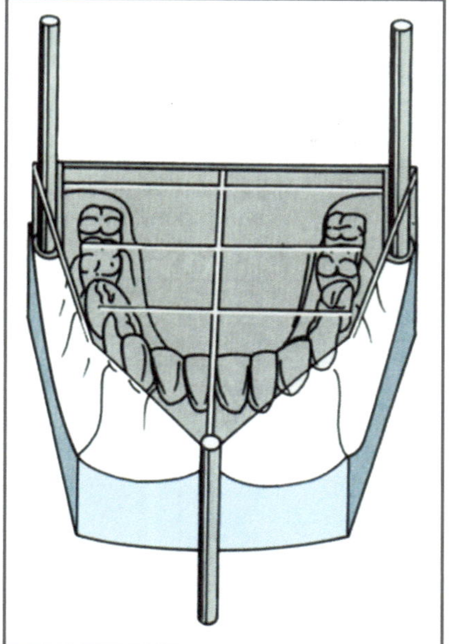

Abb. 8.11 Eingipsen des Unterkiefermodells mit Hilfe der Nivellierungsplatte

8.6 Der Fixator

Zur Herstellung kieferorthopädischer Geräte und funktionskieferorthopädischer Apparate, mit denen u. a. die Bisslage verändert werden soll (Einstellen in die Angle-Klasse I), werden die Modelle mit Hilfe eines Konstruktionsbisses in den Fixator eingegipst **(Abb. 8.14)**. Der dazu benötigte Konstruktionsbiss muss vom Kieferorthopäden oder Zahnarzt genommen werden. Eine willkürliche räumliche Zuordnung der Modelle durch den Techniker, die den Konstruktionsbiss ersetzen soll, ist unzulässig. Die durch den Konstruktionsbiss vorgegebene Höhe der Bisssperre darf im Fixator dann nicht mehr verändert werden, da sich die Modelle im Fixator in keiner Relation zum Kiefergelenk befinden.

8.6.1 Allgemeine Forderungen an den Fixator

Die allgemeinen Forderungen an den Fixator lassen sich wie folgt beschreiben:

1. Die Handhabung soll einfach und sicher sein. Der Fixator soll bei *zentraler* Belastung gut ineinander gleiten **(Abb. 8.15)**. Durch eine eckige Führung einer Rändelschraube versehen sein soll, die Höhe der vertikalen Bisssperre sichern **(Abb. 8.16)**.
2. Die Stabilität soll gewährleistet sein. Auch bei Belastung der *Fixatorarme am*

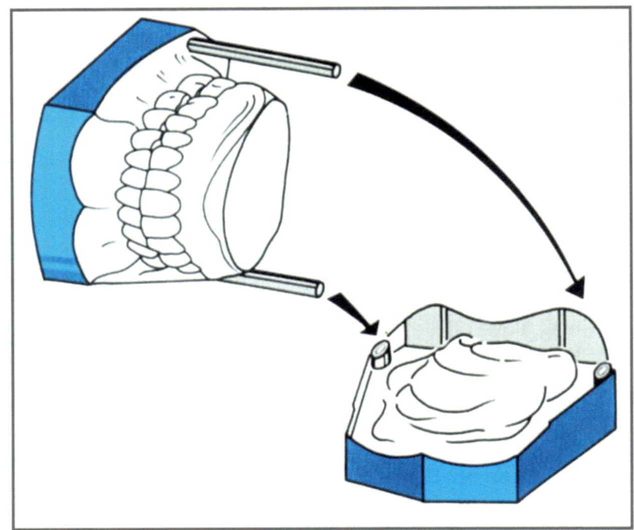

Abb. 8.12
Eingipsen des OK-Modells

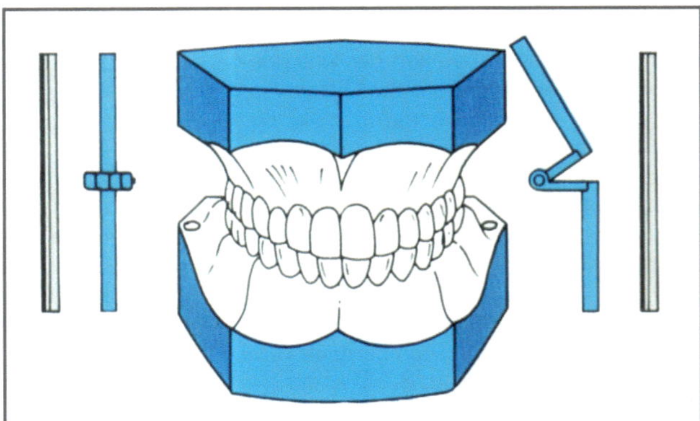

Abb. 8.13
Das fertig eingegipste OK-Modellpaar im Modellsockler

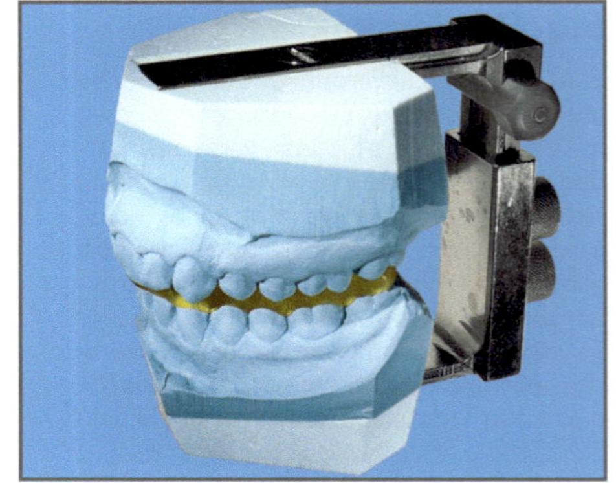

Abb. 8.14
Ein mit einem Konstruktionsbiss in den FKO-Gelenk-Fixator eingegipstes Modellpaar

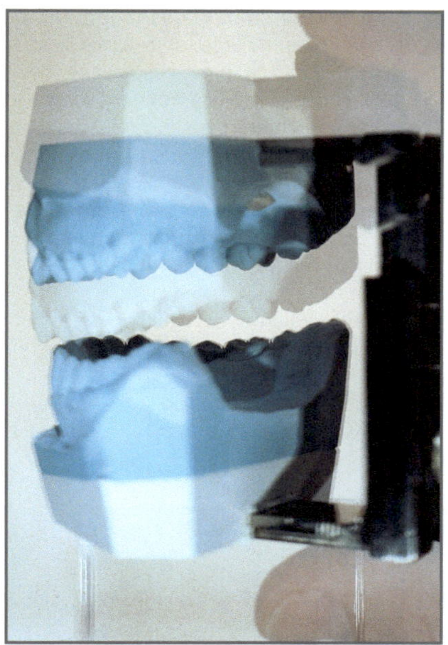

Abb. 8.15 Der Fixator soll bei zentraler Belastung gut ineinander gleiten

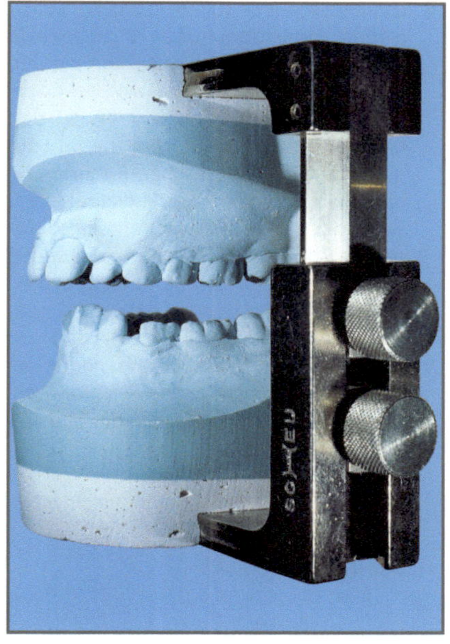

Abb. 8.16 Der Fixator hat eine eckige Führung. Der plane Sperrblock, mit einer Rändelschraube versehen, sichert die vertikale Bisslage

äußeren Ende durch Druck auf die Modelle soll der Fixator stabil bleiben **(Abb. 8.17)**. Nach dem Eingipsen der Modelle in den Fixator sollen sie trotz der Expansion des Gipses absolut stabil bleiben. Dies gilt auch während des Wässerns der eingegipsten Modelle und des Auftragens des Kaltpolymerisats sowie nach der Polymerisation im Drucktopf.

3. Die vorgegebene Bisslage soll rasch und einfach reproduzierbar sein.

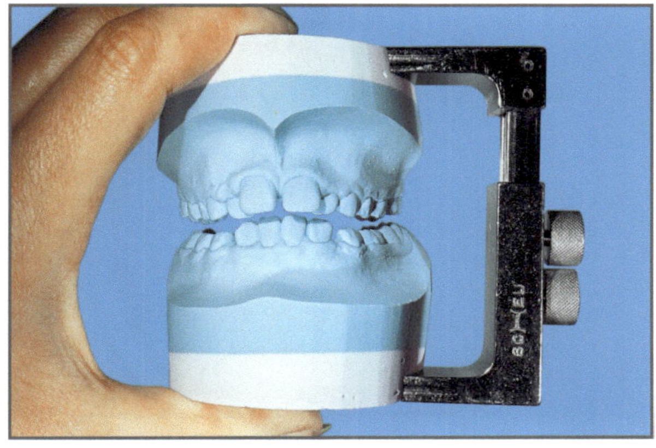

Abb. 8.17
Die Stabilität des Fixators soll auch bei Belastung der Fixatorarme am äußeren Ende durch Druck auf die Modelle gewährleistet sein

4. Die Gipsmodelle sollen von den Fixatorarmen abgezogen und in die exakte Ausgangsposition zurückgeführt werden können. Dies ist beispielsweise bei nachträglichen Arbeitsmaßnahmen an den Geräten und Apparaturen, die im Lauf einer kieferorthopädischen Behandlung notwendig bzw. indiziert sind, relevant. Auch bei der Herstellung eines Positioners aus thermoplastischer Folie sollen die Gipsmodelle von den Fixatorarmen abgezogen und auch wieder zurückgeführt werden können **(Abb. 8.18)**.
5. Das Tiefziehen thermoplastischer Folien über den gesamten *Modell-Fixator-Komplex* sollte möglich sein. Bei der Herstellung des Positioners aus thermoplastischen Folien ist eine labio-bukkale Verstärkung durch eine zusätzliche Folie vorteilhaft. Um diese Folie im Tiefziehgerät verarbeiten zu können, darf die Gesamthöhe des *Modell-Fixator-Komplexes* – vom anterioren Anteil des eingegipsten Modellpaars bis zum posterioren Anteil des Fixators gemessen – nicht zu hoch sein **(Abb. 8.19)**.

Zur Zeit erfüllen zwei Fixatoren diese Forderungen bestens:

- der FKO-Split-Fixator und
- der FKO-Gelenk-Fixator.

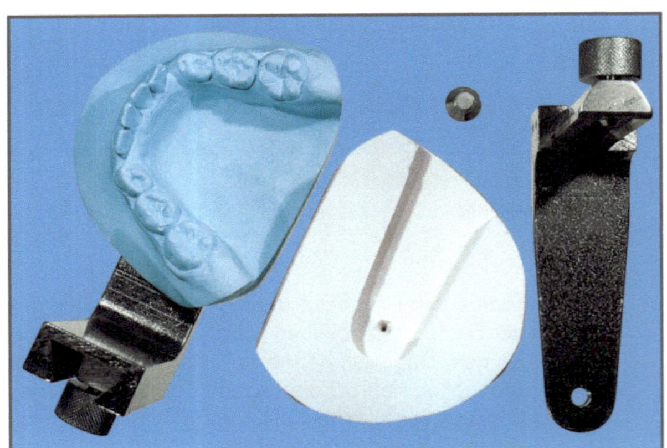

Abb. 8.18
Die Gipsmodelle sollen von den Fixatorarmen abgezogen und in die exakte Ausgangsposition zurückgeführt werden können

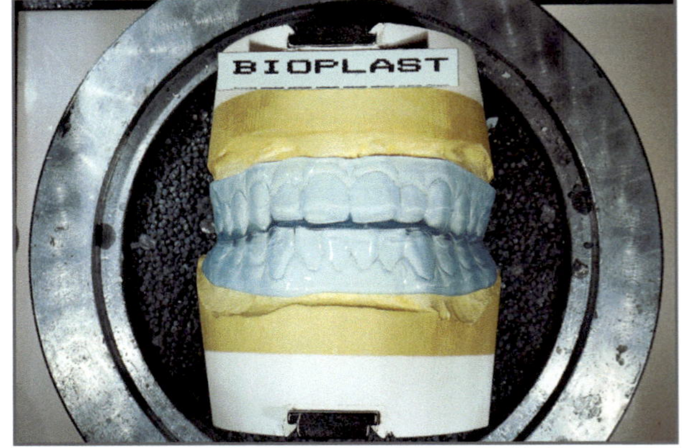

Abb. 8.19
Zur labiobukkalen Verstärkung des Positioners kann über den gesamten Modell-Fixator-Komplex eine zusätzliche Folie tiefgezogen werden. Dazu wird das in den Fixator eingegipste Modellpaar zum Tiefziehen in Bleigranulat eingebettet.

FKO-Split-Fixator

Der FKO-Split-Fixator **(siehe auch Abb. 8.16)** ist ein vertikal verstellbarer Okklusionshalter mit einstellbarer Bisssperre zur Herstellung kieferorthopädischer bzw. funktionskieferorthopädischer Geräte und Apparate.

FKO-Gelenk-Fixator

Der FKO-Gelenk-Fixator eignet sich besonders zur Herstellung bimaxillärer FKO-Geräte.

Eine Arbeitserleichterung bieten die zum FKO-Gelenk-Fixator gehörenden Montageschienen **(Abb. 8.20)**. Diese Kunststoffschienen werden auf die Fixatorarme aufgeschoben und mit einer Schraube in einer exakten, jederzeit reproduzierbaren Position fixiert und gehalten. Die Modelle werden im Konstruktionsbiss mit den Montageschienen zusammen im Fixator eingegipst. Den jeweiligen Arbeitsschritten entsprechend können die Modelle dann jederzeit von den Fixatorarmen gelöst und z. B. nach Drehung um 180° wieder reponiert werden. Die Millimetereinteilung auf dem UK-Fixatorarm ermöglicht ein kontrolliertes Verschieben des Modells in sagittaler Richtung.

Das im Oberteil des Fixators eingebaute Gelenk vereinfacht das Einschleifen von FKO-Geräten und das Herstellen von geteilten Aktivatoren.

8.6.2 Einsetzen der Modelle in den Fixator

Zum lagerichtigen, korrekten Einstellen (Eingipsen) der Modelle in den Fixator muss der vom Kieferorthopäden gefertigte Konstruktionsbiss verwendet werden.

Der Fixator kann und soll nicht die Aufgabe des Artikulators übernehmen. Er ist ein *Okklusionshalter* und dient ausschließlich zur Fixierung der Modelle in der durch den Konstruktionsbiss vorgegebenen Bisslage (vergl. Abb. 8.14).

Ein *Heben oder Senken* der durch den Konstruktionsbiss vorgegebenen Bisssperre im Fixator wäre falsch, da sich die Modelle im Fixator in keiner Relation zum Kiefergelenk befinden. Das Modellpaar soll mit dem Konstruktionsbiss so in den Fixator eingegipst werden, dass der Fixator beim späteren Arbeitsablauf möglichst nicht hinderlich ist. Einige Beispiele, bei denen der Fixator bei den einzelnen Arbeitsschritten nicht hinderlich sein soll, lassen sich wie folgt benennen:

- bei der Kontrolle der Drahtretentionen zum Gegenkiefer,
- beim Einbau kieferorthopädischer Schrauben in funktionskieferorthopädische Geräte,

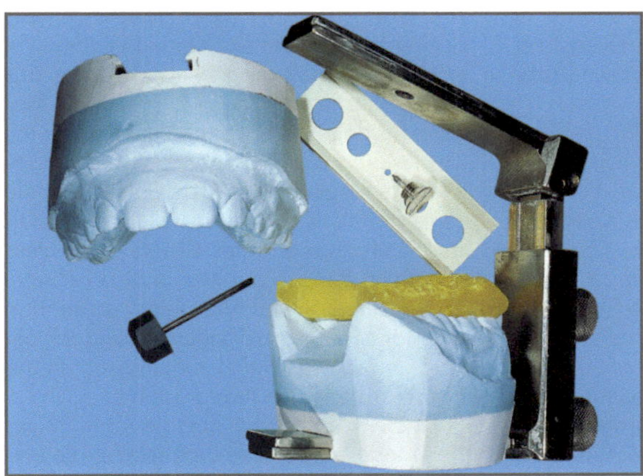

Abb. 8.20
Der FKO-Gelenk-Fixator mit aufklappbarem Gelenk und abnehmbaren Montageschienen. Nach einer Drehung um 180° wurde das UK-Modell im Fixator reponiert.

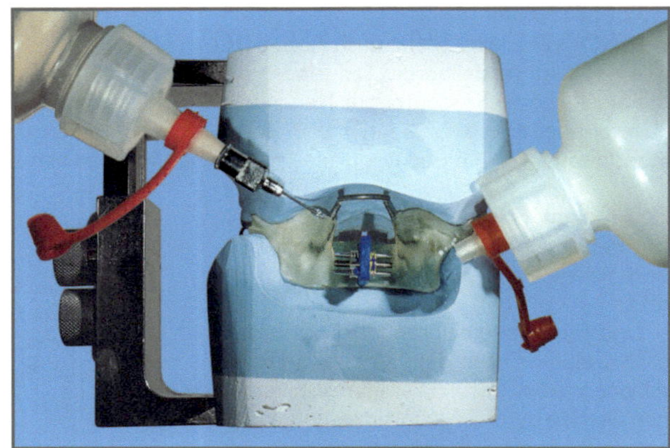

Abb. 8.21
Der dorsale Anteil soll für den Einbau kieferorthopädischer Schrauben, das Auftragen von Kaltpolymerisat und das Belichten des lichthärtenden Kunststoffs gut zugänglich sein

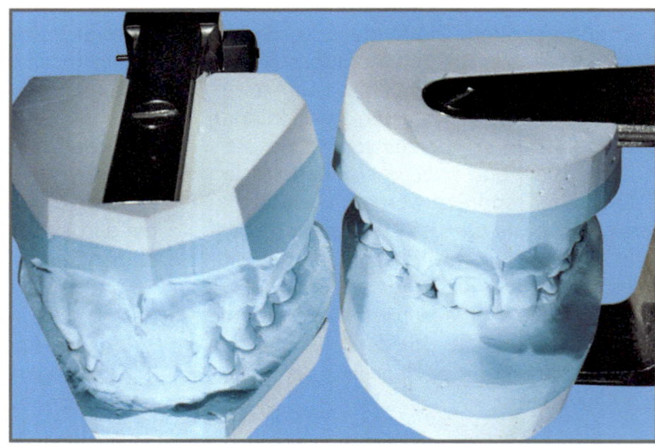

Abb. 8.22
Vergleich des unterschiedlichen Eingipsens der Modelle in den Fixator. Links der Gelenk-Fixator mit Kunststoffschienen, rechts der FKO-Split-Fixator.

- beim Auftragen des Kaltpolymerisats (Streu- oder Anteigmethode),
- beim Belichten lichthärtenden Kunststoffs bei der Herstellung von Aktivatoren **(Abb. 8.21)**.

Die Lage des Modellpaars im FKO-Split-Fixator

Sollte sich die Kunststoffbasis des herzustellenden Geräts größtenteils im vestibulären Bereich der Mundhöhle befinden (z. B. die Lippen- und Wangenschilder des Funktionsreglers nach Fränkel), erweist es sich als günstig, wenn man die Modelle mit der gedachten RME (Raphe-Median-Ebene) parallel zur Längsachse der Fixatorarme in den Fixator stellt. Dies erleichtert das Auftragen des Kaltpolymerisats im Bereich der Lippen- und Wangenschilder oder das Belichten des lichthärtenden Kunststoffs in diesem Bereich.

Für die Herstellung des Positioners aus thermoplastischem Material sollten die Modelle für das Tiefziehverfahren ebenfalls mit der RME parallel zur Längsachse der Fixatorarme eingegipst werden. Sofern sich die Kunststoffbasis des herzustellenden funktionskieferorthopädischen Geräts größtenteils im oralen Bereich der Mundhöhle befindet (z. B. beim Aktivator Monobloc), sollte man die Modelle zur Arbeitserleichterung mit der RME im rechten Winkel zur Längsachse der Fixatorarme in den Fixator stellen.

Dadurch bleibt der dorsale Anteil hinter den Modellen frei. Die Beispiele für die entsprechende Arbeitserleichterung wurden bereits bei Einstellung der Modelle in den Fixator erläutert **(Abb. 8.22)**.

Die Lage des Modellpaars im FKO-Gelenk-Fixator

Zum Arbeiten mit dem FKO-Gelenk-Fixator setzt man die Modelle so in den Fixator, dass die Längsachse der Fixatorarme parallel zur gedachten RME des Modellpaars verläuft **(vergleiche Abb. 8.22)**.

Durch das Eingipsen der Modelle in den Fixator bleiben die Montageschienen im Eingipssockel. Den jeweiligen Arbeitsschritten entsprechend, können die Modelle dann jederzeit von den Fixatorarmen gelöst werden und z. B. nach einer Drehung um 180° in der durch den Konstruktionsbiss vorgegebenen Bisslage wieder reponiert werden.

8.7 Arbeitsanleitung zur Herstellung kieferorthopädischer bzw. funktionskieferorthopädischer Apparaturen

Die Systematik der einzelnen Arbeitsschritte zur Herstellung von kieferorthopädischen bzw. funktionskieferorthopädischen Apparaturen ist in **Abbildung 8.23** übersichtlich. Einige nähere Erläuterungen zu den wesentlichen zahntechnischen Arbeiten sollen das Verständnis noch vertiefen.

Das Radieren der Modelle soll nach Anweisung oder Absprache des Kieferorthopäden erfolgen.

Das Einstellen der Modelle in den Fixator mit Hilfe eines Konstruktionsbisses ist für die Herstellung eines Aktivators unbedingt erforderlich. Zur Herstellung von Vorschubdoppelplatten, Plattenapparaturen mit frontalem Aufbiss und/oder seitlichen Aufbissen etc. werden die Modelle ebenfalls mit Hilfe eines Konstruktionsbisses in den Fixator gestellt.

Das Einstellen der Modelle in den Fixator kann nur mit dem von einem Kieferorthopäden hergestellten Konstruktionsbiss erfolgen. Ein Heben und Senken des Bisses im Fixator ist dann nicht mehr gestattet.

Das Einzeichnen der Mittellinie auf dem Modell hilft bei der lagerichtigen Platzierung der Transversalschraube (Nachstellschraube) auf dem Ober- und/oder Unterkiefermodell. Auf die Retentionslinie sollen sämtliche Drahtretentionen gleichmäßig auflaufen (in der Regel ca. fünf bis sieben Millimeter unterhalb des Zahnfleischsaums). Dadurch erhält die Plattenapparatur ein gefälliges Design.

Das Ausblocken untersichgehender Schleimhautanteile mit Wachs bezieht sich vornehmlich auf den Bereich des Alveolarfortsatzes des Unterkiefers. Dadurch kann ein ungewolltes und unkontrolliertes Zerbrechen des Modells beim Abheben der Apparatur vom Modell nach der Polymerisation verhindert werden. Im Übrigen kann es dann verständlicherweise auch beim Patienten zu erheblichen Problemen kommen, wenn solche Bereiche nicht ausgewachst wurden.

Das Isolieren der Modelle nach der Einzeichnung der Hilfslinien hat zur Folge, dass sich diese Linien größtenteils nicht auf die Basalseite der fertiggestellten Apparatur übertragen. Allerdings sollten die Modelle in jedem Fall noch vor dem Biegen der Drahtelemente gleichmäßig und dünn isoliert werden. Verfährt man in umgekehrter Reihenfolge, besteht die Gefahr, dass sich bei dem Festkleben der Drahtelemente aufgrund der Adhäsionskraft eine Isolationsschicht zwischen der Drahtretention und dem Modell bildet. Beim nötigen Entfernen dieser Isolationsreste zwischen Modell und Drahtretentionen können die Drahtelemente durch den Einsatz von Pressluft gelockert oder ungewollt entfernt werden.

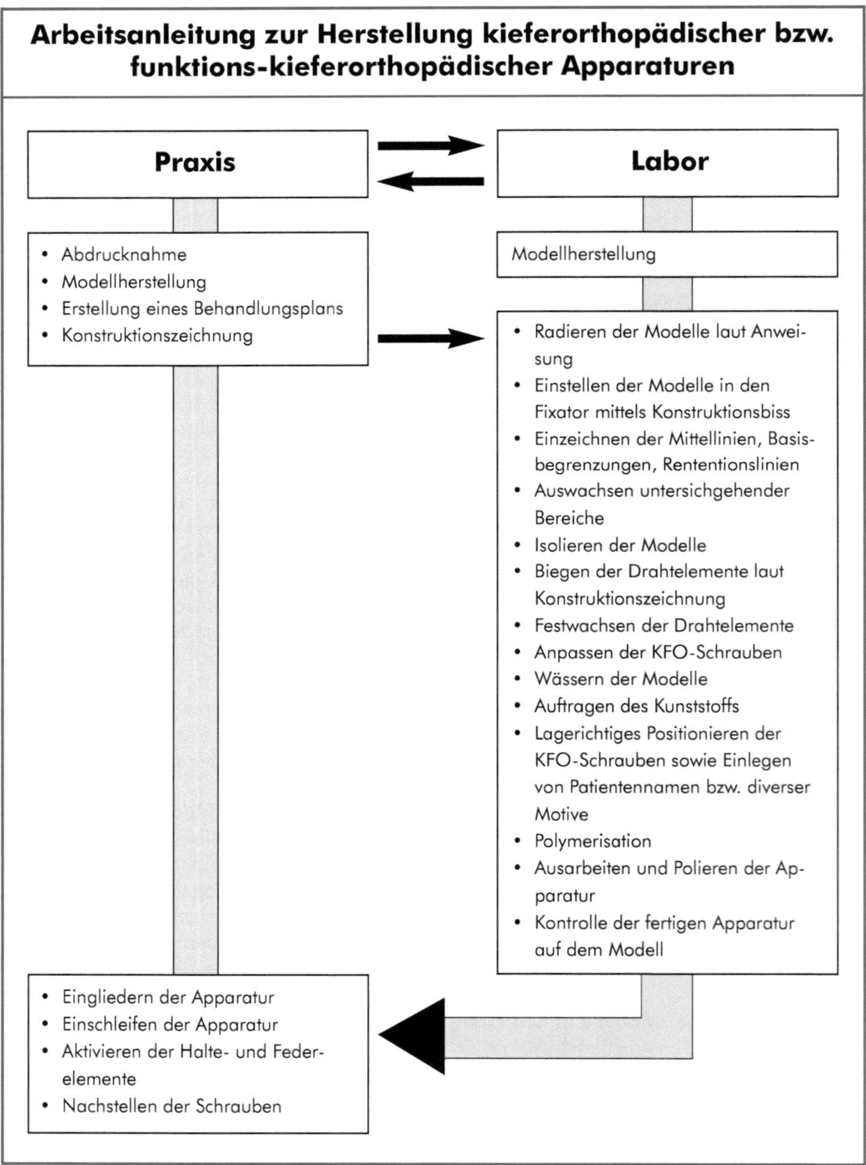

Abb. 8.23 Arbeitsanleitung zur Herstellung kieferorthopädischer bzw. funktionskieferorthopädischer Geräte

Das Biegen der Drahtelemente sollte nach den Vorgaben der Konstruktionszeichnung erfolgen.

Das Festwachsen der Drahtelemente soll spannungsfrei und großflächig von labial bzw. bukkal auf das Modell erfolgen. Okklusale Auflagen sollen ebenfalls mit Wachs abgedeckt werden. Sollte sich beim Wässern des Modells dennoch ein Drahtelement lösen, kann man das großflächig angewachste, gelöste Drahtelement mit Sekundenkleber wieder befestigen (Klebewachs würde auf dem feuchten Modell nicht mehr haften bleiben). Zum Auswachsen der Federelemente ist beispielsweise das *Thermo-wax* der Firma Dentaurum empfehlenswert, da sich die Transparenz des Kaltpolymerisats an den mit Wachs bedeckten Stellen nicht verändert.

Das Anpassen der Schrauben auf dem Modell erfolgt in der durch die Konstruktionszeichnung vorgegebenen lagerichtigen Position. Dazu wird der basale Teil des Kunststoffplatzhalters der Schraube entsprechend eingekürzt. Das Einfräsen eines Schlitzes in das Modell zum Fixieren des Kunststoffplatzhalters der Schraube ist dabei nicht nötig.

Das Wässern der Modelle ist vor dem Auftragen eines Kaltpolymerisats unbedingt erforderlich. Bei der Verarbeitung eines lichthärtenden Kunststoffs (beispielsweise Wil-o-dont) darf das Modell nicht gewässert werden.

Das Auftragen des Kunststoffs kann nach unterschiedlichen Techniken erfolgen. Dabei sollte die Gebrauchsanweisung für den entsprechenden Werkstoff unbedingt beachtet werden.

Das lagerichtige Positionieren der Schrauben während des Auftragens des Kunststoffs ist aufgrund der guten Standfestigkeit der gängigen Kaltpolymerisate gewährleistet. Die dazu nötige Vorbereitung der Schraube wurde bereits beschrieben.

Das Ausarbeiten der Apparatur erfolgt nach den vorgegebenen Richtlinien des Auftraggebers und nach den in der Zahntechnik bekannten Kriterien. Dasselbe gilt für die Politur.

Die Kontrolle der fertigen Apparatur auf dem Modell gibt dem Techniker u. a. die Möglichkeit, die vom Kieferorthopäden in Auftrag gegebenen Aktivierungen mit zu berücksichtigen.

Die systematische Reihenfolge der in der Grafik aufgezeigten und nachfolgend erläuterten einzelnen Arbeitsschritte hat sich in der Praxis bewährt. Diese Vorgehensweise vereinfacht die Herstellung von Plattenapparaturen und schließt Fehlerquellen größtenteils aus.

8.8 Die Verarbeitung von Kaltpolymerisat

Das Kaltpolymerisat *Orthocryl*, das seit ca. zwei Jahrzehnten in der kieferorthopädischen Labortechnik zur Herstellung von Plattengeräten und Aktivatoren Anwendung findet, bietet durch eine einfache und sichere Verarbeitung eine Reihe von deutlichen Vorteilen. Der Zahntechniker kann bei der Verarbeitung von Orthocryl nach Belieben auf die ihm vertraute Modelliertechnik nach der Sprüh- oder Anteigmethode zurückgreifen. Den beiden Techniken gehen die vorbereitenden Maßnahmen, wie sie bereits in Abschnitt 8.7 beschrieben wurden, voraus.

Die Sprühtechnik bei der Herstellung einer Dehnplatte

Das Gipsmodell wird so geneigt, dass die Bereiche, auf die zuerst Material aufgetragen werden soll, nahezu waagerecht liegen. Das Pulver wird von der palatinalen oder lingualen Zahnfläche her zur Mitte hin aufgetragen und anschließend sofort mit Orthocryl-Flüssigkeit benetzt. Zur exakten Dosierung der Monomermenge ist die Spritzflasche mit einer feinen Spritzdüse versehen. Sobald die erste Lage des Pulvers die Flüssigkeit vollständig aufgesaugt hat, wird das Modell wieder waagerecht gehalten und eine zweite Lage Pulver aufgestreut. Bei Flüssigkeitsüberschuss und dünnflüssiger Konsistenz des Pulver-Monomer-Gemischs wird so lange Pulver nachgestreut, bis das aufgetragene Material steht und nicht mehr verläuft. Auf diese Art und Weise kann die Dehnplatte problemlos in der gewünschten Form und Stärke und unter Einbeziehung aller Halte- und Bewegungselemente aufgetragen werden.

Es ist darauf zu achten, dass das aufgetragene Pulver-Monomer-Gemisch nicht zu dünnflüssig (feucht) in den Drucktopf eingestellt wird. Es besteht sonst die Gefahr, dass die sorgfältige Materialschichtung wieder verläuft. Es hat sich bewährt, die Schichtung zum Abschluss mit Pulver zu bestreuen und mit dem sogenannten *Löschblatteffekt* überschüssige Flüssigkeit abzusaugen. Ein eventueller Trennschnitt kann mit einem geeigneten Instrument angedeutet werden. Danach kommt das Modell sofort in den mit 30 bis 40° warmem Wasser gefüllten Drucktopf **(Abb. 8.24)**.

Ein praktischer Tipp: Die Gängigkeit einer skelettierten Dehnschraube kann durch das Sprühverfahren direkt beeinflusst werden. Dabei wird die Dehnschraubenspindel und der Führungsstift mit Orthocryl-Pulver eingesprüht. Sehr dünn angemischtes Polymerisat bewirkt eine schwere Gängigkeit der Dehnschraube, während die Schraube bei dick angemischtem Polymerisat leicht zu öffnen ist. In jedem Fall sollte die Dehnschraube möglichst bald nach der Entnahme aus dem Drucktopf geöffnet werden. Je länger mit dem Öffnen der Schraube gewartet wird, desto fester haftet der Kunststoff am Spindelgewinde.

Die Anteigmethode bei der Herstellung eines Aktivators

Bei funktionskieferorthopädischen Geräten, bei denen die Oberkieferbasis mit der Unterkieferbasis interokklusal verbunden ist (beispielsweise beim Aktivator Monobloc), empfiehlt sich die Anwendung der Anteigmethode: Dazu wird Orthocryl im Verhältnis

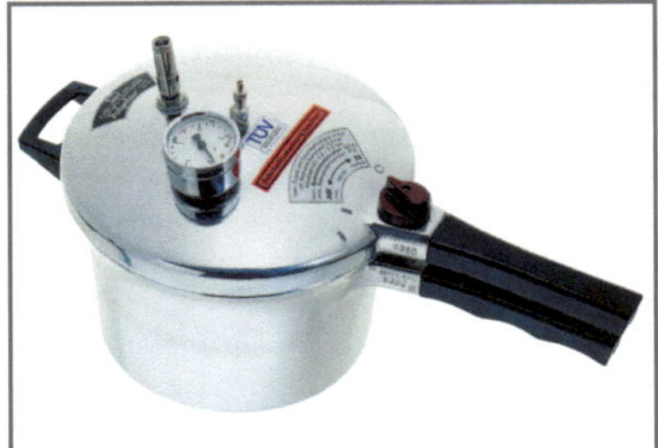

Abb. 8.24 Der Polyclav zur Druckpolymerisation von Kaltpolymerisat

2 : 1 (Pulver : Flüssigkeit) angerührt. Bei einem großen Aktivator ist die Menge von ca. 25 ccm Pulver und 10 ccm Flüssigkeit ausreichend. Dosiert wird mit den Messbechern des Herstellers. Je nach Gegebenheit (z. B. höhere Raumtemperatur) kann das Mischverhältnis angepasst werden. Die vom Hersteller empfohlene Anquellphase ist unbedingt zu beachten. Das gut durchspatelte Gemisch sollte ca. fünf bis sieben Minuten (je nach Raumtemperatur) im abgedeckten Gefäß stehenbleiben, bis der modellierfähige Zustand erreicht ist.

Nacheinander wird das Oberkiefer- und Unterkiefermodell mit Orthocryl-Teig beschickt. Damit die Masse nicht an den Fingern haften bleibt, werden diese eingefettet. Die Drahtretentionen werden mit Polymerisat umschichtet. Solange die Modelle noch separat sind, wird möglichst versucht, den beiden Platten schon ihre endgültige Form und Ausdehnung zu geben. Bevor die Modelle nun zusammengesetzt werden, muss man die aufgebauten Orthocryl-Wälle mit Monomer benetzen. Sobald der Fixator geschlossen ist (auf Anschlag achten und Fixierschraube am Teleskop festziehen!), wird die Modellation allseitig mit Monomer geglättet. Dabei wird dem Übergang von der oberen zur unteren Platte besondere Aufmerksamkeit gewidmet. Überschüsse werden mit einem scharfen, mit Monomer benetzten Instrument abgetrennt. Das zwischen die Zahnreihen gepresste Material wird, je nachdem, ob eine schmale oder breite Sperrleiste ausgeformt oder an der unteren Front eine Führungsrille angebracht werden soll, von außen her begrenzt. Zum Abschluss der Modellation werden die Flächen noch einmal mit Monomer geglättet und die Ränder überall gut angestrichen. Solange sich der Orthocryl-Teig noch nicht aufheizt (Reaktionswärme), kann er problemlos weiter ausmodelliert werden. Je nach Raumtemperatur beträgt die Bearbeitungszeit bis zu zehn Minuten. Dann lässt die Plastizität des Materials rasch nach und die Polymerisation setzt ein.

Ein praktischer Tipp: Bei hoher Raumtemperatur (über 20 °C) empfiehlt es sich, die Monomer-Flüssigkeit im Kühlschrank zu lagern. Dadurch verlängert sich die Verarbeitungszeit des Materials erheblich.

Noch vor Polymerisationsbeginn wird die *Orthocryl-Modellation* samt Fixator in den Drucktopf (2,5 bar) gestellt. Schon nach fünf bis acht Minuten kann der Drucktopf geöffnet werden, um weitere Apparaturen nachzulegen. Die Gesamtverweildauer beträgt 30 Minuten. Danach lässt sich der Aktivator problemlos von den Modellen abheben. Das Heißpolymerisat zeigt sich erfahrungsgemäß passgenau und homogen.

Ein praktischer Tipp: Durch die Polymerisation bei nur 30 bis 40 °C hat man die Möglichkeit, Wachs als Platzhalter zu verwenden. So können beispielsweise untersichgehende Stellen am Modell mit Wachs ausgeglichen oder auch Halte- und Bewegungselemente von Kunststoff freigehalten werden. Dabei hat sich das KFO-Thermowachs (Dentaurum) bewährt. Dieses Spezialwachs verhindert ein Eintrüben des Orthocryl-Kunststoffs, wie es bei Verwendung von Plattenwachs zu beobachten ist.

Weitere Vorteile der Modelliertechniken

Die genannten Techniken ersparen dem Zahntechniker ein zeitraubendes Modellieren in Wachs und in Folge auch das Einbetten, Pressen und Kochen des Plattengeräts. Zudem scheiden Fehler aus, wie sie beim Ein- und Ausbetten mit dem harten Küvettengips auftreten können. Auch ergeben sich im Zusammenhang mit den genannten Modelliertechniken ganz neue Aspekte in der Patientenmotivation. Die Motivation kieferorthopädisch zu behandelnder Patienten kann u. a. auch durch die immer mehr gefragten *bunten* Platten und Geräte unterstützt werden. Bei der Verwendung von Orthocryl sind Einfärbungen in jedem Farbton und in jeder Intensität, mit oder ohne *Discoglimmer*, denkbar **(Abb. 8.25)**.

Auch lustige Motive wie Mickymäuse *Ottifanten* etc., oder den Patientennamen, ein Datum sowie jede denkbare andere Beschriftung kann man mit Hilfe von Spezialfolien mühelos in die Geräte einarbeiten. Aufgrund der guten Transparenz von Orthocryl ist die optische Wirkung der eingelassenen Motive und Schriftzüge verblüffend. Die Motive sind sehr gut zu erkennen, die Spezialfolie selbst ist nicht zu sehen.

Ein praktischer Tipp: Generell wird die Spezialfolie auf der *matten* Seite mit normaler Ausziehtusche oder Schreibmaschine beschriftet, in der Größe des Schriftzugs ausgeschnitten und während des Sprühvorgangs oder der Modellation in das Gerät eingearbeitet.

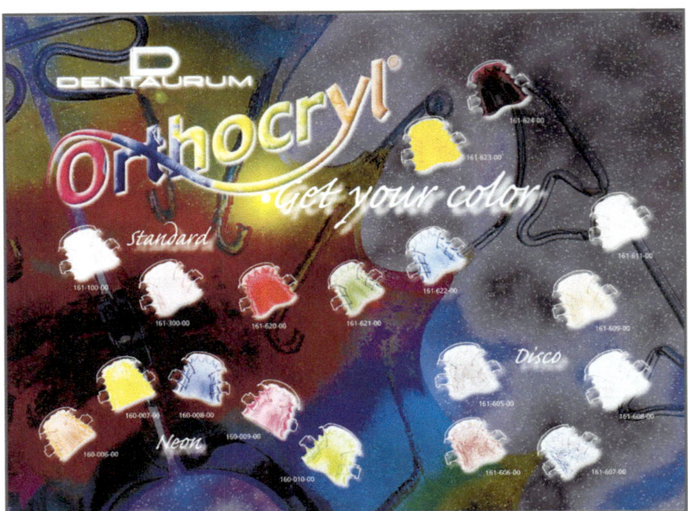

Abb. 8.25
Darstellung der Farbpalette von Orthocryl

Fragen zum Meisterwissen Kapitel 8

Frage: Was versteht man unter einem Konstruktionsbiss?

Antwort: Der Unterkiefer wird bei der Konstruktionsbissnahme in therapeutischer Richtung, also in Richtung auf die Neutralbisslage (Angle-Klasse I) verschoben. Er beißt so geführt in einen erweichten Wachswall. Damit die Ruheschwebelage dabei etwas überschritten ist und die Muskeln gedehnt und somit aktiviert sind, wird der Biss vier bis sechs Millimeter gesperrt. Der Mundschluss und eine richtige Lippenlage müssen bei der durch den Konstruktionsbiss eingestellten Unterkiefersenkung ohne Schwierigkeiten möglich sein.

Kapitel 9
Die Kunststoffbasis für Plattengeräte und Aktivatoren

Den Inhalt auf einen Blick

9.1 Die Plattenbasis

Eine herausnehmbare Plattenapparatur besteht aus einer klammerfixierten Basisplatte und aktiven Elementen, die auf die zu bewegenden Zähne einwirken.

Dementsprechend erfüllt die Plattenbasis zwei wichtige Aufgaben:

- Sie dient der Verankerung der Retentionen von Halte- und Federelementen und der Schrauben im Kunststoff.
- Die Plattenbasis liegt den Zähnen und dem Alveolarfortsatz zur Verteilung der reziproken (wechselseitigen) Kräfte eng an.

9.2 Die Oberkiefer-plattenbasis

Da für die Funktion der Platte nur die Ausdehnung über den Alveolarfortsatz und nicht über den ganzen Gaumen von wesentlicher Bedeutung ist, soll die Basisplatte ohne Schraube (z. B. die Retentionsplatte) oder mit Schraube (z. B. die Y-Platte) hufeisenförmig gestaltet sein **(Abb. 9.1 und 9.2)**.

9.2.1 *Die Basisgestaltung im Frontzahnbereich*

Das Tuberkulum der Front- und Eckzähne soll vom Kunststoff bedeckt sein. Die unteren Frontzähne sollen die OK-Plattenbasis in der Schlussbissstellung nach Möglichkeit nicht berühren.

Abweichungen

Durch bestimmte Konstruktionen, z. B. den frontalen Aufbiss und/oder zusätzlich eingebaute Bewegungselemente ergeben sich Abweichungen von dieser Standardform. Die Plattengestaltung ist im Frontzahnbereich außerdem abhängig von der Achsenneigung der Frontzähne und der Richtung, in die die Zähne bewegt werden sollen.

9.2.2 *Die Basisgestaltung im Seitenzahnbereich*

Die Kunststoffbasis soll im Milchzahngebiss bis zur okklusalen Höckererhebung der Milchmolaren, im Wechsel- und im permanenten Gebiss ebenfalls bis zur okklusalen Höckererhebung der Prämolaren und Molaren sowie in den okklusalen und gingivalen Interdentalraum reichen. Die Basis ist dementsprechend approximal nicht ausgespart. Wichtig ist die Einbeziehung aller durchgebrochenen Zähne in die Plattenbasis. Dem Alveolarfortsatz und dem Gaumen soll die Plattenbasis in einer Breite von etwa 10 bis 15 Millimeter anliegen.

9.2.3 *Die Basisgestaltung im Bereich des Gaumens*

Da sich das Gaumendach während der Dehnung abflacht – ein Vorgang, der zudem mit jeder Kiefererweiterung zur Verbesserung der Nasenatmung angestrebt wird. Die Plattenbasis reicht bis etwa in den höchstgelegenen Bereich des Gaumens.

Abweichungen

Durch den Einbau von einer oder mehreren Schrauben muss die Basis im Bereich des Gaumens deshalb meist nach dorsal verlängert werden.

9.2.4 *Die Plattenstärke*

Bei der Qualität der Kunststoffe, die derzeit auf dem Markt sind, ist für die Stabilität der Plattenbasis eine Plattenstärke von zwei bis drei Millimetern ausreichend und wird in dieser Stärke von den Patienten auch gerne angenommen. Eine zu stabile Plattenbasis kann zu einer unnötigen Beeinträchtigung der Phonetik, Mastikation und Tragebequemlichkeit und somit zu einer schlechten Mitarbeit des Patienten führen. Auch die Zungenfunktion, z. B. beim Schlucken, wird durch zu dicke Platten eingeschränkt.

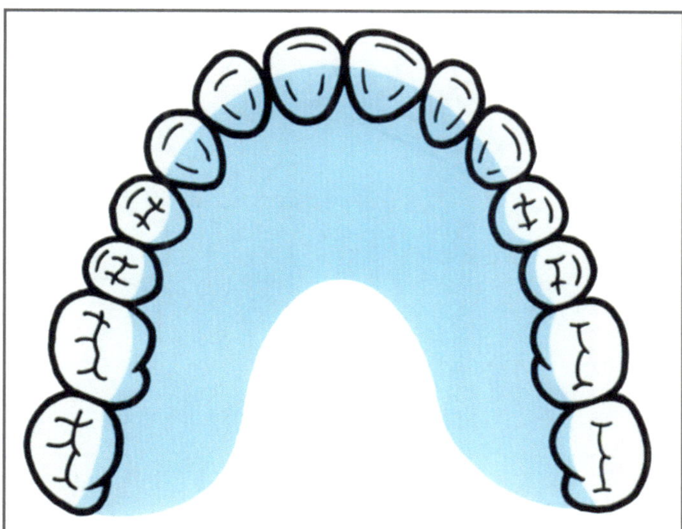

Abb. 9.1
Hufeisenförmig gestaltete Oberkieferplatte

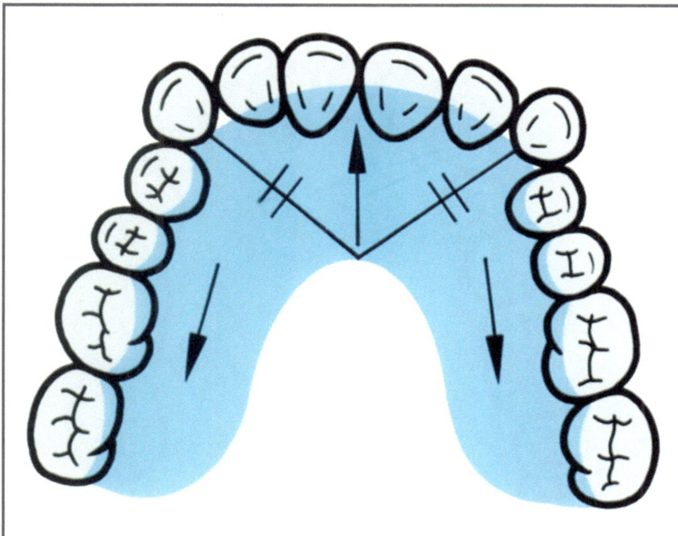

Abb. 9.2
Eine Y-Plattenbasis

9.3 Die Unterkieferplattenbasis

Sie liegt den Zähnen und dem Alveolarfortsatz von lingual an und wird auch als Lingualplatte bezeichnet **(Abb. 9.3)**.

Ausnahmen

Sofern die Seitenzähne stark nach lingual geneigt sind, und/oder der Schleimhautanteil im Bereich des Alveolarfortsatzes stark untersichgehende Stellen aufweist, kann die Bukkalplatte, die den Zähnen und dem Al-

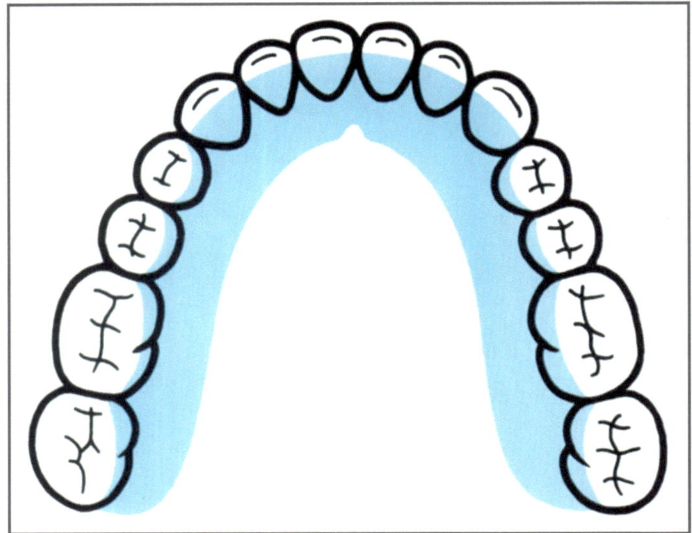
Abb. 9.3
Eine linguale Unterkieferplattenbasis

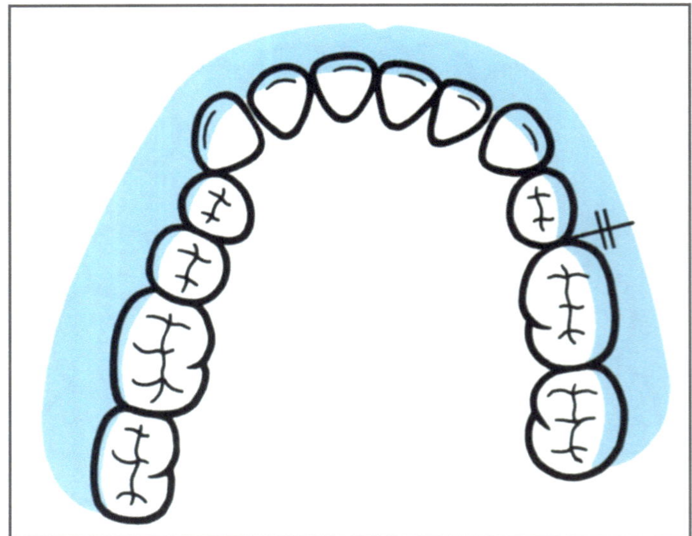
Abb. 9.4
Eine Unterkiefer-Bukkalplattenbasis

veolarfortsatz von bukkal anliegt, indiziert sein **(Abb. 9.4)**.

9.3.1 Die Basisgestaltung im Frontzahnbereich

Im Bereich der Front- und Eckzähne reicht die obere Basisbegrenzung bis ca. zwei Millimeter unterhalb der Schneidekanten. Für die kaudale Begrenzung des alveolären

Schleimhautanteils ist der Ansatz des Zungenbändchens unbedingt zu berücksichtigen.

9.3.2 *Die Basisgestaltung im Seitenzahnbereich*

Die obere Begrenzung der Plattenbasis verläuft entlang des inneren Rands der Kauflächen im Seitenzahngebiet. Die Kunststoffbasis ist nach kaudal am Alveolarfortsatz anliegend zu gestalten.

Die Breite der Unterkieferplattenbasis, vom oberen Rand im Seitenzahngebiet gemessen, soll ca. zehn bis zwölf Millimeter betragen.

Stark untersichgehende Stellen auf der Lingualseite des Alveolarfortsatzes sollen am Gipsmodell mit Wachs ausgeblockt werden. Dadurch erreicht man anschließend ein bequemes Einsetzen der Platten und vermeidet entsprechende Druckstellen. Die vertikale Dimension der Kunststoffbasis darf jedoch auf keinen Fall gekürzt werden, weil dadurch die Verankerung der Platte negativ beeinträchtigt würde **(Abb. 9.5)**.

9.3.3 *Plattenstärke und Plattenrand*

Analog zur Plattenstärke der Oberkieferbasis soll auch die Unterkieferbasis nach dem Motto *so grazil und dennoch so stabil wie möglich* gestaltet werden. Der kaudale Plattenrand sollte parallel zum marginalen Zahnfleischsaum verlaufen und mit einer

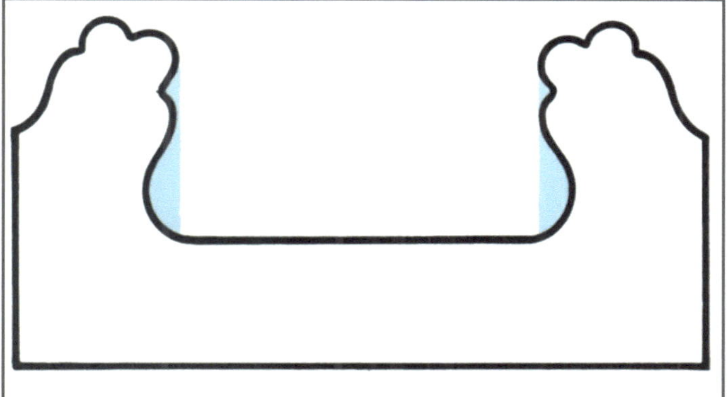

Abb. 9.5
Ausblocken untersichgehender Stellen im alveolären Bereich des Unterkiefers

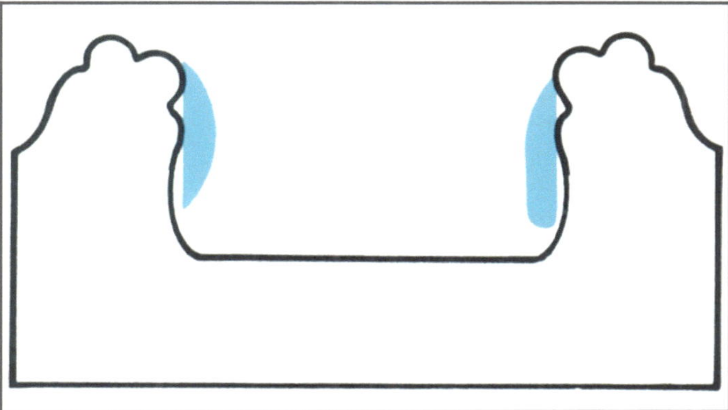

Abb. 9.6
Kaudale Plattenrandgestaltung. Links falsch, da scharfkantig gestaltet.
Rechts richtig, da stumpf ausgeformt.

entsprechenden Aussparung für das Zungenbändchen versehen werden.

Zum Mundboden hin soll die Kunststoffbasis stumpf ausgeformt und auf keinen Fall scharf auslaufend gestaltet sein **(Abb. 9.6)**.

9.3.4 Die vertikale Abstützung

Da der Schleimhautanteil im sublingualen Bereich des Alveolarfortsatzes größtenteils divergierende (untersichgehende) Stellen aufweist, die auf dem Modell vor der Fertigstellung ausgeblockt werden sollten, muss die Platte vertikal durch okklusale Auflagen auf den Molaren abgestützt werden.

9.4 Die Aufbissplatten

Der Aufbiss wird entsprechend seiner Funktion unterschiedlich gestaltet. Er kann im Frontzahnbereich oder im Seitenzahngebiet sowohl an den Platten für den Oberkiefer als auch für den Unterkiefer eingearbeitet werden.

Man unterscheidet zwischen

- geraden Aufbissen, nämlich dem frontalen Aufbiss an der Oberkieferplatte und den seitlichen Aufbissen an der Ober- bzw. Unterkieferplatte sowie der
- schiefen Ebene, nämlich dem Vorbisswall an der Oberkieferplatte und dem frontalen Aufbiss an der Unterkieferplatte.

Gerade Aufbisse sind parallel zur Okklusions-Ebene ausgerichtet und so gestaltet, dass die Zähne überwiegend axial belastet werden. Bei der schiefen Ebene hingegen wirkt die Belastungsrichtung meist schräg zur Zahnachse.

9.4.1 Der Grad der Bisssperrung

Ein knapper Frontzahnüberbiss, eine Tendenz zum offenen Biss oder der offene Biss selbst erfordern eine sehr knappe Sperrung von nur etwa einem Millimeter. Bei einem tiefen Biss hingegen kann die zirkuläre Sperrung größer sein und im Seitenzahnbereich bis zu fünf Millimeter betragen.

9.4.2 Der frontale Aufbiss an der Oberkieferplatte

Der frontale Aufbiss an der Oberkieferplatte dient zur Bisssperrung im Seitenzahngebiet. Die Höhe der Aufbissbank wird durch den Grad der Bisssperrung des Konstruktionsbisses vorgegeben.

Der Aufbiss für die unteren Front- und Eckzähne ist ein flaches Plateau im vorderen Bereich der Oberkieferplatte, das im dorsalen Anteil kantig gestaltet ist. Es ist unbedingt darauf zu achten, dass der Aufbiss breit genug hergestellt wird, um bei einer distalen Bisslage ein dorsales Abdrängen des Unterkiefers zu verhindern **(Abb. 9.7 und 9.8)**.

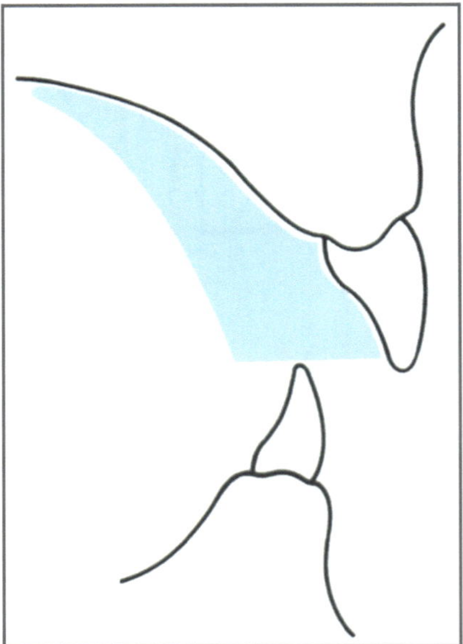

Abb. 9.7 Frontaler gerader Aufbiss

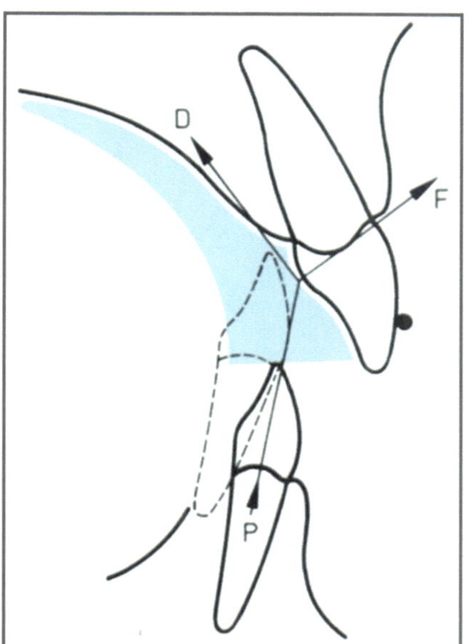

Abb. 9.8 Die Kraft P der unteren Frontzähne wird durch den Kontakt mit dem Aufbissplateau auf die Lingualfläche der oberen Schneidezähne übertragen. Dadurch entsteht eine labialwärts gerichtete Kraftkomponente F und eine disto-kranial gerichtete Kraftkomponente D. In gestrichelter Form ist die Situation ohne Aufbiss dargestellt.

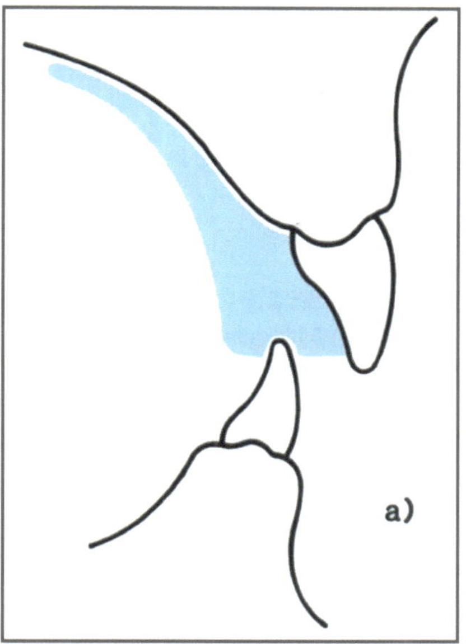

Abb. 9.9 Frontaler Aufbiss mit Einbissrille (rechts)

9.4.2.1 Modifizierte frontale Aufbisse an der Oberkieferplatte

Frontaler Aufbiss mit Einbissrille

Zur Orientierung für den Oberkiefer kann in das Aufbissplateau eine Einbissrille eingearbeitet werden **(Abb. 9.9)**.

Die Sved-Aufbissplatte

Eine von Sved 1944 entwickelte modifizierte Aufbissplatte, bei der durch die Fassung der Inzisalkanten der oberen Frontzähne eine mehr axiale Kraftübertragung gewährleistet und die protrudierende Kraftkomponente ausgeschaltet ist **(Abb. 9.10 und 9.11)**.

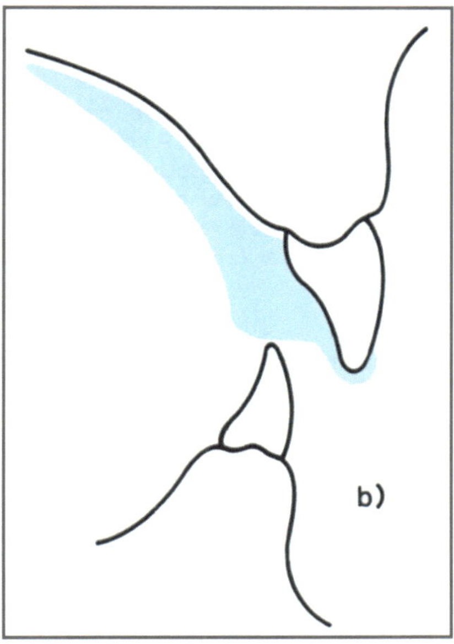

Abb. 9.10 Die Sved-Aufbissplatte (unten links)

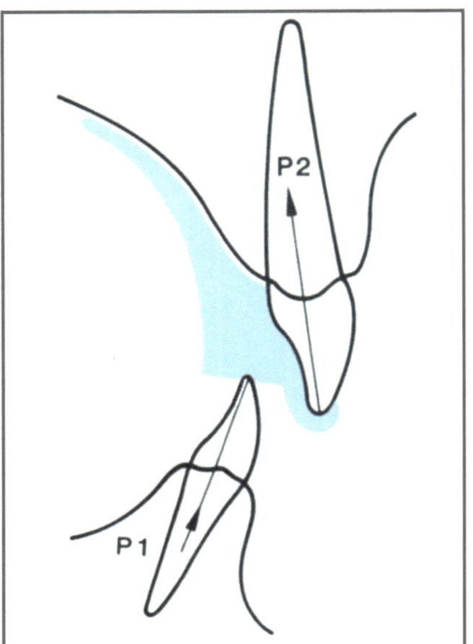

Abb. 9.11 Die Kraft (P1) der unteren Frontzähne wird durch die inzisale Fassung der oberen Frontzähne axial auf die oberen Schneidezähne (P2) übertragen (unten rechts)

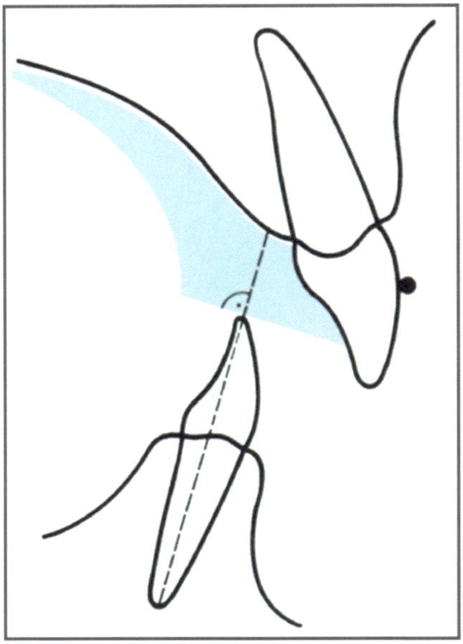

Abb. 9.12 Die Hawley-Aufbissplatte. Der Aufbiss ist im rechten Winkel zur UK-Zahnachse ausgerichtet.

Die Hawley-Aufbissplatte

Eine modifizierte Aufbissplatte, die so gestaltet ist, dass die frontale Aufbissfläche im rechten Winkel zur Längsachse der unteren Schneidezähne steht. Auf diese Weise erhält man eine akzeptable vertikale Relation für die Einstellung der Zentrik (**Abb. 9.12 und 9.13**).

9.4.3 *Der Vorbiss an der Oberkieferplatte*

Obwohl seit geraumer Zeit ausgereifte und wissenschaftliche Methoden und Apparaturen bekannt sind, die das Problem der *Vorentwicklung des Unterkiefers* im Rahmen der biologischen Möglichkeiten ausreichend beeinflussen können, werden nach wie vor auch andere Problemlösungen beschrieben. Der Vorbisswall wirkt wie eine Art schiefe Ebene an der Oberkieferplatte. Er wird angewandt, um die Lage des Unterkiefers bzw. die Stellung der unteren Frontzähne zu verändern.

Für die Herstellung des Vorbisses ist ein Konstruktionsbiss erforderlich. Die schiefe Ebene des Vorbisses soll so gestaltet sein, dass die höchste Ebene des Walls als dorsale Begrenzung im Bereich einer gedachten Verbindungslinie zwischen den ersten Prämolaren liegt.

Die tiefste Ebene des Vorbisses als anteriore Begrenzung soll im oralen Bereich der Frontzähne ca. zwei Millimeter unterhalb der Schneidekanten verlaufen. Die palatinalen Inzisalkanten der Oberkieferfrontzähne müssen vom Kunststoff frei bleiben, damit ein Absatz entstehen kann, der ein weiteres Vorgleiten des Unterkiefers verhindert.

Auch hier kann analog zum frontalen Aufbiss eine Einbissrille hergestellt werden (**Abb. 9.14 und 9.15**).

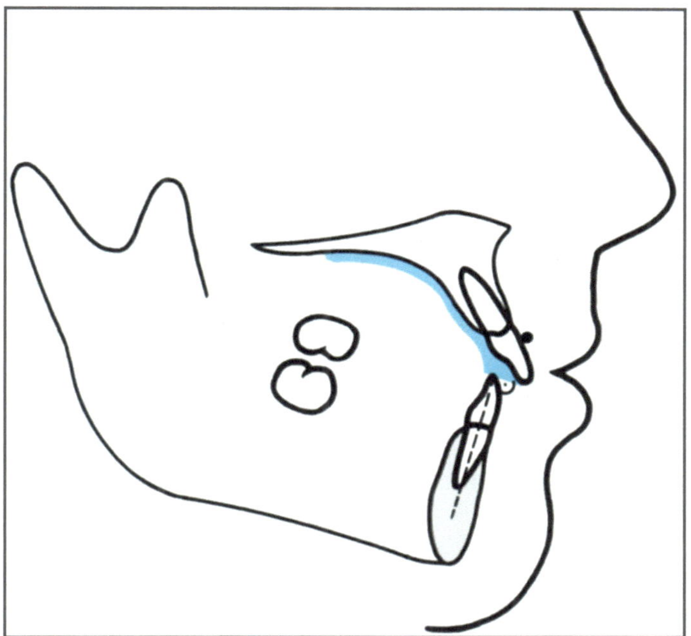

Abb. 9.13
Die Hawley-Platte in Relation zur UK-Zahnachse

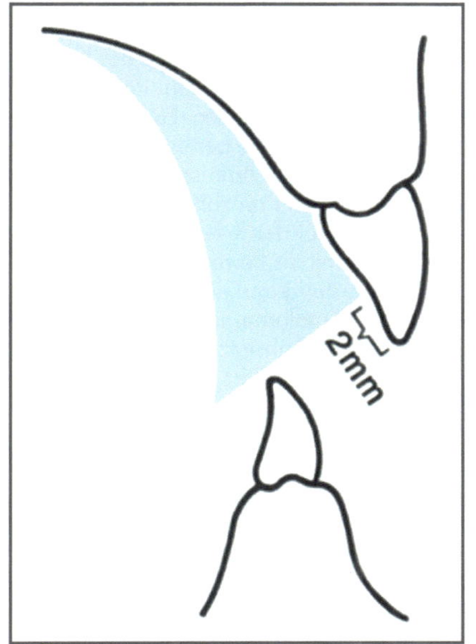

Abb. 9.14 Vorbiss an der OK-Platte

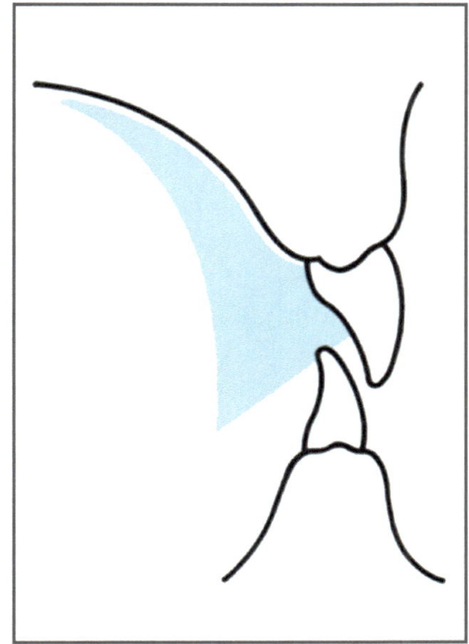

Abb. 9.15 Vorbiss an der Oberkieferplatte mit Einbissrille

9.4.4 Der frontale Aufbiss an der Unterkieferplatte

Der frontale Aufbiss an der Unterkieferplatte wirkt als schiefe Ebene zur Überstellung der Frontzähne aus einem Kreuzbiss. Dabei sind die unteren Schneidezähne in der Kunststoffbasis gefasst. Zur Überstellung des Eckzahns ist dieses Gerät nicht geeignet.

Zur Herstellung der schiefen Ebenen an der Platte ist ein Konstruktionsbiss notwendig. Sofern geeignete Klammerzähne vorhanden sind, wird die Basisplatte im Seitenzahnbereich mit Klammern verankert. Falls im Milchzahn- oder Wechselgebiss keine Prämolaren vorhanden sind, wird die Kunststoffbasis zur besseren Lagestabilität bis in die Umschlagfalte extendiert.

Die Aufbissfläche wird in einem Winkel von 45° zur Okklusions-Ebene gestaltet und die unteren Frontzähne werden inzisal durch den Kunststoff gefasst. Ein eng anliegender Labialbogen erhöht die Lagestabilität des Geräts (**Abb. 9.16**).

In der Literatur wird im Zusammenhang mit dem frontalen Aufbiss an der Unterkieferplatte auch beschrieben, dass gleichzeitig im Unterkiefer eine Hemmung in sagittaler Richtung nach vorne erreicht werden kann.

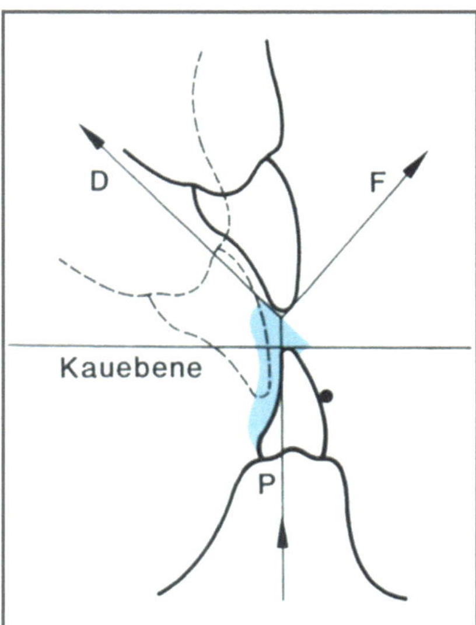

Abb. 9.16
Frontaler Aufbiss an einer Unterkieferplatte. Durch die Aufbissfläche, die einen Neigungswinkel von 45° zur Kau-Ebene haben soll, lässt sich die Kraft (P) wie folgt verteilen: zur Komponente F rechtwinklig die Komponente D. In gestrichelter Form ist die progene Verzahnung dargestellt.

Für diese Indikation gibt es jedoch eine Reihe von Apparaten, deren Effizienz höher einzuschätzen ist, wobei sicherlich die Erfahrung mit dem Umgang der einen oder anderen Apparatur auch relevant sein kann.

9.4.5 Der seitliche Aufbiss

Der seitliche Aufbiss kann sowohl an den Oberkiefer- als auch an den Unterkieferbasisplatten angebracht werden. Durch die Bisssperre, die durch den Kunststoffanteil im interokklusalen Bereich der Prämolaren und Molaren hervorgerufen wird, kann eine falsche Frontverzahnung aufgehoben werden.

Für die Herstellung des lateralen Aufbisses ist ein Konstruktionsbiss und das Modell des Gegenkiefers unbedingt erforderlich, da der interokklusale Abstand im Bereich der Prämolaren und Molaren unterschiedlich hoch ist (**Abb. 9.17 und 9.18**).

Sollten die Arbeitsunterlagen nicht vollständig sein, empfiehlt es sich, den Aufbiss im Mund des Patienten direkt herzustellen. Der Behandler erspart sich dadurch ein zeitraubendes Einschleifen. Die seitlichen Aufbisse können plan gestaltet sein. Auch kann man für eine bessere Findung des Gegenkiefers die entsprechenden Impressionen des Kaureliefs einbeziehen. Es dürfen jedoch keine Gleithindernisse bestehen. Bei Anwendung des seitlichen Aufbisses zur Behebung eines einseitigen Kreuzbisses wird der laterale Aufbiss auf der Kreuzbissseite plangeschliffen, damit die Bewegung leichter durchgeführt werden kann. Auf der Gegenseite sorgt das Prämolaren- und Molarenrelief für die bessere Kraftabstützung (**Abb. 9.18 und 9.19**).

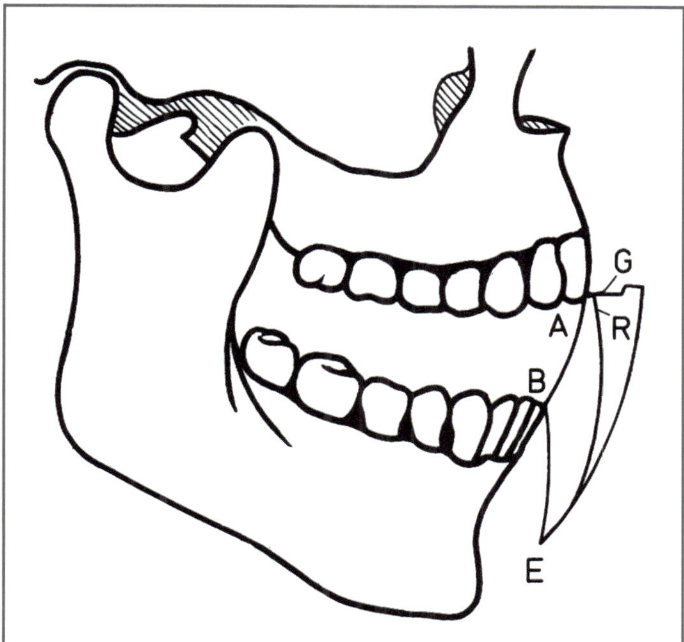

Abb. 9.17
Das Posselt-Diagramm: Die Bewegung von A nach B entspricht einer Scharnierbewegung. E = maximale Mundöffnung.

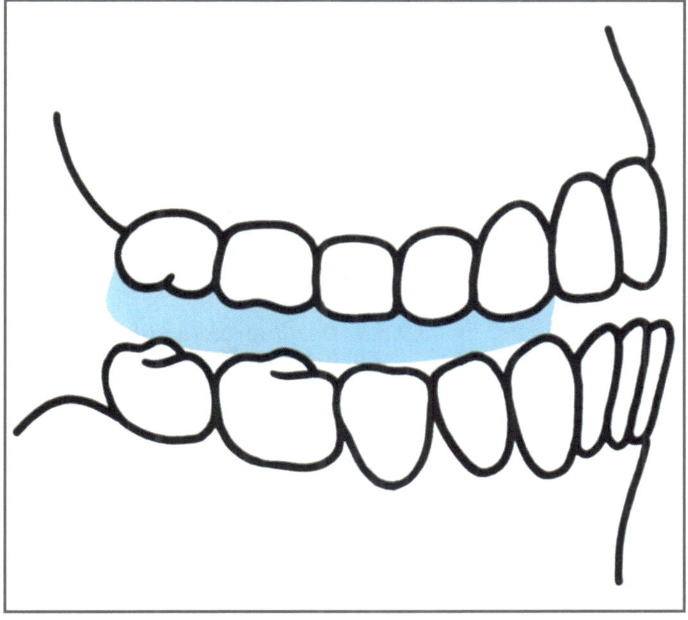

Abb. 9.18
Plangestalteter seitlicher Aufbiss für die UK-Prämolaren und -Molaren

Abb. 9.19
Seitlicher Aufbiss mit Impressionen

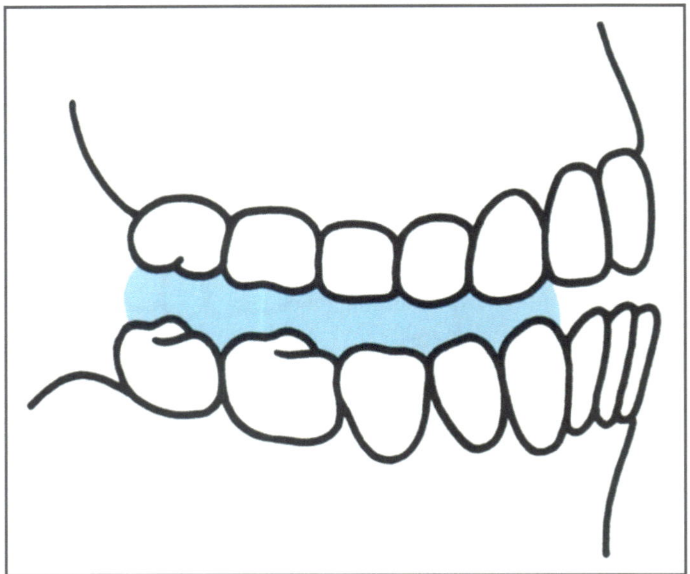

9.5 Der Aktivator Monobloc

Der Aktivator Monobloc ist eine von Robin 1902 in Paris entwickelte Apparatur, die als Turngerät diente und in der räumlichen Dimension beide Kiefer gleichzeitig erfasste. Der Aktivator Monobloc wurde unabhängig davon von Andresen entwickelt und zählt zu den funktionskieferorthopädischen Geräten. Der Aktivator Monobloc besteht jeweils aus einer Kunststoffbasis im Ober- und Unterkiefer, die interokklusal verbunden sind.

9.5.1 Die Kunststoffbasis

Im Oberkiefer darf die Kunststoffbasis nicht den ganzen Gaumen bedecken, sondern soll hufeisenförmig gestaltet sein. Der Oberkieferbasisanteil soll, vom marginalen Zahnfleischsaum zum Rand der Basis gemessen, ca. acht bis zwölf Millimeter breit sein. Der maxilläre Rand der Basisbegrenzung soll flach auslaufend geformt sein. Im Frontzahnbereich des Oberkiefers geht der Kunststoff bis an die Schneidekanten.

Im Unterkiefer soll die Basis im Bereich des Alveolarfortsatzes, vom Gingivarand zum Mundboden gemessen, ca. fünf bis zehn Millimeter breit sein. Der sublinguale Rand der Basisbegrenzung soll stumpf geformt sein. Untersichgehende Stellen müssen analog zur Unterkieferbasisplatte von Kunststoff frei bleiben.

Der jeweiligen Situation entsprechend werden die inzisalen Kanten der Unterkieferfrontzähne analog zu den Oberkieferfrontzähnen mehr oder weniger gefasst **(vergleiche Abb. 9.9)**.

9.5.2 Der interokklusale Kunststoffanteil

Interokklusal werden die Kauflächen der Seitenzähne zu zwei Drittel mit Kunststoff bedeckt, d. h. der Kunststoff reicht etwa einen Millimeter über die Mitte der Kaufläche nach bukkal **(Abb. 9.19)**. Der Kunststoffanteil des Aktivators soll gleichmäßig stark gestaltet werden. Er soll eine für den Patienten tolerierbare Form und Größe erhalten, um den Zungenraum nicht unnötig einzuengen.

Ausnahme
Durch den Einbau einer Schraube wird das Gerät leider meistens etwas voluminöser.

9.5.3 Der Labialbogen

Der Labialbogen des Aktivators nach Andresen/Häupl dient zur Retrusion der Frontzähne des Oberkiefers (Angle-Klasse II/1).

In der Fachliteratur wird die Härte und Stärke des Drahts für den Labialbogen unterschiedlich beschrieben. Hier wird auf die Werte nach Prof. Ascher (Praktische Kieferorthopädie) Bezug genommen, der federharten oder harten Draht von 0,8 Millimeter Stärke empfiehlt.

Die Lage des Labialbogens ist wie folgt zu beschreiben: Von der Retention im Kunststoffanteil ausgehend wird der Labialbogen über den Kontaktpunkt zwischen Eckzahn und erstem Prämolaren nach labial herausgeführt und in einem gleichmäßigen Bogen um den Eckzahn herumgelegt. Der Bogen weist dabei einen Abstand von ca. $^1/_2$ bis 1 Millimeter von der Modelloberfläche auf. Im Bereich der Mitte der distalen Approximalfläche des seitlichen Schneidezahns wird der Draht rechtwinklig abgeknickt. In seinem weiteren Verlauf wird der Bogen nun bis zur Mitte der distalen Approximalfläche des seitlichen Inzisivus auf der gegenüberliegenden Seite geführt. Hier schließt sich wieder der Bogen um den Eckzahn und die Weiterführung als Retention in den Kunststoffanteil an.

Es ist unbedingt darauf zu achten, dass der Labialbogen am Übergang von palatinal nach labial nicht auf dem Kontaktpunkt zwischen Eckzahn und Prämolar aufliegt, sondern Abstand hält. Dieser Abstand ist wichtig, um den Aktivator für die benötigten Zahnbewegungen einschleifen zu können.

Um einen Bruch des Labialbogens im Bereich des Übergangs in die Kunststoffbasis zu vermeiden, sollte der Draht in diesem Bereich frei beweglich gestaltet werden. Dies erreicht man durch Abdeckung des Drahts mit Wachs bei der Herstellung des Geräts. Auch besteht die Möglichkeit einer Ummantelung des Labialbogens an den bruchgefährdeten Stellen mit einem Kunststoffröhrchen.

9.5.4 Die Transversalschraube für den Aktivator Monobloc

Beim Aktivator Monobloc kann durch den Einbau einer Nachstellschraube die Expansionsmöglichkeit im transversalen Bereich gesteigert werden. Die Transversalschraube ermöglicht eine Parallelverschiebung der beiden Aktivatorhälften. Dadurch ergibt sich eine Verbreiterung der Zahnreihen im gleichen Ausmaß für OK und UK. Sofern die Umformung im Oberkiefer stärker als im Unterkiefer sein soll, ist diese Art der Dehnung jedoch nicht zweckmäßig.

Die Lage der Schraube
Die Schraube wird so in die Kunststoffbasis des Aktivators eingefügt, dass

- die Schraubenspindel mit der Kau-Ebene (der Mitte des interokklusalen Abstands) übereinstimmt,
- der Kunststoffplatzhalter der Transversalschraube und dadurch die Schraubenöffnungsmitte auf die Raphe-Median-Ebene ausgerichtet ist,
- sie möglichst nahe an den palatinalen Flächen der Frontzähne des OK und der lingualen Flächen der Frontzähne des UK liegt. Dadurch kann die Kunststoffbasis grazil und zungenfreundlich gestaltet werden **(Abb. 9.20 und 9.22)**.

Einbau der Schraube
Der Aktivator wird in üblicher Weise aufgebaut, polymerisiert und ausgearbeitet. In dem Bereich, in dem die Schraube platziert werden soll, wird mit einer Fräse eine Vertiefung eingeschliffen, damit die Schraube lagerichtig einpolymerisiert werden kann. Bei dem Einschleifen der Vertiefung darf die Kunststoffbasis auf keinen Fall durchgeschliffen werden. Der Kunststoff-Platzhalter an der Schrauben-Rück- bzw. -Unterseite wird bis zur Schraubenbasis gekürzt. Um die Schraube lagerichtig einzusetzen, empfiehlt es sich, auf den Modellen die Mittellinien einzuzeichnen und den Aktivator auf den Modellen zu reponieren. Die Schraube wird nun mit Kaltpolymerisat exakt positioniert, ummantelt und im Drucktopf polymerisiert.

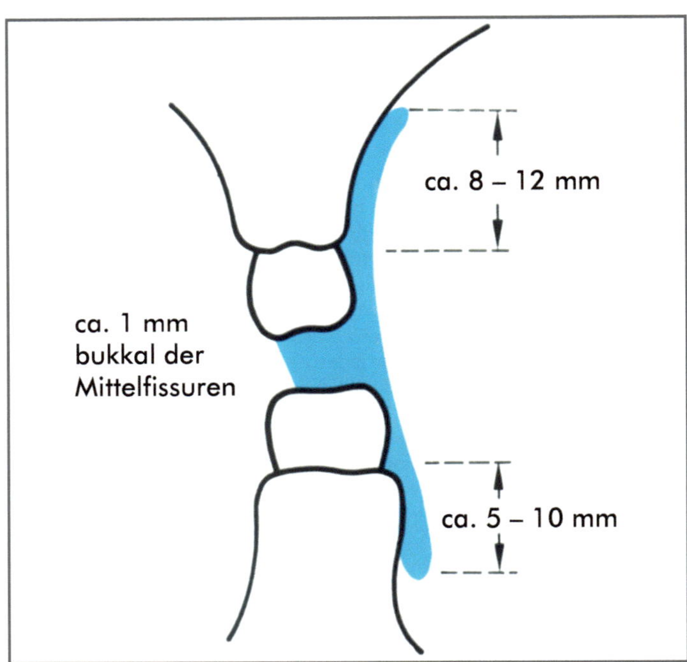

Abb. 9.20
Basisgestaltung des Aktivator Monoblocs

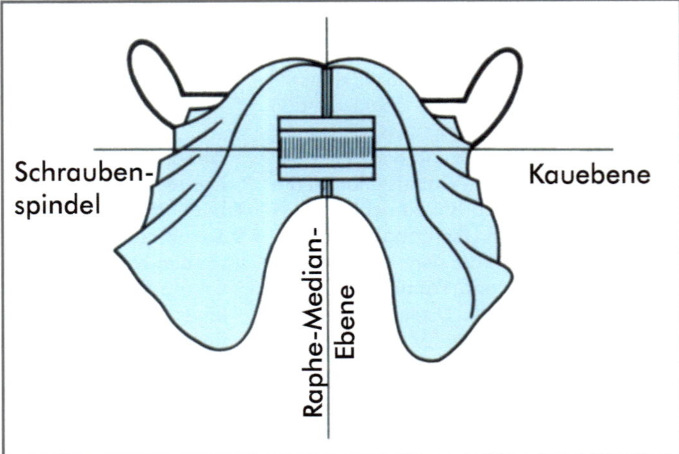

Abb. 9.21
Der Aktivator Monobloc mit Labialbogen und Transversalschraube

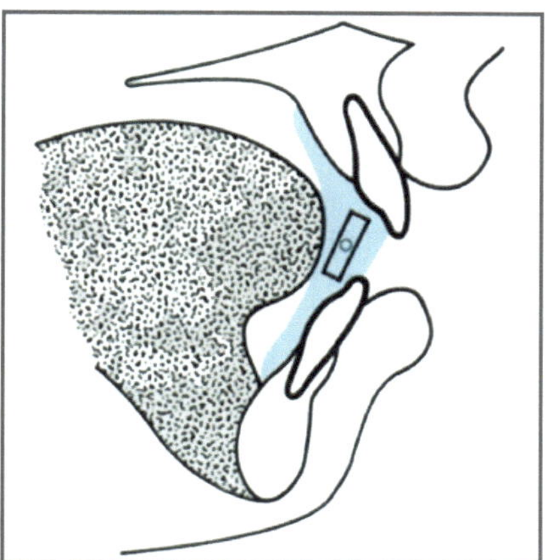

Abb. 9.22 Der Aktivator Monobloc. Die Lage der Schraube aus seitlicher Sicht

Der Sägeschnitt

Zuerst entfernt man den Kunststoffplatzhalter der Schraube. Anschließend wird der Aktivator an der Stelle, an der die Schraube nachträglich eingesetzt wurde, ausgearbeitet. Die Mittellinie wird von den Modellen auf den Aktivator übertragen und entlang dieser markierten Linie wird der Sägeschnitt mit einer Laubsäge durchgeführt. Die Schraube wird auf ihre Gängigkeit überprüft, indem man sie durch mehrere Umdrehungen mit dem Schraubenschlüssel in Richtung des Öffnungspfeils aufdreht. Den Öffnungsspalt nutzt man, um den vorhandenen Restkunststoff des Schraubenplatzhalters von basal zu entfernen. Die scharfen Kanten des Sägeschnitts werden leicht eingeebnet. Die Schraube wird geschlossen und der Aktivator poliert.

Kapitel 10
Individuell gebogene Drahtelemente

Den Inhalt auf einen Blick

Zu den individuell gebogenen Drahtelementen zählen der Labialbogen, die Halte- und Federelemente in unterschiedlichen Modifikationen sowie die Coffin-Feder.

Da die Drahtelemente bei der großen Palette kieferorthopädischer und funktionskieferorthopädischer Geräte und Apparaturen die unterschiedlichsten Aufgaben zu erfüllen haben, soll die Herstellung der einzelnen Drahtelemente im folgenden Kapitel nur als eine weitgehende Empfehlung betrachtet werden.

Weiterhin muss festgehalten werden, dass eine verbale Definition der einzelnen Drahtelemente zwar möglich ist, zwischen Theorie und der Umsetzung in die Praxis jedoch meist Welten liegen. Der Variantenreichtum der Natur und die unterschiedliche Dentition in Kombination mit diversen Zahnfehlstellungen machen den Mangel rasch bewusst. Es soll an dieser Stelle noch einmal darauf hingewiesen werden, dass die KFO bzw. FKO-Geräte unter Verwendung von Modellen mit Milchzähnen im Wechselgebiss oder aber im permanenten Gebiss hergestellt werden können. Je nachdem sind unterschiedliche Drahtelemente indiziert, die der Kieferorthopäde dem Labor in einem Auftrag klar angeben muss.

Die in diesem Kapitel aufgeführten Zangen und Hilfsmittel der Dentalindustrie sowie die Biegeanleitungen sollen ebenfalls als Hilfestellung für den Lernenden verstanden werden. Selbstverständlich führen auch andere Techniken und gleichwertige Materialien, die hier nicht beschrieben wurden, zum Erfolg.

10.1 Der Labialbogen

Der Labialbogen kann und soll unterschiedliche Aufgaben erfüllen. Als aktives Element kann er beispielsweise zum harmonischen Ausrichten der Frontzähne verwendet werden. Dementsprechend kann für die Herstellung des Labialbogens bei Plattengeräten und bimaxillären Apparaturen Stahldraht von unterschiedlichem Durchmesser und unterschiedlicher physikalischer Eigenschaft (hart oder federhart) indiziert sein. Das Labor sollte deshalb die Anweisung des Kieferorthopäden bzw. die Empfehlung des Erfinders der entsprechenden Apparatur unbedingt beachten.

Einige Beispiele für die unterschiedlichen Drahtstärken und physikalischen Eigenschaften des Stahldrahts lassen sich bei Labialbögen wie folgt anfügen:

- Zur Derotation eines mittleren Schneidezahns kann ein Labialbogen aus 0,6 mm starkem, federhartem Draht indiziert sein.
- Für Retentionsplatten eignet sich für den Labialbogen ein 0,7 mm federharter Draht.
- Für den Labialbogen des Feder-Aktivators nach Sander wird ein 0,8 mm harter Stahldraht (Außenbogen) empfohlen.
- Für den U-Bügel-Aktivator nach Karwetzky soll ein 0,9 mm federharter Draht für den Labialbogen verwendet werden.

10.1.1 Grundelemente des Labialbogens bei Plattengeräten

Der Labialbogen für den Oberkiefer und/oder Unterkiefer besteht aus einem horizontalen Anteil, U-Schlaufen und Retentionsanteilen **(Abb. 10.1)**. Der Situation der ersten und zweiten Dentition (Wechselgebiss) entsprechend, kann der Labialbogen unterschiedlich gestaltet werden.

10.1.2 Verlauf des Labialbogens für das Gebiss der zweiten Dentition

Der horizontale Anteil des Labialbogens verläuft in einem harmonischen Bogen im Bereich des inzisalen bis mittleren Kronendrittels der Frontzähne bis zum mesialen Drittel der Eckzähne. Von dort geht er im rechten Winkel zur U-förmigen Schlaufe über. Der Bogen der Schlaufe(n) führt im OK ein bis zwei Millimeter über und im Unterkiefer ein bis zwei Millimeter unter den marginalen Zahnfleischsaum, wobei jedoch unbedingt zu beachten ist, dass die U-Schlaufe keinen Zahnfleischkontakt haben darf.

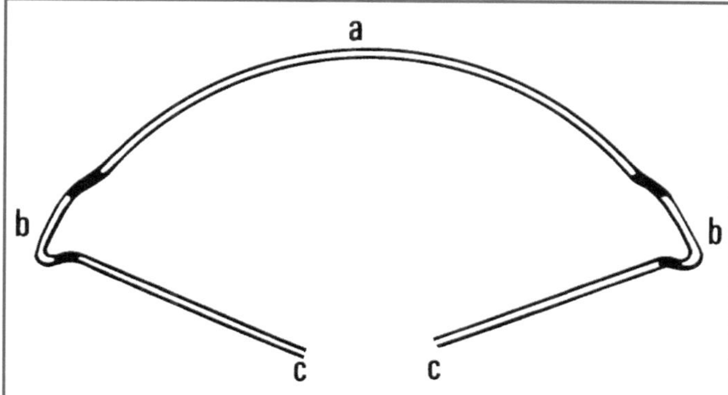

Abb. 10.1
Schematische Darstellung des Labialbogens:
(a) horizontaler Anteil;
(b) U-förmige Schlaufen;
(c) distaler Anteil mit Retention.
Wichtig: Die U-förmigen Schlaufen müssen in die Rundung des Labialbogens integriert sein

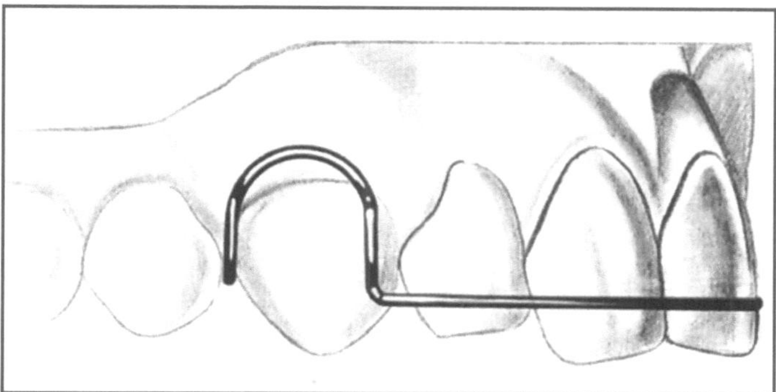

Abb. 10.2
Schematische Darstellung des Labialbogens für das permanente Gebiss

Der Übergang des distalen Drahtanteils der U-Schlaufe in den Retentionsbereich muss so gestaltet werden, dass keine okklusalen Störungen auftreten und ein eventuelles Einordnen der Eckzähne möglich ist **(Abb. 10.2)**. Der mesiale Anteil der U-Schlaufe kann zum Beispiel zum Einordnen der nach mesial gekippten Eckzähne verwendet werden. Der harmonisch rund ausgeformte, horizontale Anteil des Labialbogens berührt rotierte Frontzähne nur an den labial hervorstehenden Zahnkanten **(Abb. 10.3 und 10.4)**.

10.1.3 Verlauf des Labialbogens beim Milch- und Wechselgebiss

Die Breite der U-Schlaufe soll zwei Dritteln der mesio-distalen Distanz des permanenten Eckzahnes entsprechen. Im Gebiss der ersten Dentition geht der horizontale Drahtanteil in der mesio-distalen Hälfte des Milcheckzahns in die U-Schlaufe über. Der distale Anteil der U-Schlaufe, der in den Retentionsanteil übergeht, führt beim Wechselgebiss okklusal über das mesiale Drittel des ersten Molaren der ersten Dentition. Dementsprechend kann sich der Eckzahn der zweiten Dentition mit der breiteren mesio-distalen Distanz nach dem Durchbruch in die Stützzone einordnen **(Abb. 10.5)**.

10.1.4 Fehler bei der Herstellung des Labialbogens

Nach Tränkmann lassen sich die Kardinalfehler bei der Herstellung eines Labialbogens wie folgt definieren:

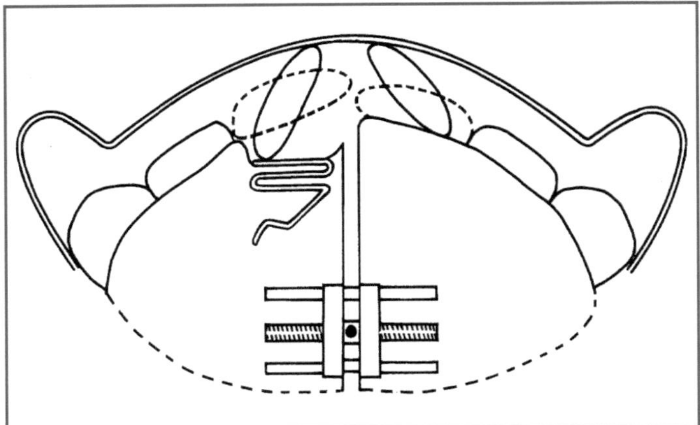

Abb. 10.3
Einordnen eines mittleren Schneidezahns: linke Seite = mit Labialbogen und Protrusionsfeder als Gegenlager; rechte Seite = mit Labialbogen und dem Plattenrand als Gegenlager.

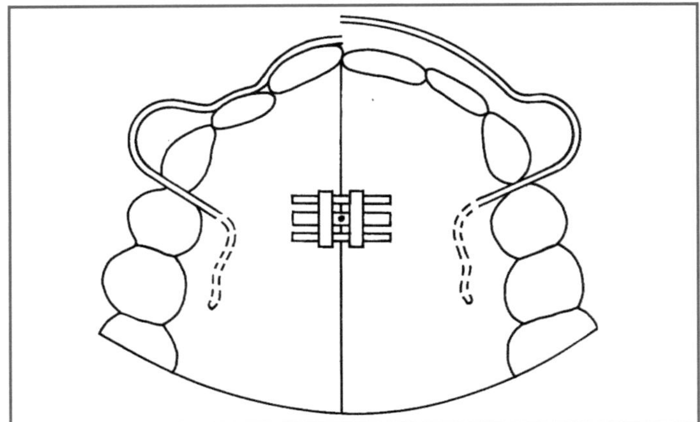

Abb. 10.4
Schematische Darstellung des Labialbogens: links fehlerhaft gebogen; rechts richtig gebogen.

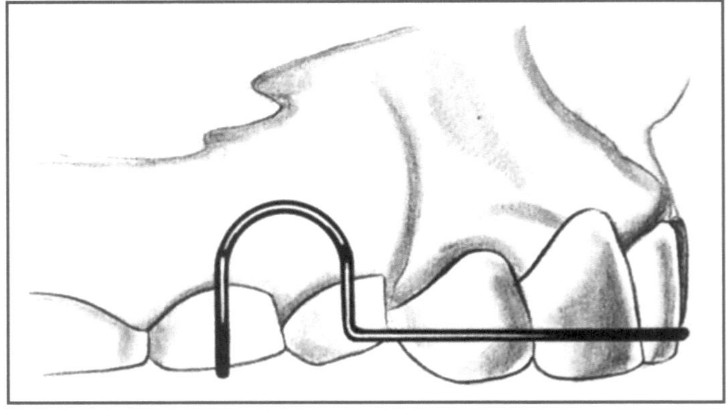

Abb. 10.5
Schematische Darstellung des Labialbogens für das Wechselgebiss

- Die Krümmung des horizontalen Anteils ist unharmonisch (vergl. **Abb. 10.4** linker Anteil).
- Der Übergang vom horizontalen Anteil zur U-Schlaufe berührt nicht das mesiale und inzisale Drittel der Eckzähne.
- Die U-Schlaufenschenkel verlaufen nicht parallel zueinander.
- Die U-Schlaufen sind zu niedrig oder zu hoch.
- In den U-Schlaufen setzt sich die harmonische Krümmung des horizontalen Anteils nicht fort.

Der distale U-Schlaufenschenkel ist nicht gegen den okklusalen Interdentalraum gerichtet oder liegt dem ersten Molaren der ersten Dentition nicht an.

10.1.5 Der Gegenkieferbügel

Der Gegenkieferbügel wird aus 1,0 bis 1,2 mm starkem, federhartem Draht hergestellt. Der horizontale Anteil des Gegenkieferbügels verläuft in Schlussbissstellung entlang der unteren Frontzähne bis in den Bereich der Eckzähne. Dort geht der Draht im rechten Winkel in die U-förmige(n) Schlaufe(n) des Oberkiefers über (**Abb. 10.6**). Da der Gegenkieferbügel eine intermaxilläre Funktion einnimmt, müssen die Modelle mit einem Konstruktionsbiss in den Fixator eingestellt werden. Stahl empfiehlt für die Oberkieferplatte zusätzlich einen beidseitig seitlichen Aufbiss ohne Einbissrelief für die okkludierenden Zähne, um die reziproke Wirkung des Labialbogens auf beiden Seiten zu unterstützen.

10.1.6 Der OK-Labialbogen für den Aktivator Monobloc

Nach Ascher wird der Labialbogen für den Aktivator Monobloc im Oberkiefer für die Klasse II/1 aus 0,8 mm starkem, hartem Stahldraht hergestellt. Der horizontale Anteil des Labialbogens verläuft im inzisalen Drittel der Frontzähne bis zum distalen Anteil der seitlichen Schneidezähne. In diesem Bereich geht der Labialbogen im rechten Winkel in die U-förmige(n) Eckzahnschlaufe(n) über (**Abb. 10.7**). Der Unterschied vom Labialbogen für Plattengeräte zu dem des Aktivator Monobloc liegt in der Überführung des distalen Schlaufenanteils des Labialbogens in den Retentionsbereich, der im Kunststoff verankert ist. Bei Plattengeräten darf der Draht am Übergang vom distalen Drahtanteil der U-Schlaufe in den Retentionsbereich die Okklusion nicht stören und muss dementsprechend knapp über dem distalen Approximalraum des Eckzahns bzw. der Eckzähne in den Retentionsanteil gebogen werden. Beim Aktivator Monobloc wird der Biss durch die Vorgabe des Konstruktionsbisses gesperrt. Der distale Drahtanteil der U-Schlaufe wird dann in halber interokklusaler Höhe in den Retentionsteil übergeführt, der wiederum im Kunststoff verankert wird. Um die Bruchgefahr des Labialbogens in diesem

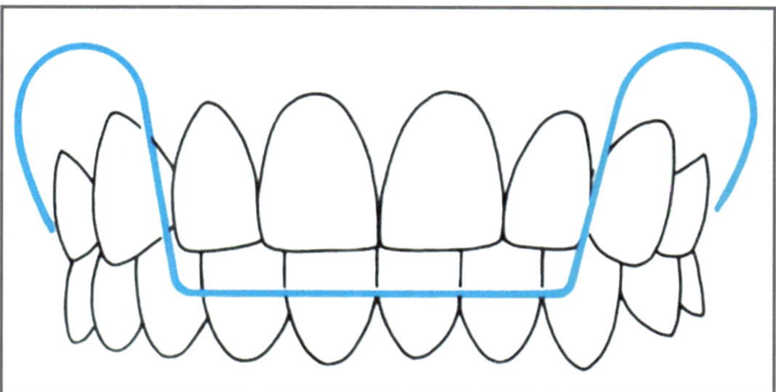

Abb. 10.6 Schematische Darstellung des Gegenkieferbügels

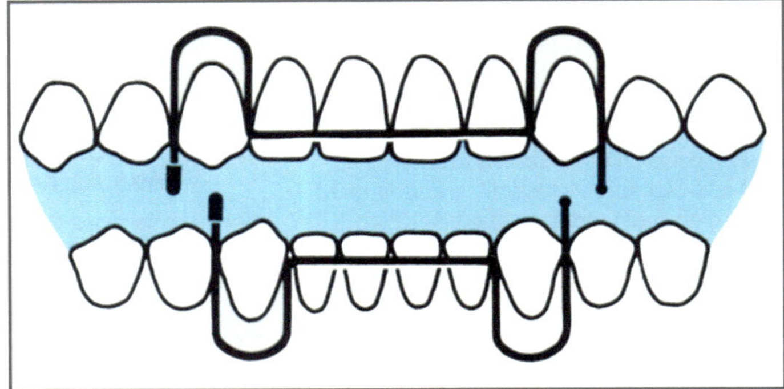

Abb. 10.7 Schematische Darstellung des Labialbogens beim Aktivator Monobloc

Bereich auszuschalten, kann man den Stahldraht an dieser Übergangsstelle mit Plastikschläuchchen ummanteln oder mit Wachs ein wenig ausblocken.

10.1.7 Die Labialbogenzange

Voraussetzung für das Biegen sämtlicher Drahtelemente ist ein dazu geeignetes Instrumentarium. Der Labialbogen kann auch von Ungeübten hergestellt werden, indem man eine Labialbogenzange mit dazugehöriger transparenter und flexibler Messschablone (Bredent) verwendet.

Diese Messschablone ist mit einer aufgedruckten Millimeterskala versehen, mit der man die Länge des horizontalen Anteils des Labialbogens einfach und rasch ermitteln kann. Zur Ermittlung der Breite und Höhe der Eckzahnschlaufen am Modell sind auf der Schablone die unterschiedlichen Labialbogenschlaufen vorgegeben. Die dort vorgegebenen Schlaufengrößen sind mit der Rillennummer der Zange versehen, über die der Draht gebogen werden muss, um eine der jeweiligen Situation entsprechende Schlaufengröße zu erhalten. Die Labialbogenzange hat gegenüber vielen anderen Zangen den Vorteil, dass der Draht schonend gebogen werden kann und eine Bruchgefahr weitgehend auszuschließen ist.

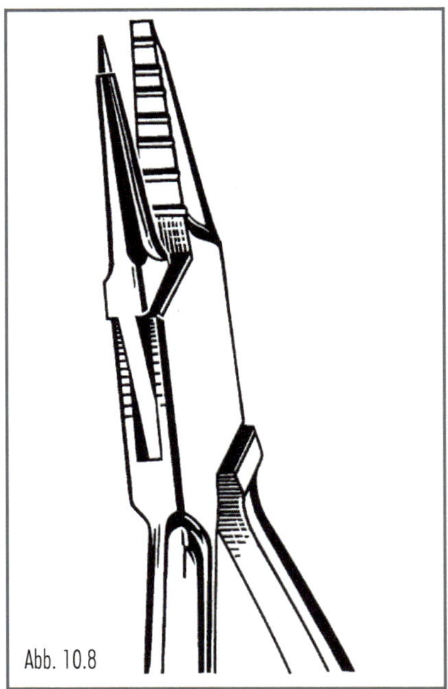

Abb. 10.8

Der Biegevorgang mit der Labialbogenzange **(Abb. 10.8 bis 10.13)** lässt sich wie folgt beschreiben:

- Der Draht wird im ersten Drittel in eine Kerbe der Zange eingesetzt und im rechten Winkel über den flachen Teil der Zange gebogen.
- Die mit der Schablone ermittelte Breite des horizontalen Labialbogenanteils wird auf den Draht übertragen.
- Der Draht wird wiederum in eine Rille der Zange eingesetzt und am Markierungspunkt analog zur ersten Biegung über den flachen Teil der Zange im rechten Winkel gebogen.
- Die Schlaufengröße wird am Modell mit der Messschablone ermittelt.
- Der Draht wird in die ermittelte Kerbe der Zange so eingesetzt, dass die Zange bündig zum horizontalen Drahtanteil des Labialbogens ist; das kurze Ende des Drahts wird über den runden Teil der Zange gebogen. Dieser Biegevorgang wird auf der gegenüberliegenden Seite des Labialbogens wiederholt. Auf diese Weise erhält man in kürzester Zeit einen vollkommen symmetrischen Labialbogen.
- Anschließend wird der Labialbogen mit den U-Schlaufen harmonisch rund dem Zahnbogen angepasst. Am Übergang in den Retentionsbereich ist darauf zu achten, dass keine Störungen durch den Draht auftreten.

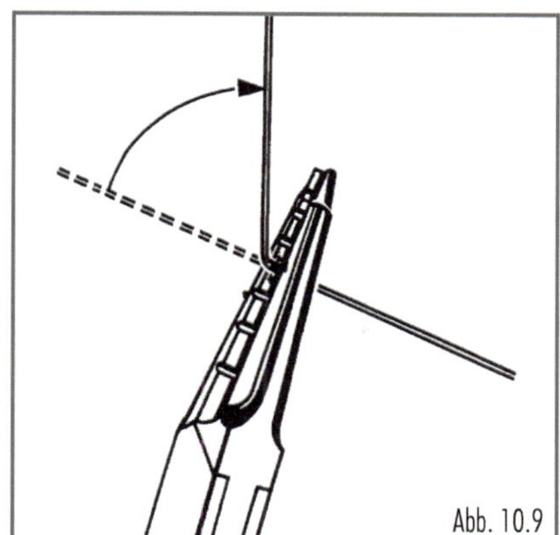
Abb. 10.9

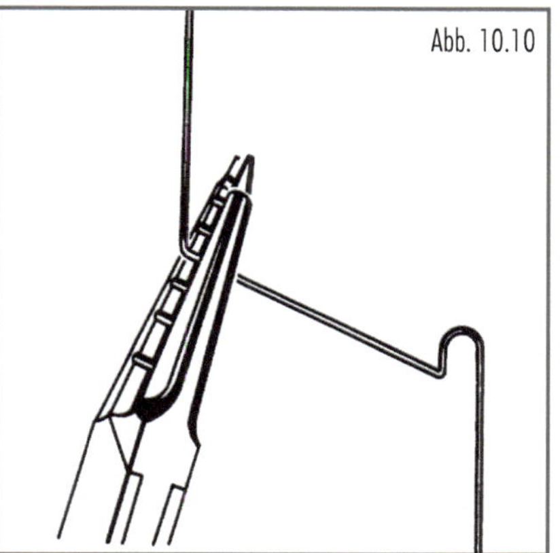
Abb. 10.10

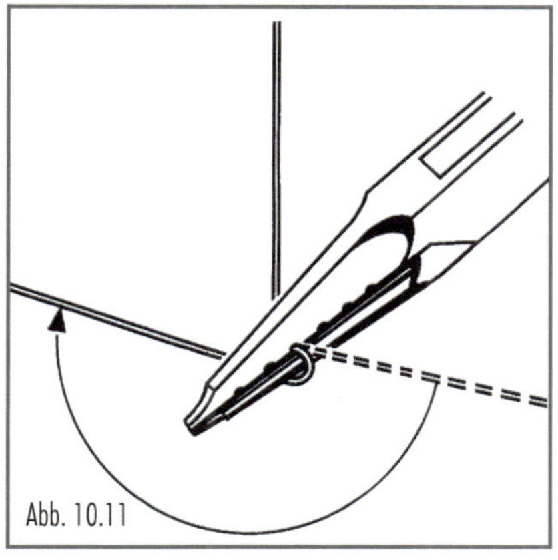
Abb. 10.11

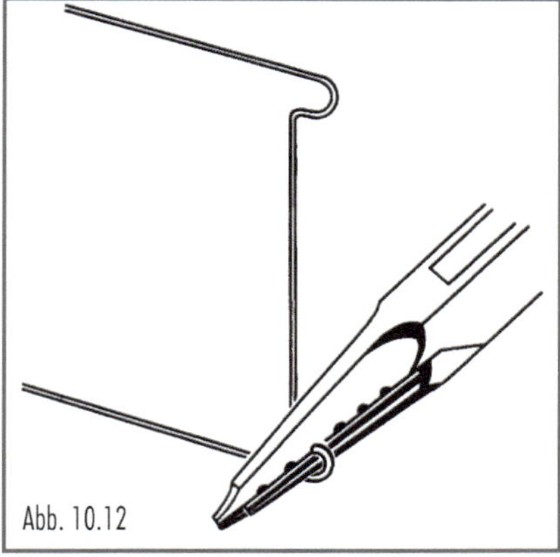
Abb. 10.12

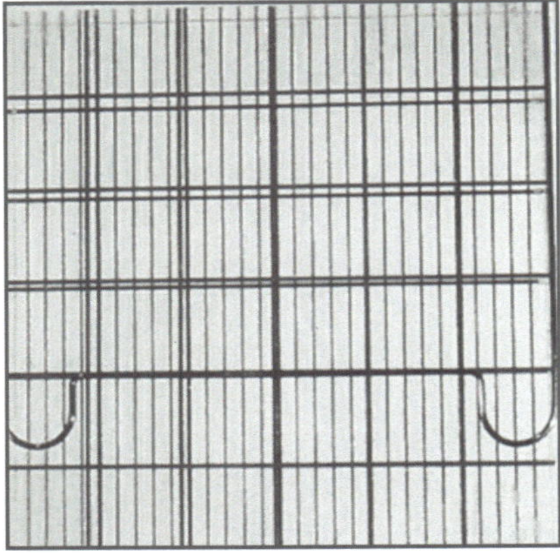

Abb. 10.13

10.1.8 Die Kalthoff-Zange

Diese entspricht in der Grundform einer Flach-Rund-Zange mit Seitenschneider. Oberhalb und unterhalb des Gelenks befinden sich die für die unterschiedlichen Biegefunktionen notwendigen Vorrichtungen. Die mit Kunststoff beschichteten Griffe und die günstigen Hebelwirkungen sind nach zeitgerechten ergonomischen Kenntnissen von erfahrenen Zangen-Fachleuten gestaltet.

Die Multifunktions-Zange ermöglicht ein schonendes und präzises Biegen von Dental-Drähten mit unterschiedlichen Durchmessern, die für unterschiedliche Funktionen ausgerichtet sind. Folgende Drahtelemente können mit dieser Zange gebogen werden:

- Adams-Klammer,
- Dreiecks-Klammer,
- Finger-Feder,
- Frontal-Feder,
- Labial-Außenbogen,
- U-Bügel.

In den **Abbildungen 10.14 bis 10.25** wird die Handhabung der Kalthoff-Dental-Zange für unterschiedliche Drahtelemente dargestellt.

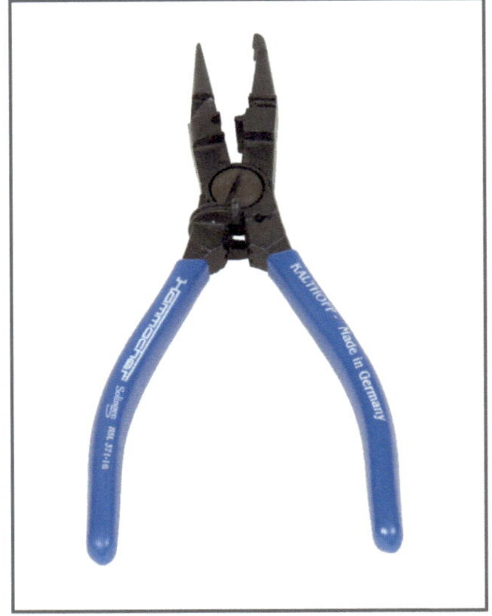

Abb. 10.14 Die Kalthoff-Universalzange von der Firma Hammacher/Solingen

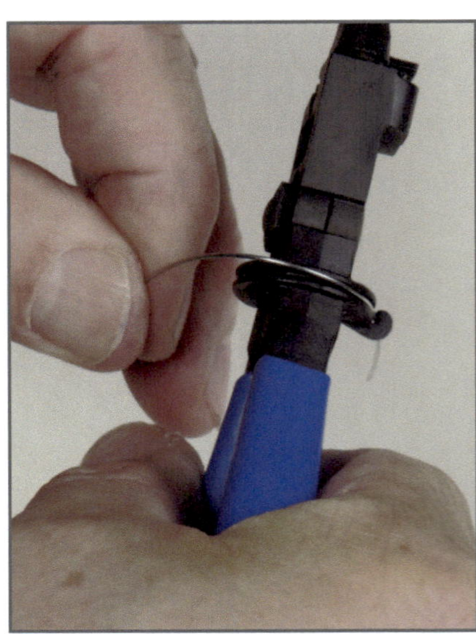

Abb. 10.15 Labialaußenbögen und Innenbögen können mihilfe der integrierten Rundung an der Zange mit der Findung und Verankerung für den Draht bzw. Biegevorgang symmetrisch und schonend gebogen werden

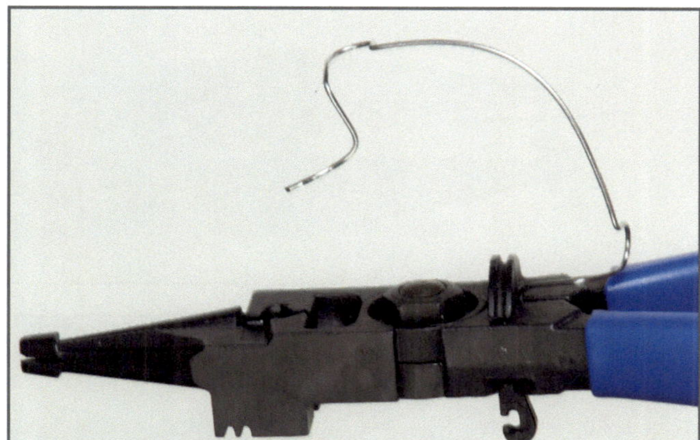

Abb. 10.16
Ebenfalls in die Zange integriert ist eine Vorrichtung, mit der Drahtretentionen gleichförmig- und -mäßig gebogen werden können

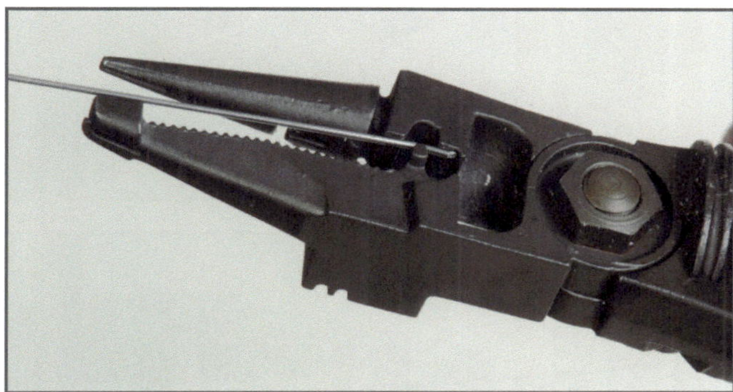

Abb. 10.17
Zum Biegen der Dreiecksklammer ist zur Aufnahme und Fixierung des Drahts eine kleine Rille eingefräst. Die richtige Positionierung des Drahts ist dadurch vorgegeben

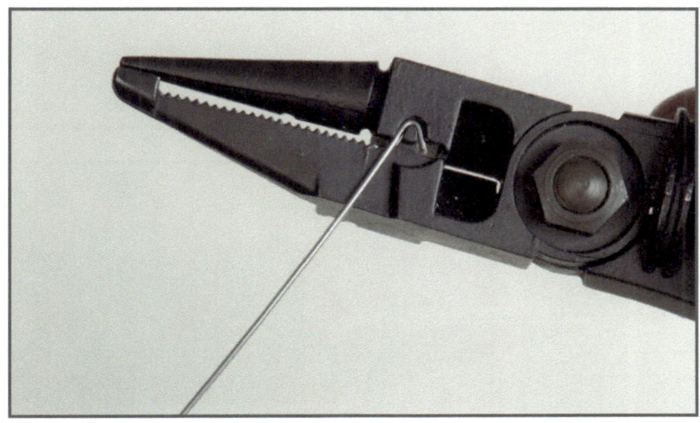

Abb. 10.18
Darstellung eines weiteren Biegevorgangs für die Dreiecksklammer

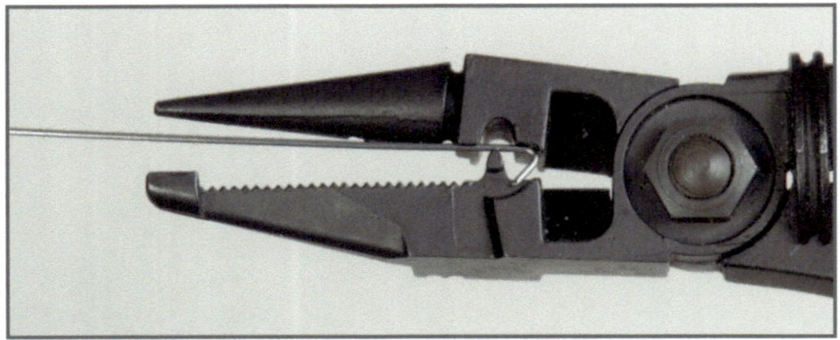

Abb. 10.19
So kann die Dreiecksklammer durch Nachorientierung des Drahts Schritt für Schritt gebogen werden

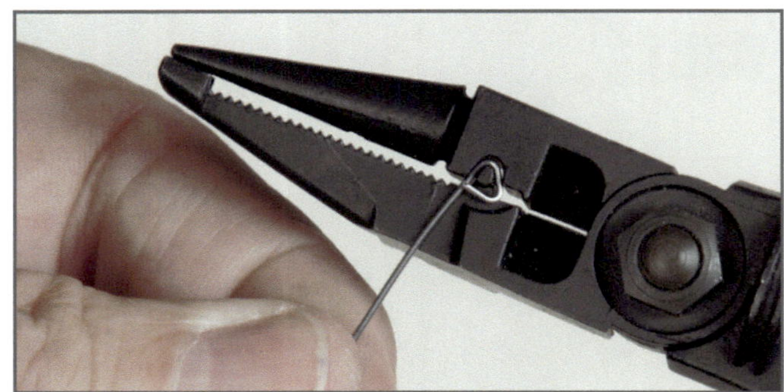

Abb. 10.20
Ein weiterer Biegevorgang für die Dreiecksklammer

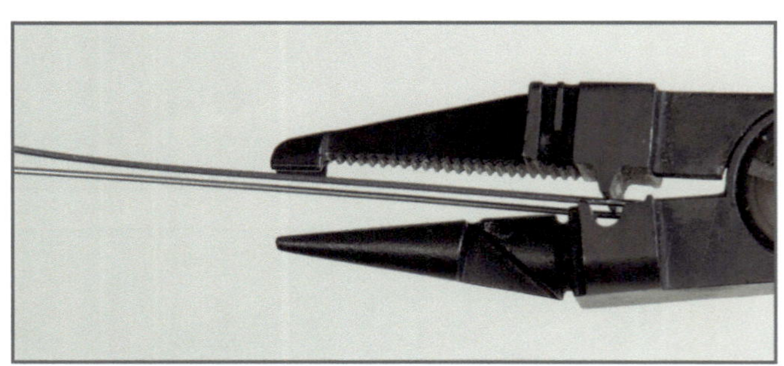

Abb. 10.21
Biegen der Adamsklammer: zuerst wird die mesio-distale Zahnbreitendistanz festgelegt und der Draht jeweils im rechten Winkel in Richtung Retention gebogen. Dieser Drahtanteil wird in den dafür vorgesehenen Anteil der Zangenbranchen eingelegt.

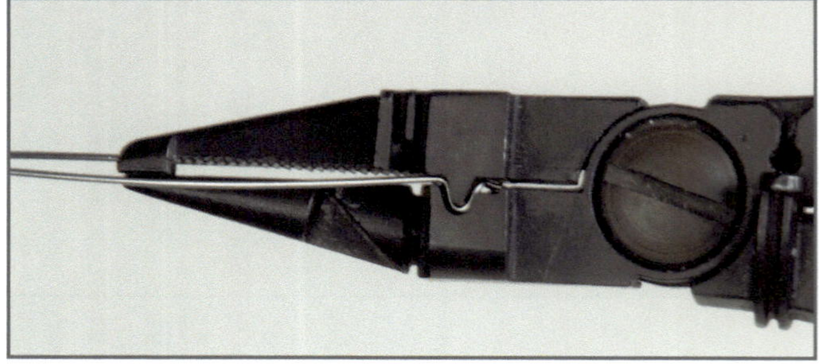

Abb. 10.22
Durch das Schließen der Zange erhält man zwei symmetrische Schlaufen

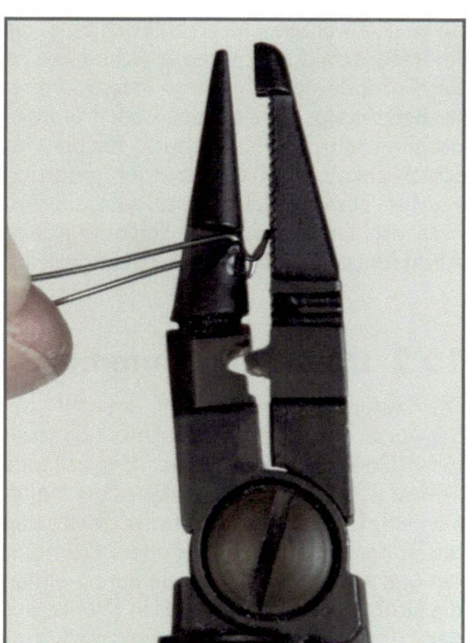

Abb. 10.23 Zum Nachorientieren der beiden Klammerfüßchen der Adamsklammer werden die im speziell dafür konstruierten Zangen-Branchen-Teil eingesetzt und nachgebogen

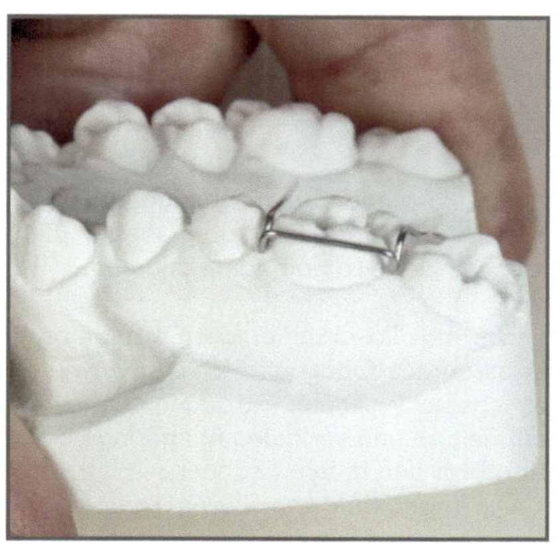

Abb. 10.24 Eine Situation zur Darstellung der Schlaufengröße der Adamsklammern am Modell

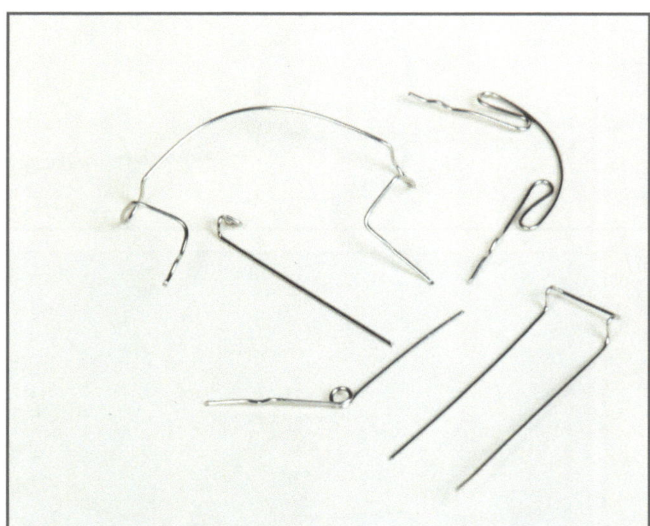

Abb. 10.25
Eine Auswahl von Drahtelementen, die ausschließlich mit nur einer Zange, der Kalthoff-Zange, hergestellt werden können (Labial-Außenbogen, Innenbogen, Fingerfeder, Dreiecksklammer, Adamsklammer).
Die U-Bügel, die ebenfalls mit dieser Zange hergestellt werden können, sind in dieser Abbildung nicht dargestellt.

10.1.9 *Labialbogen-Modifikationen*

Zu den Labialbogen-Modifikationen zählen u. a.:

- maxillo-mandibuläre Labialbögen;
- mandibulo-maxilläre Labialbögen;
- modifizierte Labialbogenschlaufen.

Die maxillo-mandibulären Labialbögen erfassen das Ober- und Unterkiefer-Frontzahngebiet vestibulär. Sie liegen den oberen Zähnen an und verlaufen mit geringem Abstand vor den unteren Zähnen.

Die mandibulo-maxillären Labialbögen erfassen die Oberkiefer- und Unterkiefer-Frontzähne ebenfalls vestibulär. Sie liegen jedoch den unteren Frontzähnen an und verlaufen mit geringem Abstand vor den oberen Frontzähnen.

Zum Einordnen von Eckzähnen im Oberkiefer kann der Labialbogen mit unterschiedlichen Schlaufenvarianten modifiziert hergestellt werden. Die Eckzahnschlaufe, die Andresenschlinge und die M-Schlaufe sind für die moderne Technik von untergeordneter Bedeutung. Da sie jedoch bei Prüfungsarbeiten sehr oft als Nachweis für die Geschicklichkeit von Biegeübungen gefordert werden, sind die Eckzahnschlaufe, die Andresenschlinge und die M-Schlaufe in den **Abbildungen 10.26 bis 10.28** dargestellt.

10.2 Die Adamsklammer

Die Adamsklammer dient sowohl bei Schwarzschen Platten als auch bei bimaxillären Geräten, wie z. B. der Hansa-Platte oder der Vorschubdoppelplatte, als Halteelement. Da die Adamsklammer gleichzeitig als Halteelement bei Eckzähnen, Prämolaren und Molaren indiziert sein kann, variiert die Drahtstärke des federharten Drahts, aus dem diese Klammer hergestellt wird, zwischen 0,6 und 0,7 mm. Bei bimaxillären

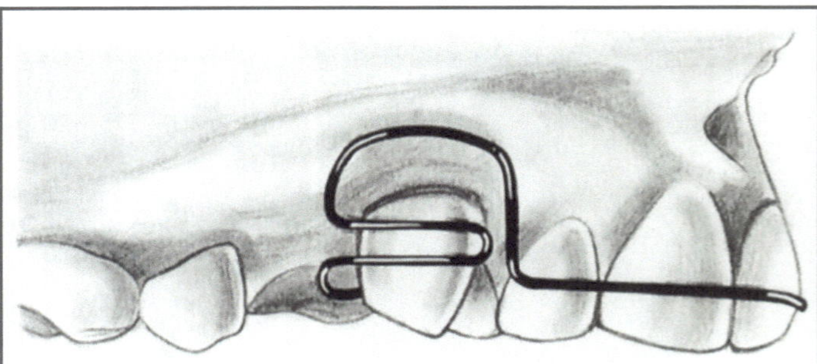

Abb. 10.26
Labialbogen mit modifizierter Eckzahnschlaufe an 13

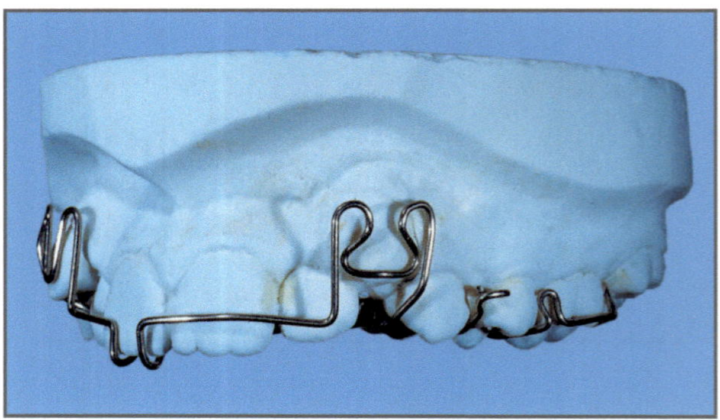

Abb. 10.27
Andresenschlinge an 23

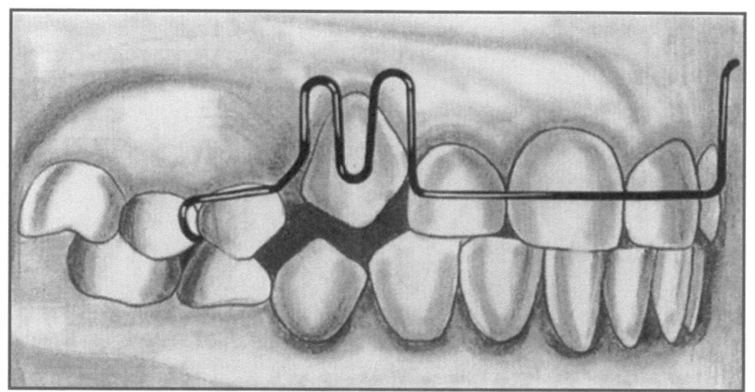

Abb. 10.28
Modifizierter Labialbogen mit einer Andresenschlinge an Zahn 13

Geräten können auch Adamsklammern mit bukkal aufgelaserten Röhrchen zur Aufnahme eines Headgears verwendet werden.

10.2.1 Bestandteile der Adamsklammer

Die Adamsklammer besteht aus einem horizontalen Klammeranteil, zwei U-förmigen Schlaufen und transversalen Klammeranteilen, die in die Retention übergehen. Der horizontale Klammeranteil darf die bukkale Fläche des Klammerzahns nicht berühren, damit eine Aktivierung der Klammer möglich ist **(Abb. 10.29)**.

Die Höhe der U-Schlaufen richtet sich nach der Höhe der klinischen Krone. Nach Tränkmann sind die U-Schlaufen, von okklusal betrachtet, vom horizontal-vertikalen Anteil um etwa 45° abgewinkelt, nach Tenti zwischen 60° und 75°. Dadurch reichen die U-Schlaufen im bukko-approximalen Übergang in die untersichgehenden Kronenbereiche. Für die Konstruktion der Adamsklammer können die Papillenspitzen am Modell radiert werden. Dies trifft vor allem dann zu, wenn die Krone den klinischen Äquator noch nicht erreicht hat.

Die Klammer muss im Lauf der Behandlung für den ordnungsgemäßen Sitz der entsprechenden Geräte nachaktiviert werden können **(vergl. Abb. 10.26)**.

Bei modifizierten Adamsklammern für den Unterkiefer ist unbedingt darauf zu achten, dass die bukkalen Höcker der Zähne des Oberkiefers keinen Kontakt zum horizontalen Klammeranteil haben. Es besteht sonst Bruchgefahr für die Klammer **(Abb. 10.30)**.

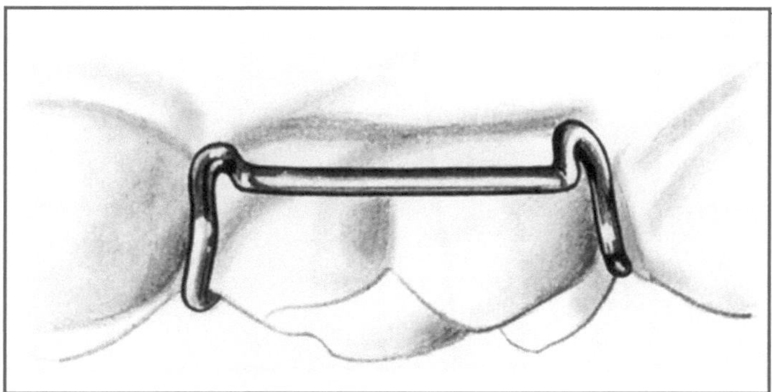

Abb. 10.29
Adamsklammer mit U-förmigen Schlaufen für Molaren im OK

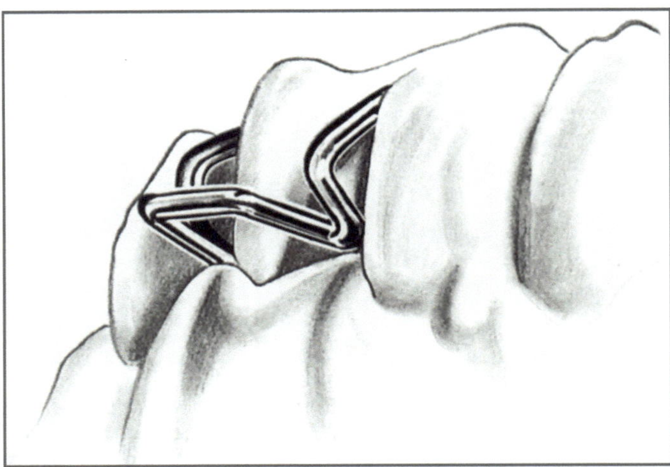

Abb. 10.30
Adamsklammer an einem unteren Molaren

10.2.2 Biegen der Adamsklammer nach Tenti

Frederico von Tenti empfiehlt die Herstellung der Adamsklammer in 15 Arbeitsschritten. Diese überzeugende Methode zur Herstellung der Adamsklammer soll hier in verkürzter, etwas modifizierter Form dargestellt werden.

Der verwendete, federharte Draht weist einen Durchmesser von 0,7 mm und eine Länge von etwa 9 cm auf.

- Der Draht wird in der Mitte in einem Abstand von 7 mm mit zwei Markierungen versehen **(Abb. 10.30)**.
- An den beiden Markierungen wird der Draht mit der Adamsklammer-Biegezange (eine Zangenbacke rund, eine Zangenbacke viereckig) über den eckigen Anteil der Zange – etwas über den rechten Winkel hinaus – U-förmig gebogen **(Abb. 10.32 und 33)**.

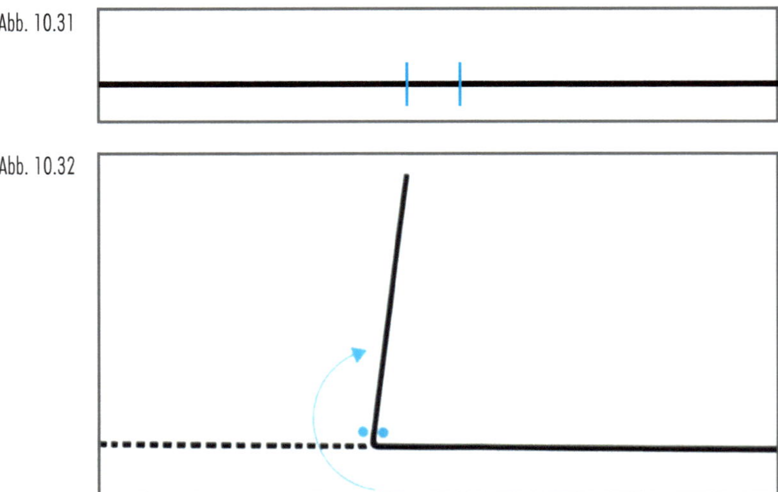

Abb. 10.31

Abb. 10.32

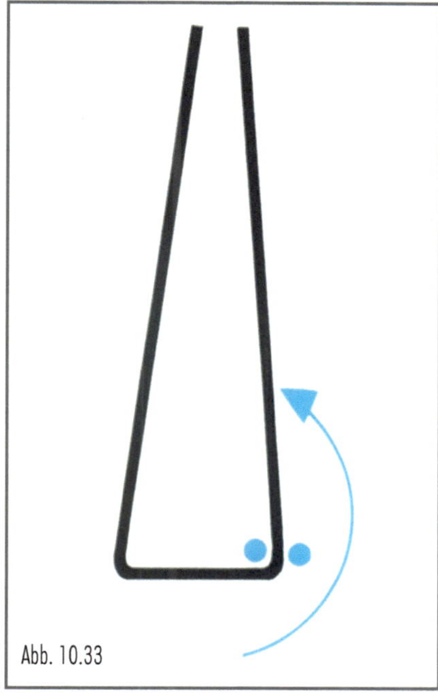
Abb. 10.33

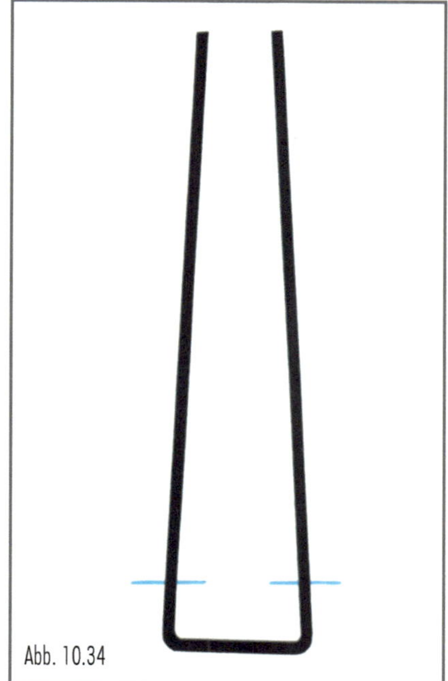
Abb. 10.34

- Der Draht wird nun links und rechts 3 mm oberhalb der Knickstelle markiert **(Abb. 10.34)**.
- Der Draht wird an den beiden Markierungen über die Zangenbacke mit der runden Spitze zu einer zierlichen Schlaufe (links und rechts) in die entgegengesetzte Seite gebogen **(Abb. 10.35)**. Die Schlaufen müssen so zierlich gebogen werden, dass der gesamte U-Schlaufenkomplex (äußerer Anteil der U-Schlaufen inkl. Stegverbindung) 10 mm nicht überschreitet **(Abb. 10.36)**.
- Nun werden die U-Schlaufen passend zum bukko-interdentalen Kronenanteil gebogen. Tenti empfiehlt bei einem oberen Molar eine Winkelneigung der U-Schlaufen zum horizontalen Klammeranteil von mesial 75° und distal 60°, bei einem unteren Molar von mesial 75° und distal von 55°. Dazu hält man den Draht an der jeweiligen Schlaufe fest und biegt den horizontalen Drahtanteil zum entsprechenden Winkel **(Abb. 10.37 und 10.38)**.

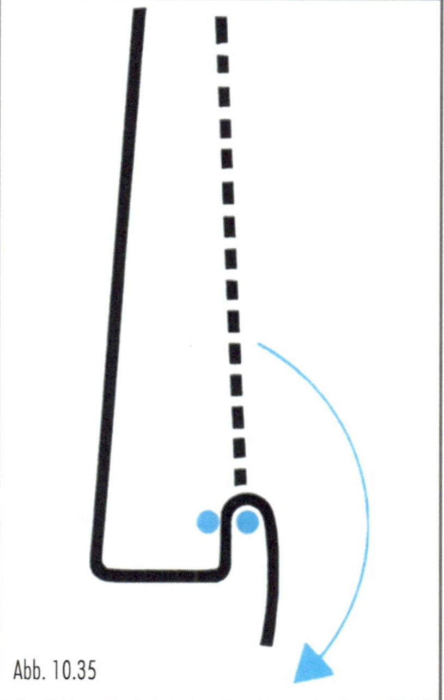
Abb. 10.35

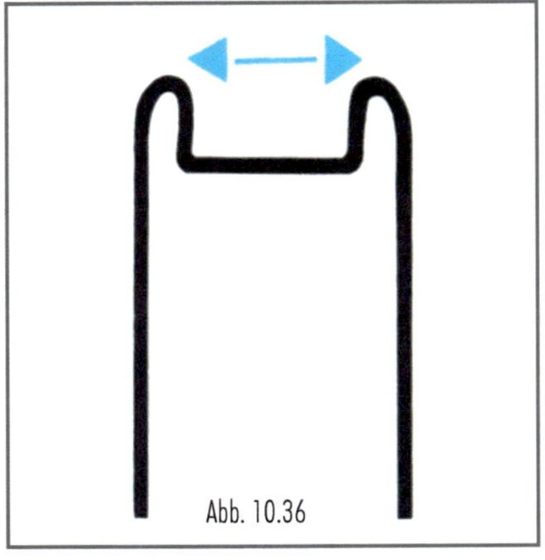
Abb. 10.36

- Der horizontale Klammeranteil darf keinen Zahnkontakt haben und die beiden Schlaufen müssen in den bukko-interdentalen Bereich des Klammerzahns ragen **(Abb. 10.39)**.
- Die Zange wird nun mit der runden Zangenspitze in der Schlaufe und der viereckigen Zangenbacke nach außen ca. 2 mm unterhalb der Schlaufenrundung an den äußeren Schlaufenanteilen angesetzt. Schließlich wird der Draht links wie rechts um 90° zum äußeren Drahtanteil der U-Schlaufe(n) gebogen **(Abb. 10.40)**.
- Der Draht wird mesial und distal in Höhe der Randleiste des Molaren mit einem ganz feinen Stift markiert. Die Zange wird

Abb. 10.37

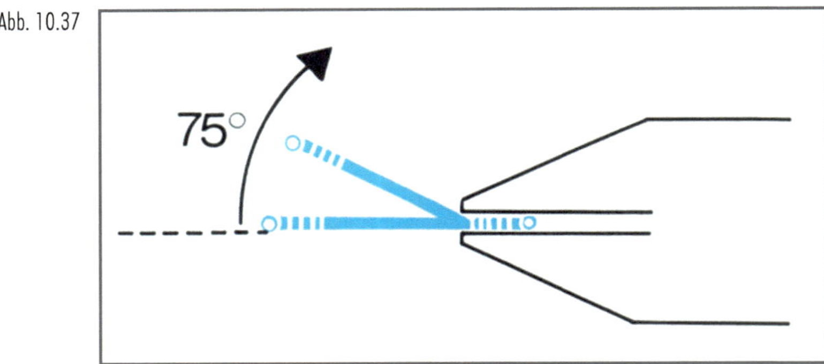

Abb. 10.38

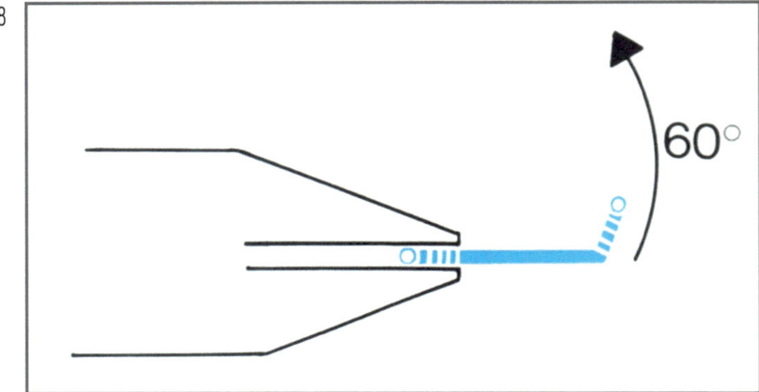

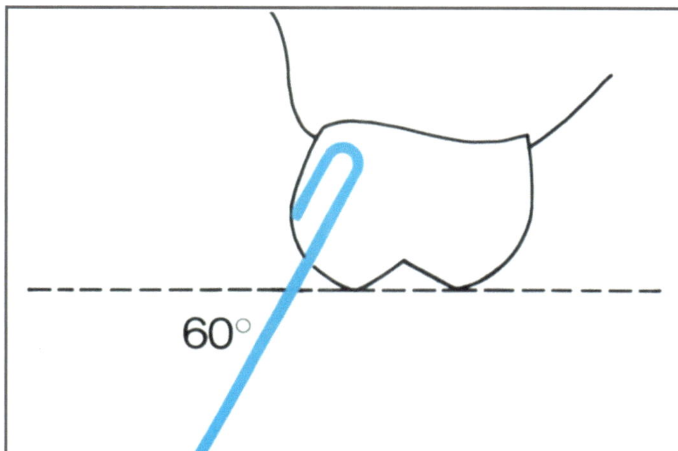

Abb. 10.39

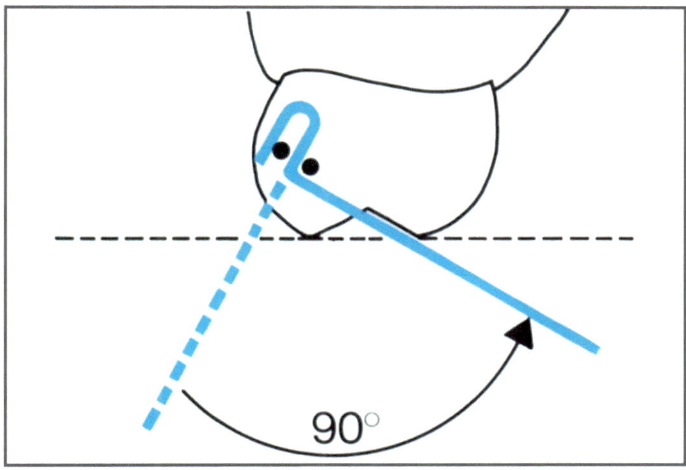

Abb. 10.40

mit der eckigen Zangenbacke in Schlaufenebene kurz vor der Markierung angesetzt, und der Draht mesial und distal jeweils um 30° zur Schlaufe hin gebogen. Durch diesen Knick führt der Draht nun knapp über die Schulter des Klammerzahns, darf jedoch keinen Kontakt zu den Höckern des Antagonisten haben **(Abb. 10.41)**.

- In einem Abstand von 4 bis 5 mm von den beschriebenen Knickstellen erfolgt eine weitere Markierung (links/rechts), an der die Zange wiederum so angesetzt wird, dass die eckige Zangenbacke zur U-Schlaufe zeigt und knapp vor der Markierung Drahtkontakt hat. An dieser Stelle wird der Draht am linken und rechten Klammeranteil in einem Winkel von 60° zur Schlaufen-Ebene gebogen **(Abb. 10.42)**.
- Knapp unter diesen Knickstellen erfolgt ein Konterknick in einem Winkel von ebenfalls 60°, sodass die Retentionen parallel zu den okklusalen Klammeranteilen

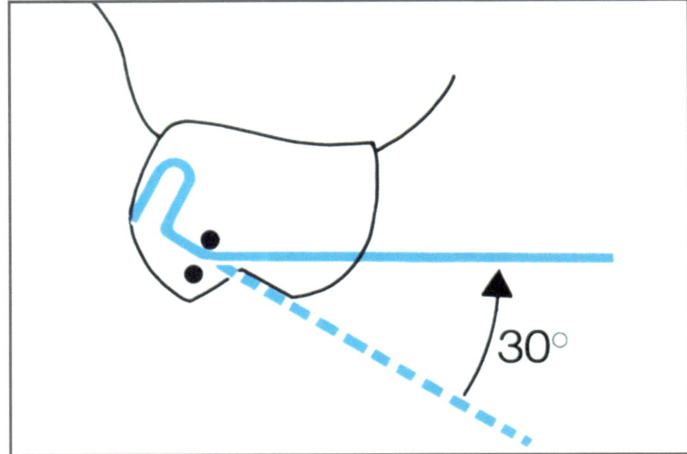

Abb. 10.41

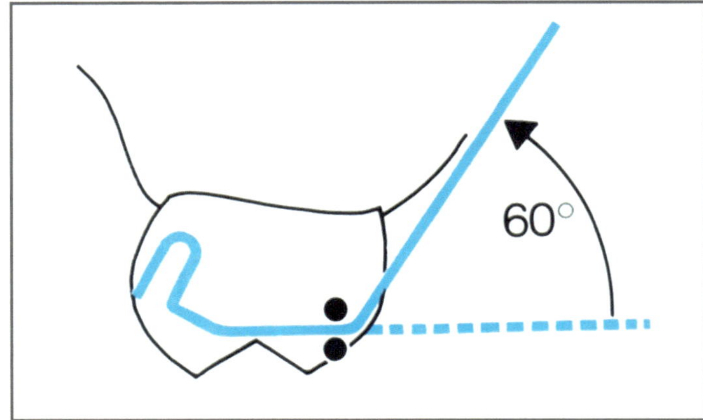

Abb. 10.42

ausgerichtet sind (**Abb. 10.43**). Der weitere Verlauf der Retentionen wird palatinal bzw. lingual den alveolären Verhältnissen angepasst.

Nach Tenti ist diese Adamsklammer für Milchmolaren, bleibende Eckzähne und Schneidezähne ebenfalls gut geeignet. Für entsprechende Modifikationen soll der horizontale Drahtanteil der Adamsklammer um 4 mm schmaler sein als die mesio-distale Gesamtbreite des Klammerzahns.

10.2.2.1 Fehler beim Biegen der Adamsklammer nach Tenti

- Hat der horizontale Klammeranteil mit der bukkalen Fläche des Klammerzahns Drahtkontakt, ist der vordere Schlaufenanteil zu kurz (**Abb. 10.44**).
- Die Schlaufen sollten nicht zu eng sein. Der Draht bricht an der gestressten Biegestelle sehr leicht (**Abb. 10.45**).
- Wenn der abgeflachte Knick des inneren Arms zur okklusalen Drahtüberführung fehlt, wird der Übergang vom inneren Arm der Drahtschlaufe zum okklusalen

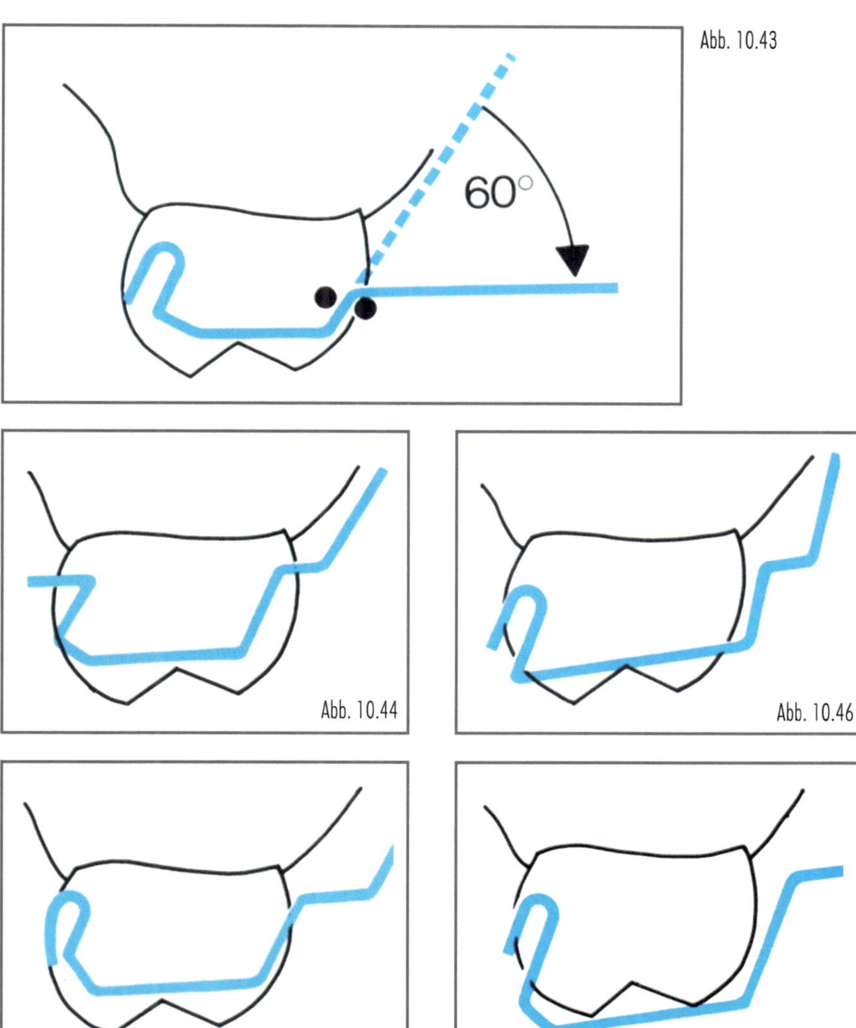

Abb. 10.43

Abb. 10.44

Abb. 10.46

Abb. 10.45

Abb. 10.47

Drahtanteil im Winkel zu eng **(Abb. 10.46)**.

- Wenn der innere Teil der Drahtschlaufe oder der Übergangsteil von der Drahtschlaufe zum okklusalen Drahtanteil zu lang ist, treten okklusale Störungen auf **(Abb. 10.47)**.

- Wenn der okklusale Drahtanteil zu lang ist, können ebenfalls okklusale Störungen auftreten **(Abb. 10.48)**.

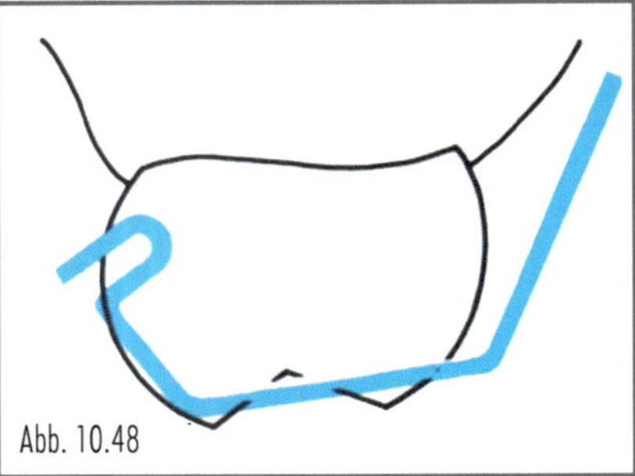

Abb. 10.48

- Wenn der horizontale Klammeranteil zu lang ist, erreichen die Schlaufen den bukko-interdentalen, untersichgehenden Bereich des Klammerzahns schlecht oder gar nicht und können sogar die Papille belasten. Durch ständiges Korrigieren der Schlaufen ist die Klammer an diesen Stellen dann bruchgefährdet **(Abb. 10.49)**.

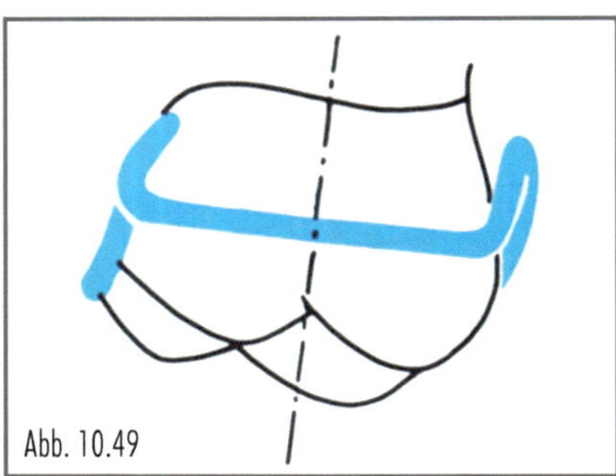

Abb. 10.49

- Wenn der horizontale Klammeranteil zu kurz ist, erreichen die Schlaufen den untersichgehenden Bereich des Klammerzahns unter Umständen nicht mehr **(Abb. 10.50)**.

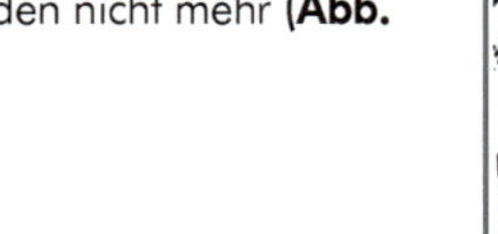

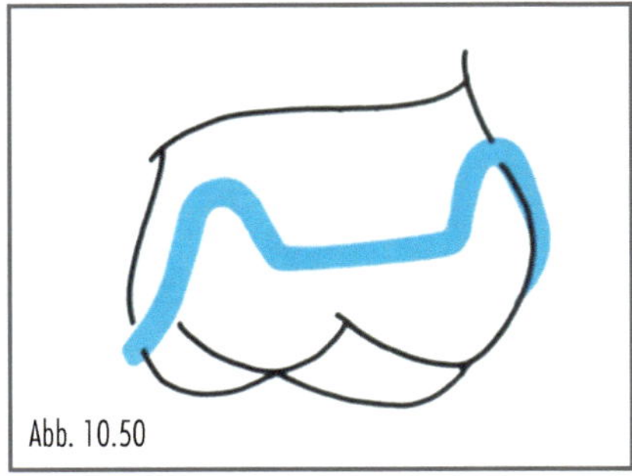

Abb. 10.50

10.2.3 Biegen der Adamsklammer mit der Nance-Schlingenbiegezange

Mit der Nance-Schlingenbiegezange **(Abb. 10.51)** lässt sich die Adamsklammer selbst nach kurzer Einarbeitung einfach herstellen. Um das Biegen der Adamsklammer mit der Nance-Schlingenbiegezange möglichst anschaulich darzustellen, habe ich bei Aufsicht auf die geschlossene Zange **(Abb. 10.52)** für die einzelnen Funktionsteile der Zange folgende Nomenklatur gewählt:

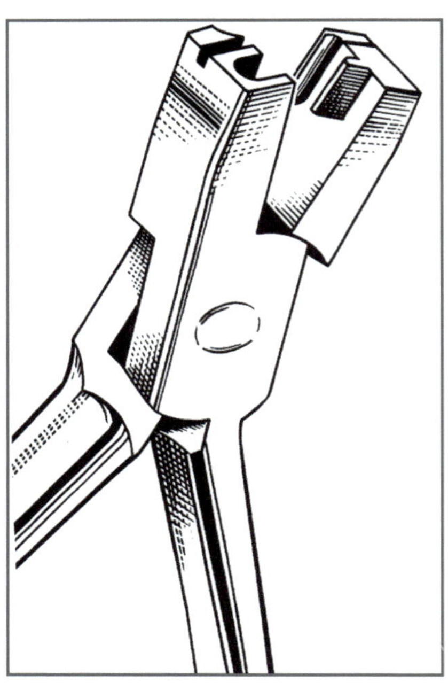

Abb. 10.51
Die Nance-Schlingenbiegezange

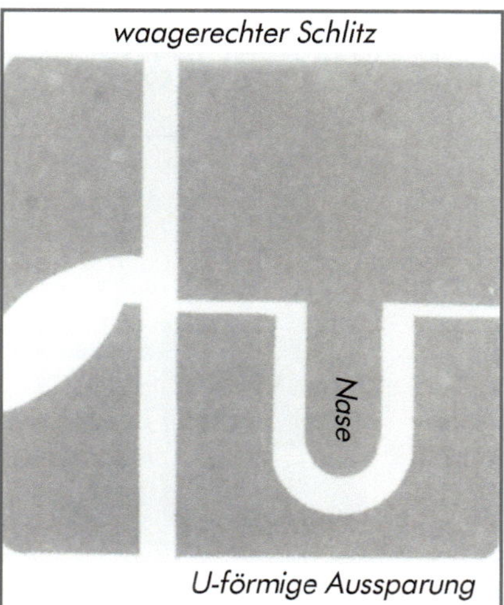

Abb. 10.52

- U-förmige Aussparung,
- Nase,
- waagerechter Schlitz.

Der Biegevorgang lässt sich wie folgt beschreiben:

1. Ein etwa 8 cm langer, 0,7 mm federharter Draht wird so in die Zange eingesetzt, dass er im rechten Drittel zwischen der U-förmigen Aussparung der Zange und der Nase zu liegen kommt. Die Nase zeigt dabei zum Körper **(Abb. 10.53)**.

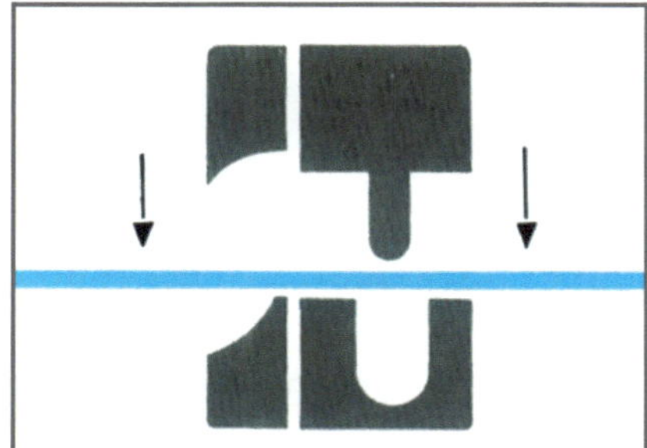

Abb. 10.53

2. Die Zange wird unter Druck bis zum Anschlag geschlossen. Dadurch entsteht eine U-förmige Drahtschlaufe mit der Öffnung vom Körper weg **(Abb. 10.54 und 10.55)**.

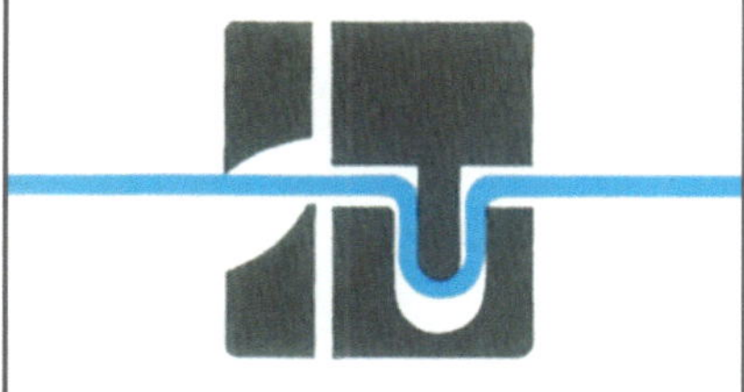

Abb. 10.54

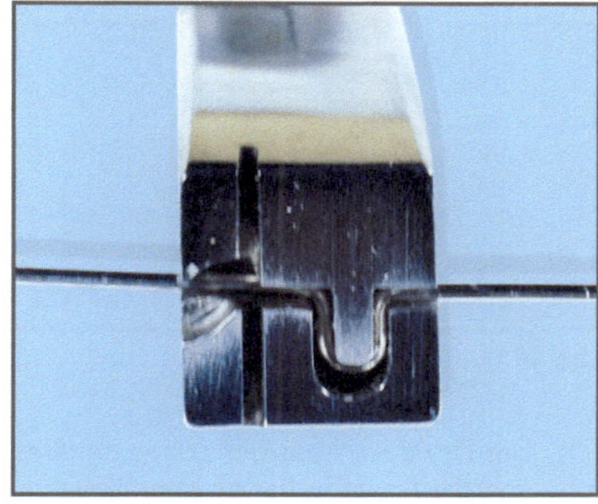

Abb. 10.55 Das tatsächliche Größenverhältnis der Drahtschlinge

3. Die Zange wird geöffnet, der Draht aus der Zange genommen, aber in derselben Lage – nämlich mit der U-förmigen Aussparung vom Körper weg – gehalten.
4. Die Zange wird um 90° gedreht, sodass die Nase nach rechts zeigt, und der Draht wird mit der U-förmigen Schlaufe (Öffnung weg vom Körper) waagerecht in den Schlitz der geöffneten Zange eingesetzt **(Abb. 10.56)**.

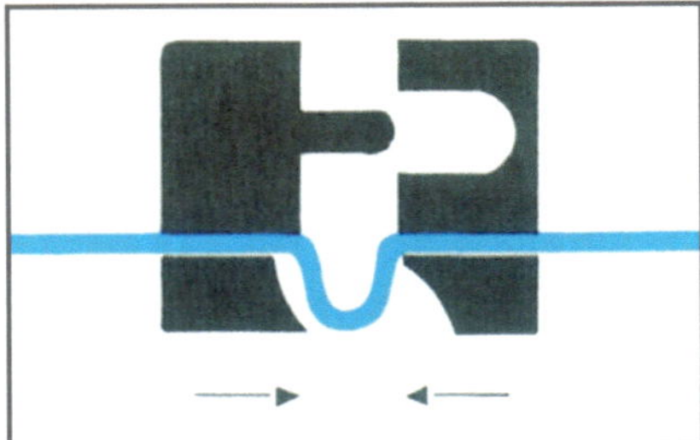

Abb. 10.56

5. Die Zange wird unter Druck bis zum Anschlag geschlossen. Dadurch entsteht eine nach rechts verschobene Drahtschlaufe **(Abb. 10.57)**.

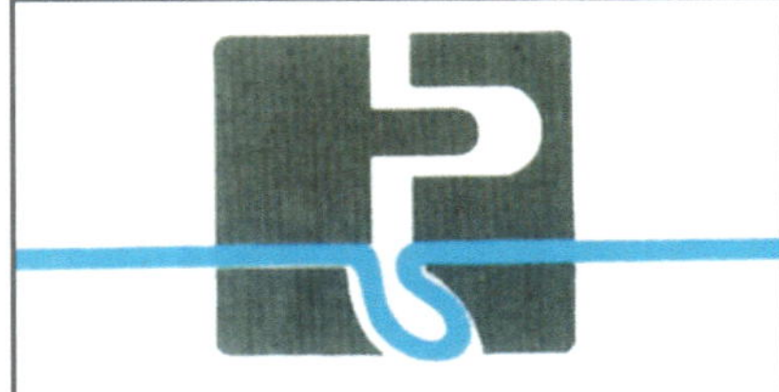

Abb. 10.57

6. Der Draht wird aus der Zange entfernt, und die Zange in der gleichen Lage geschlossen **(Abb. 10.58)**.
7. Nun wird die gebogene Drahtschlaufe von oben in die U-förmige Aussparung der geschlossenen Zange eingesetzt **(siehe auch Abb. 10.58)**.

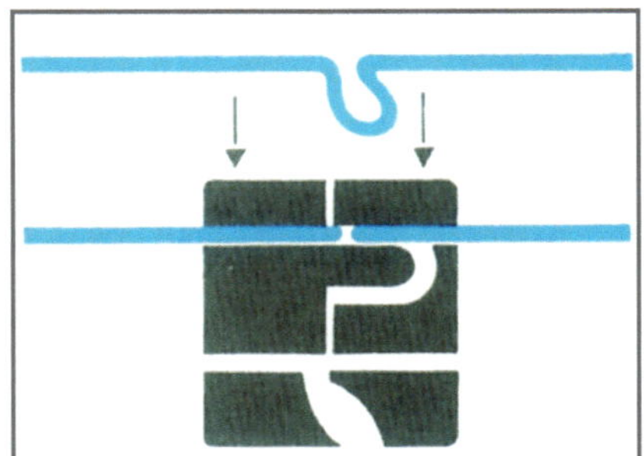

Abb. 10.58

8. Der linke (längere) Drahtanteil wird annähernd im rechten Winkel vom Körper weggebogen **(Abb. 10.59)**.

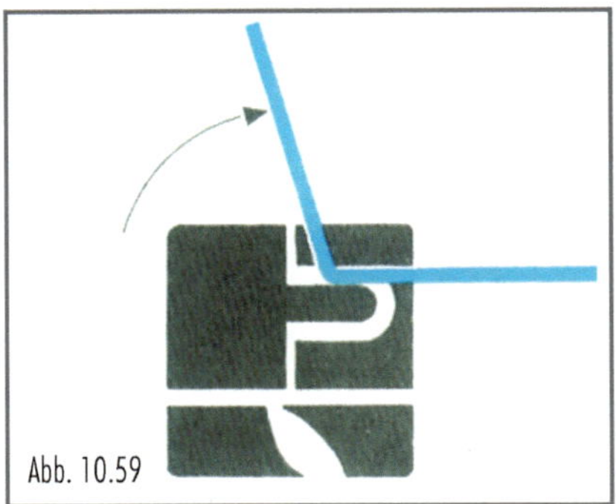

Abb. 10.59

9. Der fertige Klammerteil wird rechts interdental am Klammerzahn angehalten und die Stelle, an der die zweite Schlaufe gebogen werden soll, am Draht markiert. Dies kann der jeweiligen Situation entsprechend der mesiale oder distale Interdentalraum sein **(Abb. 10.60)**.

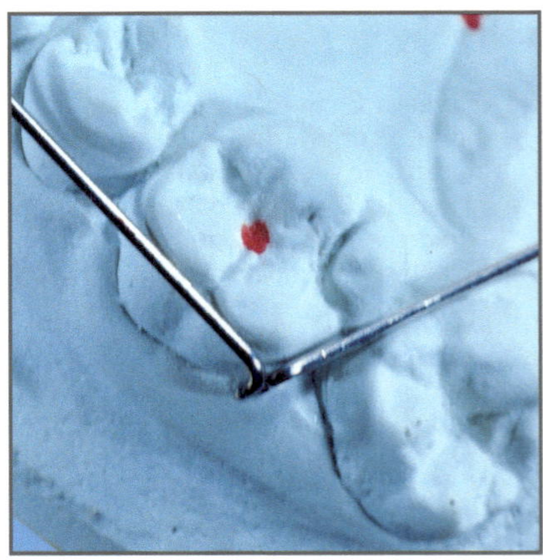

Abb. 10.60

10. Nun wird der Draht so umgedreht, dass die bereits gebogene Drahtschlaufe auf der linken Seite ist (Eselsbrücke: Ich bin in der Klammer). Für den weiteren Biegevorgang zeigt die gebogene Drahtschlaufe senkrecht nach unten. Die

Nase zeigt ebenfalls senkrecht nach unten. Die Drahtmarkierung befindet sich am Zangenanteil zwischen dem Schlitz und der U-förmigen Aussparung (**Abb. 10.61**).

11. Die Zange wird unter Druck bis zum Anschlag geschlossen, dadurch entsteht eine U-förmige Schlaufe, wie sie bereits anfangs unter Punkt 2 beschrieben wurde (**vergl. Abb. 10.54 und 10.62**).
12. Schließlich wird der Biegevorgang analog zu Punkt 3 und 4 wiederholt (**Abb. 10.63 und 10.64**).

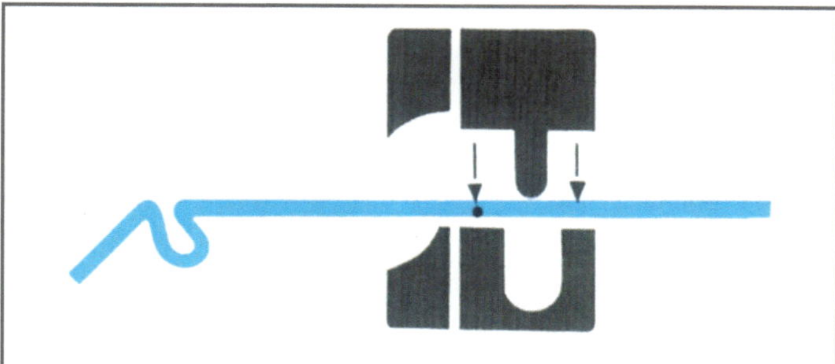

Abb. 10.61

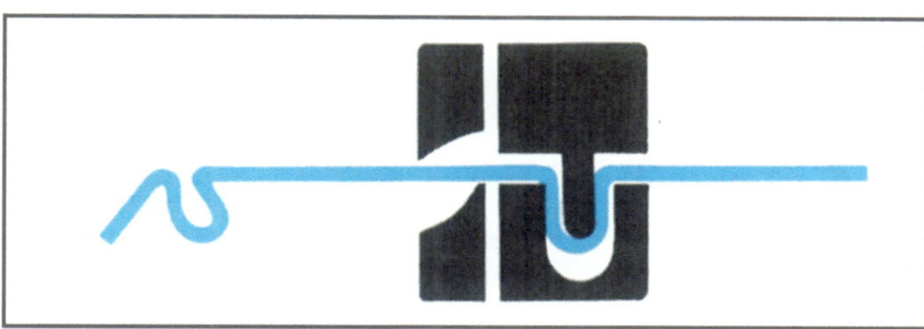

Abb. 10.62

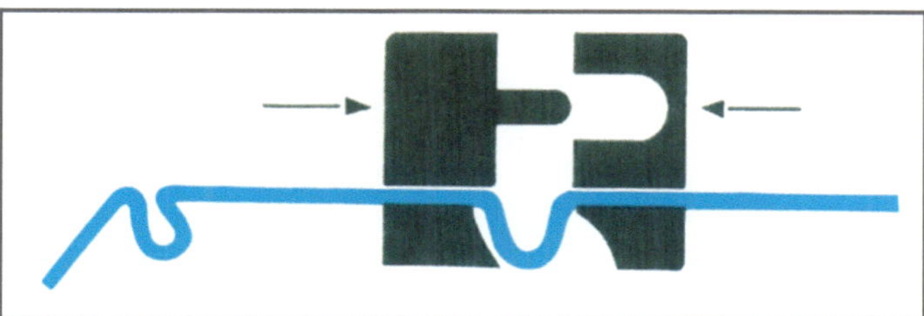

Abb. 10.63

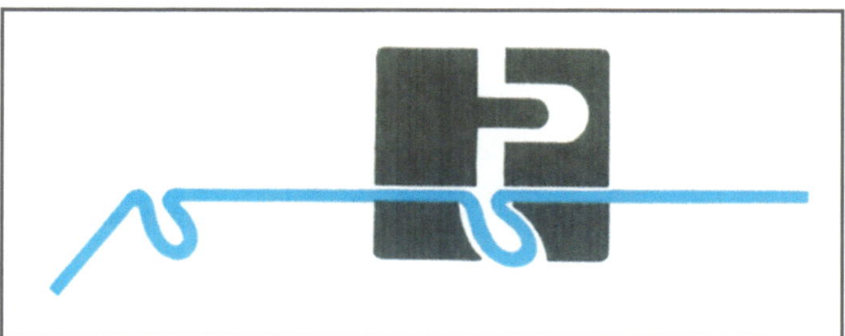

Abb. 10.64

Abb. 10.65

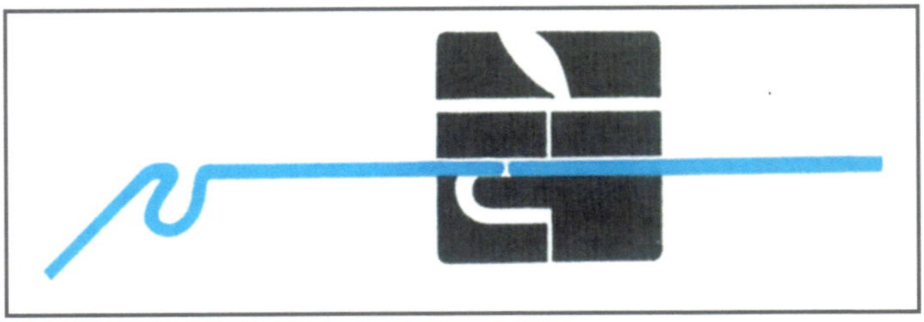

13. Der Draht wird aus der Zange genommen. Die Zange um 180° gedreht und die Drahtschlaufe analog zu Punkt 7 in die Zange eingesetzt **(Abb. 10.65)**.
14. Nun wird der kürzere Drahtanteil zum Körper hin gebogen **(Abb. 10.66 und 10.67)**. **Wichtig:** Wenn irrtümlich der längere Drahtanteil gebogen wird, zeigt die zweite Drahtschlaufe nicht nach interdental.

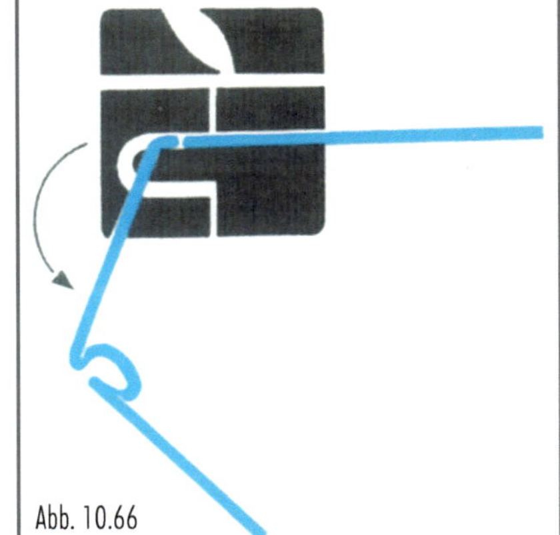
Abb. 10.66

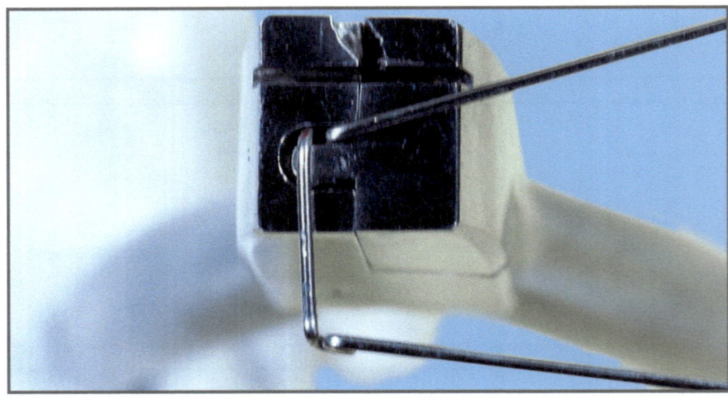
Abb. 10.67
Orginalgröße von Draht zu Zange

Auf diese Weise erhält man eine Adamsklammer mit zwei symmetrischen und gleich groß geformten Drahtschlaufen, die individuell auf den entsprechenden Klammerzahn abgestimmt sind **(Abb. 10.68)**. Diese Klammerform lässt sich auch einfach in die modifizierte Adamsklammer mit Doppelschlaufen abwandeln **(Abb. 10.69 bis 10.71)**. Der transversale Klammeranteil und die Retention wird entsprechend dem Auftrag hergestellt. Die Schlaufen können in modifizierter Form auch horizontal hergestellt werden **(Abb. 10.72)**.

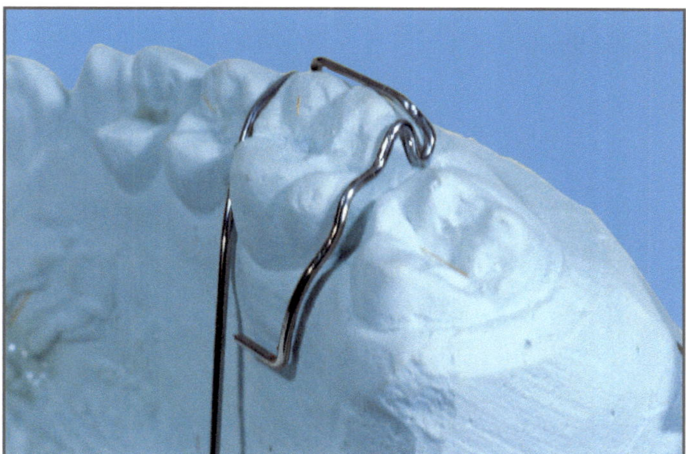

Abb. 10.68
Anschließend werden der okklusale Übergang und die Retention gebogen

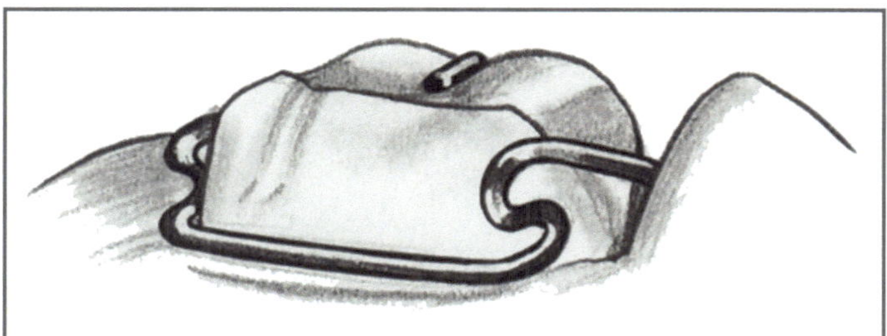

Abb. 10.69
Die modifizierte Adamsklammer mit Doppelschlaufen von bukkal

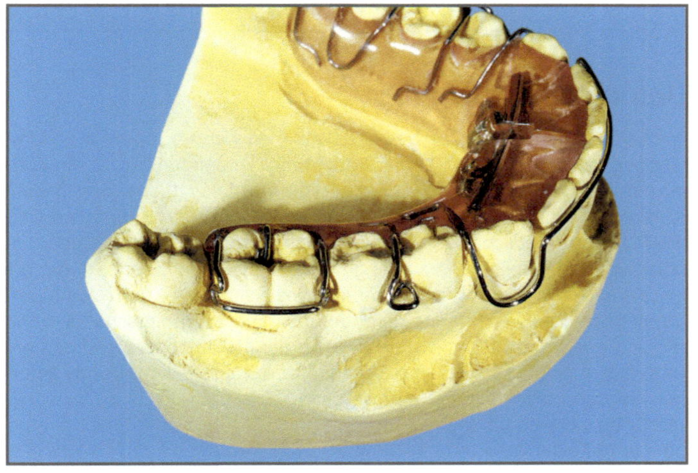

Abb. 10.70
Die modifizierte Adamsklammer auf dem Modell

Abb. 10.71
Die modifizierte Adamsklammer aus okklusaler Sicht

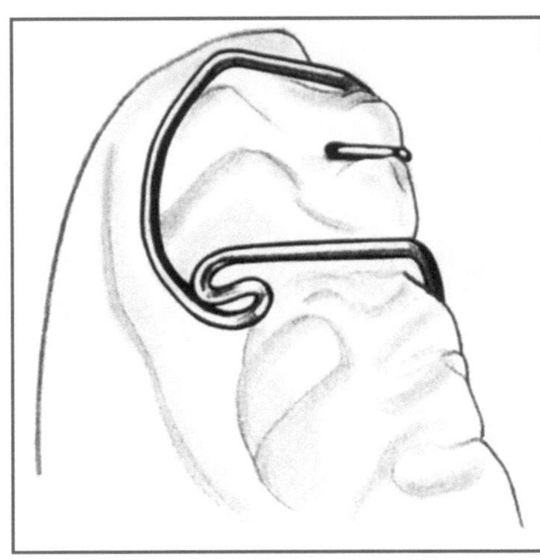

Abb. 10.72
Die Schlaufen können in modifizierter Form auch horizontal hergestellt werden

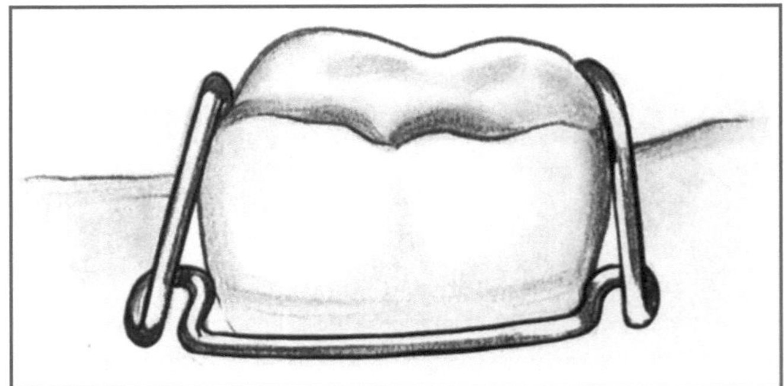

10.3 Die C-Klammer

Die C-Klammer kann aus 0,7 mm starkem, federhartem Draht hergestellt werden. Sie entspricht im Design und der Funktion der bekannten prothetischen einarmigen Klammer. Der Unterschied zur prothetischen Klammer besteht größtenteils darin, dass die Milchzähne und das jugendliche Gebiss meist keine untersichgehenden Stellen aufweisen. Dementsprechend muss die Klammer knapp über dem marginalen Zahnfleischsaum gebogen werden, um überhaupt einen Retentionseffekt zu erzielen. Dazu kann die Ösenklammer mit einer vertikalen Öse versehen werden, damit die Klammer approximal Retention erreicht. An Zähnen, die keine untersichgehenden Stellen aufweisen, kann der Kieferorthopäde mithilfe der Ätztechnik Kunststoff aufbringen, um den gewünschten Retentionseffekt für die Klammer künstlich zu erreichen. Das Klammerende bzw. die Klammerschulter kann der Funktion der Klammer entsprechend am mesialen oder distalen Teil des Zahns gefertigt werden (Abb. 10.73).

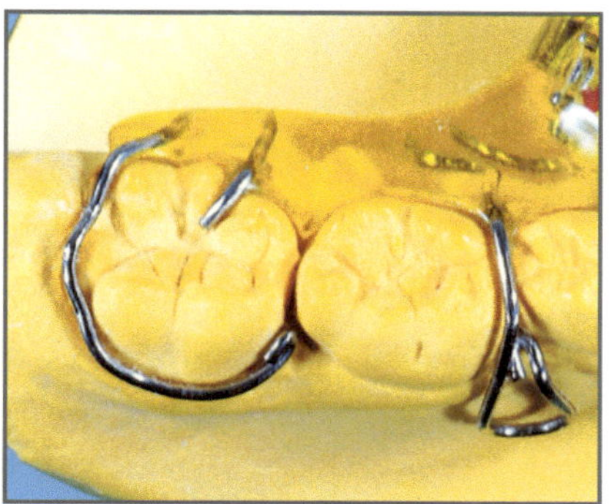

Abb. 10.73 Die C-Klammer mit einem ösenförmigen Klammerende und okklusaler Auflage

10.4 Der Drahtsporn

Der Drahtsporn kann aus 0,7 mm starkem, federhartem Draht hergestellt werden und stellt eine verkürzte Form der einarmigen Klammer dar. Das *freie* Drahtende kann zu einer kleinen Öse umgebogen werden, um jegliche Verletzungsgefahr zu vermeiden.

Der Drahtsporn ist zum Offenhalten einer Lücke oder in Verbindung mit einer aktiven Lückenöffnung gut geeignet.

10.5 Die Dreiecksklammer

Die Dreiecksklammer wird aus 0,7 mm starkem, federhartem Draht hergestellt und dient als Halteelement bei Plattengeräten jeglicher Art. Sie wird auch konfektioniert im Handel angeboten.

10.5.1 Grundelemente der Dreiecksklammer und deren Lage

Die Dreiecksklammer besteht aus einem horizontalen Klammeranteil in Form eines gleichseitigen Dreiecks, einer vertikalen Verbindung und einem transversalen Klammeranteil, der in den Retentionsteil übergeht.

Der horizontale Klammeranteil bzw. das gleichseitig gebogene Dreieck kann unterschiedlich konstruiert sein, muss aber bei allen Dreiecksklammer-Variationen so ausgerichtet sein, dass die Dreiecksspitze gegen den Approximalbereich zweier Nachbarzähne gerichtet ist, und über der (radierten) Interdentalpapille und unter dem klinischen Zahnäquator (falls vorhanden) Kontakt zu den Klammerzähnen hat. Die Dreiecksklammer weist mesial oder distal bzw. im lateralen Anteil gegenüber der Dreiecksspitze einen offenen und geschlossenen Anteil auf. Es ist unerheblich, wo sich das Klammerende befindet, jedoch ist darauf zu achten, dass die spitze Zwickstelle des Drahts eingeebnet wird. Bei manuell gefertigten Dreiecksklammern kann das Klammerende dem Auftrag des Kieferorthopäden entsprechend nach mesial oder distal ausgerichtet werden.

Der vertikale Klammeranteil richtet sich in Länge, Höhe und Konstruktion nach der Höhe der klinischen Zahnkrone bzw. deren Antagonisten.

Der transversale Klammeranteil liegt interdental parallel zur Okklusions-Ebene und soll die Okklusion nicht beeinträchtigen.

Der Retentionsanteil der Klammer wird entsprechend den anatomischen Gegebenheiten des Alveolarfortsatzes nachgebogen und steht von diesem zur Verankerung im Kunststoff 1 bis 1½ mm ab.

Bei der fertiggestellten Dreiecksklammer ist auf Folgendes zu achten:

- Das Dreieck der Klammer muss parallel zur Okklusions-Ebene ausgerichtet sein.
- Sie darf gering divergierend in den Retentionsbereich ragen.

Falsch wäre es, wenn das Dreieck konvergierend zur Okklusions-Ebene gestaltet ist **(Abb. 10.74)**.

10.5.2 Biegen der Dreiecksklammer

Als Werkzeug wird eine Flach-Spitz-Zange verwendet.

Der federharte Draht hat einen Durchmesser von 0,7 mm und eine Drahtlänge von ca. 8 cm.

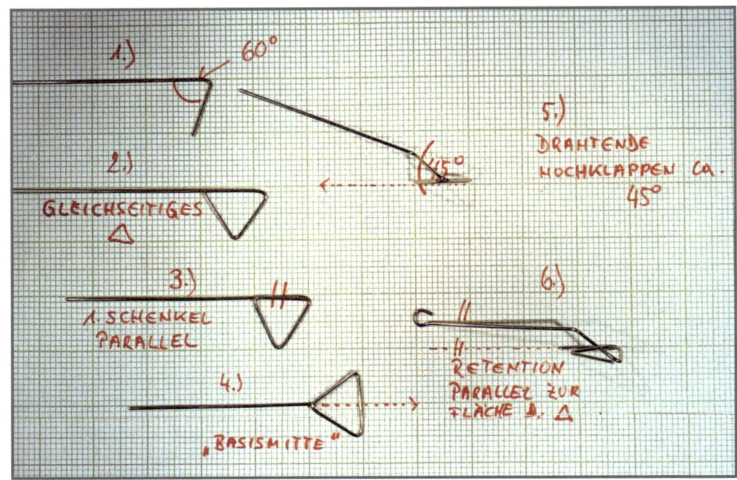

Abb. 10.74
Die Dreiecksklammer

1. Der Draht wird an der Zwickstelle eingeebnet bzw. abgerundet. An dem abgerundeten Ende wird der Draht mit der Flach-Spitz-Zange so knapp wie möglich festgehalten (2 mm), und in einem Winkel von 60° zum ersten Schenkel eines gleichseitigen Dreiecks gebogen **(Abb. 10.75)**.
2. Anschließend wird der Draht zu einem gleichseitigen Dreieck gebogen, wobei darauf zu achten ist, dass der längere Drahtanteil knapp über oder unter die somit entstandene Spitze des Dreiecks gebogen wird. Dadurch kann der offene Teil der Dreiecksklammer nach Bedarf mesial oder distal platziert werden **(Abb. 10.76)**.
3. Durch einen weiteren Knick an der Dreiecksspitze um 60° wird der längere Drahtanteil parallel bzw. deckungsgleich zu einem Schenkel des zuvor hergestellten Dreiecks gebogen **(Abb.10.77)**.
4. Die deckungsgleichen Dreiecksschenkel werden mit der Flach-Spitz-Zange an der Dreiecksspitze, die zum längeren Drahtanteil zeigt, festgehalten. Der Re-

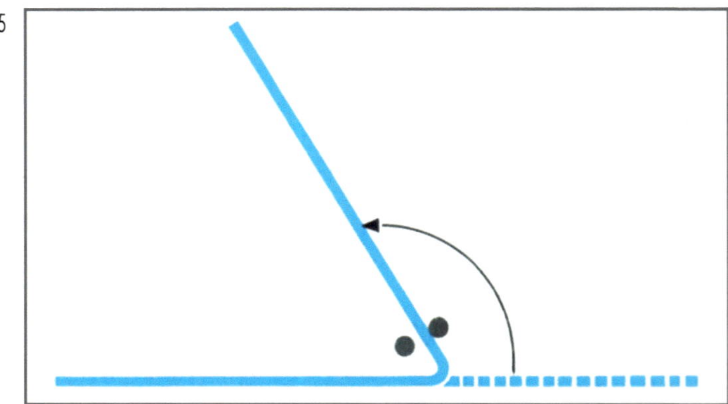

Abb. 10.75

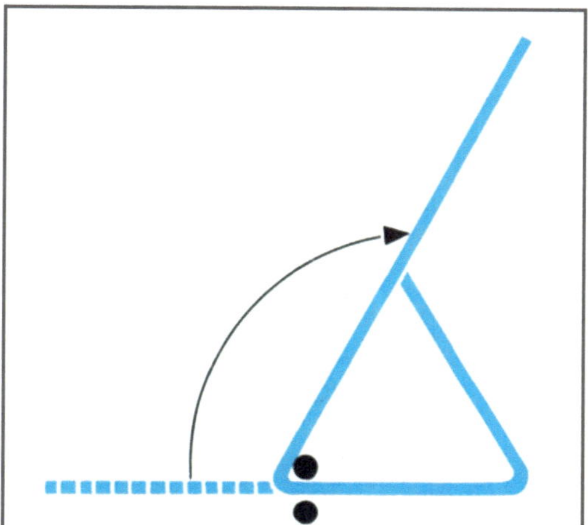

Abb. 10.76

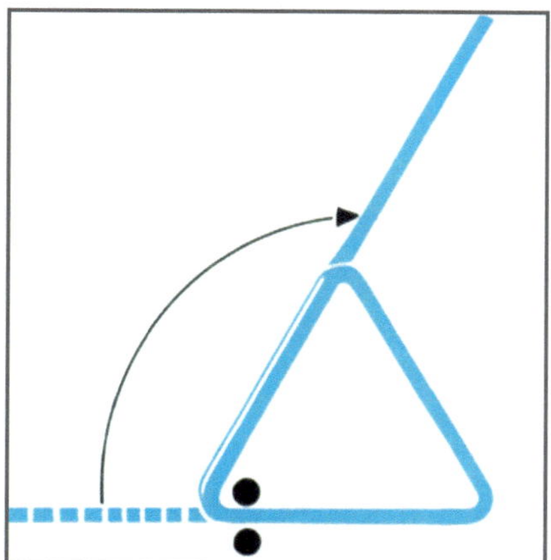

Abb. 10.77

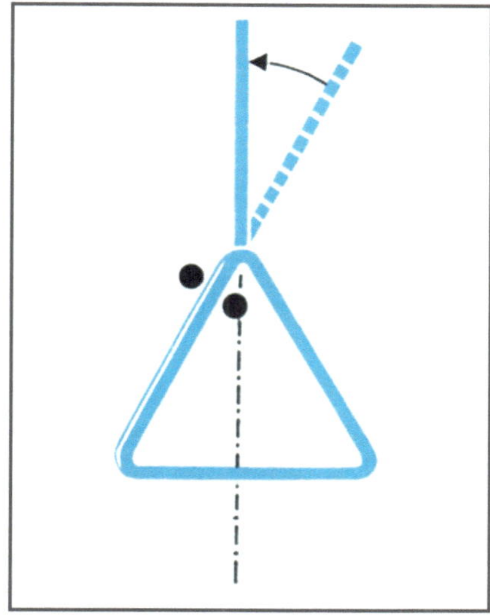

Abb. 10.78

tentionsteil des Drahts wird nur so weit in die entgegengesetzte Richtung gebogen, dass der Draht – gedanklich zur gegenüberliegenden Seite verlängert – auf die Mitte der Dreiecksbasis trifft **(Abb. 10.78)**.

5. Nun wird der Draht mit der Flach-Spitz-Zange an der Fläche des gebogenen Dreiecks festgehalten. Der längere Drahtanteil wird mit dem Schenkel des Dreiecks, der deckungsgleich zu einer Dreiecksseite ist, in einem Winkel von etwa 45° zur Fläche des Dreiecks hochgebogen **(Abb.10.79)**. Dabei bildet das Dreieck den horizontalen Teil der Klammer und der winklig gebogene Drahtanteil den vertikalen Drahtanteil der Klammer.
6. Die Flach-Spitz-Zange wird an der Korrekturknickstelle des vertikalen Drahtanteils erneut angesetzt und der längere Drahtanteil parallel zur Fläche des horizontalen Dreiecks gebogen **(Abb. 10.80)**.
7. Der weitere Biegeverlauf entspricht den individuellen Gegebenheiten für die rechte bzw. linke Seite des Ober- oder Unterkiefers **(Abb. 10.81)**.

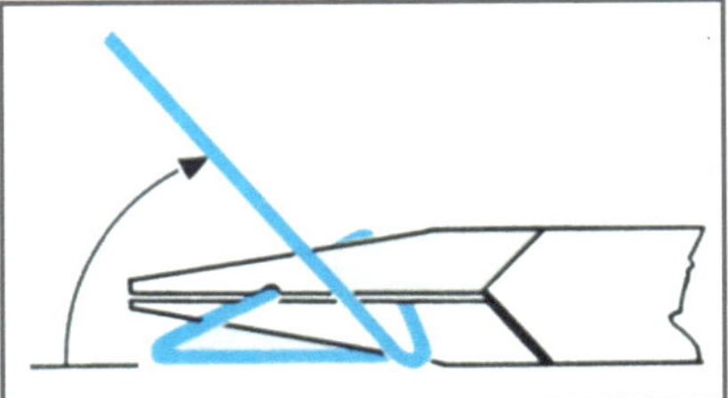

Abb. 10.79

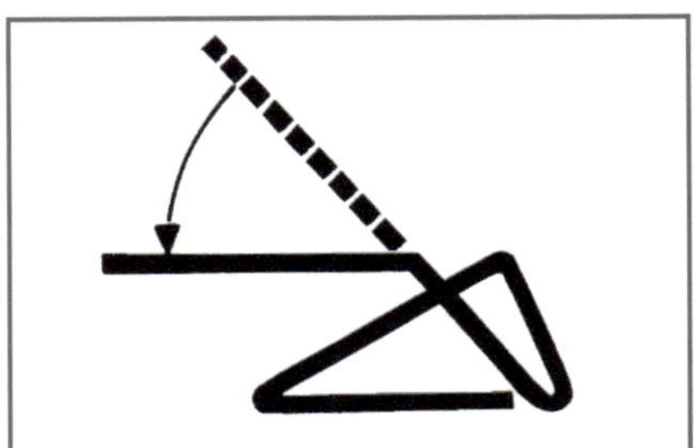

Abb. 10.80

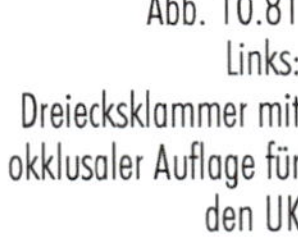

Abb. 10.81
Links:
Dreiecksklammer mit okklusaler Auflage für den UK

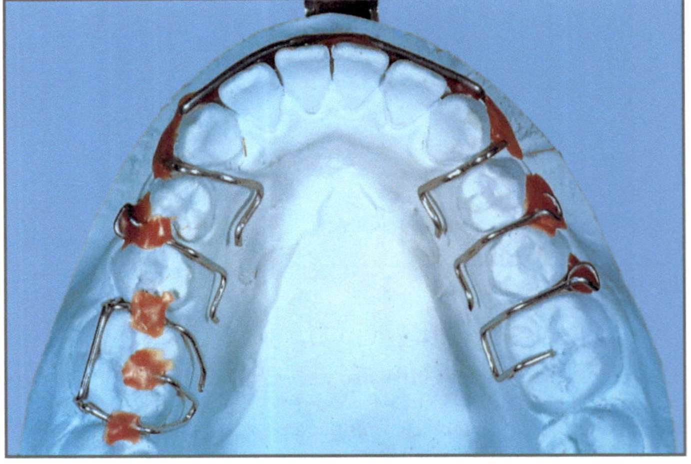

10.6 Der Knopfanker

Der Knopfanker ist auch unter dem Namen Kugelanker oder Rusch-Anker bekannt. Bei klinisch kurzen Kronen mit geringem untersichgehendem Retentionsgebiet kann der Knopfanker indiziert sein. Den okklusalen Gegebenheiten entsprechend variiert die Drahtstärke zwischen 0,6 und 0,7 mm. Der Knopfanker kann dementsprechend auch in verschiedenen Variationen gebogen werden, sollte aber im Interdentalraum gingival des Kontaktpunkts liegen. Die Papille kann dazu ganz leicht radiert werden.

10.7 Die Ösenklammer nach Groth

Die Ösenklammer nach Groth wird aus 0,7 mm federhartem Draht hergestellt und eignet sich als Halteelement für Plattengeräte beim Milchzahngebiss.

Die Klammer besteht aus einer kleinen V-förmigen Schlaufe, die interdental-gingival des Kontaktpunkts eingreift und in einen schlaufenartigen Klammerstiel übergeht, der seinerseits in den okklusalen bzw. Retentionsanteil der Klammer mündet **(Abb. 10.82)**.

10.8 Die Ösenklammer nach Stahl

Die Ösenklammer nach Stahl wird aus 0,7 mm federhartem Draht hergestellt und ist im Milch- und Wechselgebiss anwendbar.

Im Milchzahngebiss kann die Klammer auch aus 0,6 mm starkem Draht hergestellt werden. Der Durchmesser der Öse beträgt ca. 3 mm und wird in der Größe dem jeweiligen Platzangebot im Zahnzwischenraum angepasst. Die Ösenklammer liegt im Interdentalraum zweier benachbarter Zähne unterhalb der größten horizontalen Kurvatur. Die genaue Lage der Ösenklammer lässt sich wie folgt definieren: Die Öse der Klammer soll nahezu parallel zur Kau-Ebene in den Interdentalraum eingreifen. Für die Klammer im Oberkiefer soll der vertikale Klammeranteil senkrecht in den transversalen Klammeranteil übergehen. Dadurch ist in der Klammer genügend Drahtmaterial zum Aktivieren vorhanden **(Abb. 10.83)**. Ein zu kurzer vertikaler Drahtanteil erschwert das Aktivieren. Im Unterkiefer ist bei Ösenklammern darauf zu achten, dass die bukkalen Höcker der Oberkieferzähne nicht auf den vertikalen bzw. transversalen Klammeranteil aufbeißen **(Abb. 10.84)**. Brandies und Stahl weisen darauf hin, dass abgebrochene Adamsklammern nach dem Entfernen

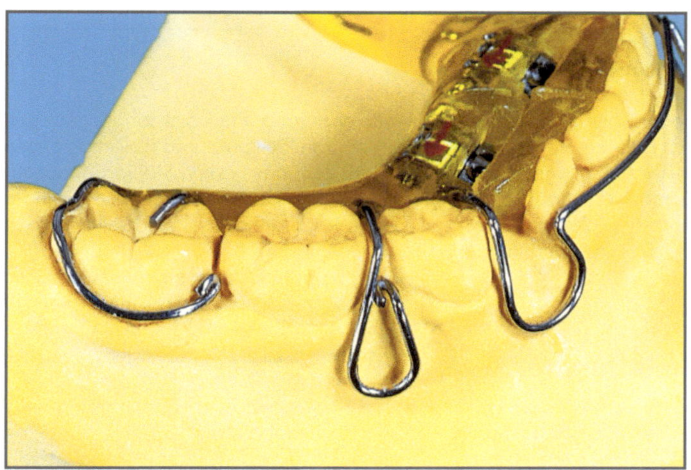

Abb. 10.82
Die Ösenklammer nach Groth

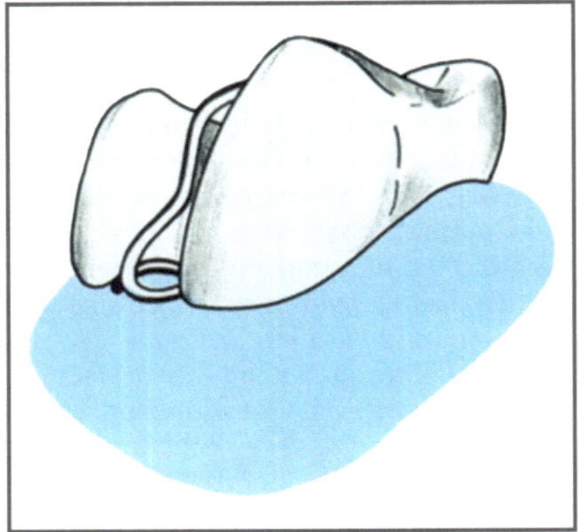

Abb. 10.83 Ösenklammer nach Stahl im OK

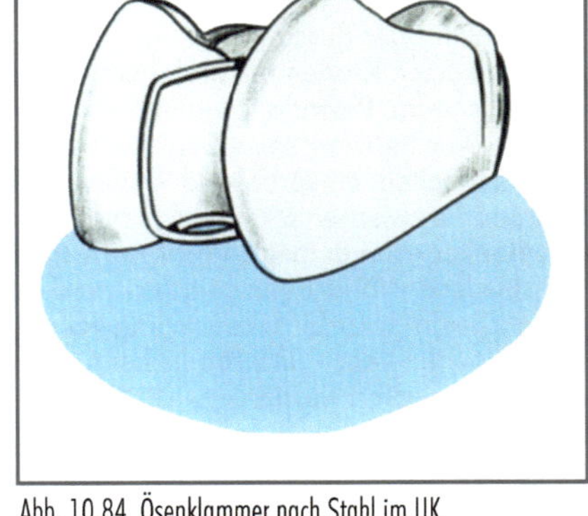

Abb. 10.84 Ösenklammer nach Stahl im UK

des nicht brauchbaren Drahtabschnitts in eine oder zwei Ösenklammern umgewandelt werden können.

10.9 Die okklusale Auflage

Die okklusale Auflage wird aus 0,7 mm starkem, federhartem Stahldraht hergestellt. Sie wird bei Unterkieferplatten im Molarenbereich verwendet, um die vertikale Stabilisierung zu sichern. Durch das Ausblocken untersichgehender alveolärer Schleimhautanteile und die dadurch verringerte Plattenbasis würden die Platten sonst zum Mundboden absinken. Die okklusale Auflage kann als Klammerbestandteil der entsprechenden Klammer für Unterkiefermolaren direkt mitgebogen oder auch separat hergestellt werden. Sie wird in die linguale Querfissur des Sechsjahrmolaren gelegt und darf die Okklusion nicht beeinträchtigen. Von dieser Fissur geht der Drahtanteil direkt in den Retentionsbereich der Plattenbasis über **(Abb. 10.85)**.

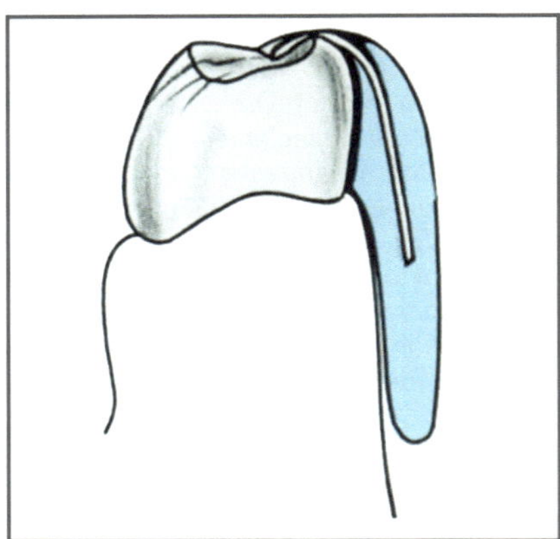

Abb. 10.85 Die okklusale Auflage

10.10 Die Pfeilklammer

Die Pfeilklammer wurde von A. M. Schwarz entwickelt und kann mit einer Flach-Spitz-Zange oder der speziell dazu konstruierten Pfeilbiege- und Pfeilknickzange gebogen werden. Die Pfeilform- und Pfeilknickzangen sind für 0,7 mm starken Stahldraht ausgelegt. Die Pfeilklammer kann für Plattengeräte im Milchzahngebiss, Wechselgebiss und permanenten Gebiss angewandt werden. Ascher empfiehlt, die Interdentalpapille und die angrenzenden Zahnpartien um etwa 1 mm zu radieren und bei der Klammerkonstruktion zu berücksichtigen, dass die fortlaufende Pfeilklammer mit maximal zwei Pfeilen hergestellt wird. Die Drahtretention kann im Eckzahn-Milchmolaren- respektive Prämolarenbereich bei günstigen Platzver-

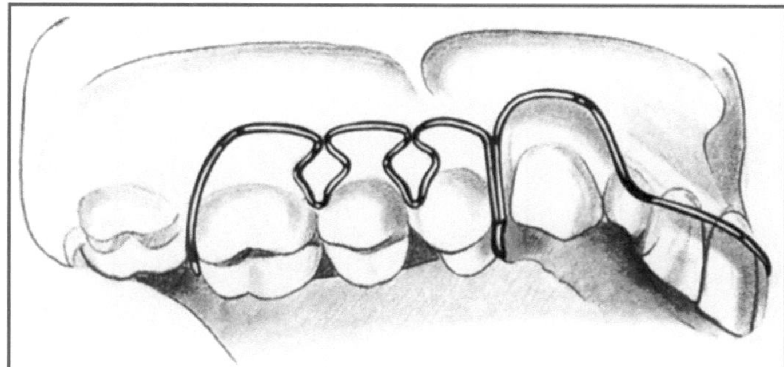

Abb. 10.86
Pfeilklammer mit zwei Pfeilspitzen

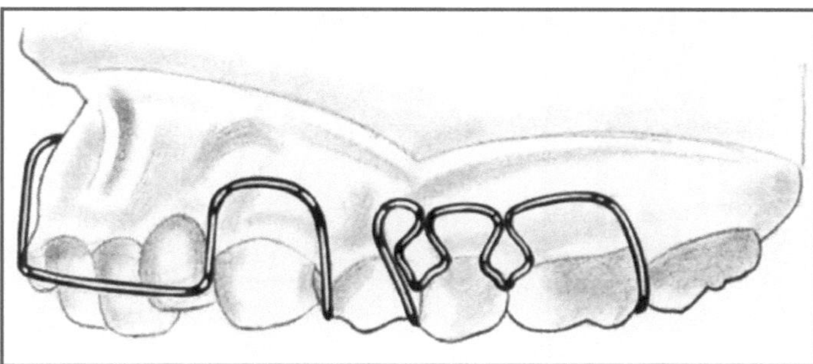

Abb. 10.87
Rückläufige Pfeilklammer

hältnissen neben dem Labialbogen in die Kunststoffbasis übergeführt werden **(Abb. 10.86)**.

Bei Okklusionsstörung mit dem Antagonisten kann die Retention der Pfeilklammer in diesem Bereich rückläufig zwischen den Milchmolaren respektive Prämolaren in die Plattenbasis gelegt werden **(Abb. 10.87)**. Die Pfeilklammer kann bei entsprechender Aktivierung der Pfeilspitzen nach mesial oder distal zum Einordnen der Prämolaren und/oder als Platzhalter im Lauf des Zahnwechsels genutzt werden.

Das Biegen der Pfeilklammer mit der Pfeilform- und Pfeilknickzange lässt sich wie folgt beschreiben:

Mit der Pfeilformzange **(Abb. 10.88)** werden die Klammerpfeile zuerst in einer Ebene gebogen. Mit der Pfeilknickzange **(Abb. 10.89)**, die anschließend von der Retentionsseite der Pfeilklammer eingesetzt wird, erfolgt die Abwinkelung der Klammer.

In der nun folgenden Arbeitsanleitung sind die Pfeilformzange und der Draht schematisch dargestellt. Die Größenverhältnisse wurden aus didaktischen Gründen vernachlässigt.

1. Die Zange zeigt bei Draufsicht mit der Rundung vom Körper weg. Die Zangenspitze zeigt zum Körper hin. Der Draht wird so in die erste Kerbe eingesetzt, dass etwa $^{2}/_{3}$ des Drahts nach links zeigen und der kürzere Anteil nach rechts **(Abb. 10.90)**.
2. Die Zange wird unter Druck ganz geschlossen. Sie bleibt geschlossen, und der rechte kürzere Drahtanteil wird im rechten Winkel vom Körper weggebogen. Der längere linke Drahtanteil wird

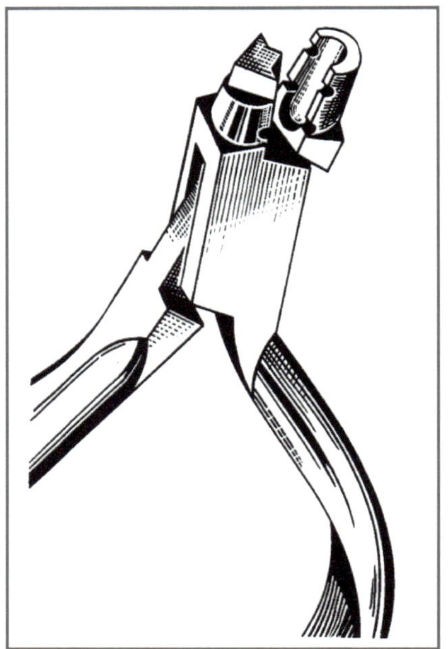
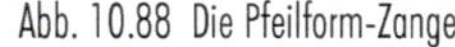

Abb. 10.88 Die Pfeilform-Zange

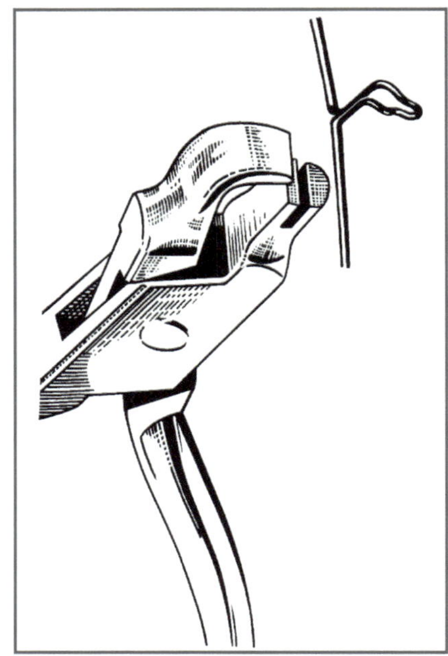

Abb. 10.89 Die Pfeilknick-Zange

Abb. 10.90

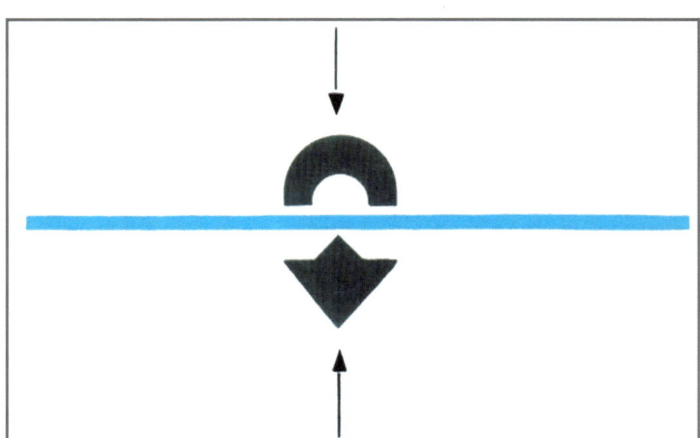

über die angeschrägte Zangenbacke zum Körper hin gebogen **(Abb. 10.91)**.

3. Nach dem Öffnen der Zange hat der Draht in etwa die in **Abbildung 10.92** gezeigte Form.
4. Die Zange wird in der Stellung nicht verändert und bleibt mit der Rundung vom Körper weg. Der Draht wird nun so in die erste Kerbe der Zange eingesetzt, dass der linke Klammerteil mit dem

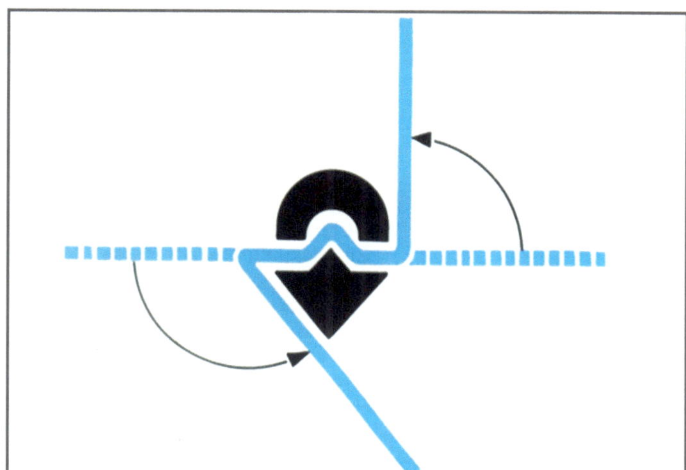

Abb. 10.91

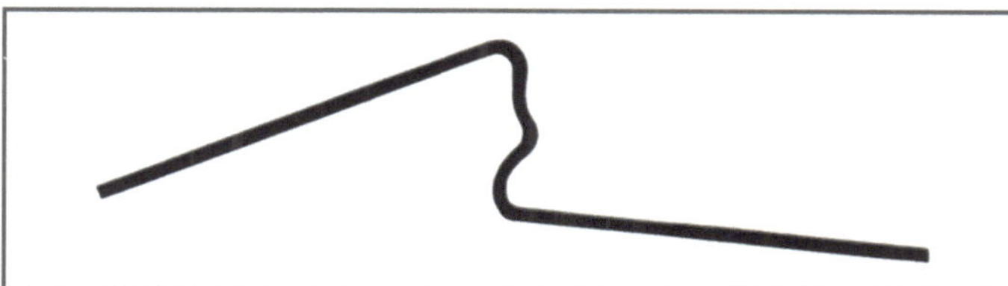

Abb. 10.92

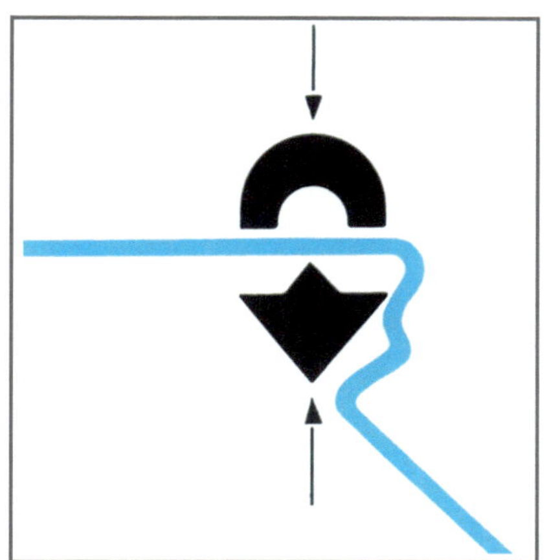

Abb. 10.93

rechten Zangenrand in Berührung kommt, und die Klammer in der vorgegebenen Ebene weitergebogen wird **(Abb. 10.93)**.

5. Nun wird die Zange erneut unter Druck geschlossen **(Abb. 10.94)**.
6. Die Zange bleibt geschlossen. Der rechte Drahtanteil wird zum Körper hin gebogen (entgegengesetzt zum ersten

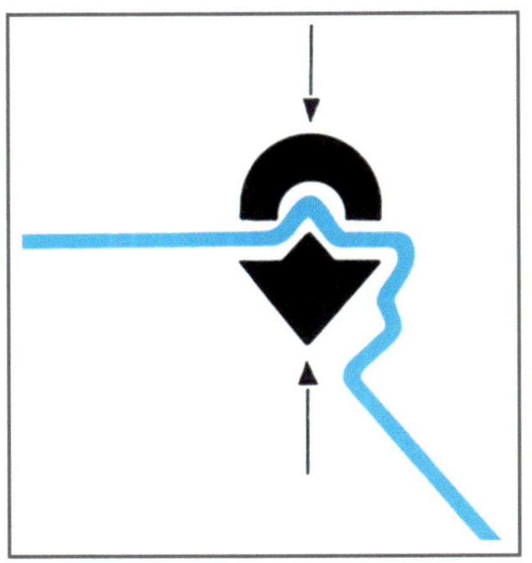

Abb. 10.94

Knick, siehe Punkt 2.) Der linke Drahtanteil wird vom Körper weggebogen (ebenfalls in die entgegengesetzte Richtung des ersten Knicks, siehe Punkt 2 **(Abb. 10.95)**.

7. Die so vorgeformte Klammer wird nun seitlich in die zweite Kerbe der Pfeilformzange eingesetzt **(Abb. 10.96)**.
8. Die Zange wird unter Druck bis auf Zangenkontakt geschlossen und die Drahtretentionen geradlinig ausgerichtet. Der erste Klammerpfeil ist somit in einer Ebene fertig **(Abb. 10.97)**.

Abb. 10.95

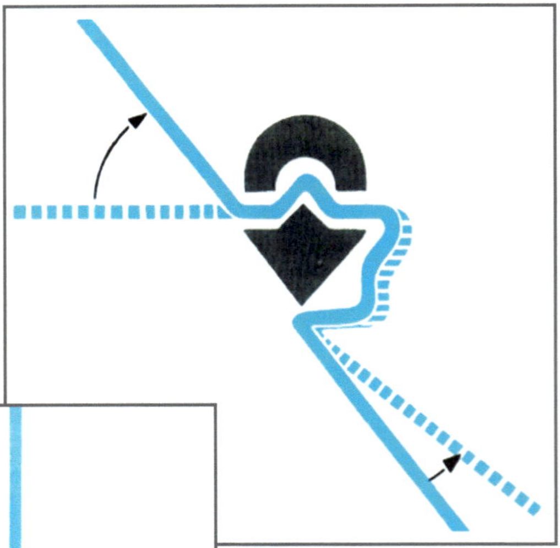

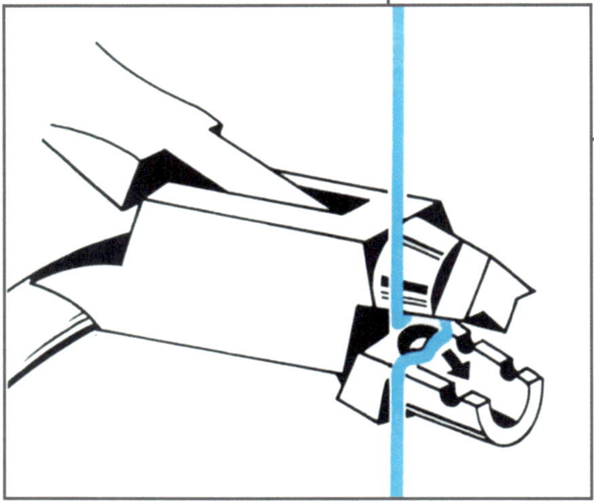

Abb. 10.96

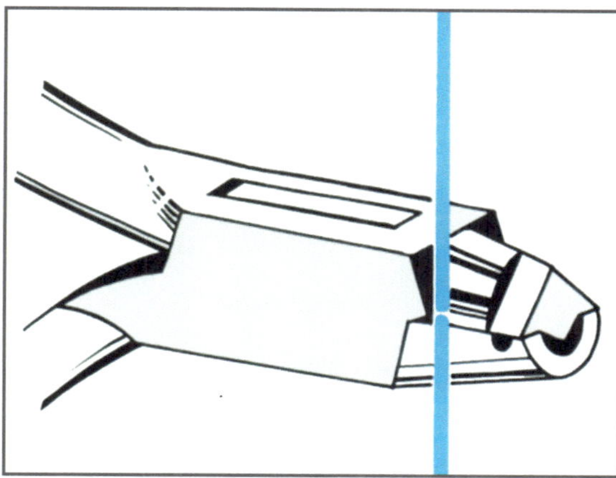

Abb. 10.97

9. Die Winkelung der Pfeilklammer erfolgt nun mit der Pfeilknickzange. Dazu wird die gebogene Pfeilspitze von der Retentionsseite bis zum Anschlag in den Schlitz der Pfeilknickzange eingesetzt **(Abb. 10.98)**. Die Zange wird geschlossen und die Klammerspitze dadurch abgewinkelt.

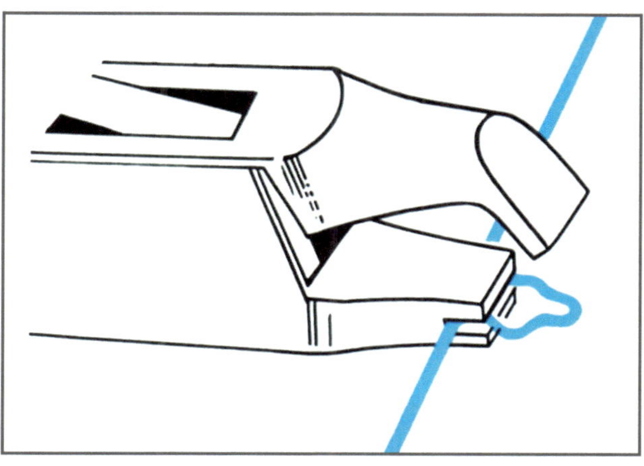

Abb. 10.98

Abb. 10.99

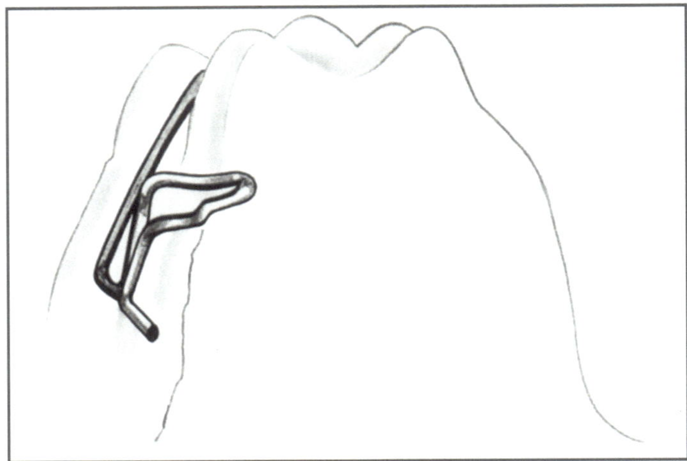

10. Interdental wird die Pfeilklammerspitze approximal abgestützt. Der restliche Drahtanteil soll etwa 1 mm Abstand zum Schleimhautanteil des Alveolarfortsatzes haben **(Abb. 10.99)**.

Das Biegen mehrerer Klammerpfeile lässt sich wie folgt beschreiben:

Die Biegeanleitung entspricht in der ersten Phase der Reihenfolge von Punkt 1 bis 8. Nachdem der erste Klammerpfeil ohne die Winkelung gebogen ist, wird der bereits gebogene Pfeil interdental am Modell an der Stelle angehalten, an der er zu liegen kommen soll. Die interdentale Mitte für die folgende Pfeilklammerspitze wird nun mit einem Markierungsstift auf den Draht übertragen **(Abb.10.100)**. Dazu wird die gebogene Pfeilspitze am Modell interdental angehalten und die Markierung am linken Drahtanteil von der benachbarten Interdentalmitte der vorgesehenen zweiten Pfeilspitze übertragen. Dementsprechend wird die Markierung wie folgt vorgenommen:

1. Quadrant:
Pfeilspitze distal – Markierung mesial;
2. Quadrant:
Pfeilspitze mesial – Markierung distal;
3. Quadrant:
Pfeilspitze distal – Markierung mesial;
4. Quadrant:
Pfeilspitze mesial – Markierung mesial.

Zum weiteren Biegen wird der Draht so in die erste Kerbe der Pfeilform-Zange einge-

Abb. 10.100

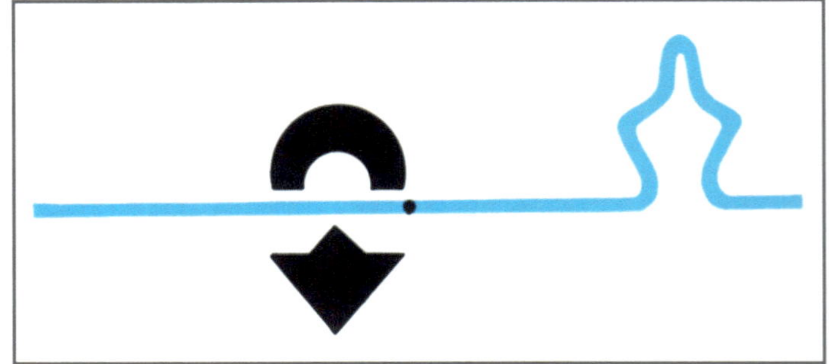

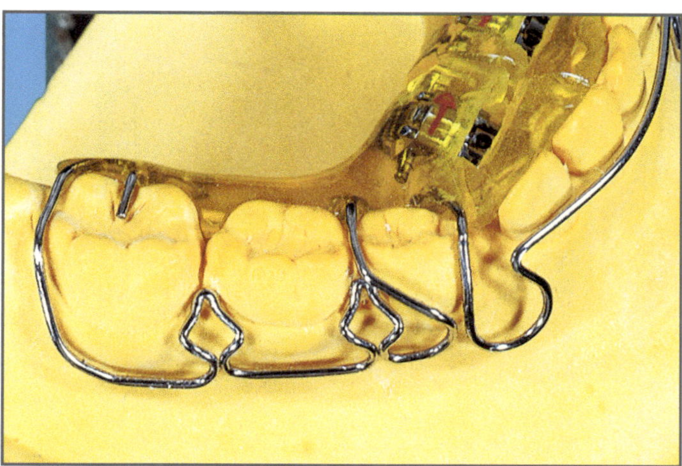

Abb. 10.101

setzt, dass die Rundung der Zange vom Körper weg zeigt, die Markierung am rechten Zangenbackenrand zu liegen kommt und die zweite Pfeilklammer in derselben Ebene wie die erste Pfeilklammer gebogen wird. Nun folgen die Arbeitsschritte aus Punkt 1 bis 8. Die Winkelung der Pfeilspitzen erfolgt wie bereits beschrieben. Der Übergang in die Retentionen soll in schön ausgeformten Bögen erfolgen **(Abb. 10.101)**.

10.11 Grundlegendes zu Federelementen

Wie bereits erwähnt, sollte die Planung der Geräte und der entsprechenden Federelemente generell vom Kieferorthopäden durchgeführt werden.

Bei der technischen Ausführung der Arbeiten müssen jedoch einige physikalische Parameter unbedingt beachtet werden.

Die Größe der Kraft eines aktiven Federelements, die auf Einzelzähne oder Zahngruppen wirkt, ist von mehreren Faktoren abhängig. Dazu zählen u. a.:

- der Durchmesser und das Profil des Drahts,
- die Länge des Drahts,
- die physikalischen Eigenschaften des Materials,
- das Ausmaß der Aktivierung.

Unbedingt zu berücksichtigen sind die reziproken Kräfte. Diese werden bei Plattengeräten auf die mit den Halteelementen verankerte Kunststoffbasis abgeleitet. Der Kieferorthopäde achtet bei der Planung der einzelnen Elemente besonders darauf, dass ungewollte Reaktionen durch reziproke Kräfte vermieden werden.

Um den Drahtanteil der Federelemente technisch zu verlängern, kann man diese mit einem Loop (Helix) oder Doppelloop versehen **(Abb. 10.102)**. Diese Verfahrensweise wird durch den anatomisch vorgegebenen Platzmangel in der Mundhöhle erforderlich. Durch die Verlängerung des Drahts an den Federelementen wird die Elastizität positiv beeinflusst. Die Federchen sollen aber zur Zunge hin jeweils durch die Kunststoffbasis abgedeckt sein, um ein unkontrolliertes Ausweichen der Federchen zu vermeiden. In Fällen, bei denen die Federchen vom Kunststoff nicht abgedeckt sind, und der Draht im Querschnitt dünner als 3 mm ist, kann man die Federn auch mit entsprechend stärkeren Führungsdrähten absichern. Damit die Federelemente in der Plattenbasis gut verankert sind und dennoch aktivierbar bleiben

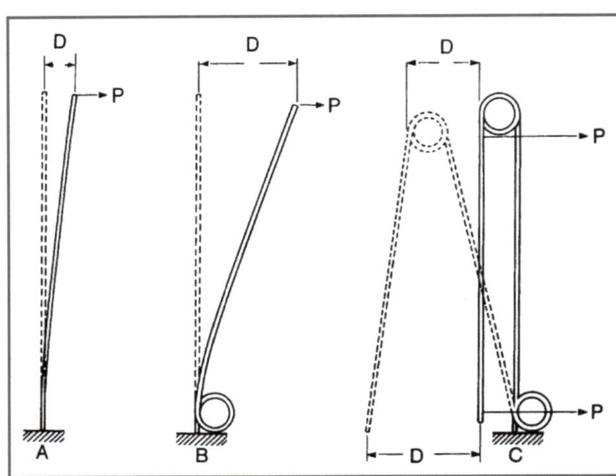

Abb. 10.102
(A) Federelement schematisch dargestellt. Gestrichelt ist die Ausgangsbasis dargestellt. Aktivierung erfolgt in Richtung P (Kraft).
(B) Federelement mit einem Loop. Gestrichelt die Ausgangsbasis. Bei Aktivierung wird der Draht in den Loop eingebunden.
(C) Federelement mit einem Doppelloop. Gestrichelt die Ausgangsbasis. Beim Aktivieren wird auch hier der Draht in die Loops eingebunden. Durch die Kraft P reagiert das Federelement in den genannten Fällen mit der Deflexion D.

(Abb.10.103), werden sie vor dem Auftragen des Kunststoffs mit Wachs ausgeblockt **(Abb. 10.104 bis 10.106)**. Beim Ausblocken muss darauf geachtet werden, dass der Behandler das entsprechende Federelement bei der fertiggestellten Platte mit einem Instrument, z. B. einer Flach-Spitz-Zange, kontrolliert aktivieren kann **(Abb. 10.107 bis 10.111)**.

Hinweis: Der Grad der Elastizität wird u. a. von der Länge und dem Querschnitt des Drahts abgeleitet. Je länger der Drahtanteil und je geringer der Querschnitt des Federelements ist, desto intermittierender ist seine Wirkung. Bei Platzmangel kann der Draht zur technischen Verlängerung dazu in einen Helix oder in mehrere Loops eingebunden werden.

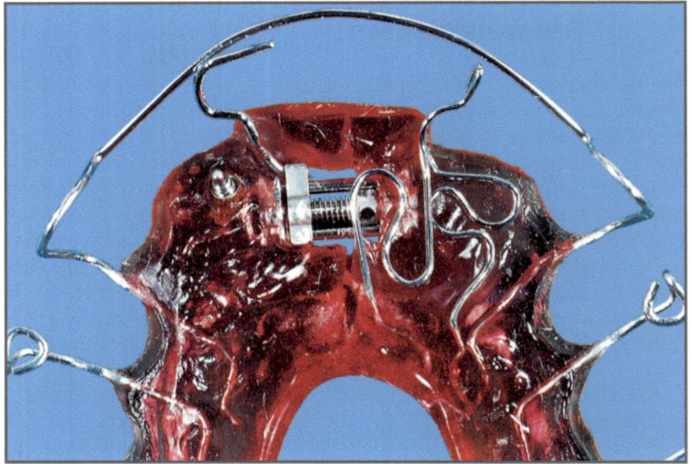

Abb. 10.103
OK-Platte von basal mit Federelementen

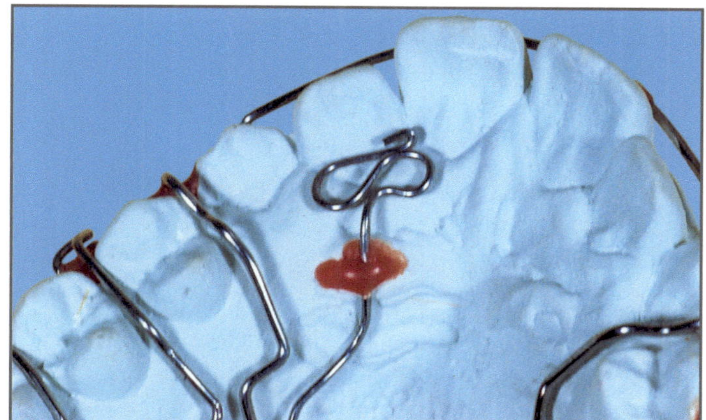

Abb. 10.104
Federelement mit
Wachs fixiert

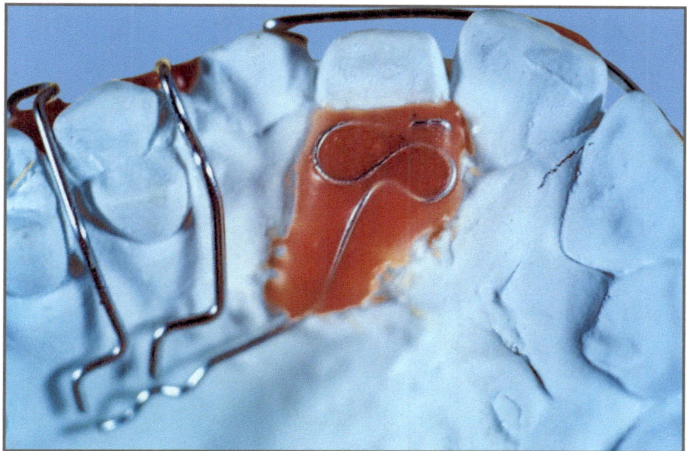

Abb. 10.105
Federelement mit
Wachs ausgeblockt

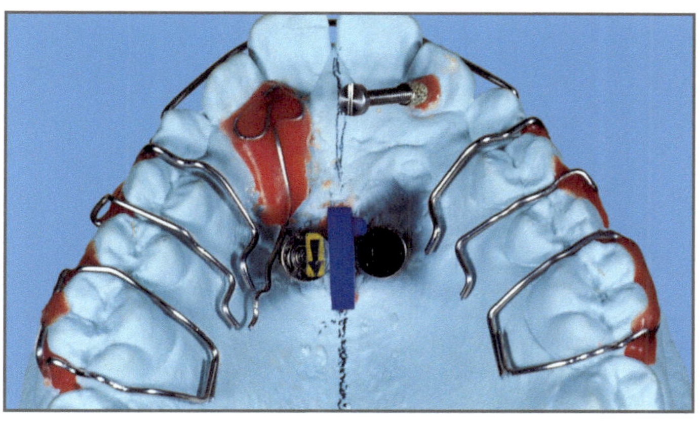

Abb. 10.106
Vergleich:
Federelement links,
Federbolzenschraube
rechts

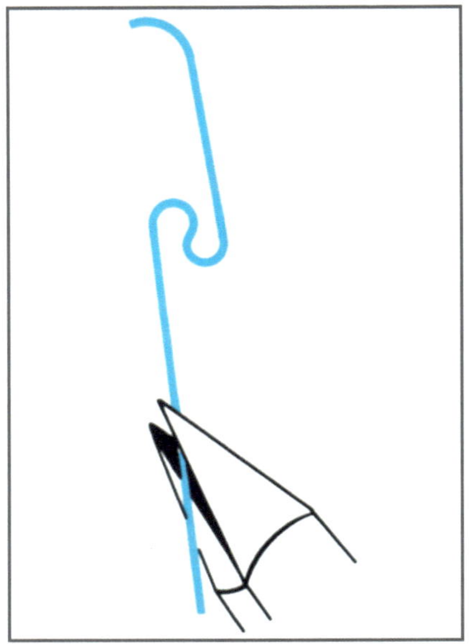

Abb. 10.107 Federelement mit zwei Schlaufen

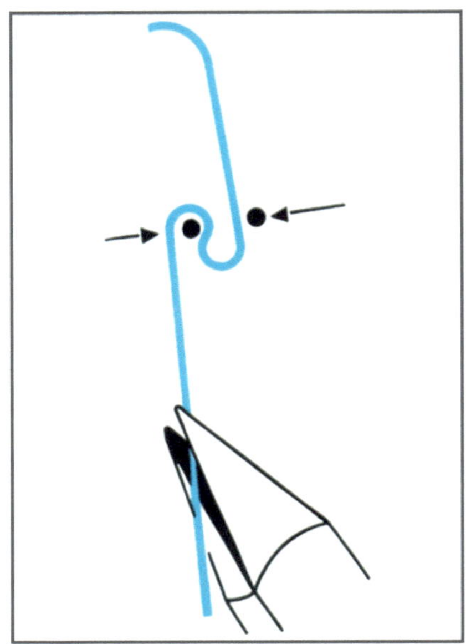

Abb. 10.108 Ansetzen der Zange zur Aktivierung

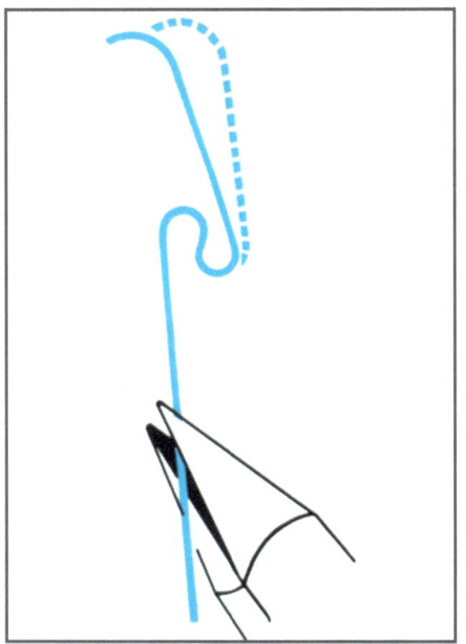

Abb. 10.109 Aktivierte Feder (Ausgangsposition gestrichelt)

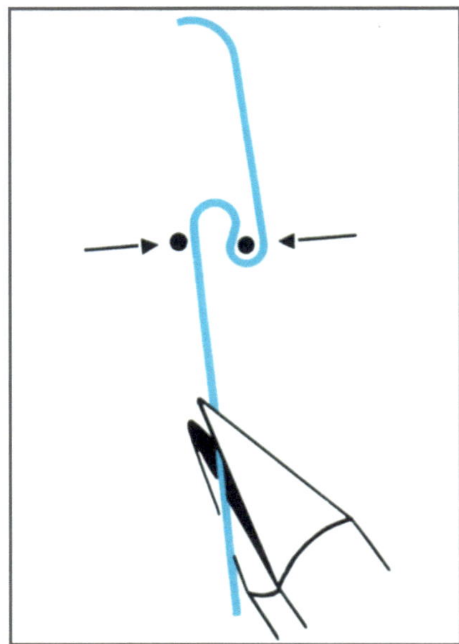

Abb. 10.110 Ansetzen der Zange zur Aktivierung

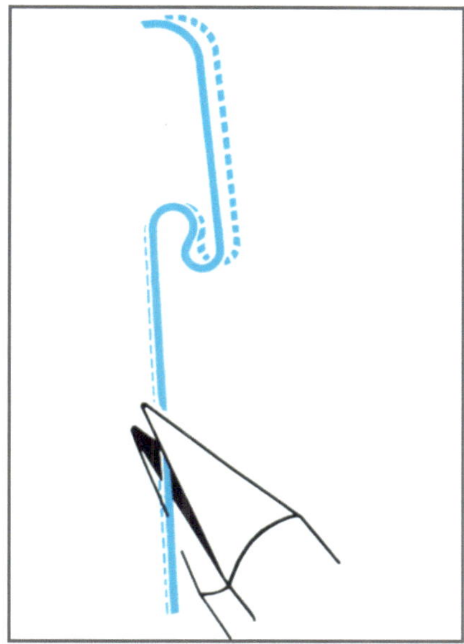

Abb. 10.111 Aktivierte Feder (Ausgangsposition gestrichelt)

10.12 Die Abstützdorne

Abstützdorne werden aus 0,8 bis 0,9 mm starkem, federhartem Stahldraht hergestellt. Sie stabilisieren die Lage des Aktivators im Mund in sagittaler Richtung und können an den ersten Molaren im mesio-bukkalen Bereich des Ober- und Unterkiefers eingearbeitet werden. Im Wechselgebiss kann man sie zur Lückenhaltung verwenden.

Durch gezieltes Aktivieren der Abstützdorne durch den Kieferorthopäden ist auch ein Distalisieren der Molaren möglich.

Form und Lage der Abstützdorne lassen sich wie folgt beschreiben: Um eine flächenhafte Abstützung der Dorne an der mesiobukkalen Fläche der ersten Molaren zu erreichen, sollen die Drahtenden schlaufenförmig umgebogen werden. Die Drahtschlaufen sollen aber nicht zu weit über den Kontaktpunkt zur Papille reichen, um Verletzungsgefahren und ein ungewolltes Verbiegen der Abstützdorne zu vermeiden. Der vertikale Anteil der Abstützdorne soll interokklusal etwa 2 mm über dem approximalen Kontaktpunkt in die Retention im Kunststoff übergehen und darf die Okklusion nicht beeinträchtigen **(Abb. 10.112)**.

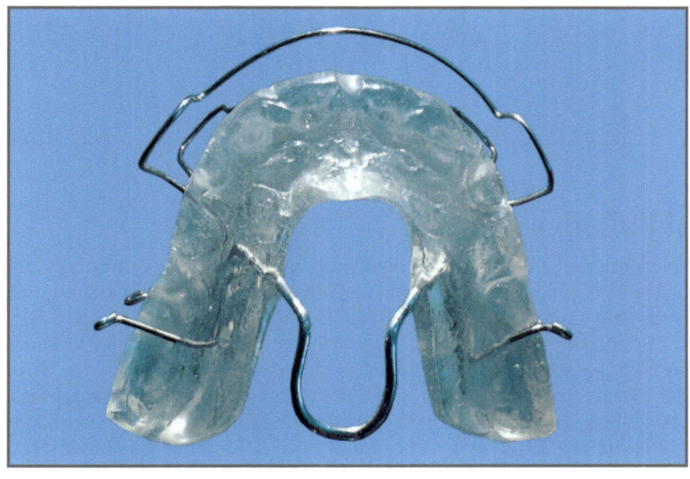

Abb. 10.112 Aktivator mit Abstützdornen

10.13 Die Außenrückholfeder

Die Außenrückholfeder dient zum Einordnen von Eckzähnen und greift diese von außen (vestibulär) an. Der Indikation entsprechend wird sie U- oder V-förmig gestaltet und kann zusätzlich mit einem Loop versehen werden. Zur Retention kann sie in den Kunststoffbereich übergeführt oder am Labialbogen angelötet werden **(Abb. 10.113 und 10.114)**.

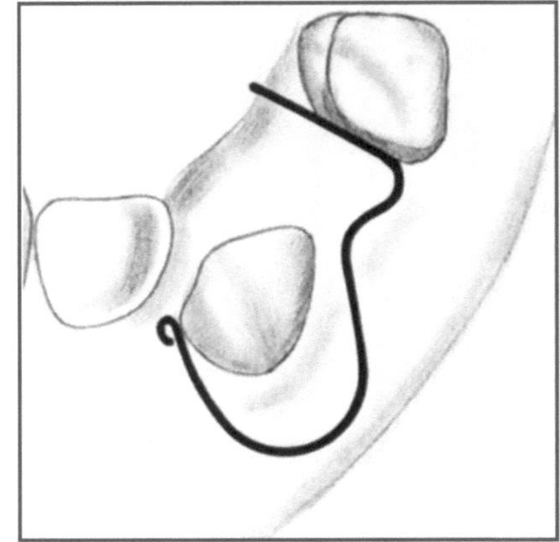

Abb. 10.113 Außenrückholfeder zum Einordnen des Eckzahns 13

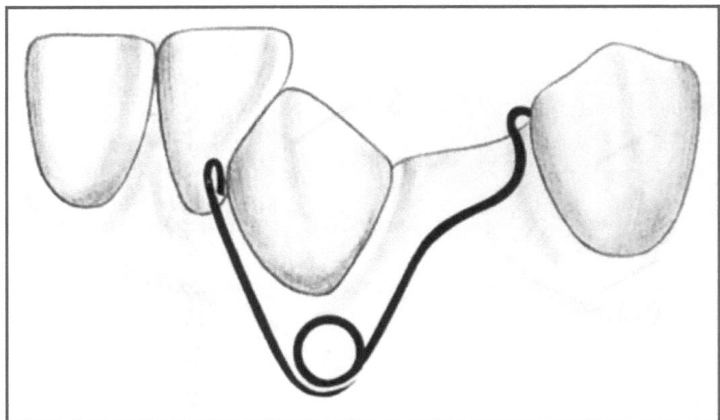

Abb. 10.114 Rückholfeder mit einem Loop zum Einordnen des Eckzahns 13

10.14 Die Bukkalfeder

Die Bukkalfeder ist eine offene Schlaufenfeder und wird aus 0,7 bis 0,8 mm starkem, federhartem Draht hergestellt. Die geschlossene Schlaufenfeder zur Bukkalbewegung einzelner Zähne ist als Führungsschlinge bekannt. Die Bukkalfeder dient zum Aufrichten nach lingual gekippter Zähne im Unterkiefer. Sie kann sowohl für einzelne Zähne, die im Zahnbogen nach lingual gekippt sind, wie auch für nach lingual gekippte endständige Molaren indiziert sein. Analog dazu sollte man aber auch die Schrauben der dritten Generation in Betracht ziehen, wie z. B. die Hebel-Schwenkschraube zum Aufrichten nach lingual gekippter endständiger Molaren im Unterkiefer.

Die Form und Lage der Bukkalfeder lässt sich wie folgt beschreiben: Die Bukkalfeder hat eine parallel laufende Schlaufenform. Die Schlaufe ist nach distal ausgerichtet und der vertikale obere Teil der Feder zeigt mit dem offenen Ende nach mesial. Witt/Gehrke

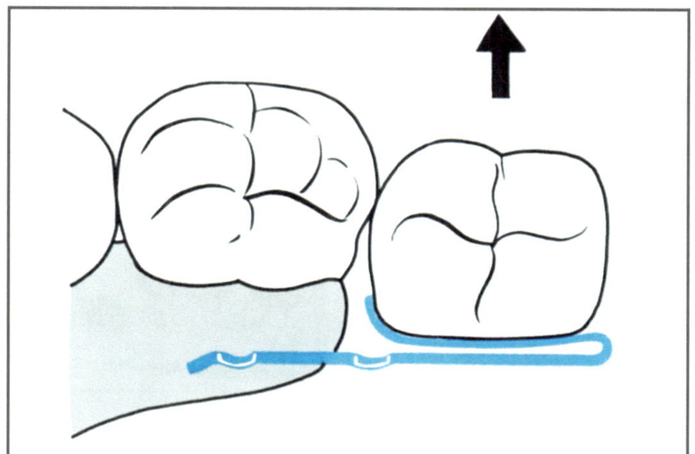

Abb. 10.115
Bukkalfeder zum Einordnen des zweiten Molaren von okklusal

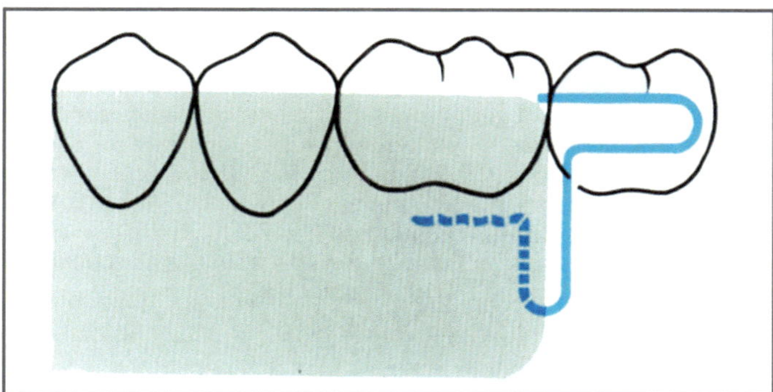

Abb. 10.116
Bukkalfeder zum Einordnen des zweiten Molaren von lingual

empfehlen, für eine optimale Wirkungsweise der Schlaufenfeder darauf zu achten, dass der dem Zahn anliegende Teil nicht unterhalb des Äquators positioniert wird **(Abb. 10.115 und 10.116)**.

10.15 Die Fingerfeder

Die Fingerfeder wird aus 0,6 mm starkem, federhartem Draht hergestellt. Da sie an dem zu bewegenden Zahn interdental-approximal Kontakt hat und für Zahnbewegungen in sagittaler und transversaler Richtung geeignet ist, wird sie auch als Interdental-, Zwischen-, Mesial- oder Distalfeder bezeichnet **(Abb. 10.117)**.

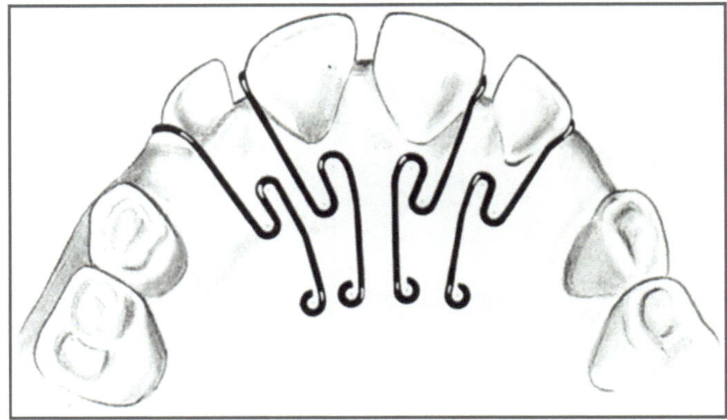
Abb. 10.117
Fingerfederchen zum Einordnen der Frontzähne

10.16 Die Führungsschlinge

Die Führungsschlinge wird aus 0,8 mm starkem, federhartem Draht hergestellt. In ihrem Design entspricht sie einer geschlossenen Protrusionsfeder, wird aber nach Fischer-Brandies/Stahl nicht wie diese aktiviert, sondern nur nachgestellt. Sie wird zur bukkalen Einzelzahnbewegung an Plattengeräten und/oder Aktivatoren verwendet. Der Ansatzpunkt der abstützenden Führungsschlinge soll bei Plattengeräten für Prämolaren und Molaren gingival der größten horizontalen Kurvatur liegen (im Gegensatz zur Bukkalfeder die nach Witt/Gehrke nicht unterhalb des Äquators liegen sollte) **(Abb. 10.118)**. Beim Einbau der Führungsschlinge in den Aktivator muss die reziproke Abstützung berücksichtigt werden.

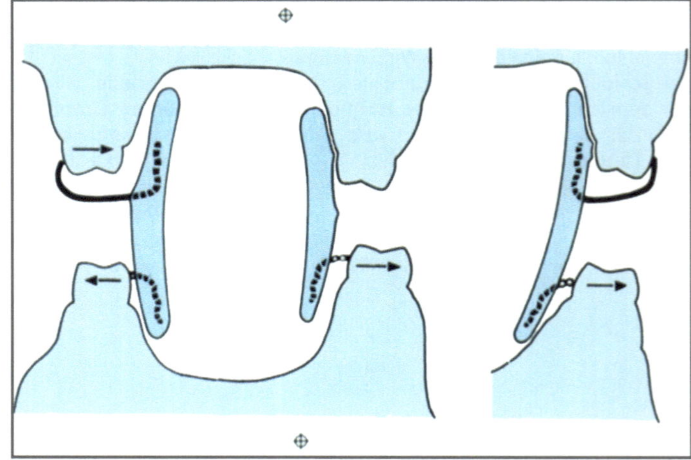
Abb. 10.118
Die Führungsschlinge

10.17 Der Führungssporn

Der Führungssporn wird aus 0,8 mm starkem, federhartem Draht hergestellt. Er kann z. B. beim Aktivator Monobloc zum Schließen eines Diastemas durch Mesialbewegung der Zähne 11 und 21 verwendet werden.

Form und Lage des Führungssporns lassen sich wie folgt beschreiben: Das freie Ende des Führungssporns wird wie bei sämtlichen Federelementen zu einer kleinen Schlaufe geformt. Diese Schlaufe berührt den zu bewegenden Zahn approximal knapp unterhalb des Kontaktpunkts. Vestibulär führt der Draht des Führungssporns nach labial-interokklusal, wo er in eine kleine Schlaufe übergeht. Zur Herstellung des Aktivators wird der interokklusale Abstand der Oberkieferzahnreihe zur Unterkieferzahnreihe durch den Konstruktionsbiss vorgegeben. Dementsprechend geht der Draht nach dieser kleinen Schlaufe, die im halben interokklusalen Abstand der Zahnreihen liegen soll, rechtwinklig und horizontal zur Kau-Ebene in den Retentionsbereich der Kunststoffbasis des Aktivators über **(Abb. 10.119)**.

10.18 Die Interdentalfeder

Die Interdentalfeder wird ihrer Funktion entsprechend auch als Distal-, Mesial- oder Zwischenfeder bezeichnet. Sie wird aus federhartem Draht in einer Stärke von 0,5 mm (z. B. für Frontzähne) bis zu 0,6 mm (z. B. für Eckzähne und Prämolaren) hergestellt. Der federnde Teil der Interdentalfeder (Distal-, Mesial- oder Zwischenfeder) kann unterschiedlich gestaltet werden (vergleiche auch **Abb. 10.102 und 10.117**):

- gerade/abgewinkelt,
- mit S-förmigen Schlaufen,
- mit einem Loop (Helix).

Das federnde Drahtende wird allgemein schlaufenförmig umgebogen und liegt der Approximalfläche des zu bewegenden Zahns an. Es wird der jeweiligen Situation entsprechend mehr oder weniger weit über die Labialfläche geführt. Die Drahtschlaufe kann an dem zu bewegenden Zahn auch als abgewinkelter Sporn richtungweisend angepasst werden.

Die Interdentalfeder (Distal-, Mesial- oder Zwischenfeder) ist in der fertiggestellten Plattenbasis nach basal frei beweglich (aktivierbar) und zur Zunge hin durch die Plattenbasis geschützt abgedeckt.

Zur Fertigstellung der entsprechenden Apparatur wird der federnde Teil der Interdentalfeder am Modell mit Wachs ausgeblockt. Es ist dabei unbedingt darauf zu achten, dass die Interdentalfeder einerseits keinen

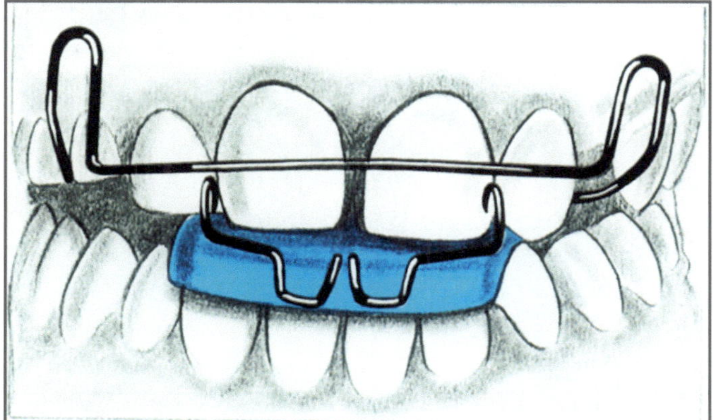

Abb. 10.119 Führungssporne zum Schließen des Diastemas im OK

Schleimhautkontakt hat, der federnde Teil andererseits nicht zu tief in die Plattenbasis eingelagert wird, damit die Interdentalfeder (Distal-, Mesial- oder Zwischenfeder) gut aktivierbar ist.

Bei der Konstruktion der Interdentalfeder ist darauf zu achten, dass bei einer Apparatur, an der eine Interdentalfeder und eine Transversalschraube eingearbeitet sind, durch das Aktivieren der Schraube die Retention des Federelements nach lateral verlegt wird. Dementsprechend wird die Federkraft auf den zu bewegenden Zahn abgeschwächt. Diesen Nachteil kann man jedoch ausgleichen, indem man die Interdentalfeder in der Plattenhälfte des zu bewegenden Zahns bis zum Sägeschnitt verlängert und die Retention der Interdentalfeder in die andere Plattenhälfte überführt und verankert. Durch das Öffnen der Schraube wird die Interdentalfeder automatisch aktiviert.

10.19 Die Paddelfeder

Die Paddelfeder wird aus 0,4 bis 0,6 mm starkem, federhartem Draht hergestellt. Sie wird mit beiden Drahtenden in der Kunststoffbasis verankert und kann der geschlossenen Protrusionsfeder zugeordnet werden. Die Paddelfeder kann für obere Frontzähne indiziert sein, wenn die Palatinalfläche eines Frontzahns ungünstig für einen Kraftangriff durch eine offene Protrusionsfeder ist **(Abb. 10.120)**.

Die Paddelfeder wird auch zur Bukkalbewegung der Seitenzähne im Oberkiefer verwendet.

10.20 Die Protrusionsfeder

Die Protrusionsfeder kann sowohl in offener und/oder geschlossener Form hergestellt werden als auch für eine Einzelzahnbewegung und/oder zur Bewegung mehrerer Zähne indiziert sein. Dementsprechend variiert die Drahtstärke des harten oder federharten Drahts für die Protrusionsfeder zwischen 0,4 und 0,7 mm.

10.20.1 Die offene Protrusionsfeder für Einzelzahnbewegungen

Die offene Protrusionsfeder wird für obere Frontzähne aus 0,5 oder 0,6 mm starkem, federhartem Draht hergestellt. Für Eckzähne kann 0,7 mm starker, federharter Draht verwendet werden. Die Anordnung der Schenkel und Schlaufen der Protrusionsfeder wird in der Fachliteratur unterschiedlich dargestellt.

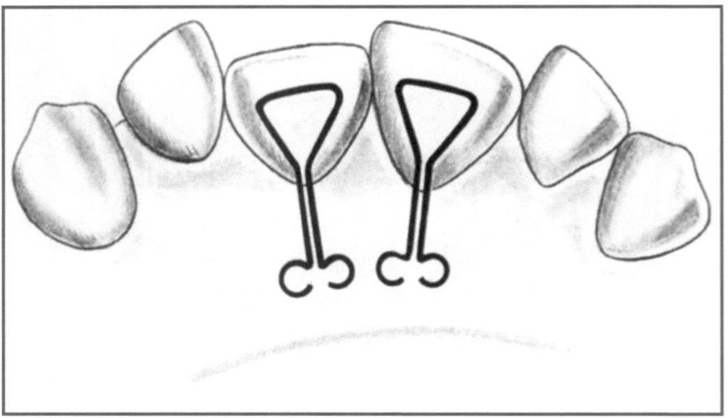

Abb. 10.120
Die Paddelfeder an 11 und 21

Die Protrusionsfeder kann die Form eines gestauchten S haben.

Die Schenkel der Protrusionsfeder können aber auch in einem Abstand von $1^1/_2$ bis 2 mm parallel zueinander ausgerichtet sein **(Abb. 10.121)**.

Folgende Merkmale haben aber sämtliche Hinweise zur Protrusionsfeder gemeinsam:

- Die Schenkelbreite der Protrusionsfeder darf die mesio-distale Breitendistanz des zu bewegenden Zahns nicht überschreiten.
- Die Protrusionsfeder muss mindestens drei Schlaufen aufweisen, da dies für das Aktivieren der Feder wichtig ist.
- Der federnde, aktivierbare Teil der Protrusionsfeder soll plan gebogen werden.
- Die plane Feder soll möglichst rechtwinklig zur Zahnachse des zu bewegenden Zahns ausgerichtet sein.
- Dementsprechend soll der Retentionsteil der Protrusionsfeder zum Gaumen hin abgewinkelt sein (vergl. **Abb. 10.121**).

Die offene Protrusionsfeder kann auch modifiziert mit einem Führungssporn hergestellt werden. Dazu wird das freie, federnde Ende der Protrusionsfeder umgebogen und seitlich am Zahn angepasst (mesial oder distal). Dieser Führungssporn übt eine Haltefunktion aus und erleichtert die gezielte Einordnung eines Zahns in mesialer oder distaler Richtung.

Lage der Protrusionsfeder in der Plattenbasis

Die Protrusionsfeder wird so in die Plattenbasis eingearbeitet, dass sie nach basal frei beweglich und aktivierbar ist.

Bei Verarbeitung von Kaltpolymerisat und/oder lichthärtendem Kunststoff ist deshalb ein Ausblocken des federnden Teils der Protrusionsfeder mit Wachs erforderlich. Durch das Ausblocken der Protrusionsfeder mit Wachs entsteht in der Kunststoffbasis ein Führungsfach, das ein inzisales oder okklusales Abgleiten der aktivierten Feder verhindert. Das Führungsfach darf aber keine Retentionsstellen für Speisereste, Beläge oder Zahnstein aufweisen.

10.20.2 Die geschlossene Protrusionsfeder

Die geschlossene Protrusionsfeder wird aus 0,4 bis 0,6 mm starkem, federhartem Draht hergestellt, da sie mit beiden Drahtenden fest in der Kunststoffbasis verankert und dadurch weniger elastisch und verformbar ist. Die geschlossene Protrusionsfeder kann mit

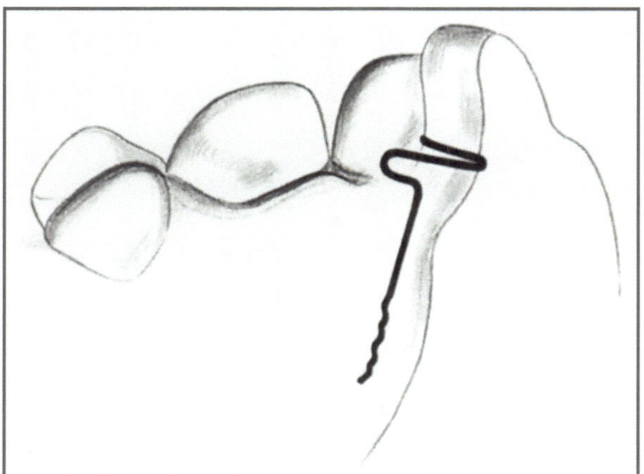

Abb. 10.121
Offene Protrusionsfeder an 11

einer oder mit zwei Schlaufen gebogen werden **(Abb. 10.122)**. Wenn die geschlossene Protrusionsfeder auf die gesamten Front- und Eckzähne wirken soll, kann sie modifiziert mit zusätzlichen seitlichen U-Schlaufen hergestellt werden. In Kombination mit dem Labialbogen als Widerlager wird die geschlossene Protrusionsfeder häufig angewandt (z. B. Feder-Aktivator nach Sander, U-Bügel-Aktivator nach Karwetzky).

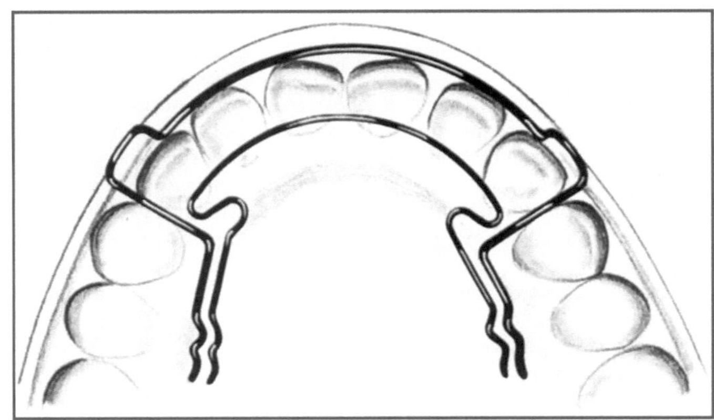

Abb. 10.122 Geschlossene Protrusionsschlinge und Labialbogen zum Einordnen der Frontzähne.

Kapitel 11
KFO- bzw. FKO-Schrauben

Den Inhalt auf einen Blick

11.1 Die Entwicklungsgeschichte der Schrauben für kieferorthopädische Plattengeräte

Die von Nord 1929 entwickelte und beschriebene Schraube wurde zur Grundlage der kieferorthopädischen Schraubenkonstruktionen. Zum Aktivieren der Schraube nach Nord mussten die beiden Plattensegmente um 360° gedreht werden. Dementsprechend musste der Labialbogen für diese Geräte auch *ausklinkbar* hergestellt werden. Da diese Schraube nur mit einer Schraubenspindel versehen und ohne Führungsstifte konstruiert wurde, waren die Plattensegmente gegen Verwindung nicht gesichert. Die daraus resultierende Weiterentwicklung der Schraubensysteme kann der ersten Schraubengeneration zugeordnet werden. A. M. Schwarz hat sich um die erste Schraubenkonstruktion mit Parallelführung verdient gemacht, die als Fischer-Schraube bekannt wurde (**Abb. 11.1**).

Der Innovation entsprechend wurde das Basismaterial der Plattengeräte von Kautschuk auf Heißpolymerisat und in neuerer Zeit auf Kaltpolymerisat und/oder lichthärtenden Kunststoff umgestellt. Dementsprechend wurden die Schrauben modifiziert und skelettiert. Bei der **zweiten Schraubengeneration** handelte es sich größtenteils um Schrauben, die aus Chrom-Nickel-Legierungen hergestellt wurden. Da aber die Schrauben und Spezialschrauben der zweiten Generation sehr oft unbeabsichtigt angeschliffen wurden und dadurch Korrosionserscheinungen auftraten, die bis zur Unbrauchbarkeit der entsprechenden Schrauben führte und auch Allergien (Nickelallergie) beobachtet und festgestellt wurden, entwickelte man die dritte Schraubengeneration. Dabei handelt es sich um Schrauben aus korrosionsfestem Edelstahl (V2A-Stahl).

11.1.1 Anwendungsbereich der Schrauben

Die Schrauben können in kieferorthopädische Platten eingearbeitet und auch bei der Herstellung funktionskieferorthopädischer Geräte verwendet werden. Beispielhaft bei der Herstellung funktionskieferorthopädischer Apparaturen seien an dieser Stelle die Schraubensysteme der Vorschubdoppelplatte nach Sander und die LS-Duobloc-Schraube nach Leger/Sörensen genannt.

Da die Indikation ausschließlich zu den Aufgaben des Fachzahnarztes zählt und das Labor die Herstellung der kieferorthopädischen bzw. funktionskieferorthopädischen Geräte und Apparaturen mit der entsprechenden Schraubenauswahl nach Arbeitsanweisung durchführen soll, wird auf die Indikation der unterschiedlichen Schraubentypen im folgenden Kapitel nicht eingegangen. Für den kieferorthopädischen Zahntechniker stehen die Verarbeitungshinweise im Vordergrund. Die dabei häufig vorkommenden Schraubentypen, die größtenteils beispielhaft dem Forestadent-Sortiment entnommen werden, sind im Folgenden in alphabetischer Reihenfolge beschrieben. Gleichwertige Schrauben anderer Hersteller erfüllen selbstverständlich denselben Zweck.

11.2 Die Bertoni-Anatomic-Schraube

Die Bertoni-Anatomic-Schraube ist eine Weiterentwicklung der bereits bekannten Bertoni-Schraube. Da hinsichtlich der bisherigen Bertoni-Schrauben bei der Verarbeitung Beschädigungen der Chromschicht nicht ausgeschlossen werden konnten und Korrosionserscheinungen bis zur völligen Unbrauchbarkeit der Schraube führten, wird diese Schraube aus V2A-Stahl hergestellt.

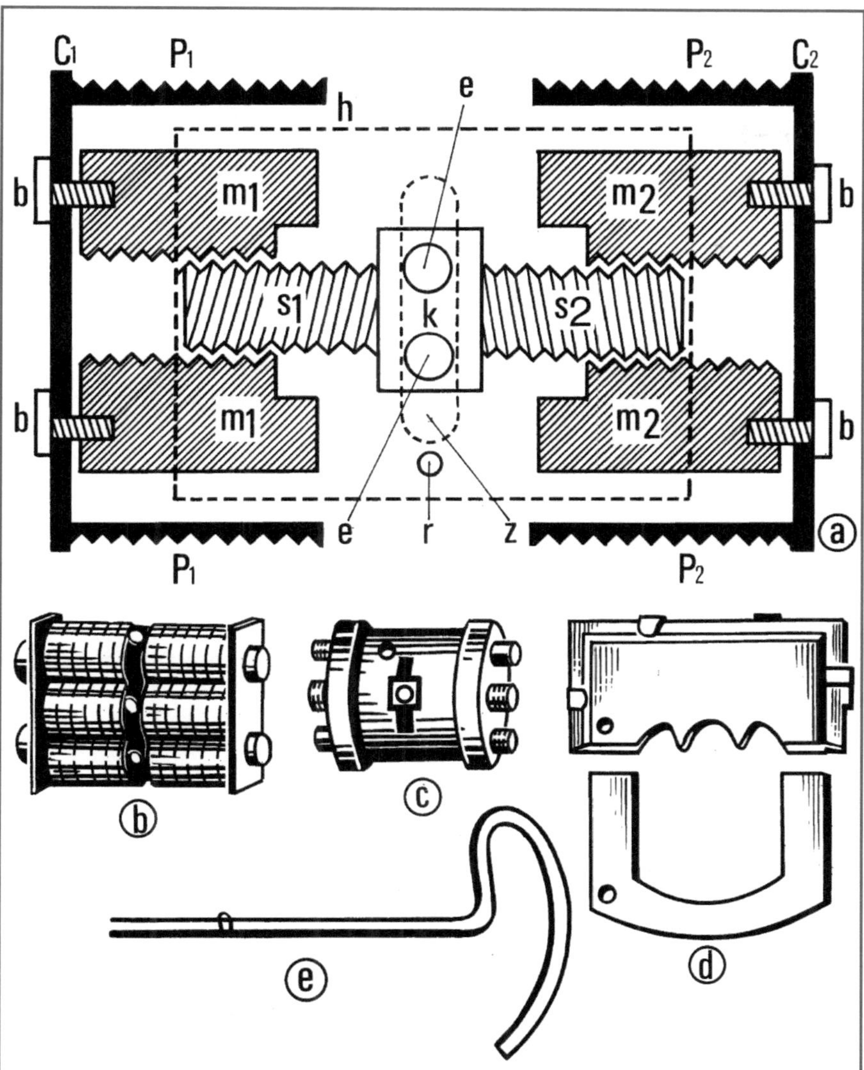

Abb. 11.1 Schraube nach Fischer. (a) Ausführungsart *A stark* im Schnitt und halb geöffnet dargestellt: s_1 und s_2 = die rechts- und linksläufigen Gewinde der Schraubenspindel, k = Spindelkopf mit den Führungslöchern e, m_1 und m_2 = Schraubenmuttern, h (gestrichelt) = Schutzhülse mit dem Führungsschlitz z und der Führungsmarker, P_1 und P_2 = Kappen, mit den Schlussplättchen C_1 und C_2 an den Schraubenmuttern, die durch Schräubchen b befestigt sind; (b) gewöhnliche Ausführungsart *A*; (c) besonders zierliche Ausführung *B*; (d) zweiteilige Vulkanisiervorrichtung; (e) Schlüssel

Die Bertoni-Anatomic-Schraube ist eine kombinierte Transversal- und Protrusionsschraube für Y-Platten mit drei unabhängig voneinander arbeitenden Schraubenarmen. Jeder Plattensektor kann individuell reguliert werden.

Der Vorteil der Bertoni-Anatomic-Schraube liegt in der Gestaltung wesentlich flacherer Platten, da die Schraube zur sagittalen Nachentwicklung des Zahnbogens nun entsprechend der Gaumenwölbung abgewinkelt ist. Dies wiederum bedeutet eine wesentlich geringere Einengung des Zungenraums bei mehr Tragekomfort für den Patienten **(Abb. 11.2 und 11.3)**.

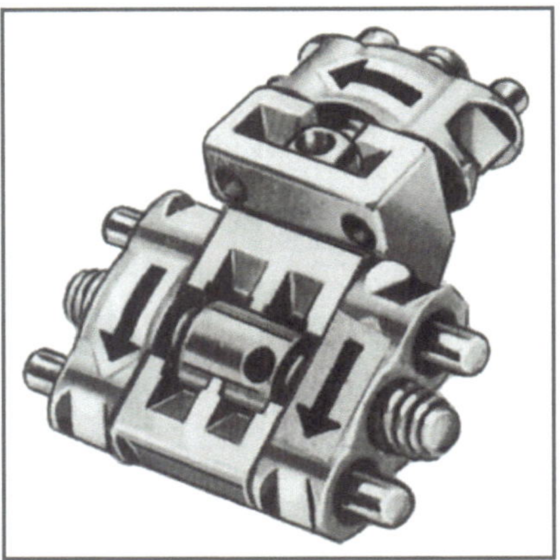

Abb. 11.2 Die *abwinkelbare* Bertoni-Anatomic-Schraube

Allgemeiner Hinweis
Analog zur Bertoni-Anatomic-Schraube für den Oberkiefer kann für den Unterkiefer (und Oberkiefer) die Mehrsektorenschraube nach Beutelspacher verwendet werden.

11.3 Die Diastema-Schraube

Die Diastema-Schraube ist eine doppelt geführte, verwindungsstabile Schraube zum Schließen von einem Diastema, einem Lückenschluss sowie einer Lückenöffnung im Seitenzahnbereich. Weiterhin kann sie zum Distalisieren von Eckzähnen genutzt werden **(Abb. 11.4)**. Diese Schraube wird ebenfalls aus V2A-Stahl hergestellt, da die Zahnschlitten, auf denen die beiden Aktivierungsdorne zur Kraftübertragung aufgelasert sind, Kontakt zum Mundmilieu haben.

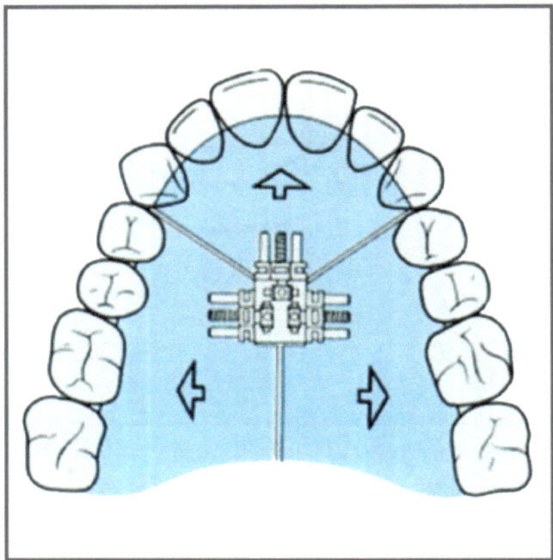

Abb. 11.3 Die Bertoni-Schraube in einer OK-Plattenbasis

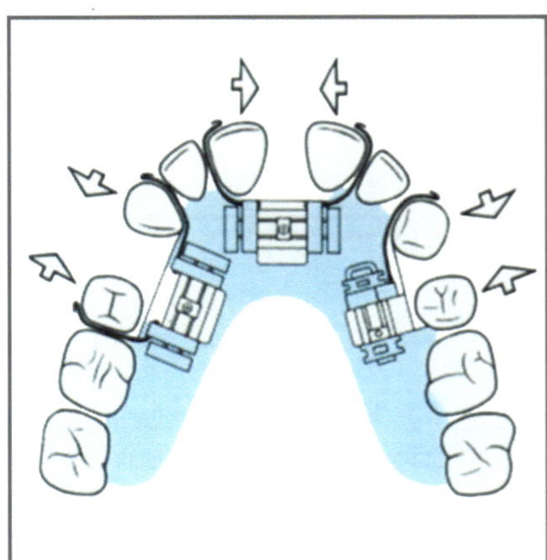

Abb. 11.4 Die Diastema-Schraube. Oben: zum Schließen des Diastemas; links: zum Lückenschluss im Eckzahn- und Prämolarenbereich; rechts: zum Distalisieren des Eckzahns wird der Drahtsporn entfernt

Verarbeitungshinweis für den Lückenschluss
Beim montierten Kunststoffhalter ist kein Auswachsen mehr notwendig. Beim Anlegen ist darauf zu achten, dass die Fixiernase des Kunststoffhalters etwa zentrisch auf den Lückenschluss zeigt. Man kann zum Fixieren der Schraube im gewünschten Abstand zum Modell und zu den zu bewegenden Zähnen einen Schlitz zur Aufnahme des Kunststoffhalters in das Modell fräsen. Die Aktivierungsdorne werden an die mesialen bzw. distalen Zahnflächen angebogen und gegebenenfalls gekürzt. Die Aktivierungsdorne und Zugkörper werden im Bewegungsbereich ausgewachst.

Verarbeitungshinweis zum Distalisieren der Eckzähne
Beim Distalisieren der Eckzähne wird der nicht benützte Aktivierungsdorn vor dem Einbau entfernt. Ansonsten erfolgt der Einbau wie beschrieben.

Verarbeitungshinweis zur Lückenöffnung
Zur Lückenöffnung wird die Schraube in geschlossenem Zustand eingebaut. Dazu wird der Kunststoffhalter entfernt, die Schraube geschlossen und entsprechend ausgewachst (vergl. **Abb. 11.4**).

11.4 Die Fächerdehnschraube

Die Fächerdehnschraube für anteriore Dehnung im Oberkiefer wird in verschiedenen Schraubentypen angeboten und verwendet:

1. Die Fächerdehnschraube in *einem Stück* **(Abb. 11.5)**. Die Fächerdehnschraube und das Gelenk sind in einer Schraube integriert.
   Verarbeitungshinweis: Es ist vorteilhaft, das Gelenk der Schraube mit Wachs zu ummanteln. Dadurch wird gewährleistet, dass einerseits das eingearbeitete Gelenk der Schraube in der Platte keinen Schleimhautkontakt hat, andererseits das Gelenk nach dem Abbrühen des Wachses sofort funktionstüchtig ist. Der Sägeschnitt erfolgt in zwei Etappen, nämlich zum einen vom anterioren Bereich der Kunststoffbasis entlang der RME bis zur Schraubenspindel und zum anderen vom dorsalen Bereich der Schraubenspindel bis zum Gelenk der Fächerdehnschraube.

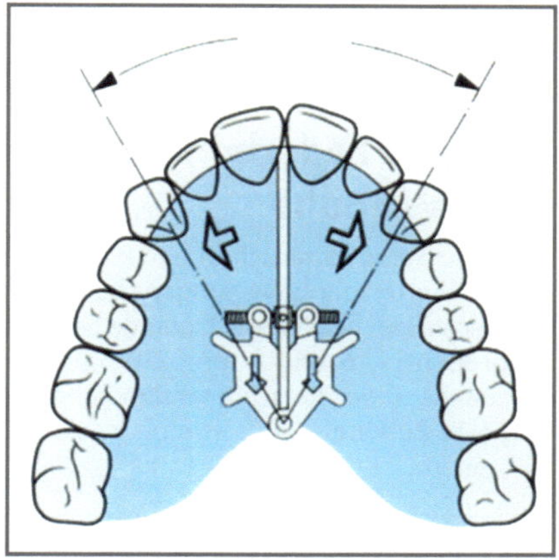

Abb. 11.5 Die Fächerdehnschraube (in einem Stück)

2. Die Fächerdehnschraube in zwei Teilen **(Abb. 11.6)**. Dieser Schraubentyp besteht aus einem Schraubenanteil und einem *losen Gelenk*.
   Verarbeitungshinweis: Der jeweiligen Kunststoffauftragetechnik entsprechend können die beiden Schraubenteile (Schraube und Gelenk) auf dem Modell platziert und fixiert oder während des Applizierens direkt in den Kunststoff eingesenkt werden. Das Auswachsen des Gelenks und der Sägeschnitt werden analog zum bereits gegebenen Verarbeitungshinweis durchgeführt.

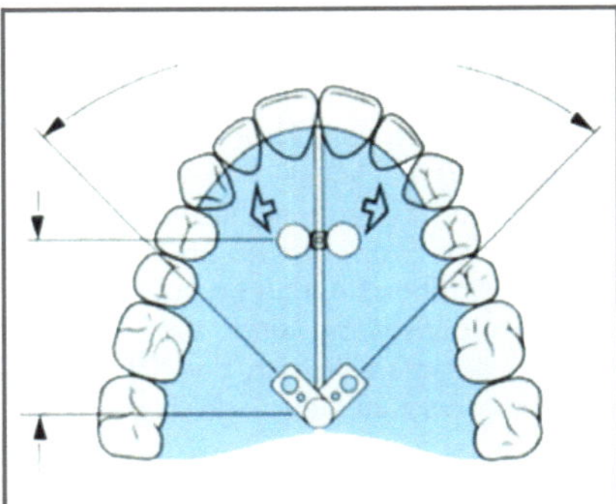

Abb. 11.6 Die Fächerdehnschraube (mit Schraube und Gelenk)

11.5 Die Federbolzenschraube

Mit Mikro-Federbolzenschrauben kann man die für Einzelzahnbewegungen benötigte Kraft einstellen. Drei unterschiedliche Schraubengrößen (4, 6 und 8 mm) ermöglichen entsprechend der fortschreitenden Behandlung eine Zahnbewegung von bis zu sieben Millimetern.

Zur Verarbeitung der Federbolzenschrauben wird ein Sortiment angeboten, das aus folgenden Einzelteilen besteht:

- Federbolzenschrauben 4, 6 und 8 Millimeter,
- Montageschrauben,
- gerändelte Muttern,
- glatte Muttern,
- glatte Muttern mit angeschweißtem Federdraht,
- Schraubenzieher,
- Gewindeschneider.

Verarbeitungshinweis
Die Montageschraube wird so weit in die Mutter (gerändelt oder glatt) hineingedreht, dass sie am konischen Teil der Mutter noch etwa 0,5 Millimeter herausragt **(Abb. 11.7)**. Danach wird die Montageschraube mit der Mutter auf dem Modell an der gewünschten Stelle platziert und zwar möglichst nahe am Zahnfleischsaum und etwa in 45° zur Zahnachse **(Abb. 11.8)**. Nun kann der Kunststoff entsprechend der angewandten Technik aufgetragen werden **(Abb. 11.9)**. Die Montageschraube wird nach der Polymerisation

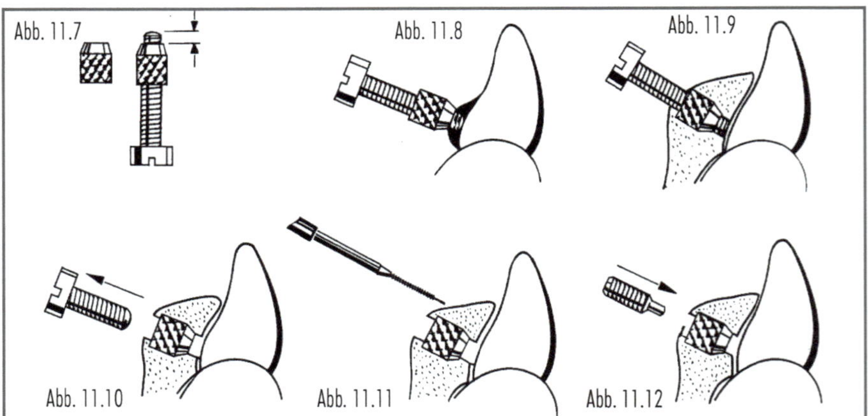

Abb. 11.7 Die Montageschraube soll noch etwa 0,5 Millimeter aus dem konischen Teil der Mutter herausragen
Abb. 11.8 Montageschraube und Mutter werden nahe des Zahnfleischsaums ca. 45° zur Zahnachse positioniert
Abb. 11.9 Kunststoff wird aufgetragen
Abb. 11.10 Die Montageschraube wird entfernt und die Platte ausgearbeitet
Abb. 11.11 Mit dem Gewindeschneider wird das Gewinde gängig gemacht
Abb. 11.12 Die Federbolzenschraube wird in die Platte eingedreht

entfernt und die Platte ausgearbeitet **(Abb. 11.10)**. Mit dem Gewindeschneider wird das Gewinde im Kunststoff- und Schraubenbereich gängig gemacht **(Abb. 11.11)**. Schließlich wird die Federbolzenschraube in die Platte eingedreht **(Abb. 11.12)**. Damit der teleskopierende Teil der Schraube sich nicht zu stark in den Gipszahn eindrückt, ist es empfehlenswert, nach dem spürbaren Druckpunkt die Schraube zwei- bis dreimal nachzujustieren.

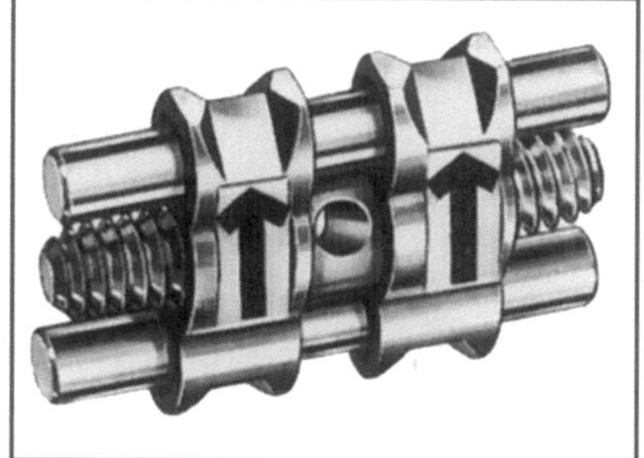

Abb. 11.13 KFO-Schraube der Forestadent 2000er-Serie

11.6 Die Forestadent-2000er-Serie

Die Schrauben der 2000er-Serien **(Abb. 11.13)** werden aus korrosionsfestem V2A-Stahl hergestellt und versprechen hohe Verwindungsstabilität. Der Sitz der Verankerung bleibt auch bei geöffneter Schraube umfassend erhalten. Das Besondere an dieser Schraubenserie ist die integrierte Kompressionsmechanik. Die integrierte Kompressionsmechanik **(Abb. 11.14)** komprimiert die Schraube zusätzlich im letzten Drittel durch das Einlaufen der pilzförmig ausgestalteten Führungsstifte und komprimiert den in den Hinterbohrungen eingeflossenen Kunststoff beim Öffnen der Schraube im letzten Drittel.

Dadurch ist die Schraube in voll geöffnetem Zustand genau so stabil wie im geschlossenen. Das sogenannte Wackeln, das bei einer voll aufgeschraubten kieferorthopädischen Platte auftritt, wird hierdurch ausgeschaltet. Durch großflächige Kunststoff-Rundumretention und zusätzliche Rücklaufsicherung erreicht man eine sichere Verankerung vom Anfang der kieferorthopädischen Behandlung bis zur vollen Öffnung **(Abb. 11.15)**. Zu erkennen ist die 2000er-Serie an den doppelt aufgedruckten schwarz-weißen Drehöffungspfeilen.

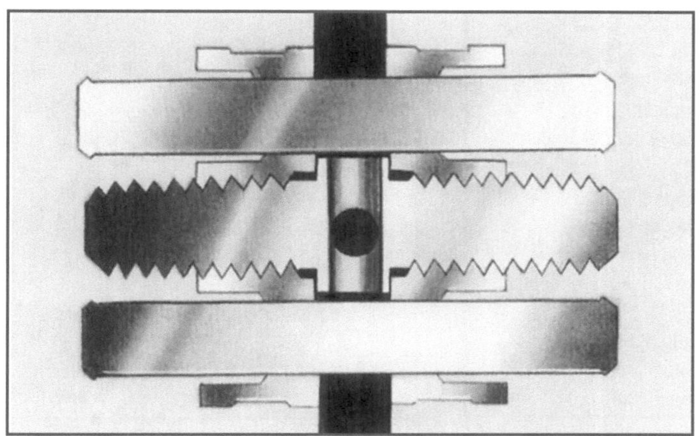

Abb. 11.14 Die Kompressionsmechanik komprimiert die Schraube im letzten Drittel durch das Einlaufen der pilzförmigen Führungsstifte und komprimiert den in den Hinterbohrungen eingeflossenen Kunststoff

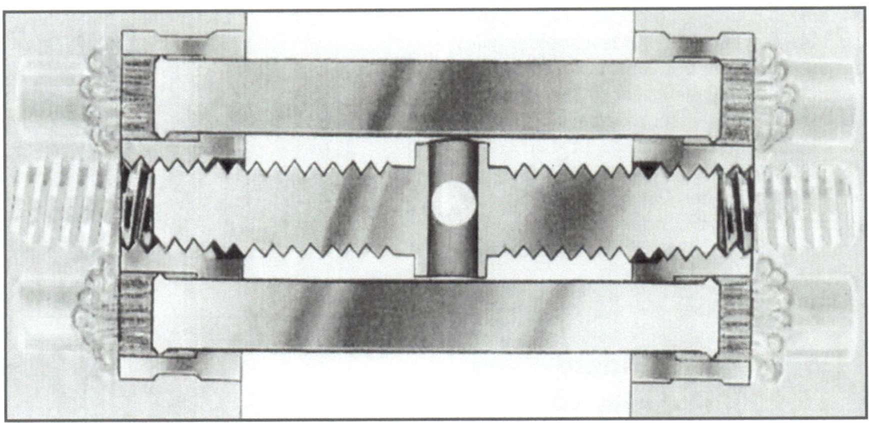

Abb. 11.15 Die Schraube ist bei voll geöffnetem Zustand genauso stabil wie im geschlossenen. Das Wackeln, das bei einer voll aufgedrehten bzw. geöffneten kieferorthopädischen Schraube auftritt, wird somit ausgeschaltet

11.7 Die Hebel-Schwenkschraube

Die Hebel-Schwenkschraube mit Rückstellfeder und spielfreier Einstellung zum Aufrichten gekippter 7er-Molaren besteht aus **(Abb. 11.16 und 11.17)**,

- einer Grundplatte,
- einem Scharniergelenk,
- einer Rückstellfeder,
- einem Schwenkhebel,
- einer Aktivierungsschraube und
- einem Schwenkplättchen.

Die spezifischen Retentionsrillen, die Querbohrung und die schlanke Form der Grundplatte, die in Höhe der 6er-Molaren verankert ist, ergeben eine stabile, den Patienten nicht störende Verbindung mit dem Kunststoff. Die Schwenkbewegung erfolgt über das Scharniergelenk, in dem der Schwenkhebel gelagert ist. Auf der mesialen Seite des Hebels befindet sich die Aktivierschrau-

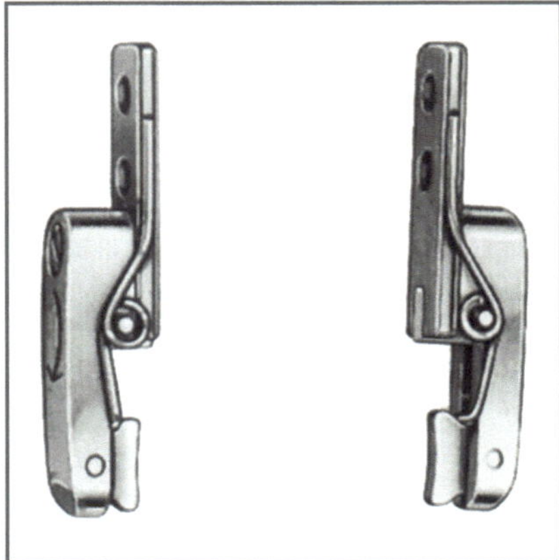

Abb. 11.16 Die Hebel-Schwenkschraube mit Rückstellfeder

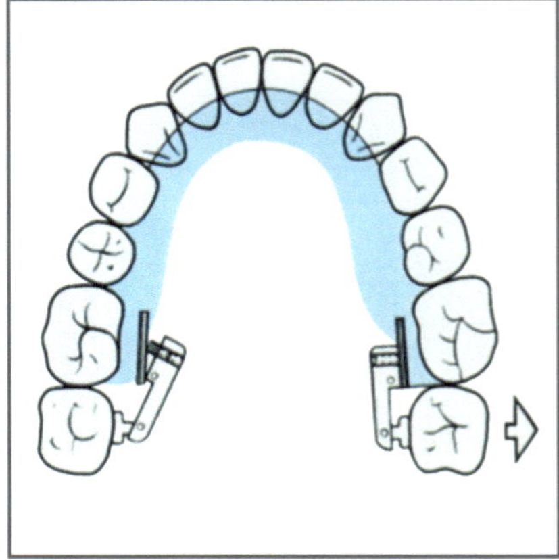

Abb. 11.17 Die Hebel-Schwenkschraube

be und auf der distalen Seite das Schwenkplättchen. Dies ist ebenfalls beweglich und adaptiert sich somit an den 2. Molaren.

Verarbeitungshinweis

Die Unterkieferplatte wird bis zur distalen Begrenzung der Sechsjahrmolaren ausgearbeitet und poliert. Anschließend wird in der Höhe der Sechsjahrmolaren eine Retentionsrille zur Aufnahme der Grundplatte in die Platte eingefräst. Die Aktivierungsschraube wird auf der Schlitzseite ausgewachst und das Schwenkplättchen am 7er-Molaren je nach Neigung desselben fixiert. Es ist jedoch unbedingt darauf zu achten, dass die Auflagefläche nicht unterhalb des Zahnäquators zu liegen kommt, um ein problemloses Eingliedern der Platte beim Patienten zu gewährleisten. Beim Auftragen des Kunststoffs ist ferner darauf zu achten, dass die Freiheit des Hebels für die Schwenkbewegung nicht behindert wird. Anschließend wird die Platte an der mit Kunststoff ergänzten Stelle ausgearbeitet und poliert und die Funktionstüchtigkeit der Hebel-Schwenkschraube überprüft.

11.8 Die kombinierte Zug-Druckschraube nach Heller

Die kombinierte Zug-Druckschraube nach Heller ist eine Schraube mit einer doppelten, verwindungsfreien Parallelführung des *Zahnschlittens* für kippungsfreie Zahnbewegungen längs zweier paralleler, U-förmig verbundener Führungsstifte. Sie dient zur Sagittalbewegung von Zähnen in Kombination mit herausnehmbaren Plattengeräten.

Die Heller-Schraube kann als Druckschraube mit geschlossener Schraubspindel oder als Zugschraube mit geöffneter Schraubspindel und Platzhalter mit dünnwandigem Schnappverschluss verwendet werden **(Abb. 11.18 und 11.19)**.

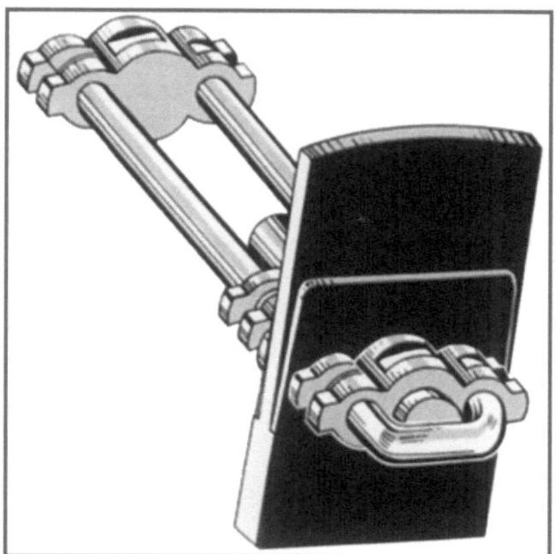

Abb. 11.18 Die kombinierte Zug-Druckschraube nach Heller. Hier als Druckschraube

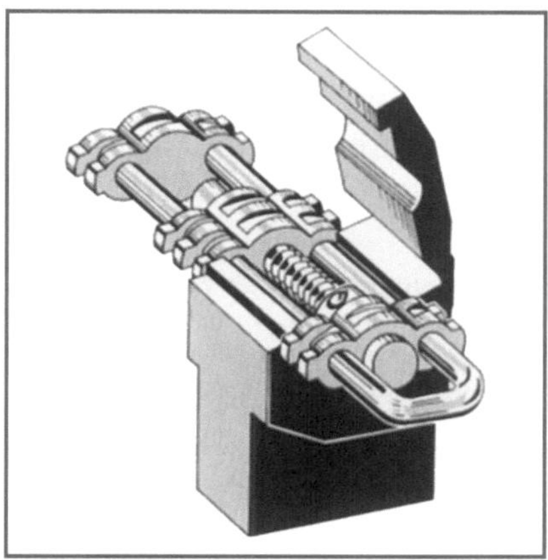

Abb. 11.19 Kombinierte Zug-Druckschraube nach Heller mit Kunststoffplatzhalter. Hier als Zugschraube

Verarbeitungshinweis als Druckschraube

Die Heller-Schraube wird mit geschlossener Schraubspindel verwendet. Beim Einbau der Schraube zeigt der abgerundete Retentionsteil der Schraube nach distal. Der Zahnschlitten mit dem zugehörigen Retentionsteil wird längs der Führungsstifte in die Position gebracht, die der Lage des zu bewegenden Zahns entspricht. Danach wird der Zahnschlitten an dem zu bewegenden Zahn angelegt. Die freiliegenden Teile der Führungsstifte werden ausgewachst, um die Zahnschlittenbewegung sicherzustellen. Schließlich erfolgt die Segmentierung des beweglichen, durch den Zahnschlitten geführten Plattensegmentes durch einen Sägeschnitt im Bereich der Trennfuge **(Abb. 11.20)**.

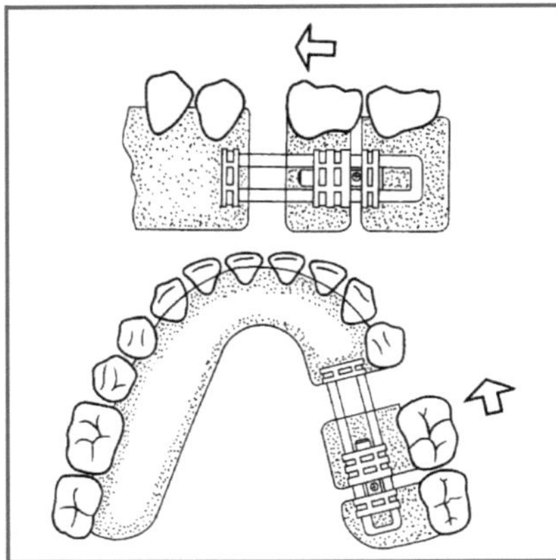

Abb. 11.20 Die Heller-Schraube mit geschlossener Schraubenspindel als Druckschraube

Verarbeitungshinweis als Zugschraube

Die Heller-Schraube wird mit geöffneter Schraubspindel verwendet. In diesem Fall zeigt der abgerundete Retentionsteil der Schraube nach mesial. Analog zur Zugschraube kann hier ein Platzhalter aus Kunststoff mit dünnwandigem Schnappverschluss auf die Schraube aufgesetzt werden. Dies ermöglicht die Herstellung besonders graziler Platten. Bei Verwendung des Platzhalters wird die auf der Schraube montierte Halterung entfernt und die Schraube auf Arbeitsbreite – entsprechend der Zugschrauben-Halterung – eingestellt. Der Platzhalter mit Schnappverschluss wird auf die Schraube aufgesetzt und die Heller-Schraube am Modell entsprechend positioniert und festgewachst **(Abb. 11.21)**.

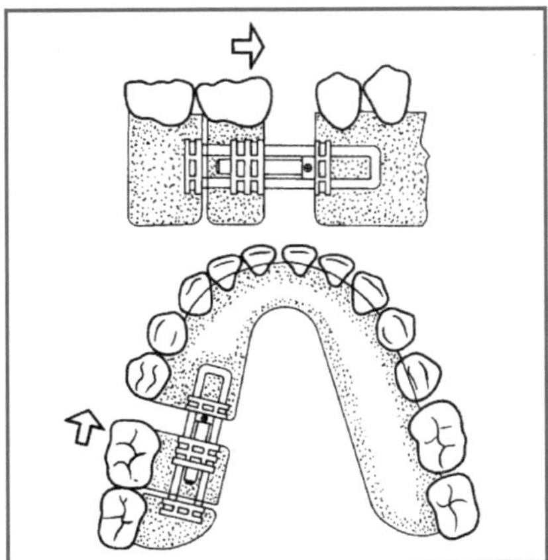

Abb. 11.21 Kombinierte Zug-Druckschraube nach Heller. Hier als Zugschraube mit geöffneter Schraubenspindel

11.9 Die LS-Duobloc-Schraube nach Leger/Sörensen

Die LS-Duobloc-Schraube wird paarweise verwendet, da sie zur Herstellung eines bimaxillären Geräts dient **(Abb. 11.22)**.

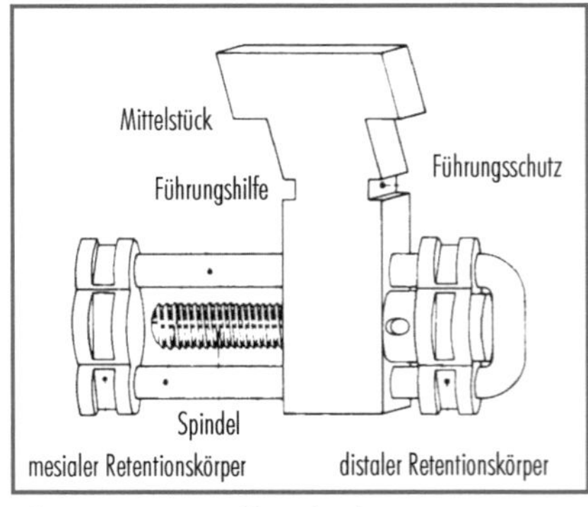

Abb. 11.22 Die LS-Duobloc-Schraube

Zum lagerichtigen Einbau des Schraubenpaars wird bei diesem System ein kompletter Satz angeboten, der aus folgenden Elementen besteht:

- Einbiss-Schablone,
- Trennblech,
- Einbau-Schablone **(Abb. 11.23)**.

Mit der Schraube nach Leger/Sörensen kann ein horizontal geteiltes, bimaxilläres Gerät hergestellt werden, bei dem der Zungenraum nur gering eingeengt wird. Mit dem Schraubensystem können fraktionierte und vom Patienten aktivierbare Kräfte zur sagittalen Korrektur der Malokklusion eingesetzt werden. Das Wirkungsprinzip lässt sich wie folgt beschreiben: Die Schrauben sind paarweise zu verwenden. Im Molarenbereich lingual ist links und rechts jeweils eine Schraube im Gerät eingebaut. Die Retentionskörper sind im UK-Kunststoffteil festpolymerisiert. Durch das Aufdrehen wird das im OK-Teil verankerte, T-förmige Mittelstück in Richtung mesial bewegt. Das gleichmäßige Aufdrehen der Schrauben bewirkt eine gegenseitige, sagittale Verschiebung der beiden Gerätehälften.

Das Gerät kommt zur Anwendung in Fällen mit

- Mesialrelation sowohl im Molaren- als auch im Frontzahnbereich, Gerätetyp I **(Abb. 11.24)**,
- neutraler Verzahnung der Molaren und progener Verzahnung der Frontzähne, Gerätetyp II **(Abb. 11.25)**,
- Kombination der zuvor aufgeführten Fälle, Gerätetyp III **(Abb. 11.26)**.

Die unterschiedlichen Gerätetypen können für das Milch-, Wechsel- und permanente Gebiss hergestellt werden.

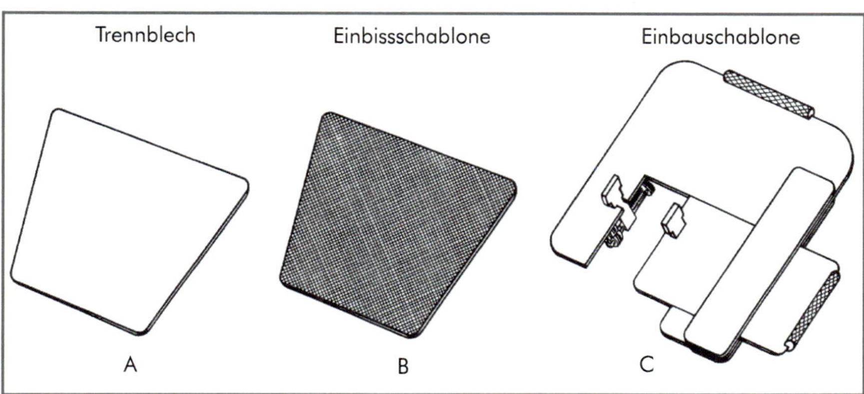

Abb. 11.23 Bestandteile des Systems: (A) Trennblech; (B) Einbiss-Schablone; (C) Einbauschablone.

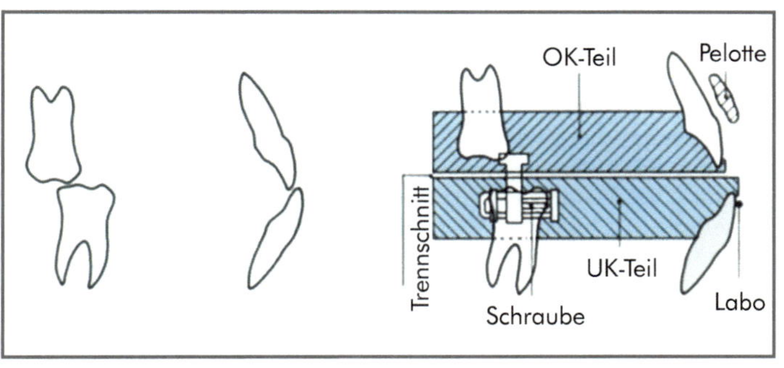

Abb. 11.24 Mesialrelation sowohl im Molaren- als auch im Frontzahnbereich; Gerätetyp I

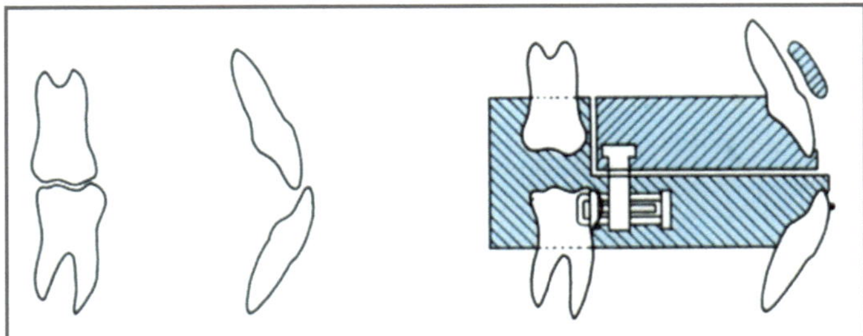

Abb. 11.25
Neutrale Verzahnung der Molaren, erogene Verzahnung der Frontzähne; Gerätetyp II

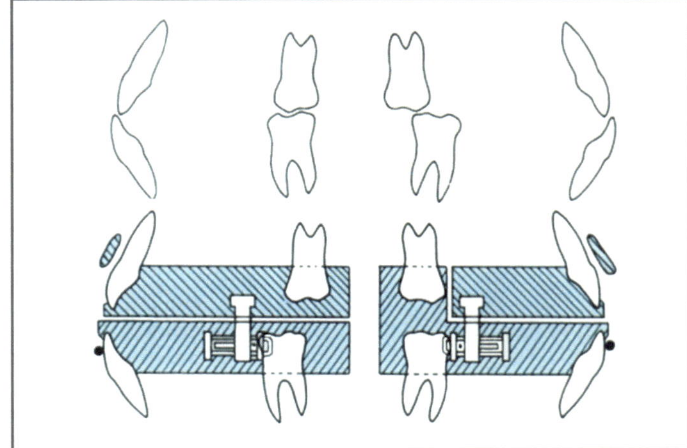

Abb. 11.26
Kombination zu den oben aufgeführten Typen: Gerätetyp III

Verarbeitungshinweis
Der Konstruktionsbiss wird im Mund des Patienten hergestellt. Wenn der Konstruktionsbiss mit der Einbiss-Schablone erstellt wird, kann der horizontale, durchgehende Trennschnitt im Labor problemlos festgelegt werden. Die Herstellung des bimaxillären Geräts lässt sich in die Herstellung der Kunststoffbasis und den Einbau der Schrauben unterteilen.

1. **Zur Herstellung der Kunststoffbasis** wird das Modell wie üblich gestaltet. Das UK-Modell wird im lingualen Bereich dorsal etwas reduziert. Die Reduktion des Modells verbessert die Zugänglichkeit und erleichtert dadurch den Einbau der Schrauben. Nun fixiert man die Modelle und den Einbiss mit Klebewachs und gipst sie in den Fixator ein. Die Einbiss-Schablone sollte dabei horizontal liegen. Nun kann man den Fixator trennen, den Einbiss entfernen, die vorgesehenen Drahtelemente festwachsen und die Modelle isolieren.

Der Fixator wird getrennt und die OK- und UK-Modelle werden mit je einem Kunststoffwall beschickt. Im OK soll der Kunststoff das vordere Drittel des Gaumens bedecken. Bei erwünschter Verdrängung der Zunge nach oben kann im sublingualen Raum der Kunststoff wulstförmig aufgetragen werden. Auf das UK-Modell stellt man das vaselinierte Trennblech. Schließlich kann man das OK-Fixatorteil wieder montieren und bis zum Anschlag zusammenfahren.
Der Kunststoff wird polymerisiert, der Fixator geöffnet, das Trennblech entfernt und das Kunststoffteil ausgearbeitet.

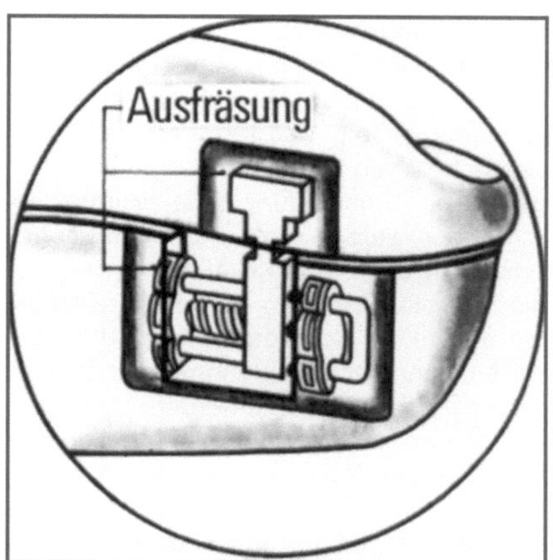

Abb. 11.27 Kastenförmiges Ausfräsen des Kunststoffs zum Einbau der Schraube(n)

2. **Zum Einbau der Schrauben** ist ein kastenförmiges Ausfräsen der Kunststoffteile rechts und links zur Aufnahme der Schrauben nötig **(Abb. 11.27)**. Die Lage des T-förmigen Mittelstücks der Schraube in Relation zu den ersten oberen Molaren ist für den Gerätetyp I in **Abbildung 11.24** und für Gerätetyp II in **Abbildung 11.25** festgehalten. Für Gerätetyp III muss man den Kasten auf der Seite mit neutraler Molarenrelation ausfräsen (vergl. **Abb. 11.26**) und mit der Einbauschablone die Position der Schraube auf der gegenüberliegenden Seite festlegen. Danach werden die Schrauben ausgewachst und in die Halteschlitze der Einbauschablone eingehängt **(Abb. 11.28)**. Der freie Teil des Halteschlitzes wird ausgewachst. Danach wird die Einbauschablone auf das UK-Kunststoffteil gelegt, der OK-Fixatorteil wieder montiert, die Schrauben möglichst zahnbogennah eingestellt, die Parallelität überprüft und die Schrauben im Sprühverfahren eingebaut und polymerisiert. Im letzten Arbeitsgang wird die Schablone entfernt, der Schraubenweg freigemacht und das Gerät fertiggestellt. Bei Gerätetyp II und III muss der Trennschnitt auf beiden Seiten bzw. auf der einen Seite vor dem Ausarbeiten

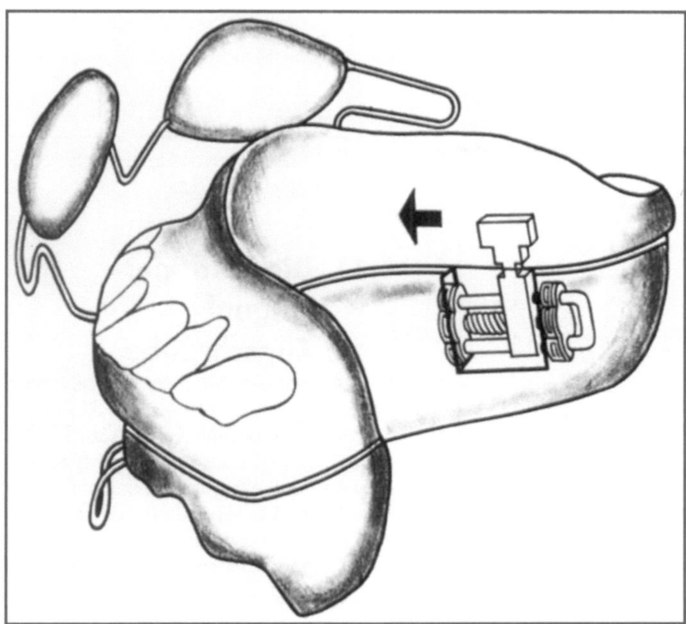

Abb. 11.28 Der fertiggestellte LS-Duobloc

im Bereich zwischen OK und UK-Molaren zupolymerisiert und der Vertikalschnitt aufgesägt werden.

11.10 Die Mehrsektorenschraube nach Beutelspacher

Die dreidimensionale Mehrsektorenschraube nach Beutelspacher erlaubt analog zur Bertoni-Schraube im Oberkiefer die dreidimensionale Ausrichtung der Schraubenkräfte auf die Zähne und den Zahnbogen im Unterkiefer **(Abb. 11.29)**. Mit dieser Schraube kann durch die spezifische Anordnung der einzelnen Elemente in abgesetzter Bauweise zugleich transversal gedehnt als auch sagittal protrudiert werden. Die Transversalschraube wurde aus der Forestadent-Mini-Schraube mit 3,5 mm Dehnung weiterentwickelt. Dazu wurde der obere Führungsstift verlängert. Auf ihm sitzt auf jeder Seite eine Mikro-Protrusionsschraube. Diese Schrauben können zum einen in der Achsenrichtung des Führungsstifts transversal den zu protrudierenden Zähnen angenähert werden. Zum anderen kann die Protrusionsschraube zur Einstellung des gewünschten Protrusionswinkels in Abstimmung auf den Zahnachsenwinkel um diese Achse in der dritten Dimension geschwenkt werden (siehe auch **Abb. 11.29**).

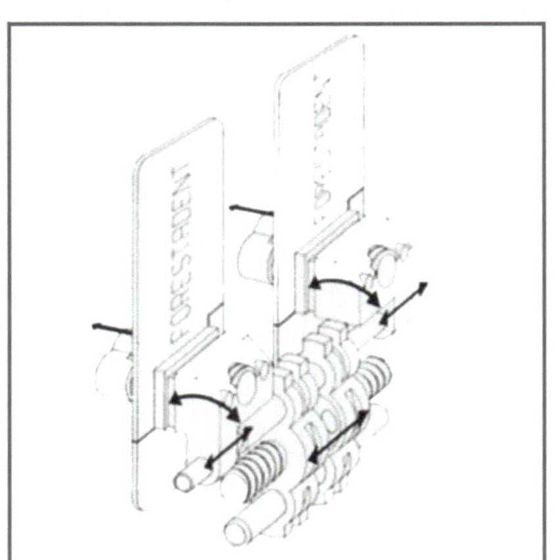

Abb. 11.29 Die Mehrsektorenschraube nach Beutelspacher

Verarbeitungshinweis
Wie üblich beginnt man mit der Modellvorbereitung und dem Anwachsen der Drahtelemente. Es folgt das Justieren der Protrusionsschrauben zur Ausrichtung der protrudierenden Kraftrichtung. Die Protrusionsschrauben werden dazu in die Position geschwenkt, die für die Kraftübertragung auf die zu protrudierenden Zähne am günstigsten ist. Um die Platte dennoch grazil zu gestalten, kann der Kunststoffanteil der Schraube entsprechend gekürzt werden. Schließlich fixiert man die Schraube und trägt den Kunststoff auf. Nach der Polymerisation wird die Platte in üblicher Weise ausgearbeitet, die Halterungen werden entfernt und die Trennschnitte mit einer Säge durchgeführt **(Abb. 11.30)**.

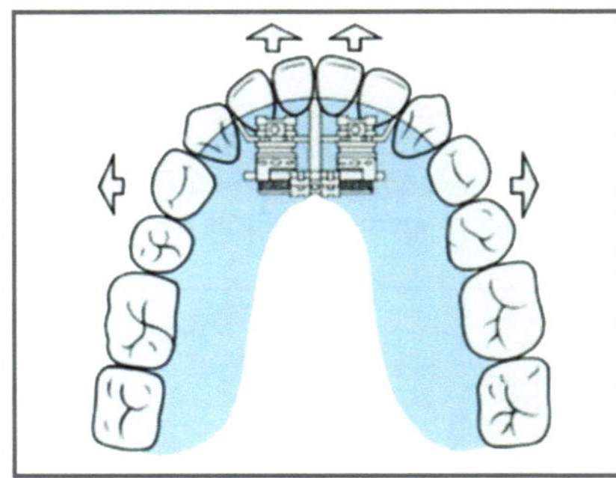

Abb. 11.30 Die Mehrsektorenschraube nach Beutelspacher in einer UK-Plattenbasis

11.11 Die Palatinal-Lingual-Zugschraube

Die Palatinal-Lingual-Zugschraube nach Lehmköster ist eine Weiterentwicklung der Posterior-Dehnschraube (vergl. **Abb. 11.36**). Sie dient bei reziproker Aktivierung zur Palatinal-Lingualbewegung bukkal stehender Zähne **(Abb. 11.31)**. Durch Ausklinken einer Seite kann man durch stationäre Verankerung Zähne oder Zahngruppen einseitig bewegen (vergl. **Abb. 11.33**).

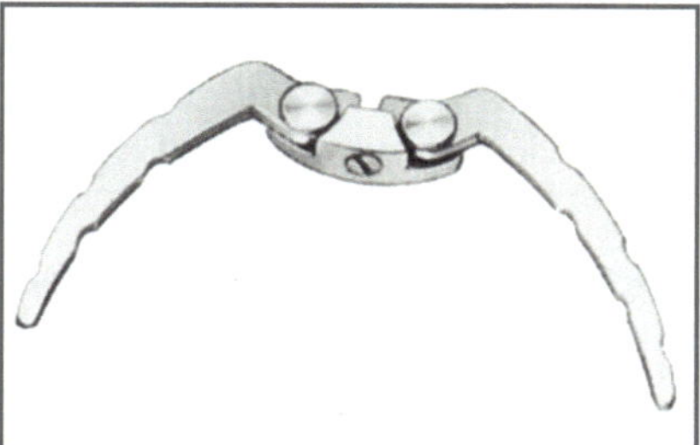

Abb. 11.31 Palatinal-Lingual-Zugschraube

Verarbeitungshinweis

Die Palatinal-Lingual-Zugschraube wird im Unter- oder Oberkiefer so eingebaut, dass der Gehäuseblock lingual oder palatinal zu den Frontzähnen liegt. Es ist streng darauf zu achten, dass die Schraube horizontal waagerecht eingebaut wird. Der Block mit den Drehlagern wird ausgewachst. Wenn nötig, können die beiden Hebelschwenkarme der anatomischen Form des Kiefers angepasst werden. Als Gegenlager wird ein Labialbogen, eine Adamsklammer oder ähnliches angebracht. Der Techniker muss sich bewusst sein, dass durch die kreisförmige Bewegung der Retentionsarme bis zum Bereich der Eckzähne eine transversale Dehnung erfolgen kann. Um diese unerwünschte Bewegung auszuschalten, darf der Kunststoff nicht an den Front- und Eckzähnen anliegen **(Abb. 11.32)**.

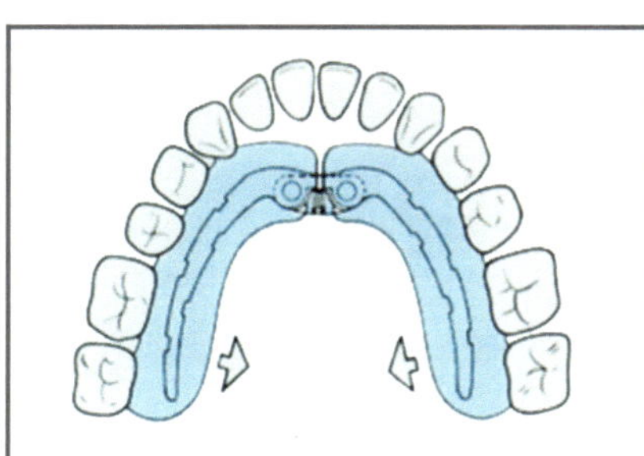

Abb. 11.32 Der Kunststoff darf keinen Kontakt zu den Front- und Eckzähnen haben

Wird nur einseitig aktiviert, so kann durch Abschleifen oder Abzwicken des kurzen Hebelarms (auf den die Schlitzschraube drückt) erreicht werden, dass nur ein Hebelarm bewegt wird. Dabei sollte man unbedingt auf eine gute, reziproke Abstützung achten (beispielsweise eine inzisive Verklammerung bis unmittelbar neben die zu bewegende Zahngruppe). Der mesiale Bereich des Hebelarms muss ausgewachst werden, um einen Hohlraum für Bewegungsfreiheit zu schaffen. Das Auswachsen beginnt beim Drehlager und endet am Trennschnitt **(Abb. 11.33)**. Aktivierhinweis für den behandelnden Kieferorthopäden: Man visiert mit dem mitgelieferten Sternschraubenzieher einen Fixierpunkt mit einer beliebigen Sternspitze an der Platte an und dreht bis zur nächsten Sternspitze. Die Aktivierung entspricht dann etwa 0,2 mm.

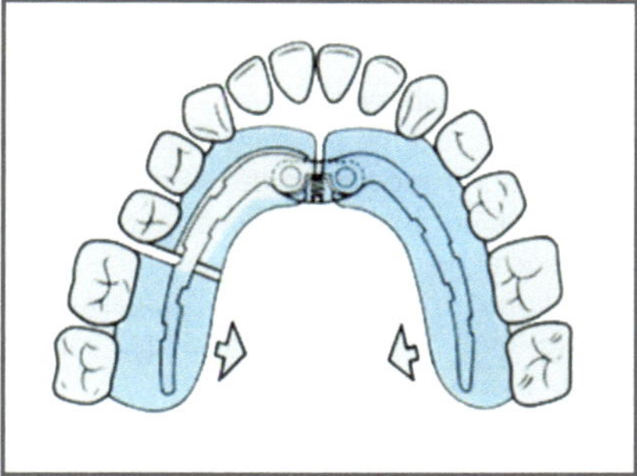

Abb. 11.33 Der mesiale Bereich des Hebelarms muss ausgewachst werden

11.12 Die Palatinal-Split-Schraube

Die Palatinal-Split-Schraube ist aus V2A-Stahl hergestellt. Die Retentionsarme sind bruchsicher um 180° verdreht auf die Oberseite der Schraube aufgelasert. Durch diese günstige Anordnung der Retentionsarme ist bei einer Einbaulänge der Schraube von 13 mm ein Dehnungsbereich von 10 mm möglich.

Entsprechend der geringen Abmessung kann diese Schraube auch bei engen Kiefern gut angewendet werden. In Verbindung mit einer Teilbebänderung eignet sich die Schraube auch zur sogenannten *Gaumennahtsprengung* **(Abb. 11.34)**.

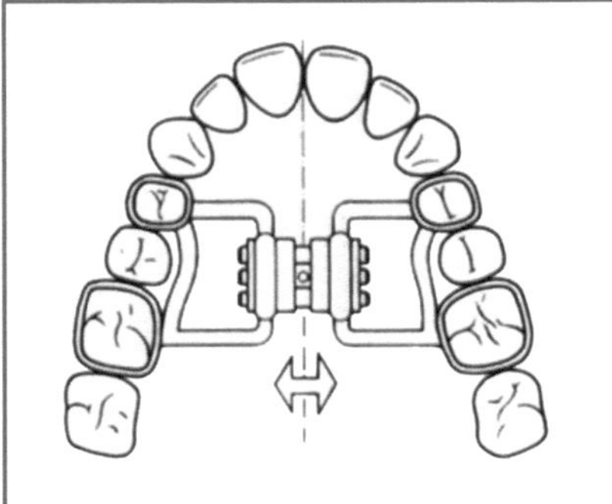

Abb. 11.34 Die Palatinal-Split-Schraube von okklusal

Verarbeitungshinweis
Die Retentionsarme sollen nur mit einer speziellen Profilzange gebogen werden, damit die Schweißdrähte beim Biegen nicht unnötig belastet werden. Es wird empfohlen, die Retentionsarme auf der Okklusionsseite U-förmig und auf der Labialseite Z-förmig **(Abb. 11.35)** zu biegen.

11.13 Die Posterior-Dehnschraube

Die Posterior-Dehnschraube dient zum posterioren Anpassen des Unterkiefers an den Oberkiefer. Über die Schwenkarme, die dem Zahnbogen nach verlaufen, erfolgt eine distal zunehmende Dehnung **(Abb. 11.36)**. Die Schraube besteht aus

- einem Gehäuseblock,
- einer Schlitzschraube,
- einem rechten und linken Drehlager und
- einem rechten und linken Schwenkarm.

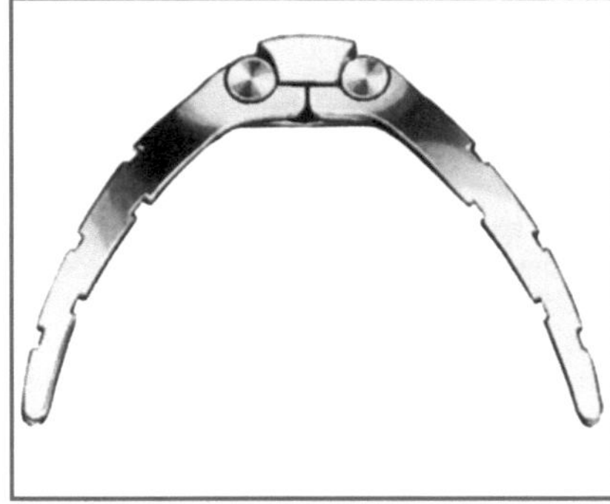

Abb. 11.36 Die Posterior-Dehnschraube

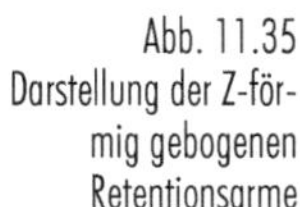

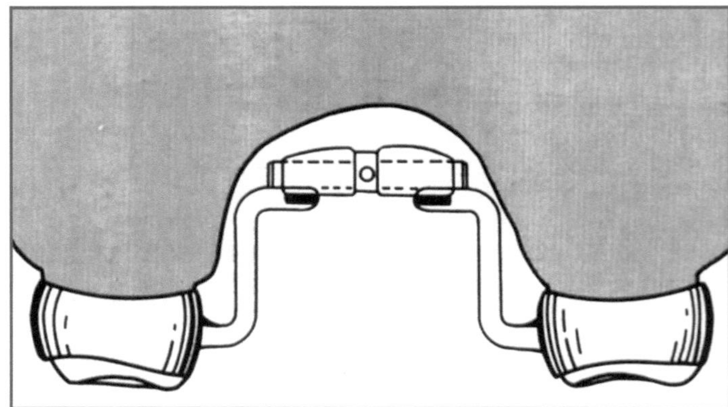

Abb. 11.35 Darstellung der Z-förmig gebogenen Retentionsarme

Dieser Schraubentyp **(Abb. 11.37)** stellt eine Ergänzung zu der anterior wirkenden Fächerdehnschraube und zur Unterkieferbogenschraube nach Müller dar, da hierbei die distalen Zahnbogenbrücken nach lateral geschwenkt werden.

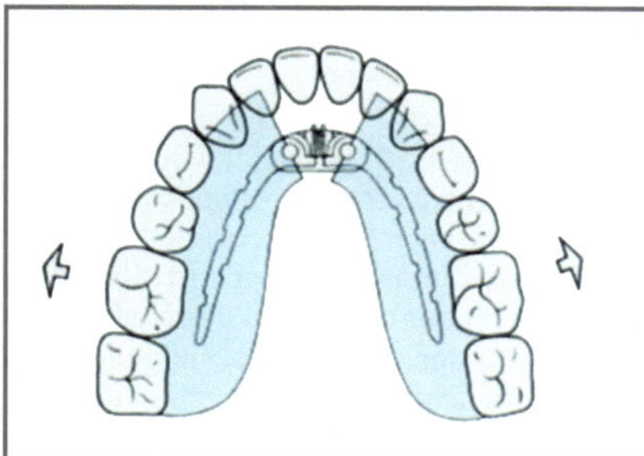

Abb. 11.37 Die Posterior-Dehnschraube in einer UK-Plattenbasis. Im Frontzahnbereich wird der Kunststoff ausgespart.

Verarbeitungshinweis
Die Posterior-Dehnschraube wird im Unterkiefer so eingebaut, dass der Gehäuseblock lingual zu den Frontzähnen zu liegen kommt. Der Block wird – einschließlich der Drehlager – ausgewachst. Wenn nötig, können die beiden Schwenkarme der anatomischen Form des Kiefers angepasst werden. Als Gegenlager wird ein Labialbogen, eine Adamsklammer oder ähnliches angebracht.

Aktivierhinweis für den behandelnden Kieferorthopäden
Man visiert mit dem mitgelieferten Sternschraubenzieher einen Fixierpunkt mit einer beliebigen Sternspitze an der Platte an und dreht bis zur nächsten Sternspitze. Die Aktivierung entspricht dann etwa 0,2 mm.

11.14 Die Retraktorschraube

Die Retraktorschraube ist zum Lückenschluss im Frontzahn-, Eckzahn- und Prämolarenbereich anzuwenden **(Abb. 11.38)**.

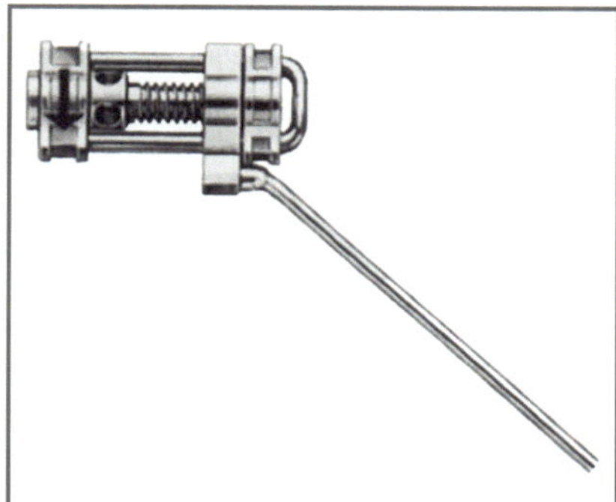

Abb. 11.38 Die Retraktorschraube

Der Vorteil der Schraube liegt in einer doppelten, verwindungsfreien Parallelführung des Bewegungsschlittens für kippungsarme Zahnbewegungen längs zweier paralleler, U-förmig verbundener Führungsstifte. Auf diesen Schlitten ist als Retentionselement für den zu bewegenden Zahn ein Dorn aufgelasert (siehe **Abb. 11.38**). Die Verankerung der Führungsteile durch eine stationäre Abstützung im Plattenkörper erfolgt über mesiale und distale Retentionskörper, die mit ihren spezifischen Retentionsrillen eine stabile, grazile und den Patienten nicht störende Verbindung mit dem Kunststoff bilden. Da die Schraube dem Mundmilieu ausgesetzt ist, wird das ganze System aus hochlegiertem V2A-Stahl hergestellt.

Verarbeitungshinweis
Da die Schraube mit einem montierten Kunststoffhalter versehen ist, wird dieser auf einen der gewünschten Plattenstärke entsprechenden Abstand gekürzt. Die Schraube wird am Modell fixiert und die Aktivierdorne werden ausgewachst. Nach der Polymerisation der Platte sind, durch die Form des Kunststoffhalters bedingt, keine komplizierten Sägeschnitte erforderlich. Die Länge der aufgelaserten Aktivierdorne erlaubt es – je nach klinischem Fall – ein schlaufenförmiges, punktförmiges oder ringklammerartiges Retentionselement an den zu bewegenden Zahn zu biegen.

11.15 Die reziproke Zug- und Druckschraube zur kombinierten Mesial-Distal-Bewegung

Die reziproke Zug- und Druckschraube zur kombinierten Mesial-Distal-Bewegung dient zum Lückenschluss im Oberkiefer- und Unterkiefer-Seitenzahnbereich durch eine reziproke Bewegung beider Lückennachbarn in den vorhandenen Raum.

Die Schraube ist mit zwei doppelt geführten, einzeln aktivierbaren Zahnschlitten ausgestattet, die eine kombinierte kippungsarme Mesial-Distal-Bewegung von Zähnen längs des Zahnbogens ermöglichen **(Abb. 11.39)**. Der Behandlungszeitraum kann bei Verwendung dieser Schraube verkürzt werden. Was bisher mit zwei kieferorthopädischen Geräten behandelt werden musste, kann hierbei mit einem Gerät behandelt werden. Die reziproke Zug- und Druckschraube bietet folgende Kombinationsmöglichkeiten an Zahnbewegungen **(Abb. 11.40)**:

- mesial-distal (1),
- distal mesial (2),
- mesial-mesial (3),
- distal-distal(4).

Verarbeitungshinweis

Die Retentionslasche am U-Bügel kann individuell und je nach Bedarf gekürzt werden. Die beiden mitgelieferten Schnappverschlusshalter dienen zur Abdichtung des oder der geöffneten Zahnschlitten. Es ist darauf zu achten, dass der oder die Zahnschlitten entsprechend der Breite des mitgelieferten Schnappverschlusshalters geöffnet werden. Danach sind die beiden Schraubenspindelköpfe auszuwachsen. Schließlich ist die Schraube mit Wachs oder Kunststoff in dem gewünschten Abstand am Modell zu fixieren. Nach Aufbringen des Kunststoffs sind die Sägeschnitte entsprechend der Zahnstellung auszuführen **(Abb. 11.41 bis 11.44)**.

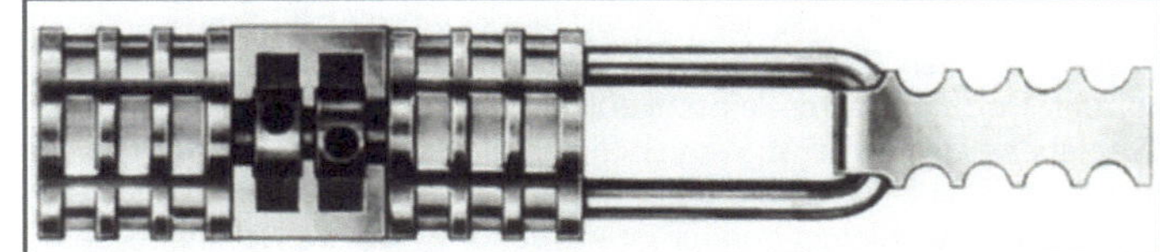

Abb. 11.39 Die reziproke Zug- und Druckschraube

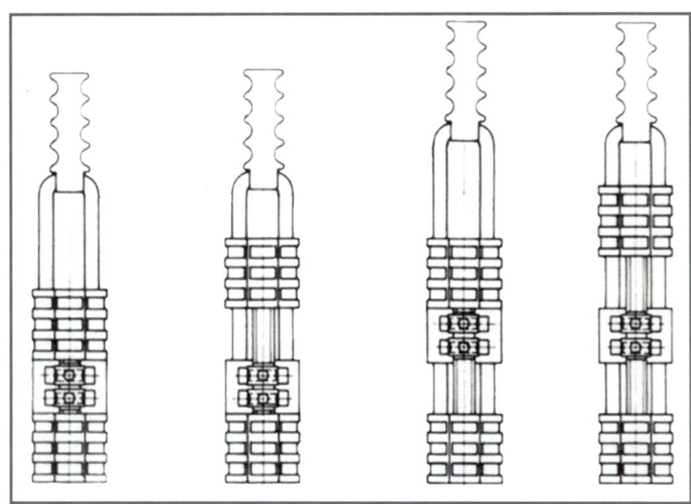

Abb. 11.40 Mit der reziproken Zug- und Druckschraube sind folgende Schraubeneinstellungen für Zahnbewegungen möglich: 1. mesial-distal; 2. distal-mesial; 3. mesial-mesial; 4. distal-distal

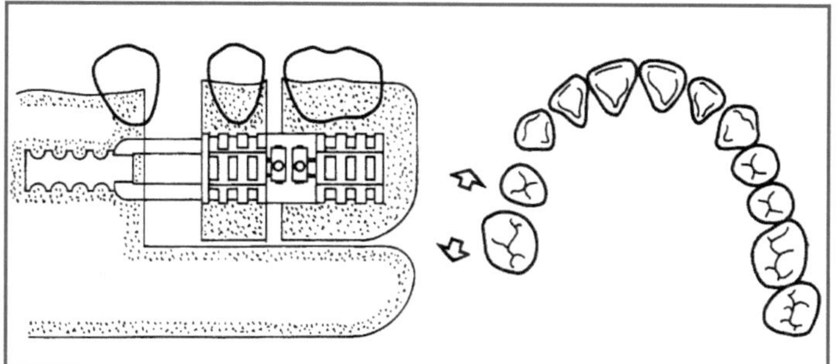

Abb. 11.41
Stellung des Schraubenschlittens für eine Mesial-Distal Bewegung

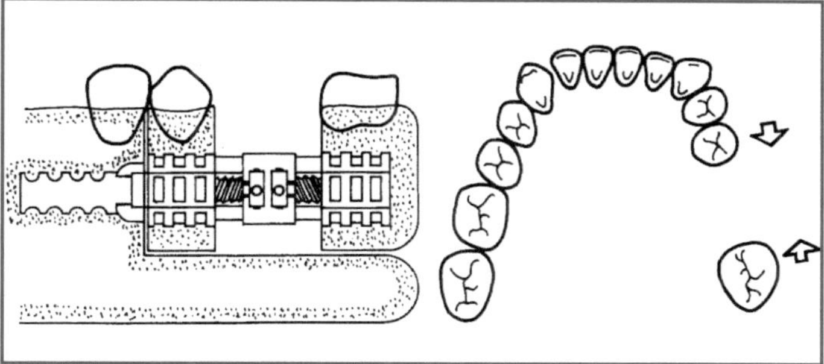

Abb. 11.42
Stellung des Schraubenschlittens für eine Distal-Mesial Bewegung

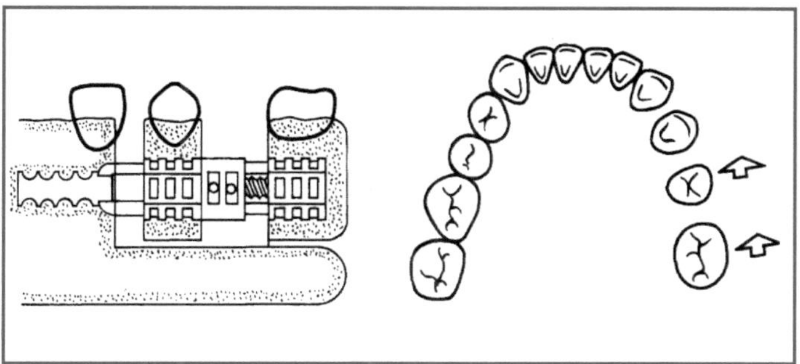

Abb. 11.43
Stellung des Schraubenschlittens für eine Mesial-Mesial-Bewegung

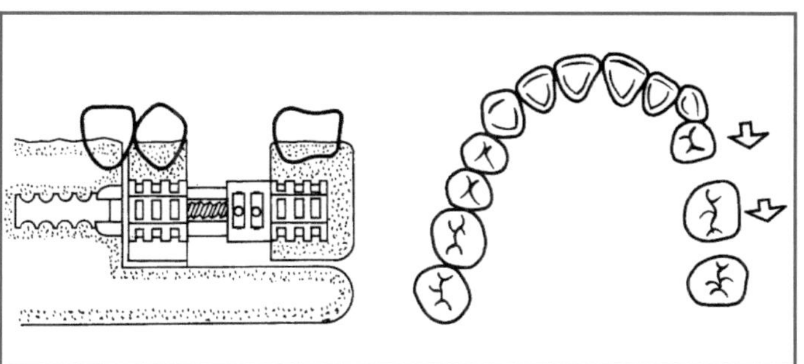

Abb. 11.44
Stellung des Schraubenschlittens für eine Distal-Distal-Bewegung

11.16 Die Rotationsschraube

Die Rotationsschraube ermöglicht bei Einarbeitung in herausnehmbare Plattengeräte eine körperliche Drehung von Einzelzähnen. Die Rotationsschraube besteht aus

- einem Retentionsgehäuse,
- einem Druckdorn,
- einem Zugdorn,
- einem linken und rechten Hartmetall-Mikrogetriebe (vergl. auch **Abb. 11.45**).

Die Rotationsschraube wird mit einem Schraubenzieher am linken und rechten Hartmetall-Mikrogetriebe gegenläufig aktiviert. Durch die sagittalen Druck- und Zugkräfte, die durch den Druckdorn und Zugdorn auf den Zahn übertragen werden, wird der Zahn entsprechend rotiert.

Verarbeitungshinweis
Die Aktivierprofildrähte (Druckdorn und Zugdorn) sind bereits im Retentionsgehäuse eingebaut. Die **Abbildung 11.45** zeigt einen zu behandelnden Fall. Der Druckdorn wird an den Zahn angebogen; der Zugdorn wird nach palatinal um die geschätzte Aktivierlänge zurückgeschraubt. Danach sind die Schraubenschlitze sowie die Dorne in ihrer ganzen, im Kunststoff verbleibenden Länge auszuwachsen. Nun wird die Schraube auf dem Modell mit Wachs fixiert. Der Kunststoff wird in gewohnter Weise aufgetragen und polymerisiert. Nachdem die Platte ausgearbeitet ist, wird der Zugdorn nach labial um das Maß *X* aktiviert. Schließlich wird die Anlageretention am Zugdorn dem zu rotierenden Zahn entsprechend angebogen.

Es ist wichtig, beim Biegen der Anlageretention zu beachten, dass das Gehäuse nicht mit der Zange festgehalten wird.

Aktivierhinweis für den behandelnden Kieferorthopäden
Man visiert mit einer beliebigen Sternspitze des Schraubenziehers einen Fixierpunkt an der Platte an und dreht bis zur nächsten Sternlücke. Die Aktivierung entspricht dann etwa 0,2 mm.

11.17 Die Unterkieferbogenschraube

Die Unterkieferbogenschraube wird für transversale und anteriore Dehnungen im Unterkiefer analog zur Fächerdehnschraube im Oberkiefer verwendet. Die Schraube wird bei der Öffnungsbewegung entlang eines vorgeformten Bügels geführt, der im gedachten weiteren Verlauf einen großen Bogen beschreibt und dementsprechend im anterioren Teil eine stärkere Dehnung als im posterioren Teil des Unterkiefers bewirkt **(Abb. 11.46)**.

Verarbeitungshinweis
Der Kunststoffhalter an der Schraube wird so weit gekürzt, dass die Schraube möglichst nahe an dem lingualen Bereich der Frontzähne platziert werden kann. Der Bügel ist

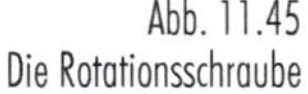
Abb. 11.45
Die Rotationsschraube

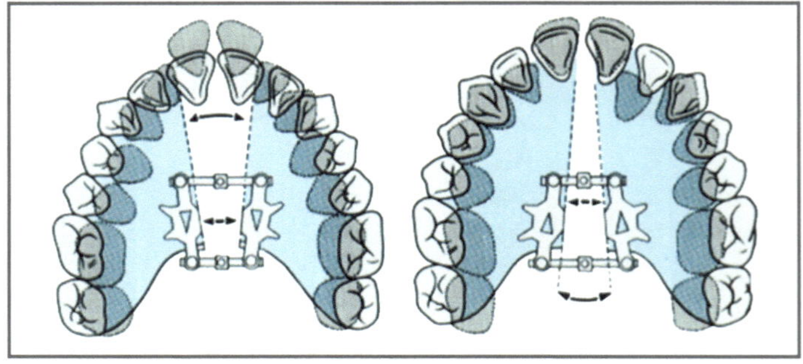

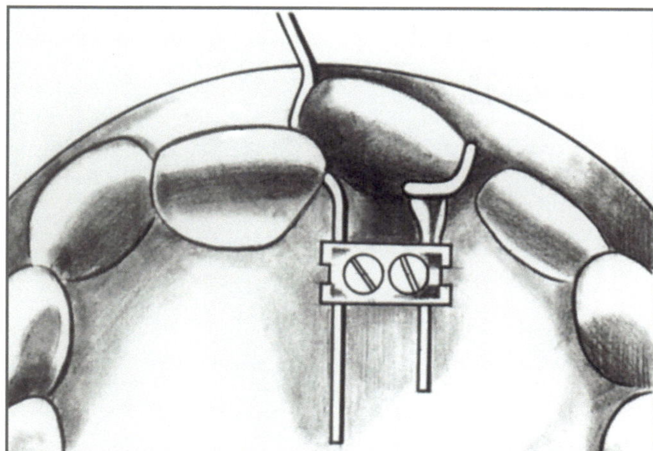

Abb. 11.46
Die Unterkieferbogenschraube

dabei so angeordnet, dass er in der Horizontalen waagerecht zur Kauebene ausgerichtet ist. Es ist günstig, den Bügel in Höhe der Tuberculi der Eckzähne einzuordnen, damit die Platte nicht zu voluminös wird. Die Schraube zeigt nach unten. Bei der Fertigstellung der UK-Platte ist darauf zu achten, dass mit dem Sägeschnitt der Bügel nicht durchtrennt wird.

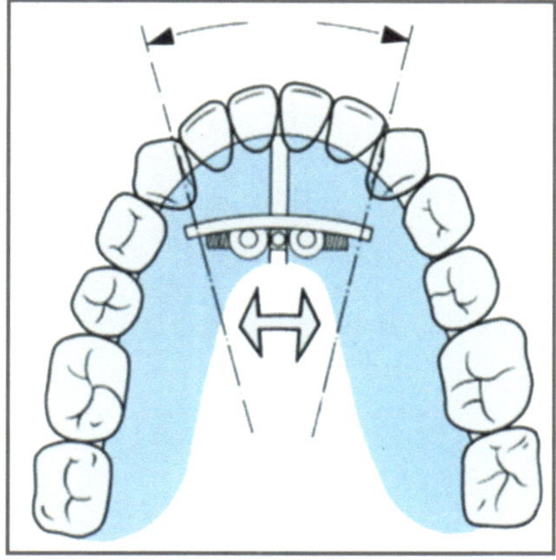

Abb. 11.47 Die variable, transversale Doppelfächerschraube nach Nardella

11.18 Die variable, transversale Doppelfächerschraube nach Nardella

Die variable, transversale Doppelfächerschraube nach Nardella kann den Zahnbogen anterior, posterior und transversal entsprechend den individuellen Erfordernissen verschieden stark erweitern **(Abb. 11.47)**. Außerdem besteht die Möglichkeit einer geradlinigen sagittalen Beeinflussung innerhalb der Zahnreihe. Die Fächerschraube besteht aus zwei sich gegenüberliegenden Spindeln, durch die je zwei Zylinder bewegt werden, die gelenkig mit dem Schraubenkörper verbunden sind. Die Vorteile gegenüber einer transversalen Dehnschraube oder einer Fächerschraube sind darin zu sehen, dass man mit der variablen, transversalen Doppelfächerschraube transversale, anteriore und posteriore Dehnungsmöglichkeiten hat, ohne dass dafür verschiedene Schraubentypen nacheinander eingebaut werden müssen.

Verarbeitungshinweis
Die Schraubenspindeln werden mit Wachs ummantelt, und die Schraube wird möglichst nahe am Gaumen auf dem Modell fixiert.

Kapitel 12 Doppelplattensysteme sowie Platten mit Vor- und Rückbissführung

Den Inhalt auf einen Blick

12.1 Chronologische Aufgliederung einiger Doppelplattensysteme

Entwickelt von	Jahreszahl	Bezeichnung der Doppelplatte
Kingley	1877	Vorbissplatte
Nord	1935	Doppelplatte
Hotz	1943	Vorbissdehnplatte
Planas	1950	Doppelplatte
A. M. Schwarz	1950	Vor- und Rückschubdoppelplatte
Muzy	1952	Doppelplattengerät
Eschler	1953	Funktionator
Chateau	1955	Bi-Block-Apparatur
Carol Murillo	1955	Selktiv-KFO-Doppelplatte
Fränkel	1956	Federgelenk-Doppelplatte
Neuner	1961	Doppelplatte mit intermaxillärem Gummizug
Müller	1962	Doppelplatte mit Spornen
Buno	1975	Bimaxilläre Progenie-Oberkieferplatte mit Zungenschild
Greger, Miethke, Seelbach	1985	Berliner Reaktivator
Sander	1986	Vorschubdoppelplatte
Bass	1987	Aktivator mit Unterkieferführung
Hasund	1988	Hansa-Platte

12.2 Der Berliner Reaktivator

Der Berliner Reaktivator wurde von Seelbach, Greger und Miethke entwickelt und 1985 vorgestellt. Er besteht aus einer stark reduzierten Plattenbasis im Oberkiefer mit frontalem Aufbissplateau und seitlichem Aufbiss, Halteelementen, einem Labialbogen und kleinen, zwischen seitlichem Schneidezahn und Eckzahn in den Kunststoff einpolymerisierten Haken zur Eingliederung eines Headgears. Ein weiterer Bestandteil ist das Lingualschild (eine Kunststoffpelotte, die ausschließlich dem unteren inneren Alveolarfortsatz anliegt), das durch einen 1,2 mm starken Draht mit der Oberkieferplattenbasis fest verbunden ist.

Eine Reaktivierung des Geräts erfolgt, indem der aus dem Oberteil heraustretende Draht des Lingualschilds nach vorn gezogen wird. Zur besseren Friktion kann der Verbindungsdraht in der Oberkieferbasis zusätzlich mit einer Schraube verankert werden.

Basisgestaltung der Oberkieferplatte

Im Seitenzahnbereich reichen die Kunststoffanteile bis knapp unter den Gingivasaum. Im Frontzahnbereich liegen die Schneidezähne palatinal frei und ruhen mit den Inzisalkanten auf einem Plateau. Die unteren Schneidezähne werden ebenfalls auf diesem frontalen Kunststoffplateau abgestützt.

Basisgestaltung des Lingualschilds

Die untere Kunststoffpelotte soll dem inneren Alveolarfortsatz anliegen und sich relativ weitläufig bis in den Prämolarenbereich erstrecken. Eine wesentliche Voraussetzung zur Herstellung des Berliner Reaktivators ist ein Konstruktionsbiss **(Abb. 12.1 und 12.2)**.

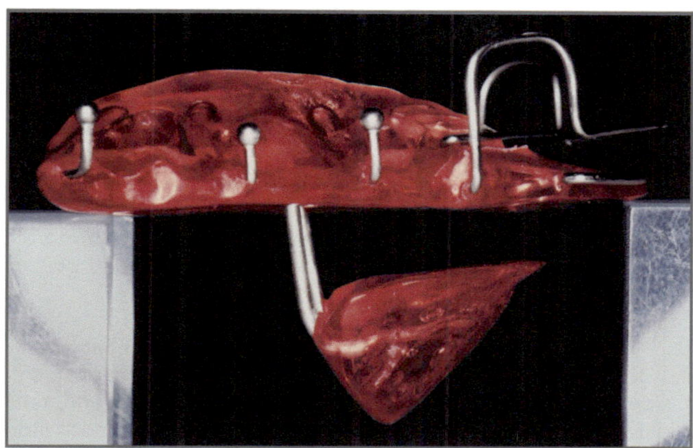

Abb. 12.1
Der Berliner Reaktivator von der Seite gesehen

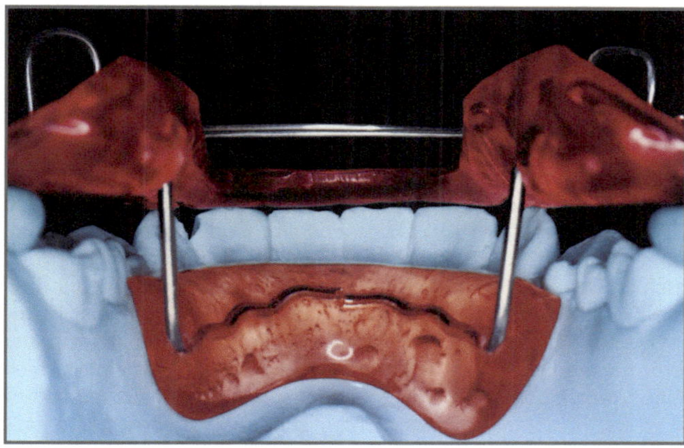

Abb. 12.2
Der Berliner Reaktivator von dorsal gesehen

Abb. 12.3
Schematische Darstellung einer Bi-Block-Apparatur mit Labialbogen, Halteelementen, Nachstellschraube und abnehmbarem Lingualbügel, in Kanülen sicher verankert

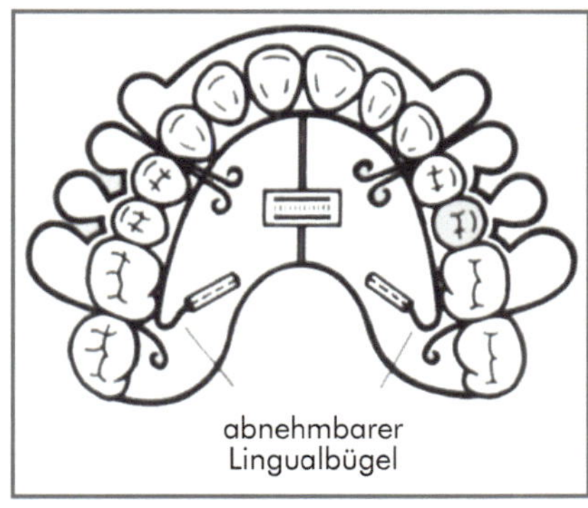

12.3 Die Bi-Block-Apparatur nach Chateau

Die Bi-Block-Apparatur besteht aus einer Basisplatte im Oberkiefer mit

- einem Labialbogen,
- Halteelementen (z. B. Pfeilklammern),
- einer Nachstellschraube,
- einem abnehmbaren Lingualbügel **(Abb. 12.3)**.

Der Lingualbügel dient zur Einstellung des distal liegenden Unterkiefers in die neutrale

Bisslage. Dazu muss der Lingualbügel an der Oberkieferplatte in Kanülen abnehmbar, aber dennoch sicher verankert sein **(siehe Abb. 12.3)**.

12.4 Die bimaxilläre Progenie-Oberkieferplatte nach Buño

Die bimaxilläre Progenie-Oberkieferplatte nach Buno ist eine mit Klammern fixierte Oberkieferplatte, an der folgende Elemente eingearbeitet sind:

- Ein mit einer Spirale versehener Frontalbügel, der mit einem Plastikschlauch versehen ist und Kontakt zu den unteren Frontzähnen hat.
- Lippenpelotten (ähnlich wie beim Funktionsregler), die mit einem 0,8 mm starken Stahldraht zur apikalen Vorentwicklung elastisch mit der Oberkieferplatte verbunden sind,
- ein massives Zungenschild, das keinen Kontakt zur Unterkieferfront haben darf. Buño (Universität Montevideo) empfiehlt dieses bimaxilläre Gerät für die Beseitigung der Progenie im Wechselgebiss **(Abb. 12.4)**.

12.5 Die Bukkal-Doppelplatte nach Bierschenk

Die Bukkal-Doppelplatte nach Bierschenk besteht aus einer OK-Dehnplatte und einer Unterkiefer-Bukkalplatte. Bei dieser Plattenkombination können aktive und extraorale Kräfte zusätzlich angewendet und genutzt werden.

Bestandteile der Oberkiefer-Dehnplatte
Die Oberkieferplatte wird der Situation entsprechend mit einem Labialbogen oder mit Torque-Elementen hergestellt. Je nach Indikation kann für retrudierte Frontzähne auch ein Streckbogen eingearbeitet werden **(Abb. 12.5)**.

Im glatten seitlichen Aufbiss sind im Bereich der zweiten Prämolaren schiefe Ebenen mit einem Neigungswinkel von 45° integriert. Beim Zusammenbeißen korrespondieren die 1,2 Millimeter starken Führungsdorne der Unterkiefer-Bukkalplatte mit den schiefen Ebenen. Dadurch wird der distal liegende Unterkiefer in die neutrale Bisslage geführt (vergl. auch **Abb. 12.6**). Die Bisssperre muss dazu ca. fünf Millimeter betragen, da sonst die nach dem Prinzip der schiefen Ebenen arbeitenden interokklusalen Vorschubelemente nicht funktionieren können. Im seitlichen Aufbiss können ebenfalls

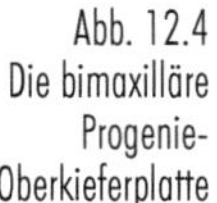

Abb. 12.4
Die bimaxilläre Progenie-Oberkieferplatte

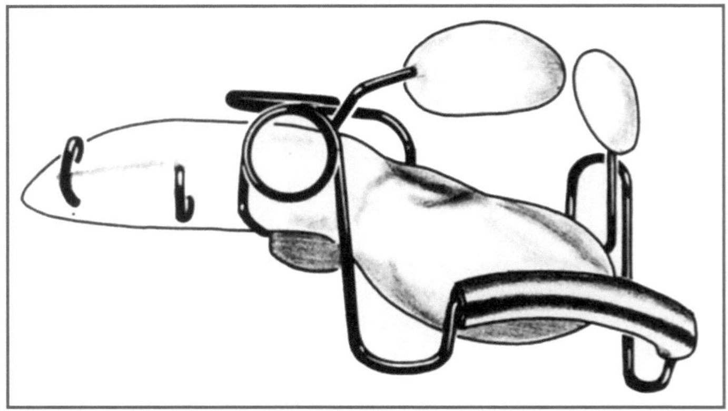

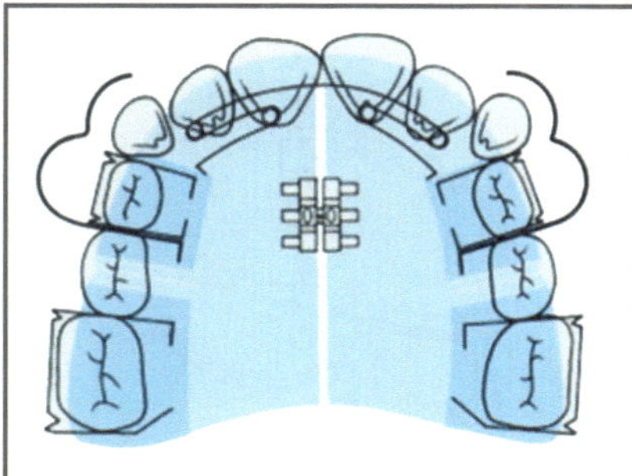

Abb. 12.5 Die Bukkal-Doppelplatte nach Bierschenk mit Halte- und Federelementen, Nachstellschraube, Eckzahnschlaufen, seitlichem Aufbiss und Vorbisskerben

der Indikation entsprechend Headgearröhrchen eingearbeitet werden **(Abb. 12.6)**.

Halteelemente

Zur Verankerung dienen für die OK-Dehnplatte und die UK-Bukkalplatte nach Empfehlung von Bierschenk Adamsklammern aus 0,8 Millimeter hartem Draht.

Bestandteile der Unterkiefer-Bukkalplatte

Die Adamsklammern bei den Molaren im UK werden mit okklusalen Auflagen versehen. Die Unterkiefer-Bukkalplatte wird an den Frontzähnen mit Inzisaldrahtauflagen abgestützt (vergl. **Abb. 12.6**).

12.6 Die Doppelplatte nach Nord

Nord entwickelte 1934 die abnehmbare Plattenapparatur mit Dehnschraube und machte einen der ersten Schritte zur Entwicklung abnehmbarer Plattengeräte. Hieraus konnten sich die kieferorthopädischen Plattenapparaturen in ihrer heutigen Vielfalt der Anwendungsmöglichkeiten entwickeln. Die Schraube nach Nord wird durch die 360°-Drehung der einen Plattenhälfte gegen die andere aktiviert. Deshalb muss der Labialbogen ausklinkbar gestaltet werden **(Abb. 12.7 und 12.8)**.

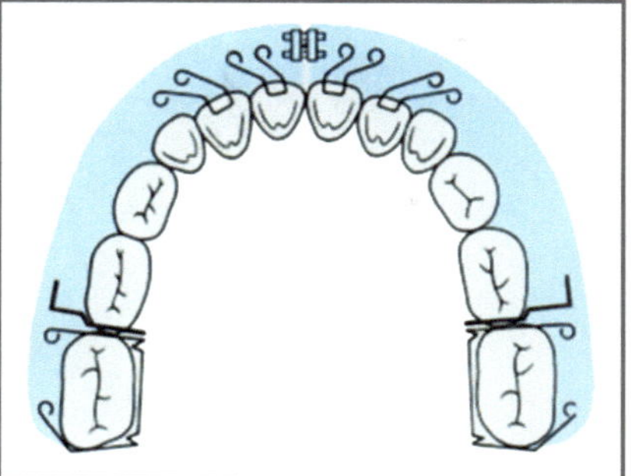

Abb. 12.6 Die UK-Bukkal-Doppelplatte nach Bierschenk mit Halteelementen, Inzisalfederchen und einer Nachstellschraube

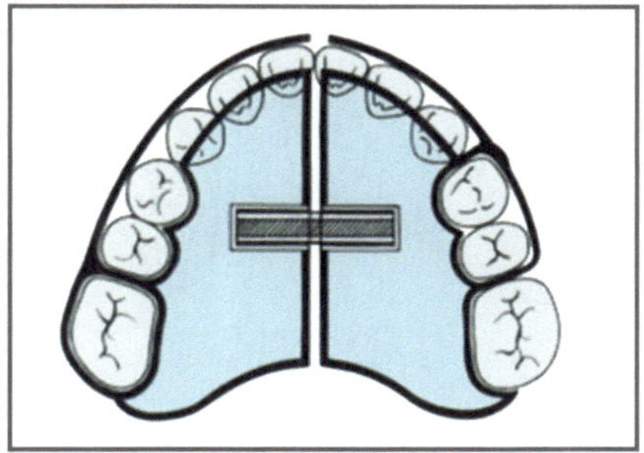

Abb. 12.7 Die Doppelplatte nach Nord mit geteiltem Labialbogen und der Schraube nach Nord

12.7 Die Doppelplatte nach Planas

Das Doppelplattengerät besteht aus zwei lose im Mund sitzenden Einzelplatten ohne Klammerverankerung. Die Unterkieferplatte hat im lingualen Bereich der Seitenzähne zwei horizontal verlaufende Abstützflächen. Die Oberkieferplatte hat ebenfalls zwei zur Unterkieferplatte ausgerichtete Abstützungen im Seitenzahnbereich. Durch die seitliche Abstützung werden die Platten in ihrer Lage fixiert und bewirken eine Bisssperre **(Abb. 12.9 und 12.10)**.

Die beiden Platten können zusätzlich mit Transversalschrauben ausgerüstet werden.

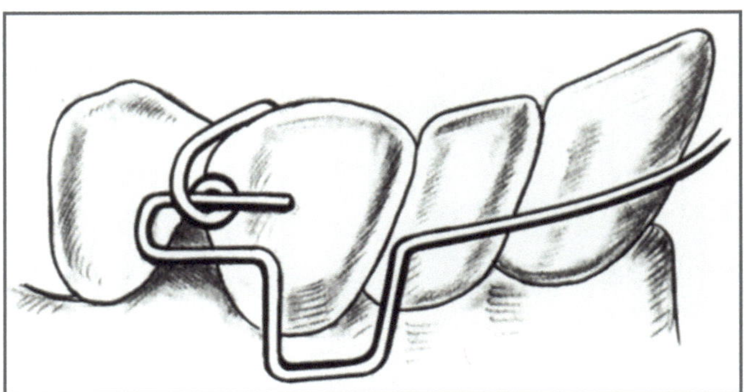

Abb. 12.8
Ausklinkbarer Labialbogen
für die Platte nach Nord

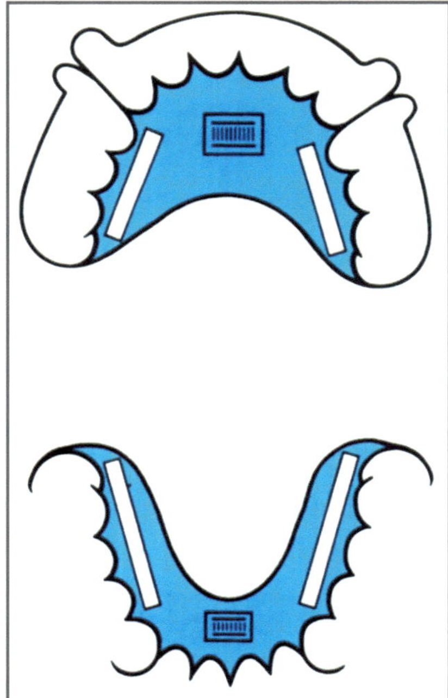

Abb. 12.9 Schematische Darstellung des Doppelplattengeräts nach Planas mit plan verlaufenden Seitenzahnabstützungen (links)

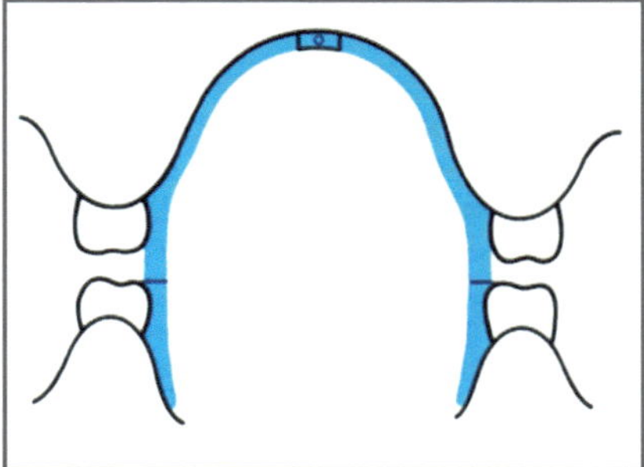

Abb. 12.10 Doppelplattengerät mit Abstützungen im lingualen Bereich der Seitenzähne

12.8 Die Doppelplatte mit intermaxillärem Gummizug nach Neuner

Die Doppelplatte mit intermaxillärem Gummizug nach O. Neuner wurde entwickelt, um damit den Unterkiefer nach hinten zu halten und den oberen Zahnfachknochen nach vorn zu bringen.

Diese Apparatur besteht aus einer Oberkiefer- und einer Unterkieferplatte mit intermaxillärem Gummizug.

Bestandteile der Oberkieferplatte
- Kunststoffbasis,
- Halteelemente (z. B. Pfeilklammern),
- Dorne mit Häkchen für die Gummizüge. Die Dorne für die Gummizüge werden distal von den letzten Molaren des Oberkiefers angebracht.

Bestandteile der Unterkieferplatte
- Kunststoffbasis,
- Auflagen im Molarenbereich,
- Labialbügel aus 1 mm starkem Draht mit einer Kunststoffummantelung und senkrecht angelöteten Dornen mit Häkchen für Gummizüge.

Die Kunststoffummantelung
Bevor der Labialbügel mit Kunststoff ummantelt wird, sollten die Interdentalräume im Front-, Eckzahn- und Prämolarenbereich etwas nachradiert werden. Die Papillen dürfen dabei jedoch nicht beschädigt werden. Interdental wird der Kunststoff der Ummantelung nicht ausgearbeitet, damit ein sicherer Sitz der Platte mit den Gummizügen auch beim geöffneten Mund des Patienten gewährleistet ist. Der Kunststoff ist so auszugestalten, dass die Papillen nicht verdrängt werden. Dabei reicht der Kunststoff bis knapp unterhalb der Schneidekanten bei den Front- und Eckzähnen sowie den ersten Prämolaren.

Die Dorne
Die Dorne mit den Häkchen für die Gummizüge werden im Bereich der Vierer angelötet. Die Länge der Dorne soll so gestaltet werden, dass der Gummizug waagerecht verläuft.

12.9 Die Doppelplatte mit Spornen nach Müller

An der mit Klammern und aktiven Elementen ausgestatteten bimaxillären Doppelplatte werden zur Korrektur der Angle-Klasse II an der Oberkieferplatte seitlich im Molarenbereich konfektionierte Führungssporne (nach Müller) eingearbeitet, die den lingualen Gleitflächen der Unterkieferplatte aufliegen.

Von der Industrie wurden für die Klasse II dazu oval profilierte Sporne aus federhartem, rostfreiem und mundbeständigem Stahl entwickelt, die sich an den Universitäts-Zahnkliniken in Bonn und Göttingen in zahlreichen Fällen bewährt haben **(Abb. 12.11)**.

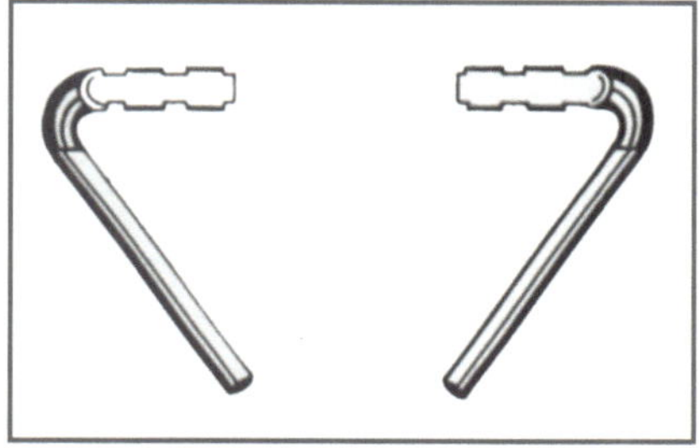

Abb. 12.11 Müller-Sporne

Herstellungshinweis
Die Modelle müssen mit einem Konstruktionsbiss in den Fixator eingestellt werden. Die beiden Platten werden in der üblichen Weise hergestellt. Als günstig hat sich erwiesen, danach die schiefen Ebenen zwischen dem letzten Prämolaren und dem ersten Molaren an der Lingualseite der Unterkieferplatte zu gestalten **(Abb. 12.12 und 12.13)**. In dieser sagittalen Lage wird ein Kippen der Platten am ehesten vermieden

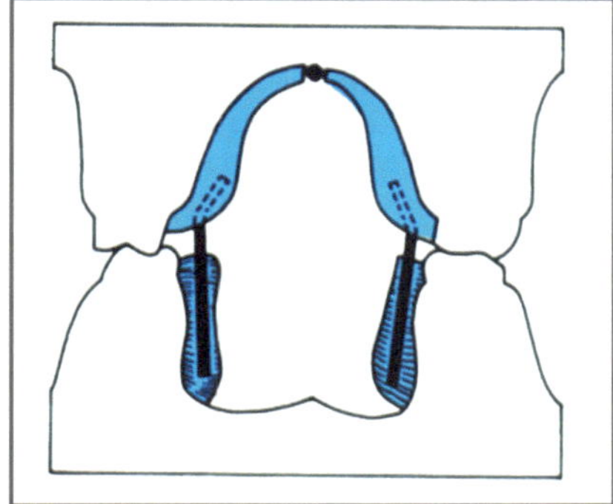

Abb. 12.12 Lage und Verankerung der Müller-Sporne von dorsal

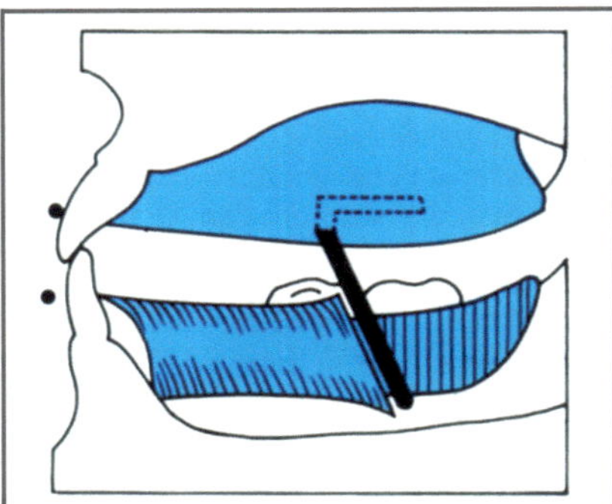

Abb. 12.13 Die Retentionen weisen bei richtiger Wahl nach distal

und der Zunge am meisten Raum verschafft. Im nächsten Arbeitsgang sind die Sporne – ggf. nach Kürzung auf die erforderliche Länge – mit einer Pinzette in der vorher präparierten Oberkieferplatte zu fixieren. Dabei müssen die Modelle in der durch den Konstruktionsbiss vorgegebenen Lage in dem Fixator zugeordnet sein. Bei der Auswahl der Sporne ist folgendes zu beachten:

1. **Zur Korrektur einer Angle-Klasse II** (Distalbiss, Rückbiss) wird der etwas stärker abgewinkelte Sporn verwendet; rechts derjenige Sporn mit der Markierung *II R* und auf der linken Seite der Sporn mit der Markierung *II L* (vergl. **Abb. 12.11**). Bei richtig gewählter Platzierung der Sporne weisen die Retentionen nach distal (vergl. **Abb. 12.13**).
2. **Zur Lateralführung des Unterkiefers** kommt der gleiche Typ zur Anwendung. Allerdings beschränkt man sich auf die Platzierung von nur einem Sporn auf der Seite, nach der die Verschiebung erfolgen soll.

In allen Fällen sollten die Sporne möglichst weit nach lateral gelegt werden, um die Zunge nicht unnötig einzuengen. Auf die Parallelität der Führungsstifte muss unbedingt geachtet werden. Entsprechend der anatomischen Gegebenheit kann man die Führungselemente nach mandibulär etwas konvergieren lassen.

12.10 Das Doppelplattengerät nach Muzy

Das Doppelplattengerät nach Muzy ist ein starres, funktionskieferorthopädisches Gerät. Der stark reduzierte Plattenkörper des Oberkiefers ist interokklusal mit der ebenfalls reduzierten Plattenbasis des Unterkiefers verbunden **(Abb. 12.14)**. Die lingualen Abstützungen sind schräg verlaufend gestaltet.

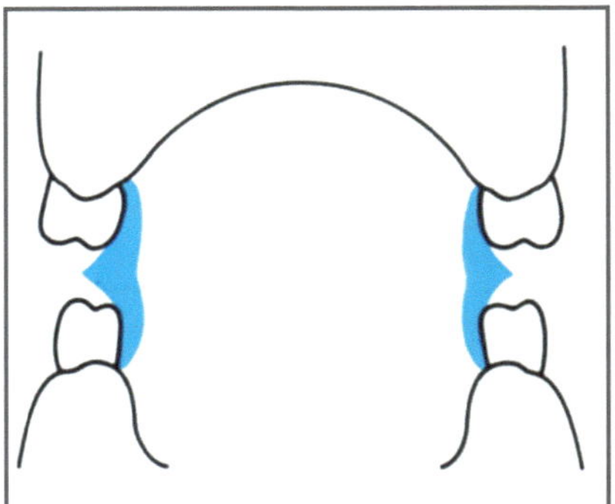

Abb. 12.14 Stark reduzierter Plattenkörper des Doppelplattengeräts nach Muzy

Durch die schräg verlaufende linguale Abstützung angeleitet, soll der Patient transversale Schaukelbewegungen durchführen. Ein Herausrutschen der Doppelplatte aus dem Mund soll dadurch verhindert werden.

12.11 Die Federgelenk-Doppelplatte nach Fränkel

Das bimaxilläre Bukkalplattensystem nach Fränkel ist im vestibulären Bereich durch ein Federgelenkpaar (Scharniergelenke) verbunden, das auf Druckwirkung ausgerichtet ist. Im Gegensatz dazu werden bei intermaxillären Gummizügen die Zugkräfte ausgenutzt. Die Oberkieferplatte wird zusätzlich mit Vestibulärschildern im Seitenzahnbereich ausgestattet. Die Basis für die Unterkieferplatte entspricht in ihrem Design einer Bukkalplat-

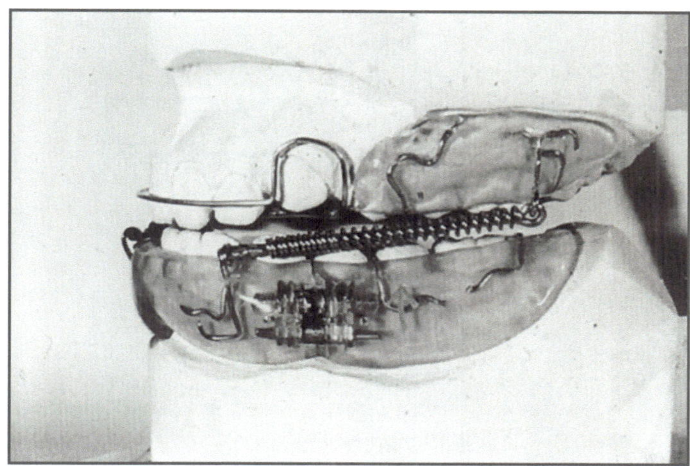

Abb. 12.15 Bukkalplatten mit Federgelenk nach Fränkel aus lateraler Sicht

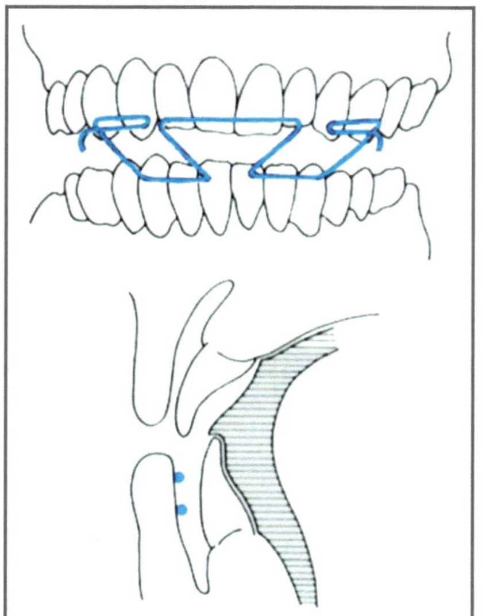

Abb. 12.16 Bukkalplatten mit Federgelenk nach Fränkel von okklusal

te, da sie im Vestibulum eingegliedert wird. Sowohl die Oberkiefer- wie auch die Unterkieferplatte werden mit Halteelementen hergestellt. Zusätzlich können auch Schrauben zur Dehnung und/oder Streckung eingebaut werden. Da die Umstellung der distalen Bisslage in die neutrale Bisslage durch eine Druckwirkung der Federgelenke beeinflusst wird, werden diese wie folgt verankert: Im Oberkiefer im posterioren Bereich der Vestibulärschilder etwa in Höhe der Sechsjahrmolaren. Im Unterkiefer im anterioren Bereich der Bukkalplatte etwa in der Höhe der Canini **(Abb. 12.15 und 12.16)**.

12.12 Der Funktionator nach Eschler

Der Funktionator nach Eschler besteht aus einer Oberkieferplatte mit Dehnschraube, Halteelementen im Seitenzahnbereich, einem Labialbogen und einem Vorbisswall im Frontzahnbereich zur Einstellung in den Regelbiss. Im Seitenzahnbereich ist die Oberkieferplatte zusätzlich mit einer Doppelanlage von Lingualbügeln ausgestattet. Der untere Lingualbügel steht von der Kunststoffbasis einige Millimeter ab. Der seitliche Lingualbügel berührt die Seitenzahnsegmente des Unterkiefers von lingual (Lingualbügel) **(Abb. 12.17 und 12.18)**.

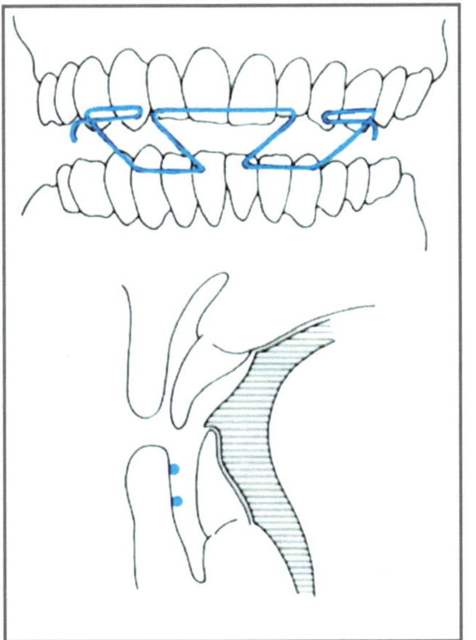

Abb. 12.17 Der Funktionator nach Eschler. Die Kunststoffbasis wird an den oberen Frontzähnen ausgblockt. Die unteren Frontzähne werden inzisal abgestützt

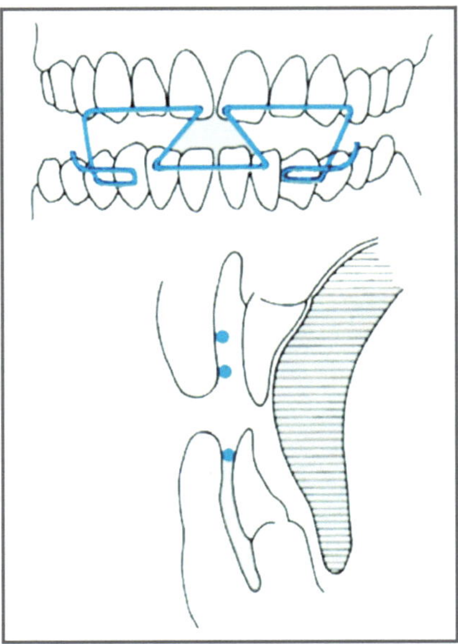

Abb. 12.18 Der Funktionator nach Eschler. Die Kunststoffbasis ist im lingualen und sublingualen Bereich ausgeblockt

12.13 Die Hansa-Platte nach Hasund

Die Hansa-Platte ist ein funktionskieferorthopädisches Gerät zur Behandlung der Klasse II/1, kann den elastischen Aktivatoren zugeordnet werden und wurde von Prof. Hasund und Mitarbeitern entwickelt. Die Hansa-Platte besteht aus einer rationierten Oberkieferplatte mit frontalem und lateralem Aufbissplateau und einer ebenfalls rationierten Unterkieferplatte, die durch ein spezielles OK/UK-Federbügelpaar verbunden sind **(Abb. 12.19)**. Die Herstellung der Hansa-Platte ist in Abschnitt 14.1 im Detail abgehandelt.

12.14 Die Selektiv-FKO-Doppelplatte nach Carol Murillo

Die Selektiv-KFO-Doppelplatte ist ein dreidimensional wirkendes Doppelplattengerät. Die Doppelplatte besteht aus einer Oberkiefer- und Unterkiefer-Basisplatte mit folgenden Elementen:

- Labialbogen,
- zierlichen Expansionsfedern,
- aktiven Federchen,
- dorsalen Drahtschlaufen,
- vertikale Abstützung an der OK- und UK-Platte.

Die Doppelplatte hat keine Halteelemente **(Abb. 12.20)**.

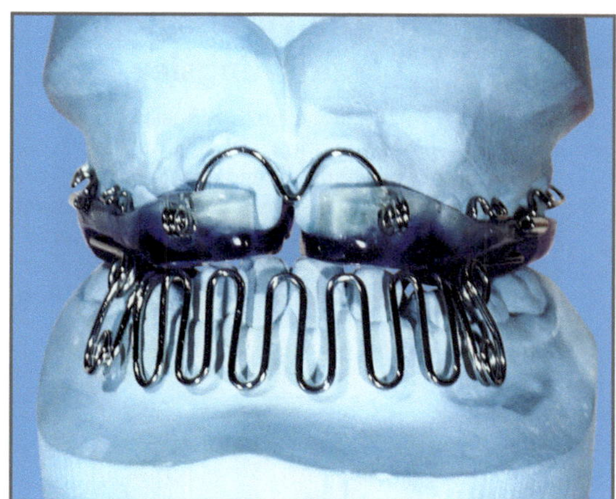

Abb. 12.19
Die Hansa-Platte nach Hasund

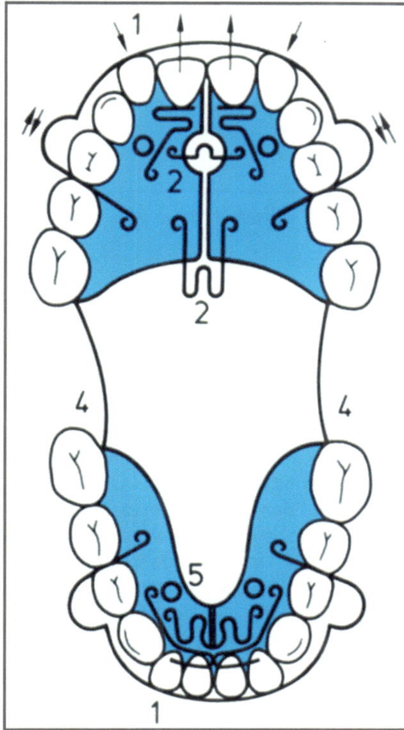

Abb. 12.20 Die Selektiv-FKO-Doppelplatte nach Carol Murillo. Ohne Schrauben und Halteelemente.

Labialbogen
Beim OK- und UK-Labialbogen erfolgt der Übergang der distalen Labialbogenschlaufe in die Kunststoffbasis in der Höhe der Schulter zwischen dem jeweils ersten und zweiten Prämolaren.

Expansionsfedern
Um den Zungenraum nicht einzuengen, werden bei diesem Gerät zierliche Expansionsfedern statt Schrauben verwendet.

Aktive Federchen
Aktive Federchen werden bei den Platten der jeweiligen Situation entsprechend hergestellt und angewendet.

Dorsale Drahtschlaufen
Die Selektiv-FKO-Doppelplatte ist dorsal mit zwei Drahtschlaufen verbunden. Der Schlaufengröße entsprechend kann das Gerät aktiviert werden. Mit kleinen Schlaufen wird der distal liegende Unterkiefer in die neutrale Bisslage geführt. Mit größeren Schlaufen ist auch eine begrenzte Transversal- und Vertikalbewegung möglich.

Vertikale Abstützung
Eine vertikale Abstützung im posterioren Bereich ist durch die dorsalen Schlaufen vorgegeben. Im Bereich der Eckzähne werden die Platten mit kleinen vertikalen *Füßchen*

abgestützt. Im Oberkiefer verhindern Abstützungen im Eckzahngebiet das Abheben der beiden Platten bei Mundschluss.

Die Unterkieferplatte ist an den ersten Molaren mit okklusalen Auflagen abgestützt.

12.15 Die Vorbissdehnplatte nach Hotz

Die Vorbissdehnplatte nach Hotz ist eine Platte mit einem Aufbiss für die unteren Frontzähne. Der Aufbiss stützt die unteren Frontzähne im lingualen Anteil und fasst die Schneidekanten inzisal labial.

Die oberen Frontzähne und der vordere Schleimhautanteil haben keinen Kontakt zur Platte. Dieser Bereich wird hochgelegt (ausgeblockt). Der Labialbogen liegt den oberen Frontzähnen an **(Abb. 12.21)**.

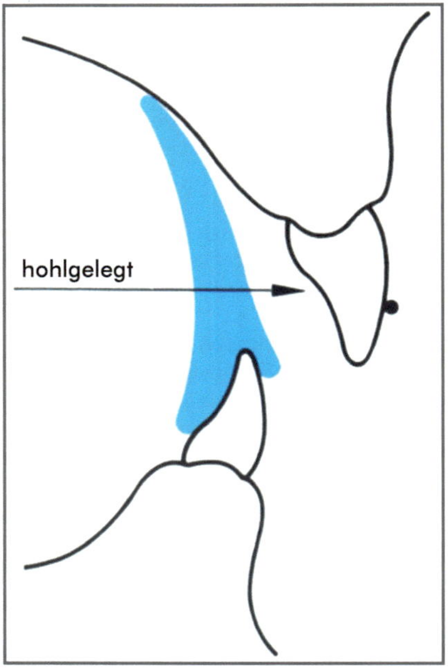

Abb. 12.21 Vorbissdehnplatte nach Hotz

12.16 Die Vorbissplatte nach Kingsley

Die Vorbissplatte nach Kingsley, auch Vorbissplatte genannt, war eine aus Kautschuk gefertigte Platte mit einem nach dorsal abgeschrägten Bisswall. An diesem Bisswall gleitet der Unterkiefer unter Führung der unteren Frontzähne bei Kieferschluss im Ganzen nach vorn (jumping the bite) **(Abb. 12.22)**.

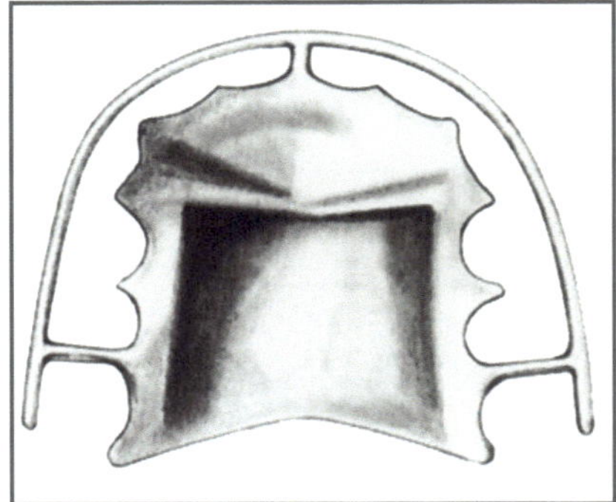

Abb. 12.22 Die Vorbissplatte nach Kingsley

12.17 Die Vorschubdoppelplatte nach Sander

Die Vorschubdoppelplatte (VDP) nach Sander ist eine Kombination aus einer aktiven Schwarzschen Platte und einem funktionskieferorthopädischen Gerät. Das Schraubensystem, das für die Herstellung einer Vorschubdoppelplatte verwendet wird, besteht aus einer Unterkieferdehnschraube, die neben dem Plastikhalter zusätzlich einen Kunststoffadapter für die Herstellung der schiefen Ebene besitzt, und einer Oberkieferschraube, an welcher zwei halbrund lasertechnisch aufgeschweißte Stahlführungsdorne angebracht sind **(Abb. 12.23)**.

Die Herstellung der Vorschubdoppelplatte nach Sander ist in Abschnitt 14.3 im Detail beschrieben.

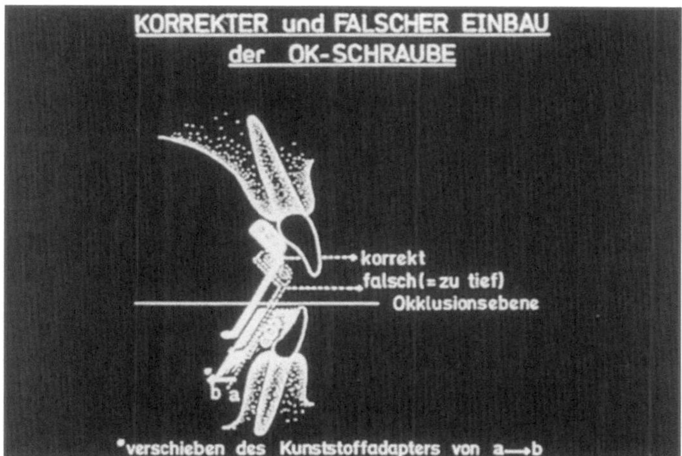

Abb. 12.23
Die Vorschubdoppelplatte nach Sander

12.18 Die Vor- und Rückschubdoppelplatte nach A. M. Schwarz

In ihrem Grundkonzept wurden die abgestützten Doppelplatten von A. M. Schwarz entwickelt. Er hat beide Doppelplattensysteme aus dem Aktivator entwickelt, indem er sich den Aktivator schräg durchtrennt dachte, und die so entstandenen Platten für den OK und UK mit Pfeilklammern versah.

Ein Vorläufer der Vorschubdoppelplatte ist die einfache Vorbissdehnplatte nach Hotz (vergl. Abschnitt 12.15). Da es bei der Vorbissdehnplatte in vielen Fällen Schwierigkeiten hinsichtlich der Stabilität gab, empfahl Schwarz die Anwendung von zwei Platten. Die Vorschubvorrichtung überträgt durch die Unterkieferplatte die Kraft nicht direkt auf die unteren Schneidezähne, sondern auf den frontalen Bereich der Kunststoffplatte. Dieser Effekt entspricht der Wirkungsweise des Aktivators durch das zwangsläufige Vorbringen des Unterkiefers auf funktionelle Weise.

Vorschubplatte mit schiefer Ebene

Als Vorschubvorrichtung wurde von A. M. Schwarz ursprünglich eine schiefe Ebene aus Kunststoff angewendet, die mit der Oberkieferplatte fest verbunden ist. Die Fläche der schiefen Ebene ist der zungenseitigen glatten Fläche der Unterkieferplatte im frontalen Bereich genau parallel angepasst. Dadurch entsteht beim Zubeißen eine Vorschubbewegung **(Abb. 12.24)**.

Die Vorschubdoppelplatte mit Drahtschlaufen

Die Oberkieferplatte hat ein flaches, frontales Aufbissplateau. Der Labialbogen liegt bei der Oberkieferplatte nahe der Inzisalkanten der oberen Frontzähne. Zwei Drahtschlingen mit 1,0 bis 1,2 mm Durchmesser gleiten auf der schiefen Ebene im frontalen Bereich der Unterkieferplatte. Dadurch wird der Unterkiefer beim Zubeißen nach vorne geführt **(Abb. 12.25)**.

Rückschubdoppelplatte mit Drahtschlaufen

In analoger Weise kann man solche Drahtschlaufen auch an der unteren Platte anbringen und an der oberen Platte entlanggleiten lassen. Dementsprechend wird ein Unterkieferrückschub bei einem progenen Biss bewirkt.

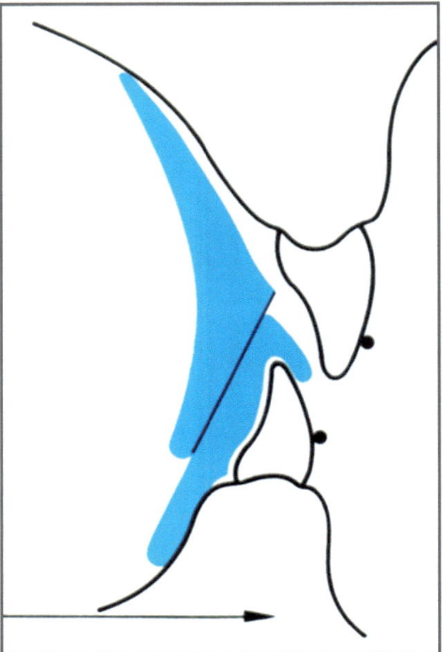

Abb. 12.24 Die Vorschubdoppelplatte nach A. M. Schwarz mit schiefen Ebenen

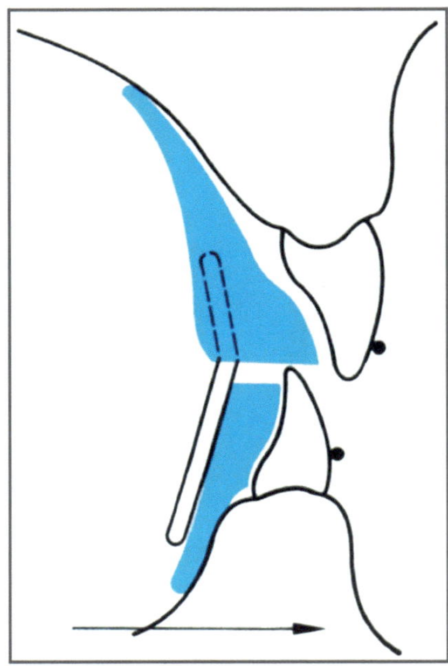

Abb. 12.25 Die Vorschubdoppelplatte nach A. M. Schwarz mit Drahtschlaufen

Modifizierte Vorschubdoppelplatten

Die Oberkiefer- und Unterkieferdoppelplatte kann entsprechend der Indikation auch mit einer Transversalschraube versehen werden.

Zur Behebung eines Rückbisses mit Spitzfront wird an der Oberkieferplatte der palatinale Bereich der Frontzähne und der Schleimhaut ausgeblockt und dementsprechend ausgespart. Die Führungsfläche der oberen Platte reicht dann bis an den unteren Rand der unteren Platte.

Kapitel 13
Aktivatoren

Den Inhalt auf einen Blick

13.1 Aktivatoren mit bimaxillären Labialbögen nach Eschler

Charakteristisch für diese bimaxillären Geräte sind die ebenfalls bimaxillären Labialdrähte nach Eschler. An diesen Labialdrähten unterscheidet man den positiven und negativen Drahtanteil.

- Der positive Drahtanteil drückt inzisal auf die Frontzähne.
- Der negative Drahtanteil stützt die Lippe des Gegenkiefers ab.

Bei Fällen der Angle-Klasse II/1 liegt der positive Drahtanteil den oberen Frontzähnen an, der negative Drahtanteil liegt im Vestibulum des Unterkiefers **(Abb. 13.1)**. Für die Angle-Klasse III liegt der positive Drahtanteil den unteren Frontzähnen an, der negative liegt im Vestibulum des Oberkiefers **(Abb. 13.2)**. Die bimaxillären Labialdrähte nach Eschler werden aus 0,9 mm starkem, federhartem Draht gebogen. Die Kunststoffbasis entspricht der des Aktivator-Monoblocs.

13.2 Der Aktivator mit Headgear nach Teuscher

Die Kunststoffbasis und der Zungenbügel dieses bimaxillären Geräts sind identisch mit denen des Bionators nach Balters (Grundgerät). Die charakteristischen Zusatzelemente des Aktivators nach Teuscher sind die Torquefedern für die oberen Frontzähne, die inzisale Abstützung für die unteren Frontzähne sowie die Bukkalröhrchen für die Aufnahme des Headgear-Bogens. Zusätzlich können auch noch Lippenpelotten im vestibulären Bereich des Unterkiefers angebracht werden.

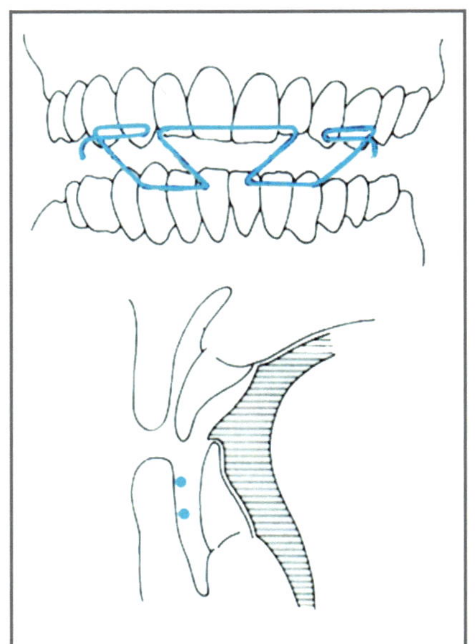

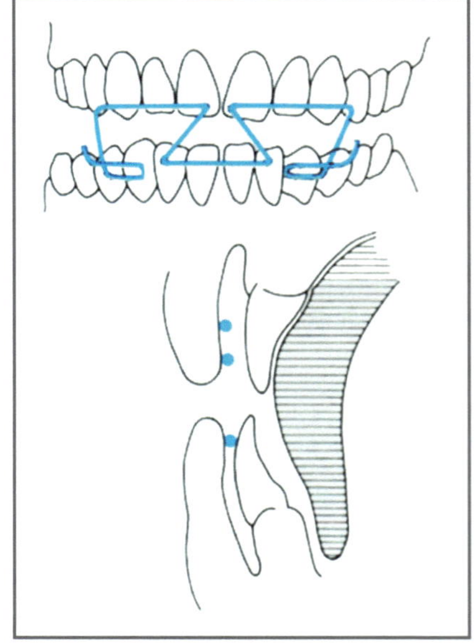

Abb. 13.1 und 13.2 Der Funktionator nach Eschler

Worauf zu achten ist
Die Aufbissrille für die oberen Frontzähne soll inzisal-palatinal nicht zu niedrig sein, damit die OK-Frontzähne nicht ungewollt nach dorsal abgleiten **(Abb. 13.3)**. Die Torquefedern müssen im inzisalen Kunststoffanteil gut verankert sein und die U-Schlaufen sollen die Frontzähne knapp unterhalb des Zahnfleischsaums tangieren **(Abb. 13.4)**.

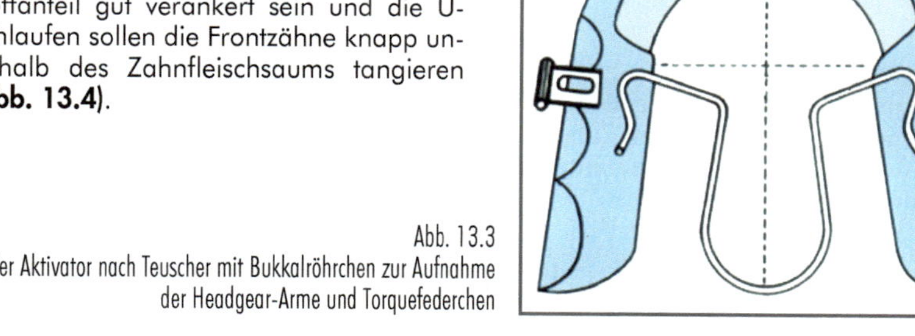

Abb. 13.3
Der Aktivator nach Teuscher mit Bukkalröhrchen zur Aufnahme der Headgear-Arme und Torquefederchen

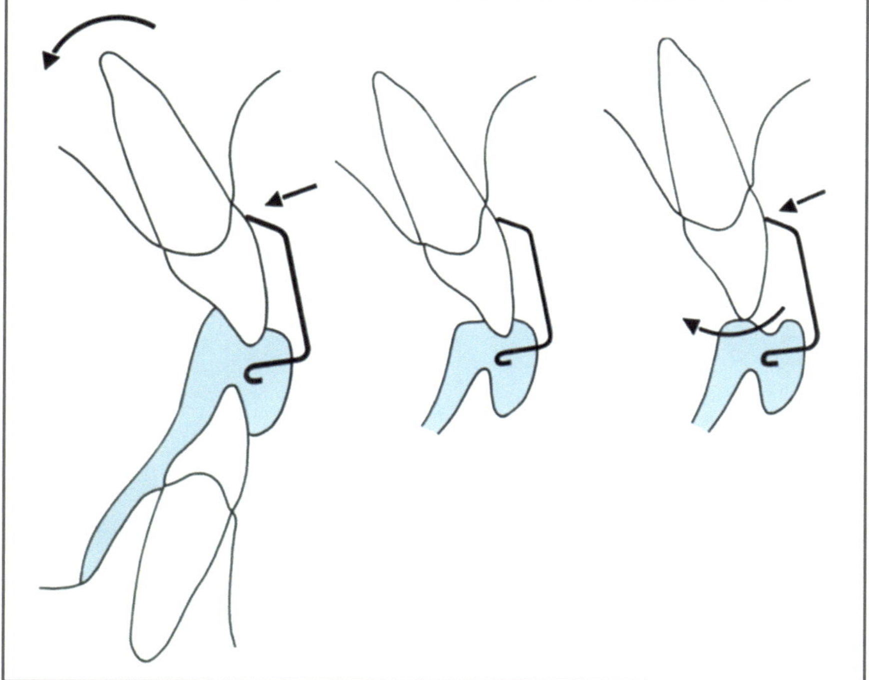

Abb. 13.4 (a) Die Einbissrille soll ca. 2,5 bis 3 mm tief sein;
(b) die Einbissrille ist zu flach;
(c) dadurch könnten die Schneidezähne nach palatinal ausweichen.

13.3 Das Bimaxillargerät nach Sevinc

(Originalmanuskript Dr. Sevinc)

Das Bimaxillärgerät nach Sevinc **(Abb. 13.5 und 13.6)** besteht aus drei funktionellen Teilen:

- der Maxilla-Basisplatte,
- dem elastischen Führungsbügel und der
- Zungenpelotte, die zwischen der Zungenspitze und der Lingualseite der unteren Frontzähne platziert ist.

Die Maxilla-Basisplatte
Sie besteht aus verschiedenen Kraftkomponenten (Fächerdehn-, Distal-, Dehn- und Mehrsektorenschraube nach Beutelspacher oder Bertoni und elastischen Kraftkomponenten wie z. B. Paddelfeder) sowie aus verschiedenen Labialbögen.

Durch diese Kraft auf Einzelzähne, Zahngruppen oder Zahnbögen können Bewegungen in toto ausgeführt werden. Dadurch werden alveoläre Zahnbewegungen ausgelöst und die Lagebeziehung der Maxilla in Bezug auf die Schädelbasis verändert. Au-

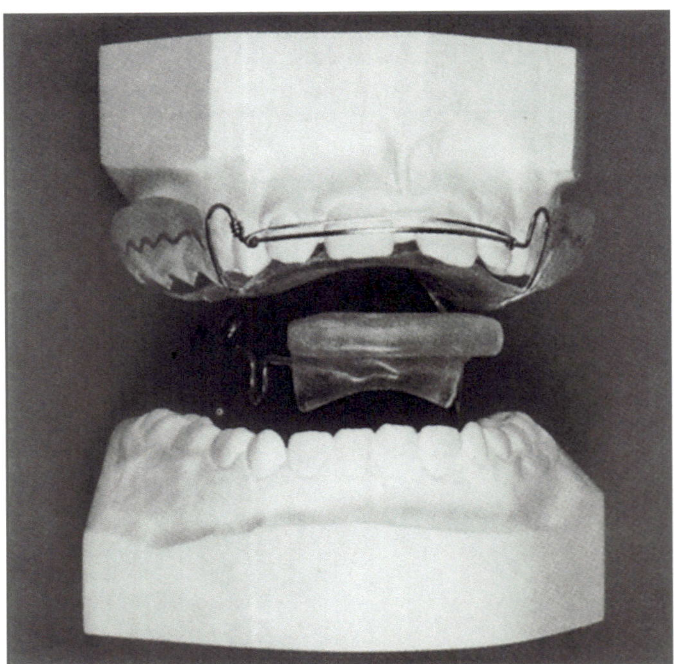

Abb. 13.5
Das Bimaxillargerät nach Sevinc auf dem Modell

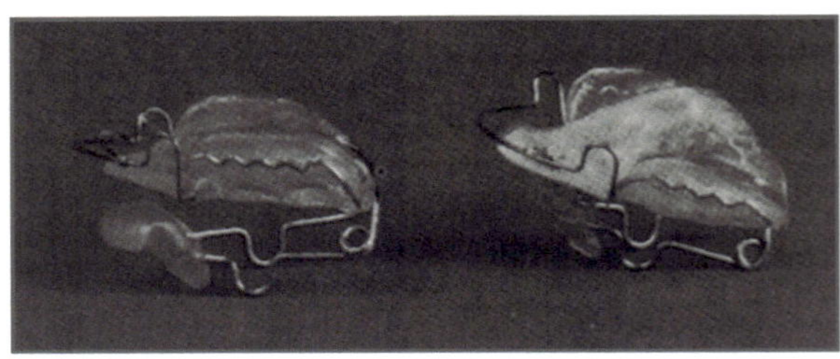

Abb. 13.6
Die Basis des Bimaxillargeräts besteht aus der Maxilla-Basisplatte, dem elastischen Führungsbügel und einer Zungenpelotte

ßerdem enthält die maxillare Basisplatte zwei Buccinatorpelotten, die über den Musculus buccinator zugunsten der kieferorthopädischen Therapie eine gute Wirkung haben. Der Musculus buccinator umgibt das gesamte Gebiss von Molar zu Molar und ist an beiden Enden durch das pterygomandibuläre Band verankert. Diese Struktur wird weiter hinten zusätzlich durch den oberen Pharynxkonstriktor mit seiner Verankerung am basilaren Teil des Hinterhauptknochens unterstützt. Zusammen bilden diese einen vollständigen Muskelring, der am Hinterhauptbein verankert ist und Zähne und Schlund zusammen umgibt. Der Musculus buccinator ist ebenfalls oberhalb des Alveolarfortsatzes im Gebiet der Tuberositas maxillaris befestigt, außerdem unterhalb und bukkal von den Molaren im Unterkiefer. Diese Muskelumhüllung übt über jede bukkale Bewegung eine beträchtliche Kontrolle aus, besonders nachdem das Wachstum beendet ist, und hat das Potenzial für eine weitere Zunahme in der Gesamtgröße des Knochengerüsts zu liefern, welches den Muskelkomplex des dentalen Bereichs unterstützt. Der Raum zwischen den hinteren Molaren und dem aufsteigenden Ast des Unterkiefers ist im wesentlichen mit Weichgewebe einschließlich des Musculus buccinator ausgefüllt, sodass dieser Ast auch bukkale Bewegungen dieser Zähne einschränken und einen lingualen Vektor einführen kann. Funktionelle Kräfte, welche aus okklusalen Beziehungen mit den unteren Zähnen oder aus dem Engstand herrühren, können eine linguale Anpassung an einige dieser Kräfte verhindern, aber oft nur auf Kosten des bukkalen oder gingivalen Gewebes. Also kann man mit den Buccinatorpelotten den Musculus buccinator kontrollieren und ggf. die Wirkung des Musculus buccinator über den Alveolarfortsatz blockieren.

Der Führungsbügel

Er besteht aus einem 1,2 mm dicken, elastischen Runddraht. Er enthält einen Helix und eine U-Schlaufe und verbindet somit die maxillare Basisplatte mit der Zungenpelotte. Mit dem Führungsbügel und der Pelotte kann man die Mandibula, ihren Alveolarfortsatz und die Frontzähne in die gewünschte laterale und anteriore Lage bringen. Eine bukkale Bewegung der Molaren vergrößert sowohl die Spannung des Musculus buccinator als auch die mesiale Komponente hinter dem letzten Molaren.

Die Zungenpelotte

Sie hat eine Wirkung über den Alveolarfortsatz und die Zähne von 33 bis 43. Ebenso kann sie verschiedene Kraftkomponenten wie Dehnschraube, Labialbogen und Protrusionsfeder enthalten. Die Zunge bewirkt einen bukkalen Vektor auf alle Zähne, der sich – je nachdem, ob sie in Ruhelage oder in Bewegung ist – verändern kann. Die äußerst variable Natur der Zungenposition und -funktion macht es schwierig, deren Auswirkungen abzuschätzen und zu kontrollieren. Ähnliche Auswirkungen können durch ziemlich leichten kontinuierlichen Druck in Ruhelage oder durch wiederholtes aktives Vorstoßen erzeugt werden. Durch die Zungenpelotte kann die vertikale Wirkung im vorderen Alveolarfortsatz gesteigert oder verringert werden. Durch die Inaktivierung des Führungsbügels kann die Zungenpelotte in Richtung der Zungenspitze bewegt werden, um die Aktivität der Musculus orbicularisoris und -mentalis zu steigern und somit eine Retrusion des Mandibuladental-Komplexes zu erreichen.

13.4 Der Bionator nach Balters

Beim Bionator nach Balters unterscheidet man folgende Gerätetypen:

- das Grundgerät (**Abb. 13.7**);
- das Abschirmgerät (**Abb. 13.8**);
- das Umkehrgerät (**Abb. 13.9**).

Zu den Modifikationen des Bionators nach Balters zählen:

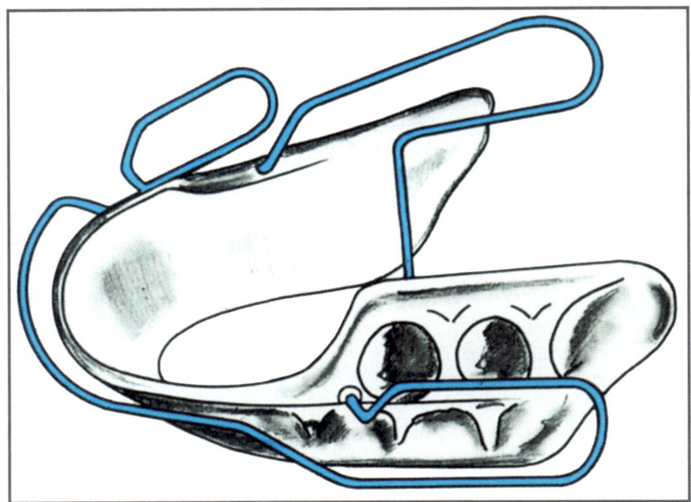
Abb. 13.7 Das Bionator-Grundgerät

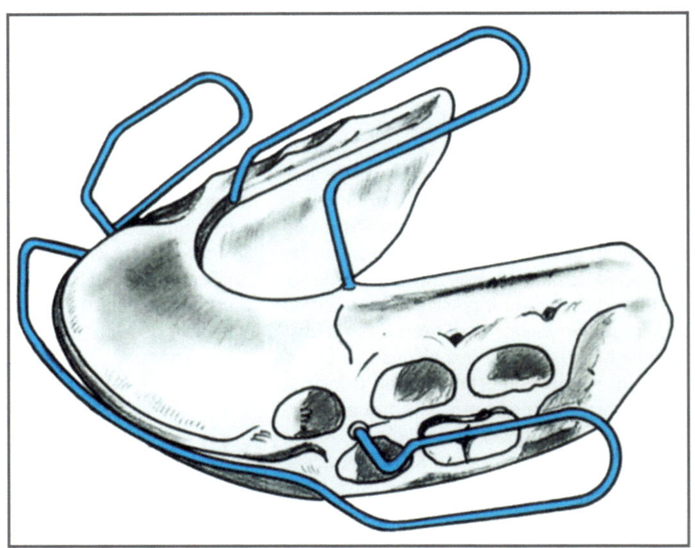
Abb. 13.8 Das Bionator-Abschirmgerät

- der Bionator nach Balters in der Modifikation nach Ascher: der sogenannte A-Bionator;
- der Bionator nach Balters in der Modifikation nach Janson/Ramian: der sogenannte JR-HG-Bionator mit extraoraler Verankerung.

Diese bimaxillären Geräte bestehen aus:

- einem Monobloc,
- einem Konstruktionsbiss,
- Drahtelementen,
- schiefen Ebenen.

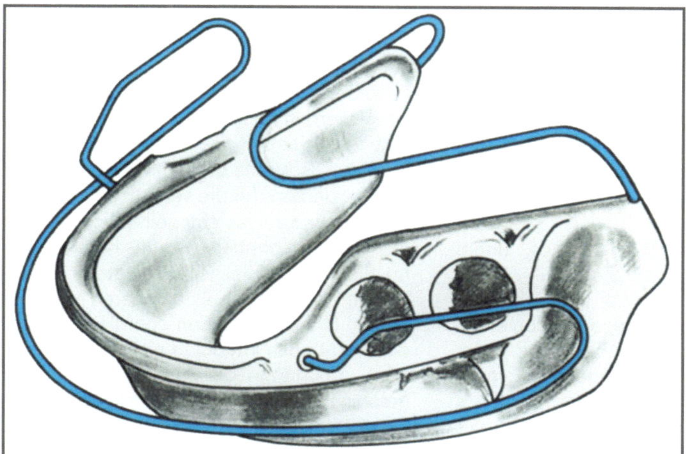

Abb. 13.9 Das Bionator-Umkehrgerät

Wichtiger Hinweis: Zur Herstellung aller Bionatortypen müssen die Modelle mit einem Konstruktionsbiss in den Fixator eingegipst werden.

13.4.1 Die Elemente des Bionator-Grundgeräts

Der Kunststoffkörper oder Monobloc

Die Kunststoffbasis hat – gemessen vom gingivalen Zahnfleischsaum – im Oberkiefer eine Ausdehnung von ca. 5 mm im palatinalen Bereich des Alveolarfortsatzes, im Unterkiefer von ca. 4 mm im lingualen Bereich.

- Im Oberkiefer erstreckt sich die Kunststoffplatte nur im Seitenzahnbereich von mesial der ersten Milchmolaren oder Prämolaren bis zu den jeweils endständigen Molaren. Im anterioren Bereich, hinter den Canini und Inzisivi, bleibt der Kunststoff ausgespart.
- Im Unterkiefer ist die Kunststoffplatte sowohl im Seitenzahn- als auch im Frontzahnbereich nicht skelettiert und hat die gleiche dorsale Begrenzung wie im Oberkiefer. Okklusal bleibt zuerst eine Auflage bestehen, die in ihrer Ausdehnung der des Aktivator-Monoblocs entspricht **(Abb. 13.10)**.

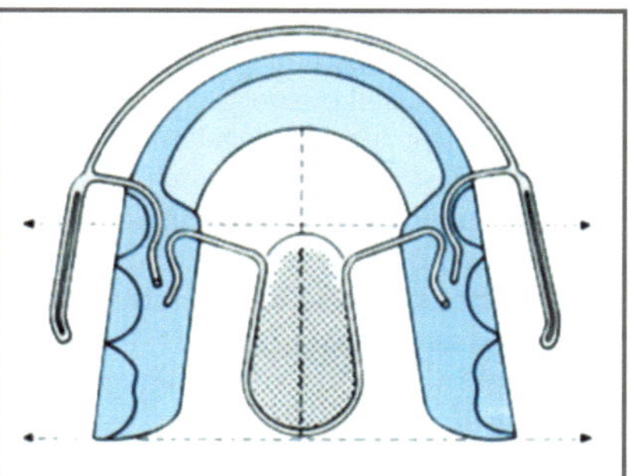

Abb. 13.10 Die Kunststoffbasis und die Drahtelemente des Grundgeräts

Das Einschleifen der Geräte durch gezielte Entfernung der Kunststoffauflage erfolgt durch den behandelnden Kieferorthopäden entsprechend der für seinen Patienten vorliegenden Behandlungsaufgabe.

Die Drahtelemente des Bionator-Grundgeräts
Die charakteristischen Drahtelemente des Bionators sind

- der Zungenbügel und
- der Lippenbügel mit den Buccinatorschlaufen.

Der Zungenbügel besteht aus einem 1,2 mm starken, harten Stahldraht. Seine Konstruktion in Hinsicht auf Lage und Verlauf entspricht einer eiförmigen Schlaufe, die in ca. einem Millimeter Abstand von der Schleimhaut in das Gaumengewölbe eingelegt wird. Die posteriore Begrenzung des nach dorsal geschlossenen Zungenbügels sollte die distale Grenzlinie der beiden Sechsjahrmolaren nicht überschreiten. Der weitere Verlauf richtet sich nach der Form des Gaumens. Die anteriore Begrenzung des nach frontal offenen Zungenbügels endet etwa in Höhe der ersten Milchmolaren oder Prämolaren und verläuft in Richtung okklusal parallel der Zahnachsen – links wie rechts – zum Marginalsaum, um hier in einem scharfen Knick nach dorsal als Retentionsteil individuell ausgestaltet zu werden. Um unerwünschten Druckstellen und ungenügenden Retentionen vorzubeugen, darf der Zungenbügel das Modell an keiner Stelle berühren. Die Retentionen dürfen in der Kunststoffbasis nicht zu nahe an den Zähnen liegen und auch nicht zu lang sein, da sonst Schwierigkeiten beim Einschleifen entstehen können (vergl. **Abb. 13.10**).

Der Lippenbügel mit den Buccinatorschlaufen
Der Lippenbügel (Labialbügel) mit den Buccinatorschlaufen besteht aus 0,9 mm starkem, hartem Stahldraht. Seine Konstruktion in Hinsicht auf Lage und Verlauf entspricht einem Lippenbügel, der anterior der oberen Frontzähne verläuft, wobei ein Abstand in Papierstärke von der Fazialfläche der Inzisiven einzuhalten ist. Der Labialbügel sollte im inzisalen Drittel der oberen Frontzähne verlaufen und im Eckzahnbereich in die Buccinatorschlaufe übergehen. In der Regel erhält der Drahtbügel distal der Lateralen einen Knick nach kaudal, um diagonal bis zur Mitte des ersten unteren Seitenzahns geführt zu werden. In Höhe des Marginalsaums erfolgt ein weiterer Knick nach dorsal, und die Buccinatorschlaufe beginnt links wie rechts. Die Buccinatorschlaufe verläuft im Unterkiefer links und rechts spiegelbildlich entlang des unteren Zahnfleischsaums nach dorsal. Im Bereich der Sechsjahrmolaren, hauptsächlich in regio der ersten oberen Molaren, wird in Höhe des oberen Zahnfleischsaums der Draht nach kaudal in eine Schlaufe geführt, um dann wieder parallel nach anterior geführt zu werden. Die so entstandene Buccinatorschlaufe führt im Kontaktbereich des ersten Milchmolaren oder Prämolaren und der oberen Eckzähne in Form eines gotischen Bogens in die Mitte der interokklusalen Bisssperrung und endet palatinal in einem Retentionsteil **(Abb.13.11)**. Sofern die Retention des Zungenbügels lagerichtig gebogen und platziert wurde, kann die Retention der Buccinatorschlaufe deckungsgleich dazu gebogen werden. Durch diese Maßnahme verhindert man ein etwaiges Anschleifen der Retention beim Einschleifen des Bionators und schließt eine zu dicke Gestaltung der Kunststoffbasis aus.

13.4.2 Das Abschirmgerät

Das Abschirmgerät unterscheidet sich von dem bereits beschriebenen Grundgerät nur durch eine abgeänderte Basisgestaltung des Kunststoffkörpers im frontalen Bereich des Oberkiefers. Hier wird der Kunststoff im oberen frontalen Segment nicht ausgespart, sondern verläuft in gleicher Ausdehnung wie im Seitenzahngebiet über den anterioren Gaumenbereich (vergl. **Abb. 13.6**). Für den Mundvorhof können Kunststoffschilder individuell für den Lippen- und/oder Wangenbereich angefertigt werden **(Abb. 13.12)**. Wangenschilder können unter anderem an den distalen Buccinatorschlaufen mit einem leichten Überwurf verankert werden **(Abb. 13.13)**.

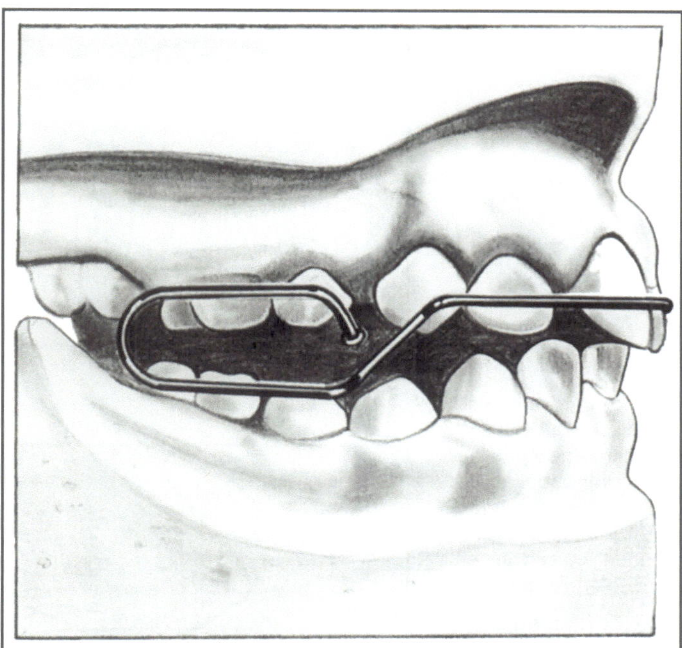

Abb. 13.11
Verlauf des Lippenbügels mit den Buccinatorschlaufen

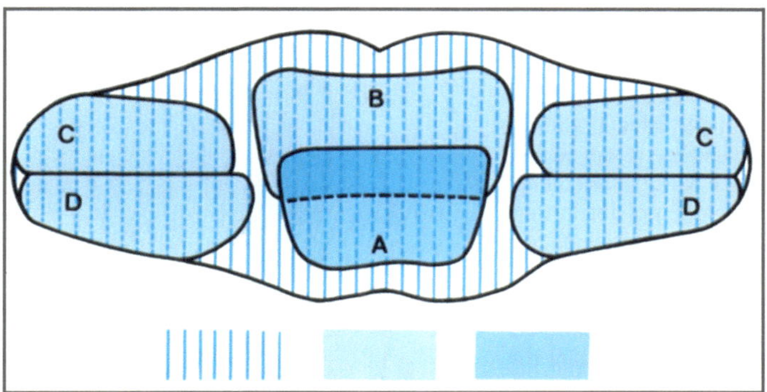

Abb. 13.12
Variationsmöglichkeiten für Lippen- und Wangenschilder. Gestrichelt: Vollschild für Mundatmer; (A) Schild für Unterlippe; (B) Schild für Oberlippe; (C) Schild für oberen Buccinatoranteil; (D) Schild für unteren Buccinatoranteil

13.4.3 Das Umkehrgerät

Das Umkehrgerät unterscheidet sich vom Grundgerät durch eine abgeänderte Form des Labialbogenverlaufs sowie durch die umgekehrte Lage des Zungenbügels.

- Der Labialbogen liegt bei diesem Bionatortyp knapp über den Papillen der unteren Frontzähne.
- Die Rundung des Zungenbügels liegt beim Umkehrgerät im Bereich der ersten Milchmolaren oder Prämolaren **(Abb. 13.14)**.
- Der Kunststoffkörper entspricht in der basalen Gestaltung im Prinzip der Form des Grundgeräts, jedoch mit einer Abweichung im anterioren Segment. Hier gilt es, im Bereich der unteren Inzisivi lingual

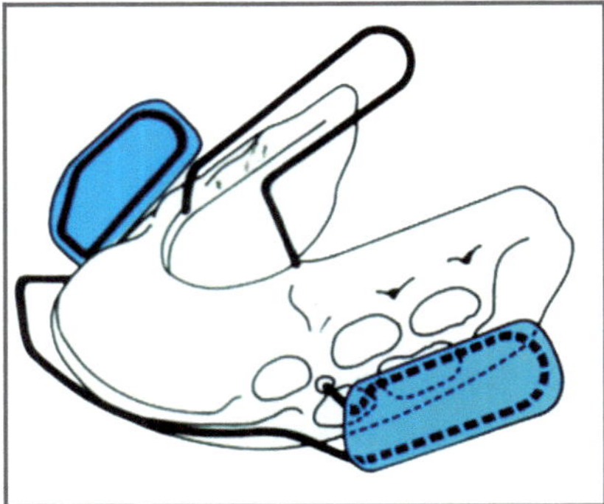

Abb. 13.13 Abschirmgerät mit Schildern an den Buccinatorschlaufen

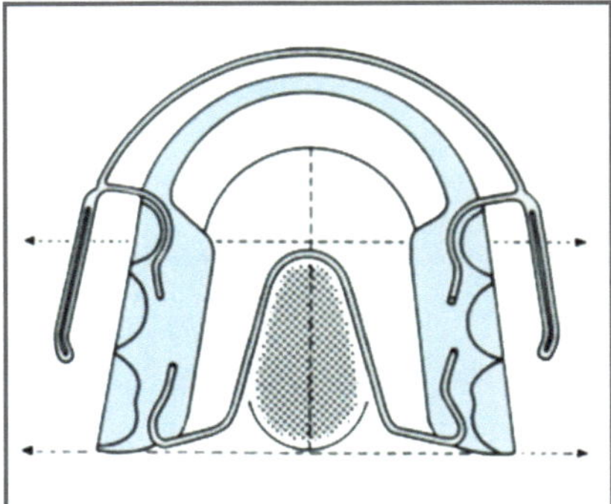

Abb. 13.14 Kunststoffbasis und Drahtelemente des Umkehrgeräts

eine kleine Entlastung einzubauen, die bis in den Bereich des Marginalsaums reichen soll. Der linguale Plattenanteil reicht über die Inzisalkante der unteren Frontzähne hinaus und endet ca. im ersten Drittel der oberen inzisalen Palatinalflächen **(Abb. 13.15)**.

Der Zungenbügel für das Umkehrgerät

Der Zungenbügel für das Umkehrgerät wird ebenfalls aus 1,2 mm starkem, hartem Draht hergestellt. Die Grundform des Zungenbügels ist eiförmig. Er wird jedoch umgekehrt eingebaut und steht von der Schleimhaut etwa 1 mm ab. Im mesialen Bereich der Sechsjahrmolaren erfolgt der Knick in Richtung obere Zahnreihe. Die Neigung des in den Kunststoffkörper mündenden, aufsteigenden Asts des Zungenbügels verläuft wieder parallel zur distalen Basisbegrenzung. Im Bereich der Kunststoffbasis wird die Retention wieder in einem spitzen Winkel, parallel zur Kau-Ebene, nach anterior geführt (vergl. **Abb. 13.14**).

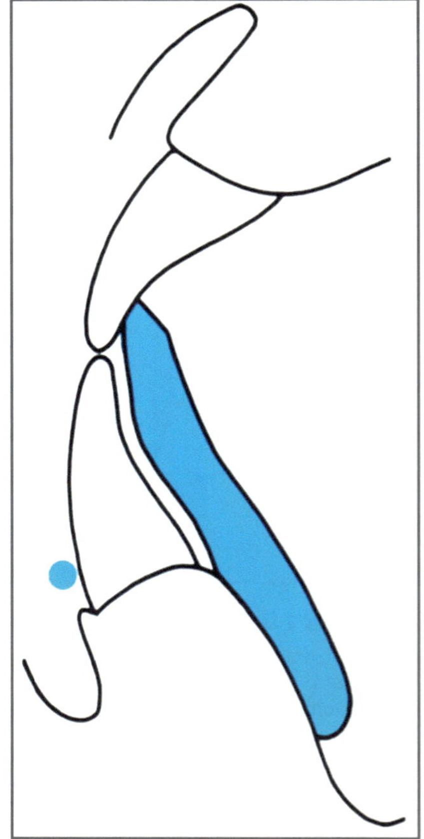

Abb. 13.15
Beim Umkehrgerät wird der anteriore Kunststoffanteil entlastet und reicht über die Inzisalkanten der unteren Frontzähne

Der Lippenbügel mit den Buccinatorschlaufen für das Umkehrgerät
Der Lippenbügel oder Labialbogen mit den Buccinatorschlaufen wird ebenfalls aus 0,9 mm starkem, hartem Draht hergestellt. Der Drahtverlauf der Buccinatorschlaufen entspricht dem des Grundgeräts. Der Verlauf des Lippenbügels ändert sich erst ab den unteren Eckzähnen. Von dort an führt der Lippenbügel knapp über den Papillen der unteren Frontzähne entlang und soll die Fazialflächen tangieren (vergl. **Abb. 13.15**).

13.4.4 Bionator-Modifikationen

Der A-Bionator
Der Bionator nach Balters in der Modifikation nach Ascher wird als A-Bionator bezeichnet. Beim A-Bionator variiert die Kunststoffausdehnung im frontalen Segment, wobei die unteren Frontzähne mit einem Kunststoffüberwurf umfasst werden können. Dieser Überwurf kann sich von labial her auch auf die oberen Frontzähne ausdehnen. So wird erreicht, dass beide Fronten in einer Vorrichtung Aufbiss, Abstützung und Halt finden.

Der A-Bionator kann folgende zusätzlichen Drahtelemente beinhalten:

- Abstützdorne aus 0,8 bis 0,9 mm starkem, hartem Stahldraht. Die Abstützdorne greifen mit scharfwinkliger Abbiegung in den bukkalen Approximalraum und liegen mesial der oberen oder mesial bzw. distal der unteren Sechsjahrmolaren. Die Abstützdorne erhalten im distalen-bukkalen Abschnitt eine U-förmige Schlaufe;
- einen geschlossenen Protrusionsbogen im Oberkiefer aus 0,7 mm starkem, federhartem Stahldraht **(Abb. 13.16)**.

Der JR-HG-Bionator
Der Bionator nach Balters in der Modifikation nach Janson/Ramian wird als der JR-HG-Bionator mit extraoraler Verankerung bezeichnet. Die Grundidee hierzu lässt sich bis auf die Empfehlung zur Gerätekonstruktion von Harvold und Vargervik et al. zurückverfolgen.

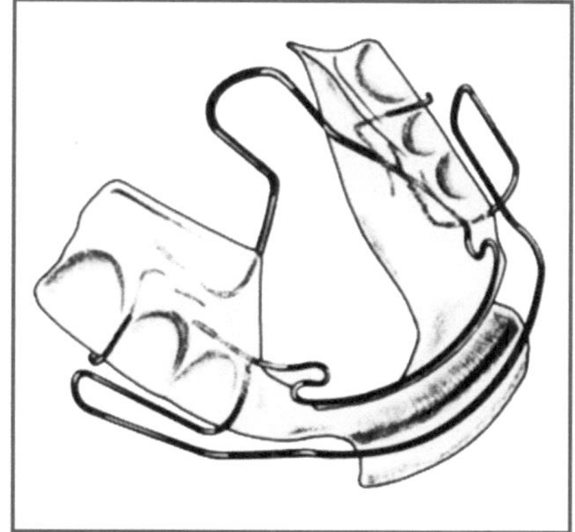

Abb. 13.16 Der Bionator nach Balters in der Modifikation nach Ascher (A-Bionator)

Die Bionator-Modifikation nach Janson/Ramian erhält eine umfassende Abstützung an der oberen Zahnreihe durch Adams- und Dreiecksklammern. Auch wird durch die Kunststoffbedeckung im Seitenzahnbereich die Verankerung verbessert. Zusatzelemente in Form von anterior angebrachten Häkchen und/oder im Seitenzahnbereich eingesetzten Röhrchen dienen als Verankerungselemente für den Einsatz von extraoralen Geräten **(Abb. 13.17)**.

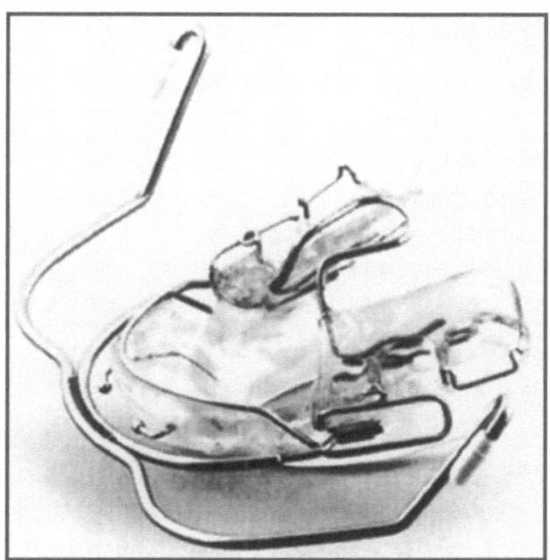

Abb. 13.17 Der Bionator nach Balters in der Modifikation nach Janson/Ramian

Danksagung
Für die technische Beratung und freundliche Unterstützung bei der Erstellung dieses Abschnitts möchte ich mich herzlich bei Frau Prof. Rudzky-Janson und meiner Kollegin, Frau Ramian, bedanken.

13.5 Der Bisszügler nach van Thiel

Der Bisszügler nach van Thiel ist ein skelettiertes bimaxilläres Gerät mit Halteelementen an den Seitenzähnen im Unterkiefer. Zusätzliche Drahtelemente sind der Labialbogen für den Ober- und Unterkiefer. Die Kunststoffbasis entspricht in etwa der des Bionator-Grundgeräts **(Abb. 13.18)**. Zur transversalen Dehnung kann eine Nachstellschraube und zum Distalisieren eine Segmentschraube eingearbeitet werden.

13.6 Der Kinetor nach Stockfisch

Der Kinetor nach Stockfisch ist ein dreidimensional wirksames bimaxilläres Gerät. Für die Herstellung des Kinetors werden vorgefertigte Konstruktionselemente angeboten.

Abb. 13.18
Der Bisszügler nach van Thiel

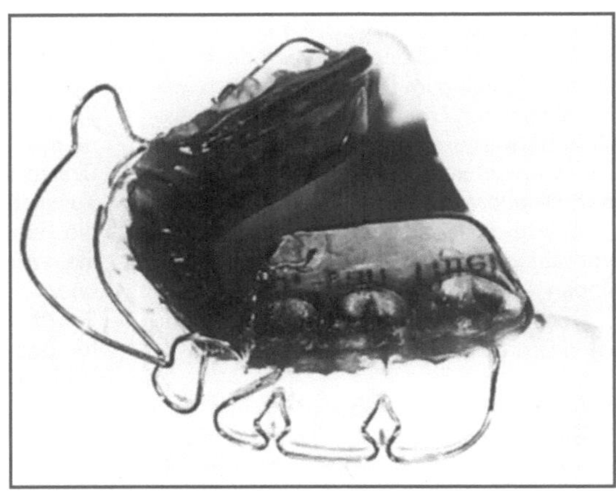

Abb. 13.19
Der Kinetor nach Stockfisch mit konfektionierten Vestibulärschlaufen, Plastikschläuchen etc.

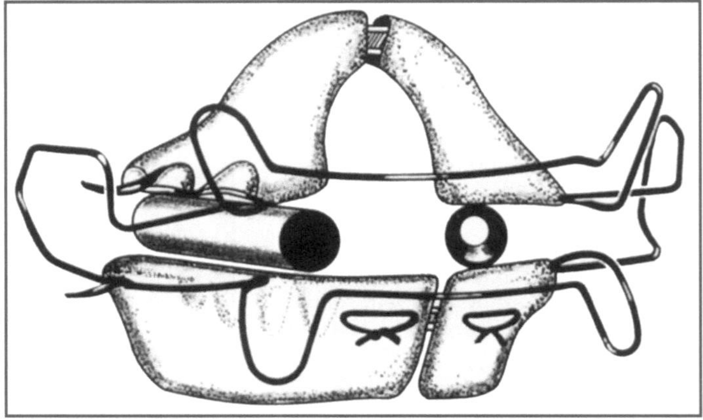

Bei diesem Gerät ist ein individuelles Anbringen von Federn, Schrauben, einem Frontalbügel und die Kombination mit dem Headgear möglich **(Abb. 13.19)**.

13.7 EOA – Elastisch-Offener-Aktivator nach Klammt

Der Elastisch-Offene Aktivator ist ein bimaxilläres funktionskieferorthopädisches Gerät. Er ist – nach den Worten von Dr. Georg Klammt – aus dem Aktivator von Andresen/Häupl entstanden und wurde durch die Erfahrung aus der täglichen Praxis von Dr. Georg Klammt verändert und weiterentwickelt. Um diese oft beschriebene funktionskieferorthopädische Apparatur – den Elastisch-Offenen-Aktivator – mit den umfangreichen Modifikationsvarianten herstellen zu können, sind dazu umfangreiche und detaillierte Angaben des Behandlers für das Labor unerlässlich. Die technische Herstellung wird anhand einzelner Arbeitsschritte erläutert. Zusätzlich wird der technische Aufbau des Elastisch-Offenen Aktivators mit seinen umfangreichen Modifikationsvarianten bezüglich der unterschiedlichen Drahtelemente sowie der modifizierten Acrylanteile durch detaillierte Beschreibungen dargestellt.

13.7.1 Argumente für den EOA gegenüber dem Andresen/Häupl-Aktivator

siehe **Tabelle 13.1.**

13.7.2 Funktion und Indikation des EOA

Das Gerät soll lose im Mund liegen. Spannungen jeglicher Art sollen ebenfalls vermieden werden, dementsprechend wirken keine aktiven Kräfte durch Schrauben oder Federn. Das einzige aktive Element ist die Zunge des Kindes. Durch den Konstruktionsbiss bedingt wird die Stellung des Unterkiefers und damit die Lage der Zunge verändert. Die Zunge gerät in neue Funktionshal-

pro	*contra*
Elastisch-Offener-Aktivator nach Klammt	**Aktivator Monoblock nach Andresen/Häupl**
Durch die Skelettierung der Acrylbasis mit mannigfachen Modifikationsmöglichkeiten ist ein erweiterter Indikationsbereich möglich.	Der Indikationsbereich ist klein.
Der Unterkiefer sowie die Kiefergelenke sind auch tagsüber in der neu angestrebten Funktionslage.	Der Unterkiefer und die Kiefergelenke sind tagsüber größtenteils wieder in der alten Stellung – tägliches Rezidiv.
Durch den EOA wird die Zunge in den natürlichen Funktionsraum geführt und damit aktiviert.	Die Zunge wird durch das Gerät in den Rachenraum abgedrängt. Sie ist dadurch außer Funktion.
Das Gerät soll bzw. kann auch am Tage getragen werden. Das Kind soll bzw. kann sprechen, wenn das Gerät im Mund ist.	Das Gerät kann größtenteils nur nachts getragen werden, da das Kind damit schlecht bzw. nicht sprechen kann.

Tab. 13.1 Argumente für den EOA gegenüber dem Andresen/Häupl-Aktivator

tung und muss sich dauernd mit dem Gerät *auseinandersetzen*. Kiefergelenke und orale Muskulatur verharren in der neuen Position. Deshalb soll der Elastisch-Offene Aktivator den ganzen Tag und in der Nacht getragen werden. **Ausnahmen** sind Sport und die Nahrungsaufnahme. Ohne aktive Kräfte, nur durch die veränderte Stellung des Unterkiefers und der Aktivität der Zunge, finden morphologische Veränderungen der Zahnstellung, der oralen Muskulatur und der Kiefergelenke statt.

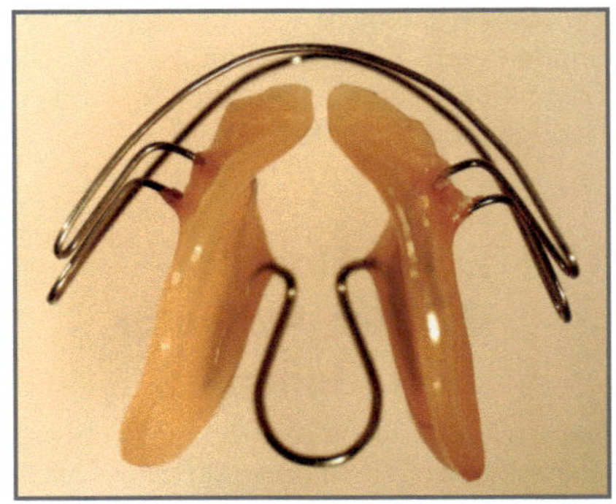

Abb. 13.20 Darstellung eines EOA ohne Führungsflächen

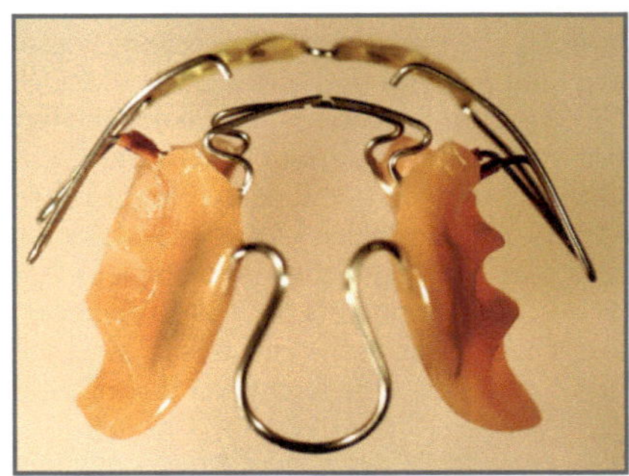

Abb. 13.21 Darstellung eines EOA mit Führungsflächen

13.7.3 Indikation für den EOA mit unterschiedlichen Modifikationsmöglichkeiten

Der Indikation und Funktion entsprechend wird das *EOA-Grundgerät* **ohne (Abb. 13.20)** bzw. **mit Führungsflächen (Abb. 13.21)** im Seitenzahnbereich hergestellt.

Die Gerätemodifikationen wurden von Klammt diesen beiden Gerätetypen entsprechend zugeordnet **(Tab. 13.2)**.

13.7.4 Labortechnische Herstellung des EOA

Betreffs der labortechnischen Arbeit in Bezug auf Information zur Herstellung des Elastisch-Offenen Aktivators soll hier Klammt zitiert werden: *Es geht nicht, dass dem Techniker Abformungen nur mit der Bitte um Herstellung eines Elastisch-Offenen Aktivators übergeben werden. Denn aus der Vielfalt der Modifikationsmöglichkeiten geht klar hervor, dass auch die Aufforderung zur Herstellung*

Indikationen für den EOA	Abbildung
Deckbiss, Tiefbiss, Distalbiss, Angle-Klasse II/2	13.22
Frontal offener Biss	13.23
Bialveoläre Protrusion	13.24
Progener Formenkreis, Kreuzbiss der Schneidezähne, Mesialbiss, Angle-Klasse III	13.25
Protrusion der oberen Frontzähne bei Distalbiss, Angle-Klasse II/1	13.68
Kieferkompression mit Distalbiss	13.37
Extraktionstherapie	
Kreuzbiss einer Kieferseite	13.64 und 13.65

Tab. 13.2 Indikationen für den EAO

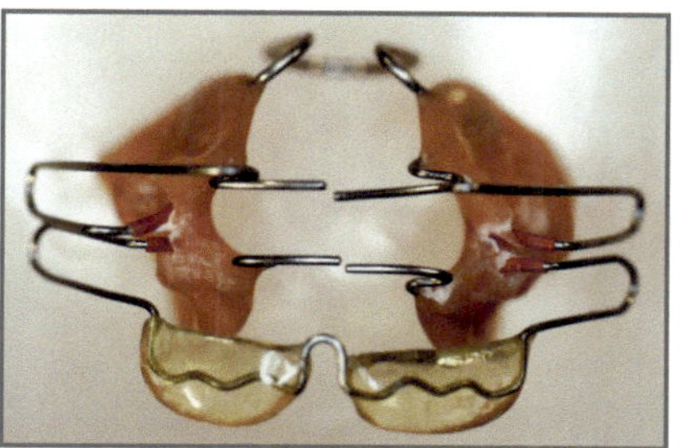

Abb. 13.22 Frontalansicht eines EOA für Deckbiss mit modifiziertem Labialbogen im OK und Lippenpelotten im UK

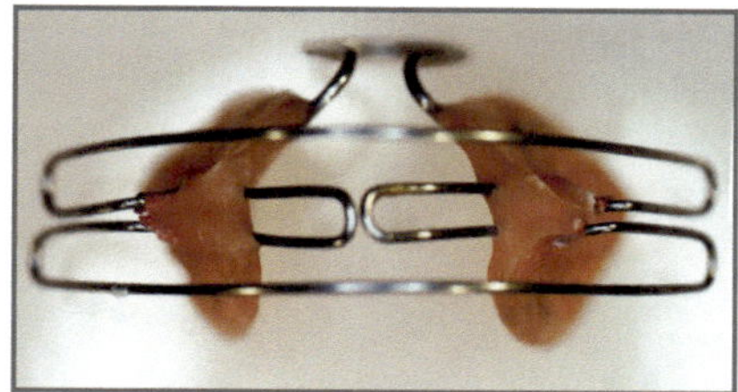

Abb. 13.23 Frontansicht eines EOA für frontal offenen Biss mit *Zungengitter*

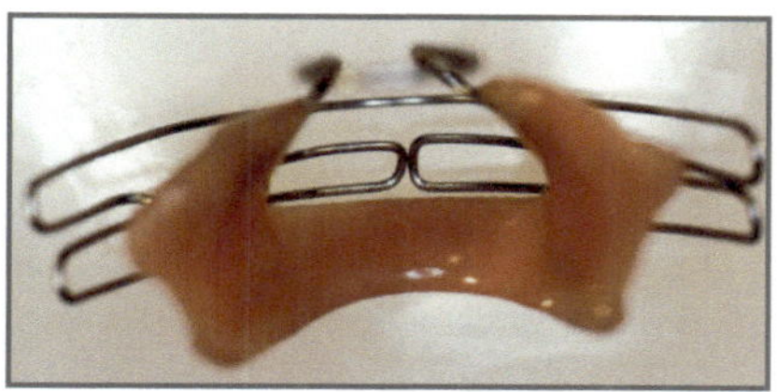

Abb. 13.24 EOA für bialveoläre Protrusion mit lingualer Pelotte nicht getrennt (von dorsal)

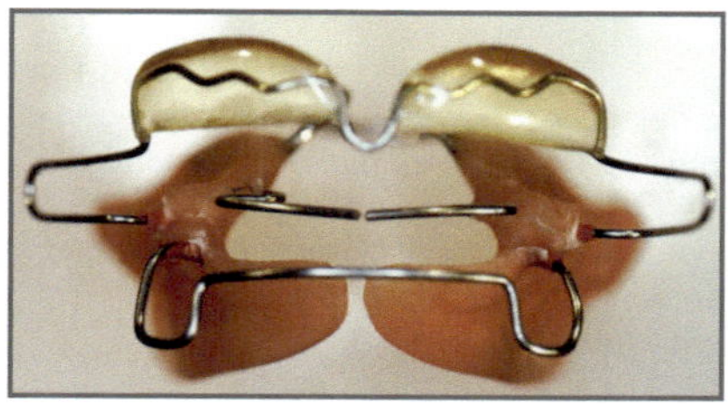

Abb. 13.25 Frontalansicht eines EOA für Progenie mit Lippenpelotten im OK und Labialbogen mit U-Schlaufen

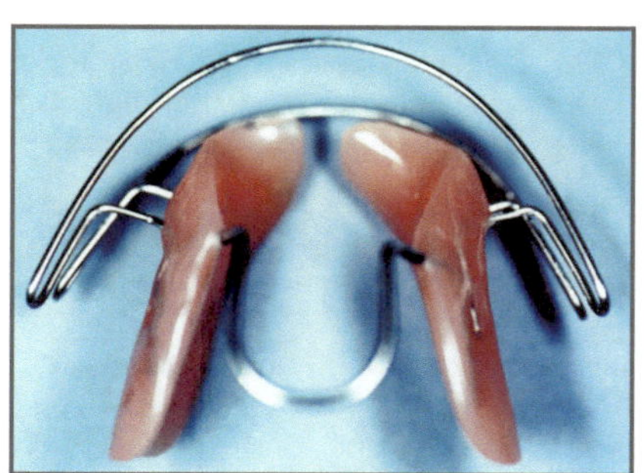

Abb. 13.26 Lage des von Klammt typischen Labialbogens für den EOA im Frontzahnbereich

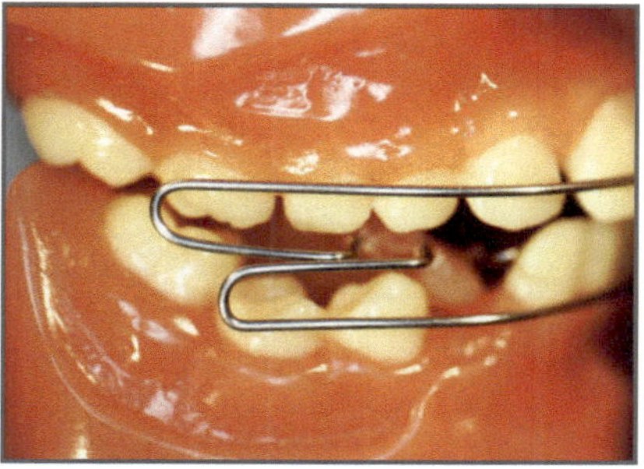

Abb. 13.27 Im Vergleich zu Abb. 13.36; Situation der Labialbögen am Modellpaar dargestellt.

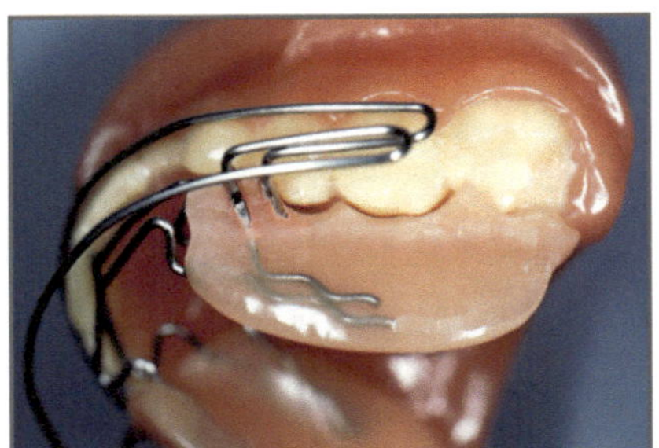

Abb. 13.28 Bei lateralem Kreuzbiss rechts: EOA mit Führungsflächen.

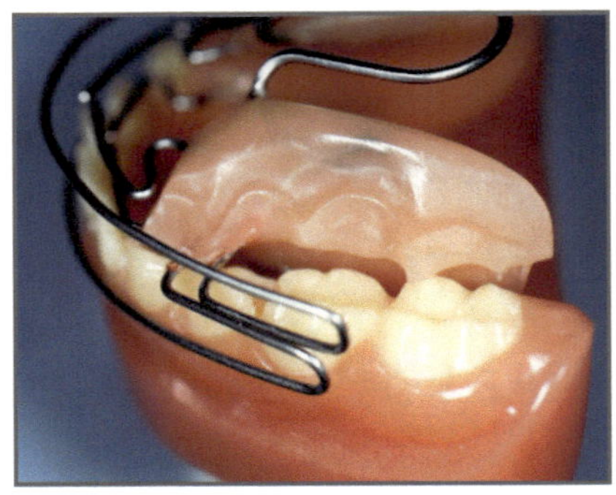

Abb. 13.29 Bei lateralem Kreuzbiss rechts: EOA mit Führungsflächen

eines EOA für Protrusion, Deckbiss – um einige zu benennen – allein nicht genügt, da die Symptome einer Anomalie zu mannigfaltig und unterschiedlich sein können, um diese bei der Herstellung des Aktivators richtig einschätzen zu können.

13.7.5 Auflistung der Arbeitsschritte für Praxis und Labor

siehe **Tabelle 13.3**.

13.7.6 Hinweise zu den einzelnen Arbeitsschritten

- Es soll unbedingt darauf geachtet werden, dass die Modelle sorgfältig hergestellt werden und dementsprechend die vestibulären Bereiche sowie die apikale Basis am Modell gut ausgeprägt sind und erhalten bleiben.
- Einstellen der Modelle in den Fixator mittels eines am Patienten genommenen Konstruktionsbisses (siehe auch: *Der Konstruktionsbiss für den EOA*).
- Das Biegen, Anpassen und Fixieren der Drahtelemente am Modell erfolgt nach der vorgegebenen Konstruktionszeich-

Praxis	Labor
Abdrucknahme	Herstellung der Arbeitsmodelle
Konstruktionsbissnahme am Patienten	Einstellen der Modelle in den Fixator
Konstruktionszeichnung bzw. Information des Behandlers zur Herstellung des EOA	
	Biegen und Fixieren der Drahtelemente
	Vorbereitung zur Kunststoffverarbeitung
	Auftragen des Acryls
	Polymerisation
	Ausarbeiten und Polieren des EOA
	Qualitätskontrolle
Eingliedern des EOA am Patienten	

Tab. 13.3 Auflistung der Arbeitsschritte für Praxis und Labor

nung bzw. der entsprechenden Information des Auftraggebers (siehe auch: *Die Drahtelemente des EOA*).

- Der gleichmäßige Abstand des Gaumenbügels zum Modell bzw. zur Schleimhaut kann durch Adaptieren einer Wachsplatte erreicht werden.
- Sämtliche Drahtelemente werden am Modell mit Klebwachs fixiert.
- Zu beachten:
  a) Für den EOA mit Führungsflächen können die Modelle im Bereich der Interdentalräume leicht radiert werden, damit der Kunststoff gut in diese Interdentalräume eindringen kann **(Abb. 13.21)**.
  b) Für den EOA ohne Führungsflächen können die palatinalen bzw. lingualen Interdentalräume mit einem *Wachsfutter* ausgeblockt werden. Dadurch erspart man sich das Ausschleifen des Acrylats an den polymerisierten interokklusalen Basis-Kunststoff-Segmenten **(Abb. 13.20)**.
- Das Markieren der Basisbegrenzung kann ebenfalls hilfreich sein, da sich bei entsprechender Anwendungstechnik diese auf die Basis des Aktivator-Rohlings überträgt.
- Zur vorbereitenden Maßnahme für die Kunststoffverarbeitung zählt auch das Ausblocken *untersichgehender* Modellanteile mittels Wachs sowie das Wässern der Modelle.
- Das Isolieren der Modelle vor der PMMA-Verarbeitung sei hier erwähnt, jedoch der entsprechenden Anwendungstechnik nach erforderlich.

13.7.7 Der Konstruktionsbiss

Bezüglich der Zusammenarbeit von Praxis und Labor möchte ich nochmals darauf hinweisen, dass der Konstruktionsbiss ausschließlich am Patienten genommen werden muss. Zum besseren Verständnis bezüglich der Herstellung des EOA mit all seinen Modifikationsmöglichkeiten kann ein Hinweis auf die Konstruktionsbissnahme nicht vernachlässigt werden. Nach G. Klammt kann der EOA u. a. bei distaler oder mesialer Lage des Unterkiefers im Rahmen einer funktionskieferorthopädischen Behandlung zum Einsatz gebracht werden. In sehr vielen Fällen handelt es sich um eine Rücklage des Unterkiefers, aber auch um einen Vorbiss der unteren Schneidezähne oder des Unterkiefers insgesamt oder schließlich um einen seitlichen Kreuzbiss.

Im Gegensatz zu anderen funktionskieferorthopädischen Geräten wird der Konstruktionsbiss für den EOA, auf Empfehlung von G. Klammt, auf Kontakt der Schneidezähne (OK/UK) unter Berücksichtigung der Schneidezahnmitten eingestellt.

Eine Bisssperre soll in jedem Falle vermieden werden. Diese würde das Kind beim Sprechen und Speichelschlucken behindern. Beim Distalbiss liegt häufig eine große Schneidezahnstufe vor, die durch Lutschgewohnheiten bedingt sein kann. Durch diese Art von Habits werden die oberen Schneidezähne nach labial gedrückt, die unteren nach lingual und befinden sich dadurch häufig im Engstand. Auch bei großen Schneidezahnstufen von etwa 10 mm kann der Konstruktionsbiss auf Schneidekante eingestellt werden. Ist die Schneidezahnstufe jedoch größer, empfiehlt es sich, eine Zwischeneinstellung auf etwa zwei Drittel des Ausmaßes zu wählen. Klammt wies darauf hin, dass er im Rahmen seiner Untersuchungen keine Beschwerden im Kiefergelenk oder an den Schneidezähnen feststellen konnte.

Nach seiner Erfahrung verringert sich die Schneidezahnstufe bei engstehenden unteren Schneidezähnen durch die reziproke Wirkung gegenüber den oberen Schneidezähnen besonders schnell. Die zusätzlichen Hinweise bezüglich der Konstruktionsbissnahme können für die folgenden Anomalien wie dem frontal offenem Biss, dem lateralem Kreuzbiss und der progenen Stellung der Inzisivi hilfreich sein.

Frontal offener Biss

Da sich in diesem Fall die Schneidezähne nicht berühren, sondern auseinanderklaffen, sollten sich beim Konstruktionsbiss die Backenzähne berühren und beim Tragen des Geräts *in Okklusion stehen*. Eine Bisssperre würde das Kind stören und keinen therapeutischen Vorteil bringen.

Das Prinzip besteht darin, dass die Zunge nicht an die Schneidezähne gelangen kann.

Lateraler Kreuzbiss

In diesem Fall können die Mitten der oberen und unteren Schneidezähne voneinander verschoben sein und dementsprechend abweichen. Der Konstruktionsbiss soll bei dieser Anomalie auf Berührung der Schneidezahnkanten (OK/UK) eingestellt werden. Bei Mittellinienabweichungen soll die Mitteneinstellung nicht nur *mittig ausgerichtet*, sondern, nach der Abweichung entsprechend, nach der anderen Seite überkompensiert werden. Diese Maßnahme ist für den Patienten ungewohnt und muss entsprechend sorgfältig geübt werden.

Das Kind muss *schief* beißen, und dadurch werden auch die Kiefergelenke betroffen.

Progene Stellung der Incisivi

Bei progener Stellung der Inzisivi empfiehlt Klammt, den Konstruktionsbiss ebenfalls auf Berührung der Schneidezahnkanten einzustellen. Diese Maßnahme kann durch einen Daumendruck auf das Kinn unterstützt werden. Zusätzlich ist eine *Manipulation* beim Einstellen der Modelle in den Fixator ausnahmsweise gestattet und empfehlenswert.

Zitat aus dem Fachbuch *„Der Elastisch-Offene Aktivator"*: *Im Labor wird das obere Modell noch 1 mm nach vorn gebracht. Auf diese Weise erzielen wir bereits eine positive Schneidezahnstufe."*

Für diese Manipulation hat Klammt den Fixator abändern lassen. Mit dem Gelenk-Fixator der Firma Scheu-Dental ist dies durch eine geringe Verschiebung der Kunststoffschienen mit dem im Fixator eingegipsten Modell ebenfalls sehr gut möglich.

13.7.8 Hinweise zur Herstellung

Klammt weist ganz deutlich darauf hin, dass die Planung zur Fertigung seiner Aktivatoren auf keinen Fall dem Labor überlassen werden sollte, sondern dem Behandler obliegt.

Die dargestellten Konstruktionszeichnungen sind derart angeordnet, dass diese unter Hinweis und zum einfacheren Verständnis dieser Technik analog zur *Darstellung des EOA in unterschiedlichen Modifikationen* sowie der Tabelle zur *Übersicht der entsprechenden Elemente der dargestellten EOA-Modifikationen* untereinander vergleichbar zugeordnet sind. Die dargestellten Konstruktionszeichnungen sind nach dem Lehrbuch *„Der Elastisch-Offene Aktivator von G. Klammt"* in abgeänderter Form wiedergegeben.

Auf die Gestaltung des interokklusalen Kunststoffanteils im Seitenzahnbereich wird auch bei der *Darstellung des EOA in unterschiedlichen Modifikationen* hingewiesen. Dementsprechend wird die Einteilung des Elastisch-Offenen Aktivators bezüglich der interokklusalen Seitenzahnbereiche *mit bzw. ohne Führungsflächen* **(Abb. 13.20 und 13.21)** bei den Konstruktionszeichnungen bereits berücksichtigt, obwohl das sorgfältige Einschleifen der Kunststoffanteile in den Seitenzahnbereichen ausschließlich zu den Aktivitäten des Behandlers zählt und von diesem durchgeführt werden soll.

13.7.9 Drahtelemente des EOA

Sämtliche Drahtelemente des EOA haben – nach Klammt – eine passive Funktion und sollen dementsprechend nicht aus federhartem, sondern aus hartem Draht hergestellt werden. Die Drahtstärke für den Gaumenbügel beträgt 1,2 mm, die für den Labialbogen 0,9 mm. Drahtelemente, wie die lingualen Führungsdrähte, sollen nicht als Federelemente verstanden bzw. genutzt werden. Dementsprechend werden auch diese aus 0,9 mm starkem harten Draht gebogen.

13.7.10 Gestaltung und Verlauf der für Klammt typischen Labialbögen

Verwendet wird 0,9 mm starker harter Draht. Die für den EOA von Klammt entwickelten Labialbögen sind für diesen Aktivator typisch in der Form. Sie haben im Vergleich zu anderen – z. B. bei jenen, die von der Schwarzschen Platte bekannt sind – keine U-Schlaufen.

Zitat von G. Klammt: *Die Lippe soll fühlen, was rund ist.* (persönliche Mitteilung.)

Die Labialbögen verlassen die lateralen Kunststoffsegmente zwischen Eckzahn und Prämolaren. Sie verlaufen von dort nach distal bis zur Mitte des jeweiligen zweiten Prämolaren oder Milchmolaren in geringem Abstand von diesen Zähnen. In diesem Bereich wird der Labialbogen sowohl für den Oberkiefer als auch für den Unterkiefer zu einer gleichförmigen Schlaufe mit der U-förmigen Rundung nach dorsal, analog zu den bereits gebogenen Drahtelementen, nach anterior in Richtung der Frontzähne gebogen. Dabei soll der Labo (Labialbogen) dem jeweiligen Frontzahnsegment anliegen **(Abb. 13.30 und 13.31)**. Ausnahmen dazu sind unter anderen in Fälle des Deckbisses und/oder der Progenie **(Abb. 13.32 und 13.33)**.

Nach G. Klammt sollen die Labialbögen folgende Funktionen unterstützen:

- Den Tonus der Lippen steuern – die Lippen an das Gefühl der idealen Rundung des Zahnbogens gewöhnen.
- Overbite und Overjet normalisieren und beide Frontzahnbögen ausformen.
- Wangen von den *freien* bilateralen interokklusalen Aktivatoranteilen abhalten.
- Labialwärts durchbrechende Zähne im Eckzahn- und Prämolarenbereich in die Position leiten.

13.7.11 Gestaltung und Verlauf der intraoralen Führungsdrähte

Verwendet wird 0,9 mm starker Draht. **Bei den intraoralen Führungsdrähten für den EOA handelt es sich nicht, wie teilweise**

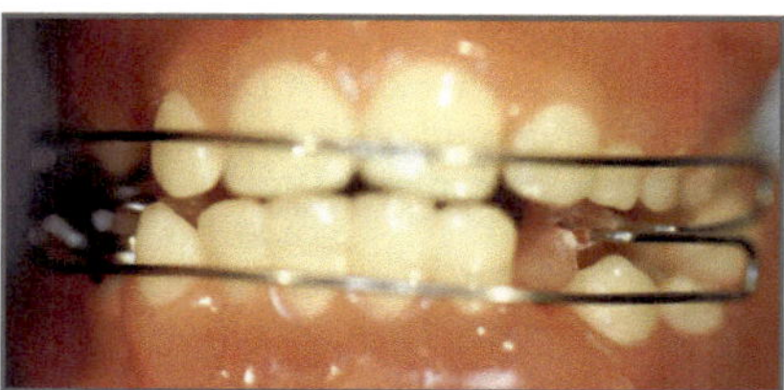

Abb. 13.30 Lage des von Klammt typischen, so angegebenen Labialbogens für den EOA im Frontzahnbereich

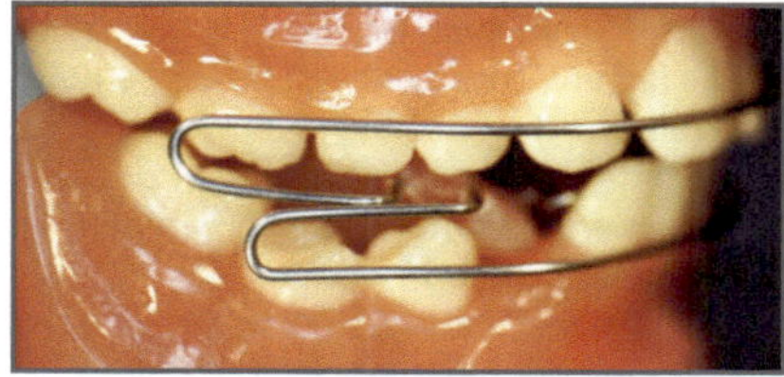

Abb. 13.31 Situation des von Klammt typischen, so angegebenen Labialbogens für den EOA im Seitenzahnbereich

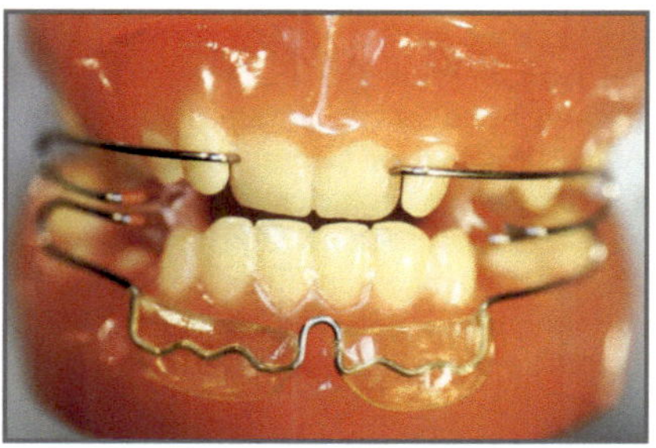

Abb. 13.32 Labialbogen – Modifikation im OK bei Deckbiss

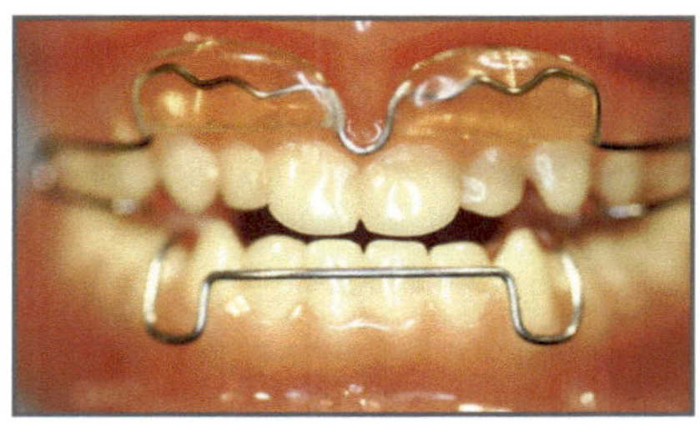

Abb. 13.33 Labialbogen – Modifikation in UK bei progener Situation

falsch interpretiert wird, um *Protrusionsfederchen*, sondern nach Aussage von G. Klammt um *linguale Führungsdrähte*, wie aus der Funktion dieser Drahtelement abgeleitet.

Die Führungsdrähte werden den Palatinal- bzw. Lingualflächen der Schneidezähne jeweils ab dem mesialen Bereich der mittleren Schneidezähne angelegt, gehen im Bereich der Eckzähne in eine kompensatorische Krümmung über und enden als Drahtretention(en) in den jeweiligen lateralen Kunststoffsegmenten des EOA.

Die kompensatorische Krümmung ermöglicht ein *Nachstellen* der Führungsdrähte. Die Schneidezähne befinden sich dadurch zwischen einer intraoralen und vestibulären Führung **(Abb. 13.34 und 13.35)**.

Die beiden Führungselemente – intraoral die Führungsdrähte und vestibulär der (die) Labo – werden den unterschiedlichen Anforderungen entsprechend unterschiedlich positioniert, auch andere in diesem Bereich notwendige, der Indikation entsprechende Zusatzelemente.

Linguale Pelotten müssen der Funktion entsprechend richtig zugeordnet werden. Anbei sind wertfrei sieben Beispiele für die Zuordnung der Drahtelemente im Schneidezahnbereich dargestellt. Durch Hinweise auf *Folge*-Abbildungen und Tabellen ist eine Zuordnung dieser Beispiele zu den folgenden Darstellungen gut möglich.

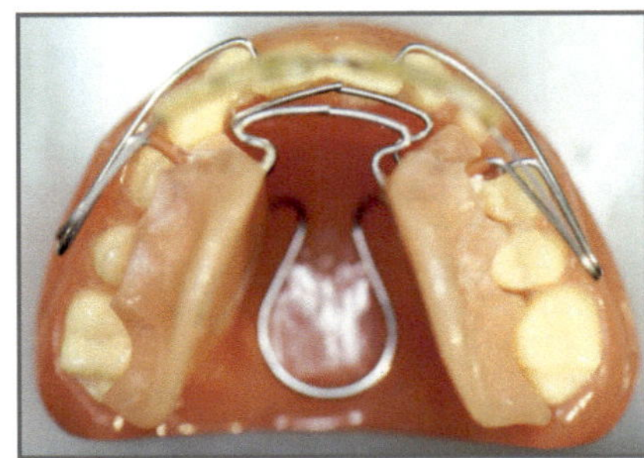

Abb. 13.34 Situation der Führungsdrähte bei Deckbiss; Gerätedarstellung auf einem OK-Modell.

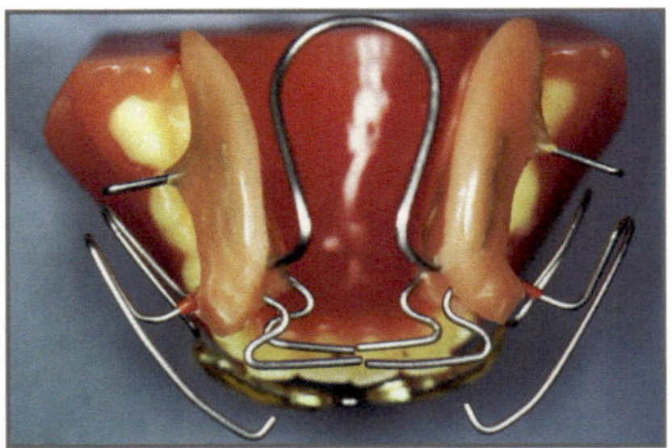

Abb. 13.35 Situation der Führungsdrähte bei Deckbiss; Gerätedarstellung auf einem UK-Modell.

13.7.12 Gestaltung und Verlauf des Gaumenbügels

Verwendet wird 1,2 mm starker harter Draht. Den palatinalen Verbindungsbogen für die lateralen Kunststoffsegmente bezeichnet G. Klammt in seinem Fachbuch und seinen Publikationen als Gaumenbügel. Fälschlicherweise wird dieser Gaumenbügel in Arbeiten über den EOA auch als Zungenbügel bezeichnet (während übrigens bei der Beschreibung des Bionators nach Balters der starre Zungenbügel oft fälschlicherweise als Coffin-Feder bezeichnet wird).

Dieser verläuft mit der Rundung im dorsalen Bereich des Gaumendachs, in einem der Situation entsprechendem möglichst großen Bogen, bis zur gedachten transversalen Verbindungslinie distal der Sechsjahrmolaren, in Richtung Prämolaren.

Im anterioren Bereich des Gaumens führt der Draht nach einem starken Knick zum etwa mittleren palatinalen Anteil des ersten Prämolaren (links und rechts) am Oberkiefer. Von dort geht der Draht in die Retention(en) über, die in den Acrylsegmenten verankert sind **(Abb. 13.21)**.

Wichtig ist, dass der Gaumenbügel so platziert werden soll, dass er etwa 1,5 mm vom Modell bzw. von der Schleimhaut absteht. Er soll die Zunge in ihrer Funktion nicht beeinflussen, sich aber auch während der Tragezeit nicht in die Schleimhaut einlagern können.

13.7.13 Darstellung des EOA in unterschiedlichen Modifikationen

Als Lehr- und Lernhilfe für den Elastisch-Offenen Aktivator mit seinen – jeweiligen Indikationen entsprechenden – unterschiedlichen Modifikationsmöglichkeiten, hatte Dr. Georg Klammt eine Modell- und Gerätemodifikations-Sammlung erstellt. Der Text zu den Abbildungen beruht großenteils auf persönlichen Hinweisen von Herrn Dr. G. Klammt. Der Gestaltung des interokklusalen Kunststoffanteils – im Seitenzahnbereich – entsprechend teilte Klammt seine Geräte in die Kategorie: EOA mit bzw. ohne Führungsflächen ein **(Abb. 13.20 und 13.21)**. Die Darstellung der EOA-Modifikationen ist auch dementsprechend aufgelistet.

Damit man die einzelnen Elemente des EOA mit seinen unterschiedlichen Modifikationsmöglichkeiten für eventuelle Kontrollzwecke nachvollziehen kann, soll auf **Tabelle 13.4** hingewiesen werden.

Protrudierte Front im OK retrudierde Front im UK distale Bisslage	Die oberen und unteren Labialbögen liegen inzisal der Kurvatur der Schneidezähne. Die lingualen Führungen liegen nahe der Scheimhaut, um die Schneidezähne nicht zu kippen **(Abb.13.36 und 13.37)**
Protrudierte Front im OK, untere Schneidezähne dürfen nicht protrudiert werden, distale Bisslage	Im Unterkiefer werden keine Drahtführungen, sondern linguale Pelotten verwendet, damit die Schneidezähne nicht kippen **(Abb 13.38 und 13.39)**
Deckbiss mit frontalem Engstand	In Oberkiefer wird ein geteilter Labialbogen angewendet. Die palatinalen Führungen liegen inzisal der Kurvatur, um die Bisshebung zu fördern und die Schneidezähne aus dem Steilstand aufzurichten. Das Lippenschild soll tief in der Umschlagfalte liegen und von der Schleimhaut abstehen. Bei breitbasigem Deckbiss kann ein oberes Lippenschild erfolgreich sein **(Abb. 13.40 und 13.41)**
Deckbiss ohne frontalen Engstand	Der obere Labialbogen wird ersetzt durch ein Lippenschild. Der untere Labialbogen steht sinngemäß etwas von den Schneidezähnen ab, sonst wie unter **Abbildungen 13.40 und 13.41**
Progener Formenkreis	Der untere Labialbogen und die palatinalen Führungsdrähte sollen den Frontzähnen gut anliegen. Lingual soll der Kunststoff abstehen. Im Oberkiefer wird ein Lippenschild eingesetzt, das von der Schleimhaut des Alveolarfortsatzes absteht und die Oberlippe abhält **(Abb. 13.42 und 13.43)**
Offener Biss	Beide Labialbögen liegen gingival der Kurvatur. Die Drahtschlingen hinter den Schneidezähnen sollen von diesen abstehen, ihre Einstellung nicht behindern und die Zunge abhalten **(Abb. 13.44 und 13.45)**
Bialveoläre Protrusion	Die Labialbögen liegen incisal der Kurvaturen. Die intraoralen Drahtschlingen stehen von der Zahnreihe ab **(Abb. 13.46 und 13.47)**

Tab. 13.4 Auflistung der Arbeitsschritte für Praxis und Labor

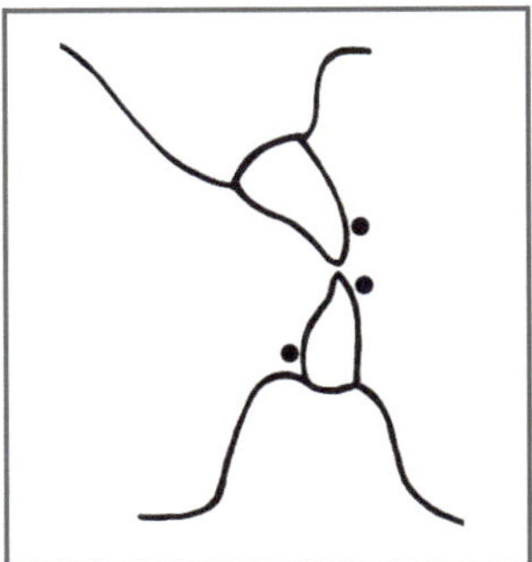

Abb. 13.36 Skizze zur Lage der Führungsdrähte bei Klasse II; protrudierte Front im OK und retrudierte Front im UK

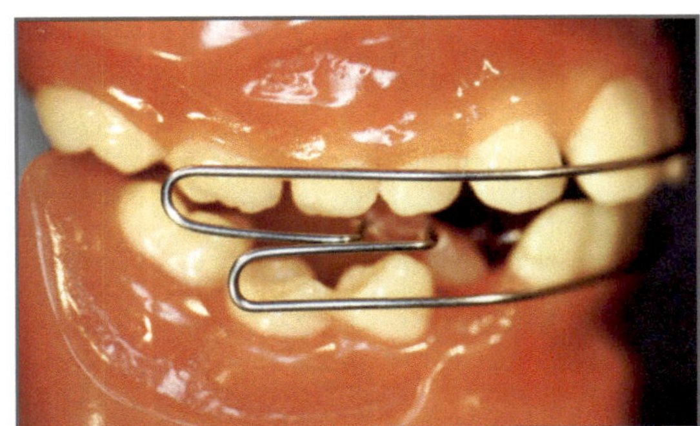

Abb. 13.37 Im Vergleich zu Abb. 13.36; Situation der Labialbögen am Modellpaar dargestellt.

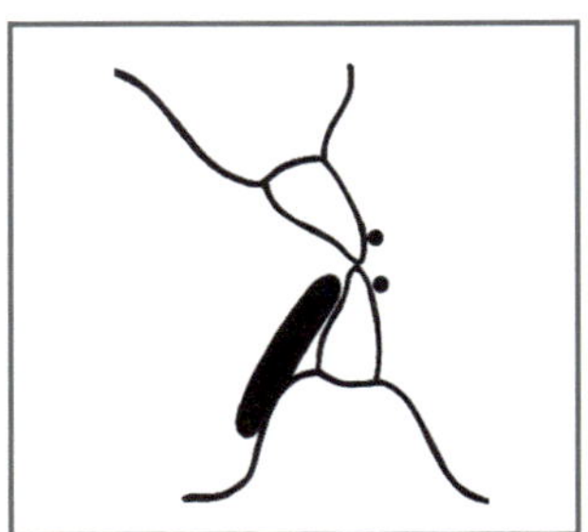

Abb. 13.38 Skizze zur Lage der Führungsdrähte bei Klasse II; protrudierte Front im OK, untere Schneidezähne dürfen nicht protrudiert werden.

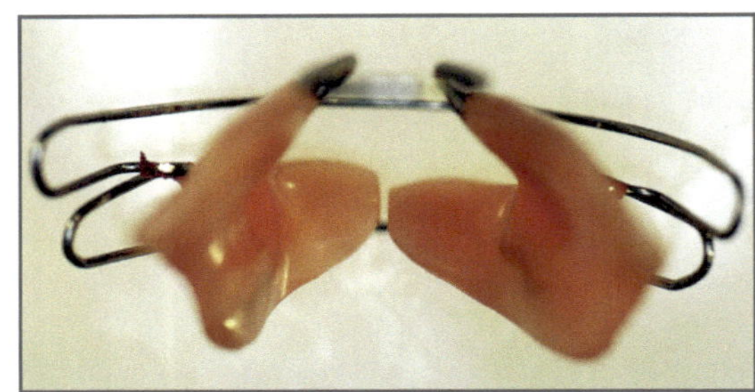

Abb. 13.39 Im Vergleich zu Abb. 13.38; dorsale Ansicht eines EOA mit lingualer Pelotte (getrennt) und Labo im OK und UK.

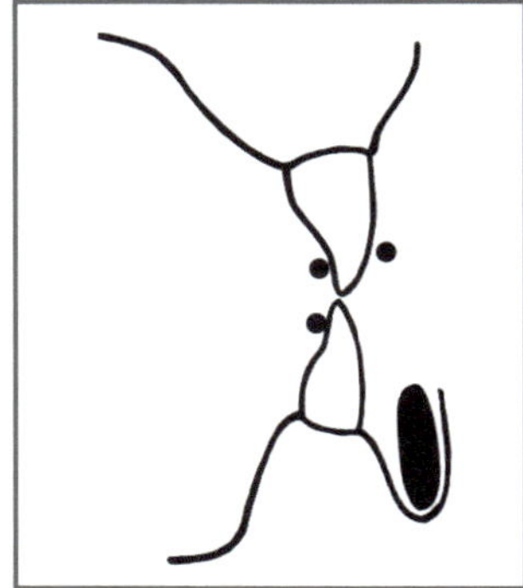

Abb. 13.40 Skizze zur Lage der Führungsdrähte bei Deckbiss mit frontalem Engstand

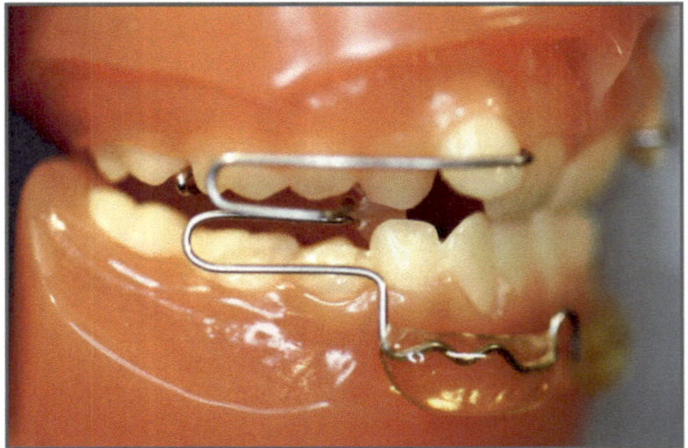

Abb. 13.41 Im Vergleich zu Abb. 13.40; Situation des geteilten Labo und der Lippenpelotten im UK am Modellpaar dargestellt.

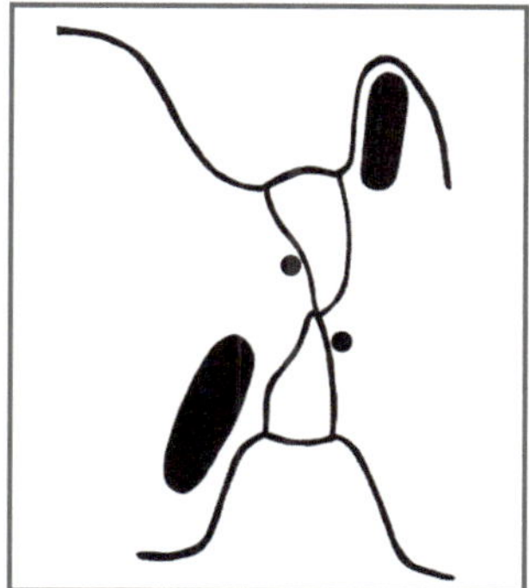

Abb. 13.42 Skizze zur Lage der Führungsdrähte bei Progenie

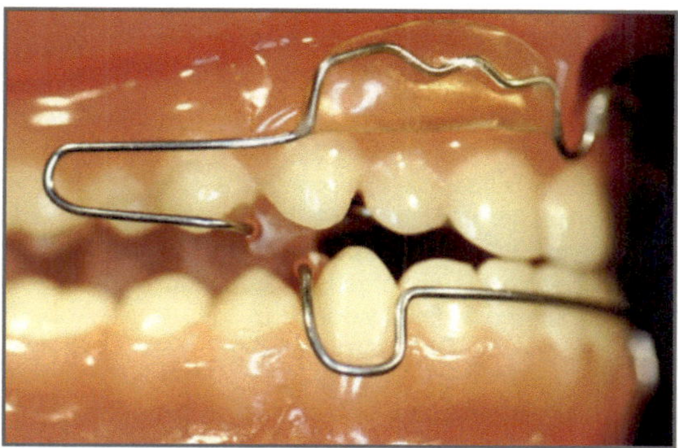

Abb. 13.43 Im Vergleich zu Abb. 13.42; Situation der Lippenpelotten im OK und des modifizierten Labialbogens mit U-Schlaufen im UK dargestellt.

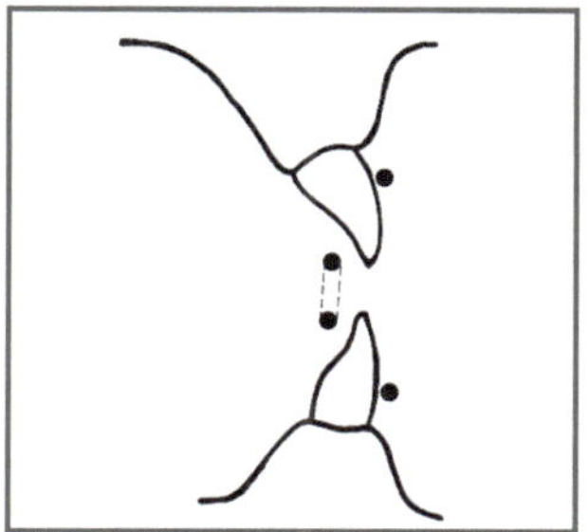

Abb. 13.44 Skizze zur Lage der Führungsdrähte bei frontal offenem Biss

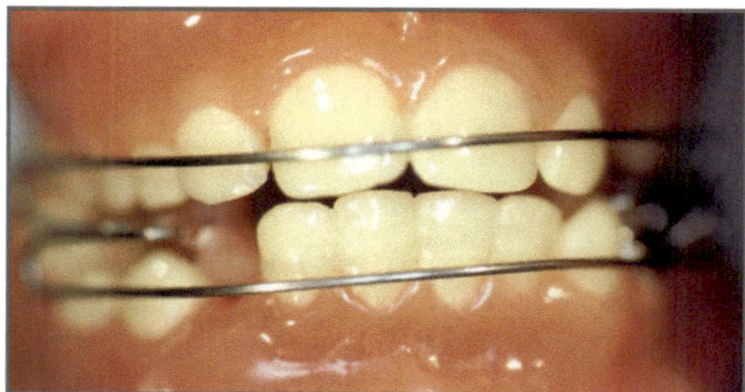

Abb. 13.45 Im Vergleich zu Abb. 13.44; frontale Ansicht eines EOA bei frontal offenem Biss mit Labo im OK und UK sowie *Zungengitter*.

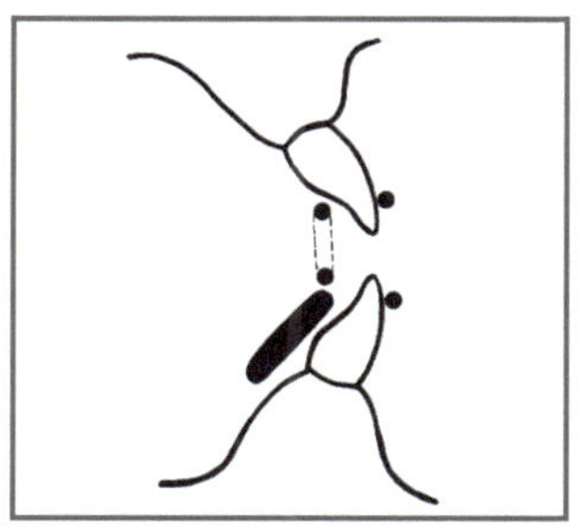

Abb. 13.46 Skizze zur Lage der Führungsdrähte bei bialveolärer Protrusion

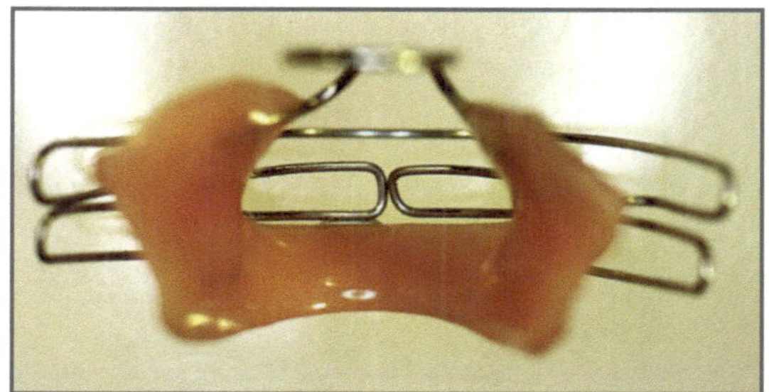

Abb. 13.47 Im Vergleich zu Abb. 13.46; dorsale Ansicht eines EOA mit Labo für den OK und UK; *Zungengitter* und lingualer nicht durchtrennter Pelotte im UK.

13.7.14 Darstellung einiger Konstruktionshinweise für den EOA

Die folgenden Konstruktionszeichnungen sind auf die Fallbeispiele bezogen, die vom EOA-Grundgerät hinsichtlich zusätzlicher bzw. modifizierter Elemente abweichen.

(Die Geräte zu den folgenden Abbildungen stammen aus einer Modell- bzw. EOA-Studien-Serie von Dr. Georg Klammt).

Deckbiss/permanentes Gebiss
EOA mit Führungsflächen
Elemente:
OK- Labo geteilt
Gaumenbügel
linguale Führungsdrähte im OK
linguale Führungsdrähte im UK
Lippenschild unten
Abb. 13.48 sowie Abb. 13.22, 13.34, 13.35, 13.58 und 13.59;

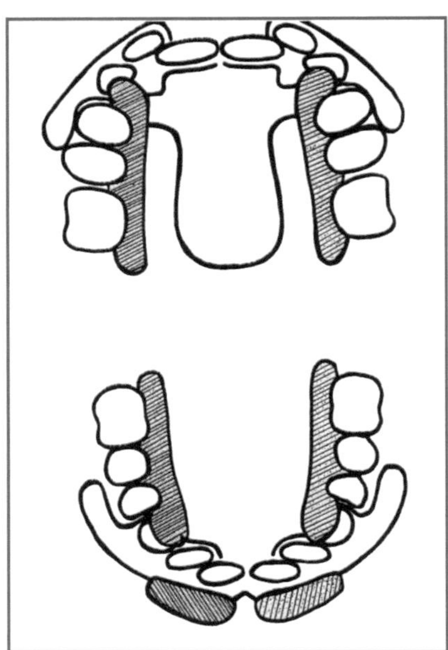

Abb. 13.48 Deckbiss/permanentes Gebiss; EOA mit Führungsflächen.

Bialveoläre Protrusion
EOA mit Führungsflächen
Elemente:
Klammt-Labo OK
Klammt-Labo UK
Gaumenbügel
linguale Pelotte nicht getrennt
linguale Pelotte hohlgelegt
Zungengitter
Abb. 13.49 sowie 13.22, 13.24, 13.46, 13.47, 13.62 und 13.63;

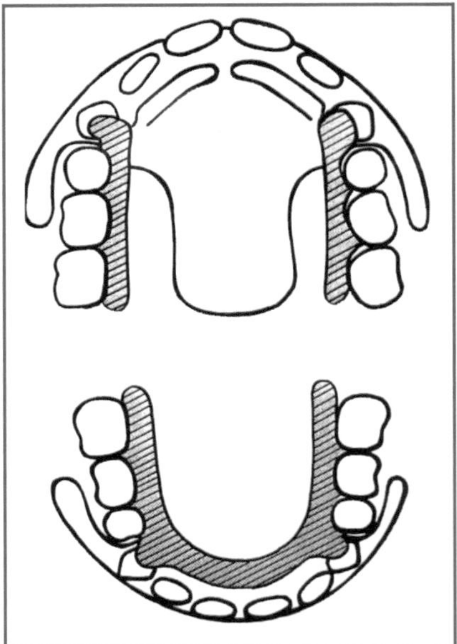

Abb. 13.49 Bialveoläre Protrusion; EOA mit Führungsflächen

Lateraler Kreuzbiss
EOA mit Führungsflächen
Elemente:
Klammt-Labo OK
Klammt-Labo UK
Gaumenbügel
linguale Führungsdrähte im OK
linguale Führungsdrähte im UK
Abb. 13.50 sowie 13.64 und 13.65;

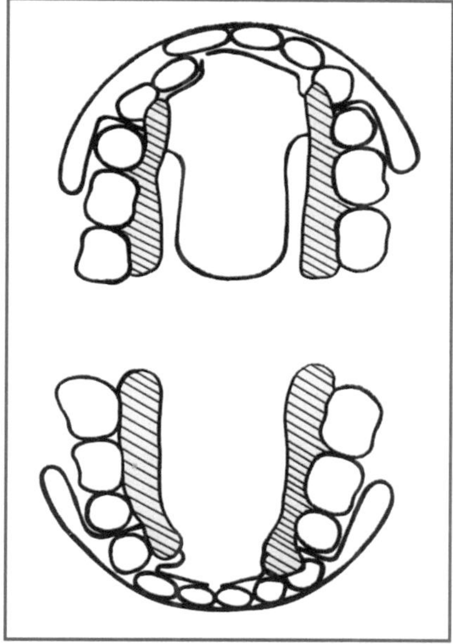

Abb. 13.50 Lateraler Kreuzbiss; EOA mit Führungsflächen

Progene Situation
EOA mit Führungsflächen
Elemente:
Unterer Labo mit U-Schlaufen
Gaumenbügel
Linguale Führungsdrähte im OK
Linguale Pelotte
getrennt und hohlgelegt
Lippenschild oben
Abb. 13.51 sowie 13.25, 13.33, 13.42, 13.43, 13.66 und 13.67;

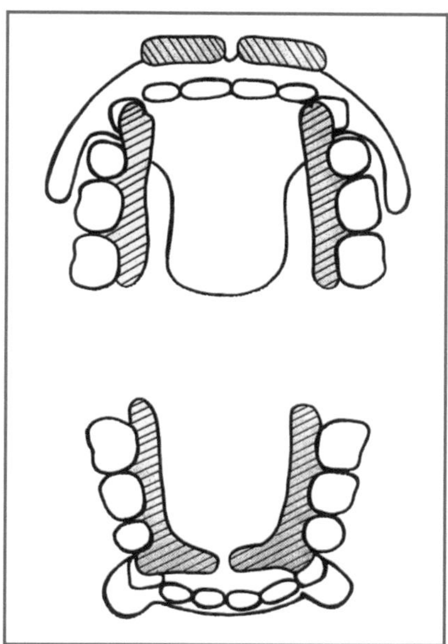

Abb. 13.51 Progene Situation; EOA mit Führungsflächen

Deckbiss/Wechselgebiss
EOA ohne Führungsflächen
Elemente:
OK-Labo geteilt
Gaumenbügel
linguale Führungsdrähte im OK
linguale Führungsdrähte im UK
Lippenschild unten
Aufhalter vor 16,26
Abb. 13.52 sowie 13.32, 13.40, 13.41, 13.70 und 13.72;

Protrusion der oberen Front
EOA ohne Führungsflächen
die unteren Schneidezähne sollen nicht protrudiert werden;
Elemente:
Klammt-Labo OK
Klammt-Labo UK
Gaumenbügel
linguale Pelotten getrennt
Mitnehmer 12 und 22
Abb. 13.53 sowie 13.72 und 13.73;

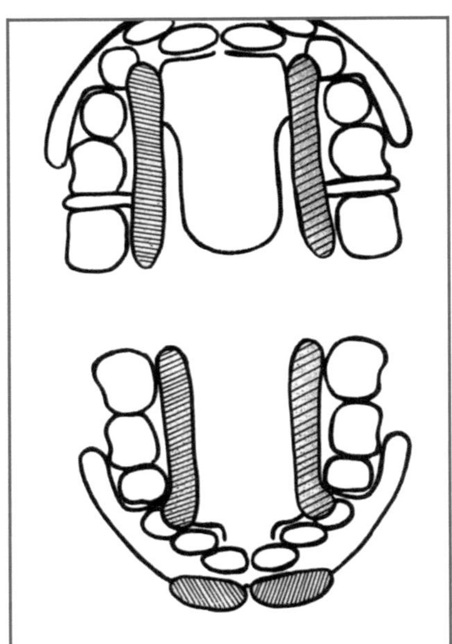

Abb. 13.52 Deckbiss/Wechselgebiss; EOA ohne Führungsflächen

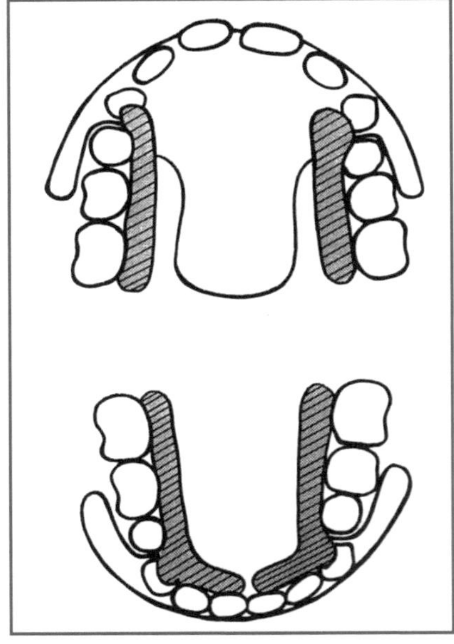

Abb. 13.53 Protrusion der oberen Front; die unteren Schneidezähne sollen nicht protrudiert werden, EOA ohne Führungsflächen

13.7.15 Weitere Modifikationen bzw. Gerätedarstellungen und Elemente des EOA mit Hinweisen für das Labor

EOA mit Führungsflächen
Gerätedarstellung Nr. 1:
Schmalkiefer mit Protrusion

Kl. II/1, Protrusion der oberen Schneidezähne

- Labo in Modifikation nach Klammt im OK und UK
- Gaumenbügel
- linguale Führungsdrähte im UK

Abb. 13.54 und 13.55.

Zu beachten: Der Unterkiefer hat bedingt durch den Konstruktionsbiss die Tendenz, in die ehemalige Distallage zurückzuweichen. Er wird durch die Führungsflächen in der neuen Position gehalten. Führungsdrähte hinter den unteren Schneidezähnen.

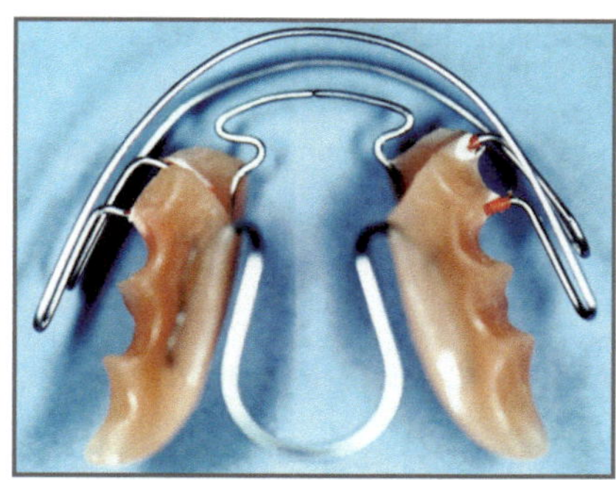

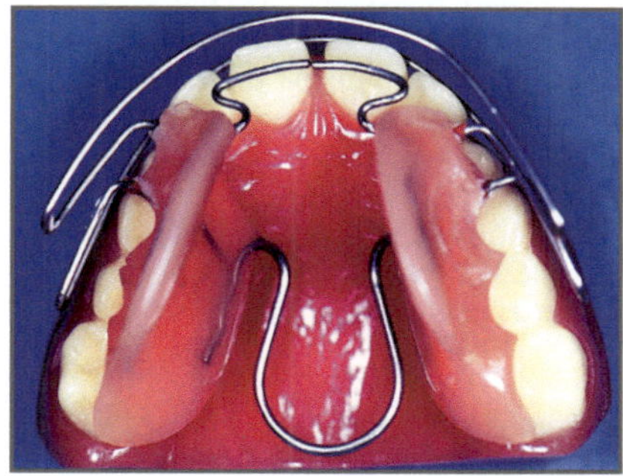

Abb. 13.54 und 13.55
Schmalkiefer mit Protrusion, EOA mit Führungsflächen

Gerätedarstellung Nr. 2:
Schmalkiefer, Distalbiss

Kl. II/1, Kompression, Distalbiss
Untere Incisivi sind durch der Zunge protrudiert

- Labo in Modifikation nach Klammt im OK und UK
- Gaumenbügel
- linguale Führungsdrähte im OK
- linguale Pelotten getrennt und hohlgelegt

Abb. 13.56 und 13.57.

Damit das Acrylat von den unteren Frontzähnen absteht, kann bei der Gerätestellung dieser Bereich mit Wachs ausgeblockt werden. Linguale Pelotten hohlgelegt!

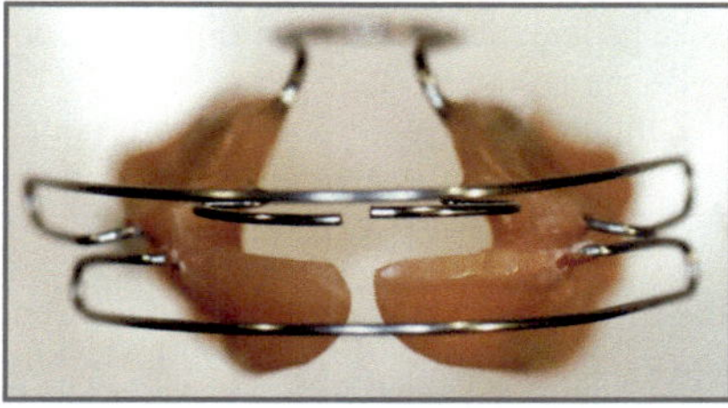

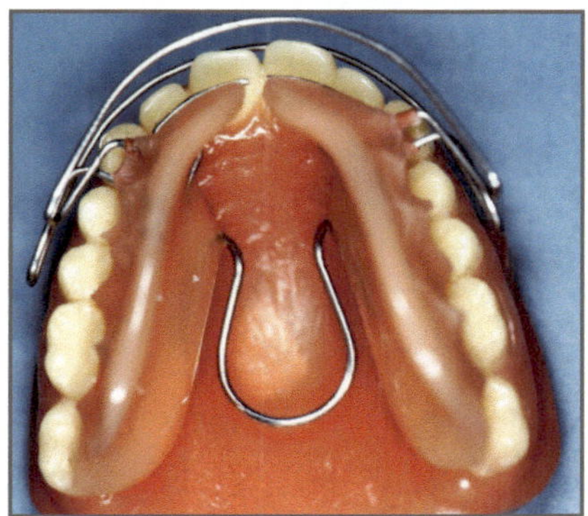

Abb.13.56 und 13.57
Schmalkiefer, Distalbiss, EOA mit Führungsflächen

Gerätedarstellung Nr. 3: Deckbiss
Kl. II/2
Prämolaren sind bereits vorhanden
- Labo in Modifikation nach Klammt (geteilt im OK)
- Gaumenbügel
- linguale Führungsdrähte im OK und UK
- Lippenschild in Modifikation nach Klammt im UK

Abb. 13.48, 13.58 und 13.59.

Beim Deckbiss ist vor allem eine sagittale Abstützung notwendig. Dementsprechend wird ein EOA mit Führungsflächen hergestellt. Klammt empfiehlt die Zahnkonturen am Modell etwas zu radieren, damit das Gerät dadurch eine exakte Führung bekommt. Der obere Labialbogen ist geteilt und umgreift die lateralen Schneidezähne von mesial. Im UK wird der EOA mit einem Lippenschild hergestellt.

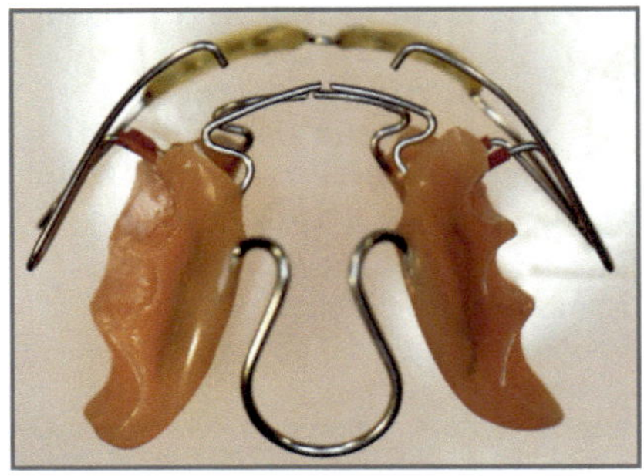

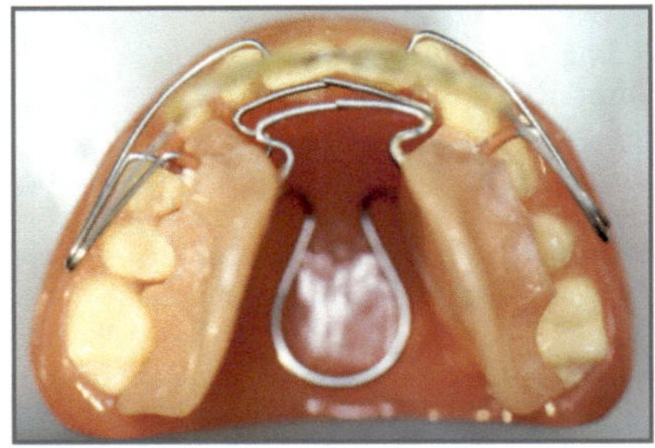

Abb. 13.58 und 13.59
Deckbiss, Prämolaren sind vorhanden, EOA mit Führungsflächen

Geräteherstellung Nr. 4: Offener Biss
Frontal offener Biss
- Labo in Modifikation nach Klammt im OK und UK
- Gaumenbügel
- keine lingualen Führungsdrähte und/oder Pelotten
- Zungengitter in Modifikation nach Klammt

Abb. 13.60 und 13.61.

Die Backenzähne können sich berühren. Darauf achten, dass es zu keiner Bisssperre kommt. Das Zungengitter soll den Kontakt der Zunge zu den Schneidezähnen verhindern. Dieser EOA darf nicht elastisch sein!

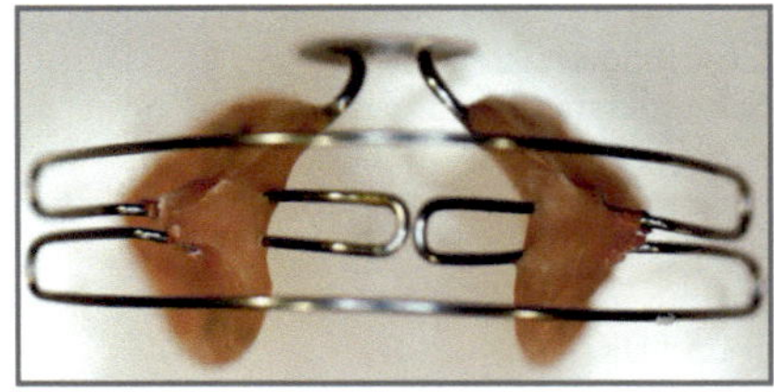

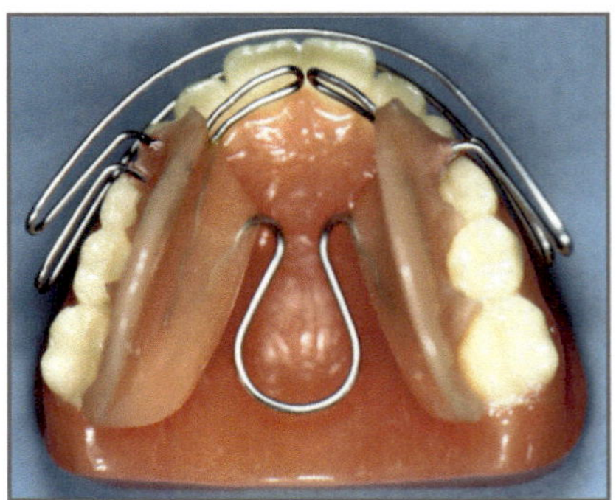

Abb.13.60 und 13.61
Frontal offener Biss, EOA mit Führungsflächen

Gerätedarstellung Nr. 5: Bialveoläre Protrusion
Durch Zungenpressen

- Labo in Modifikation nach Klammt im OK und UK
- Gaumenbügel
- Linguale Pelotten nicht getrennt, aber hohlgelegt
- Zungengitter in Modifikation nach Klammt im OK

Abb. 13.62 und 13.63.

Daher ist die Kunststoffbasis im anterioren Bereich des Unterkiefers im Vergleich zu anderen EOA-Modifikationen nicht getrennt. Grund: Vermutlich ist eine große Zunge mit starkem Zungendruck vorhanden. Dementsprechend wird ein modifiziertes Zungengitter in Form von zwei geteilten Drahtschlaufen im OK analog zum offenen Biss hergestellt. Im Schneidezahnbereich sowie im sublingualen Schleimhautanteil des Unterkiefers darf kein Kontakt zum EOA bestehen. Zur Geräteherstellung kann dieser Anteil des Modells mit Wachs ausgeblockt werden, um die entsprechende gleichmäßige Distanz – von UK-Frontzähnen sublingualem Schleimhautanteil – zu erreichen.

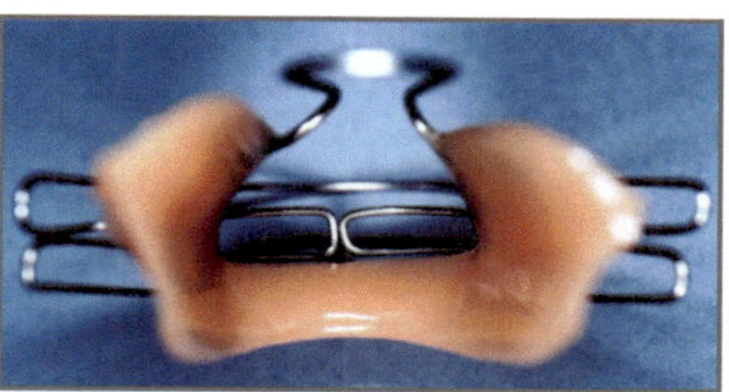

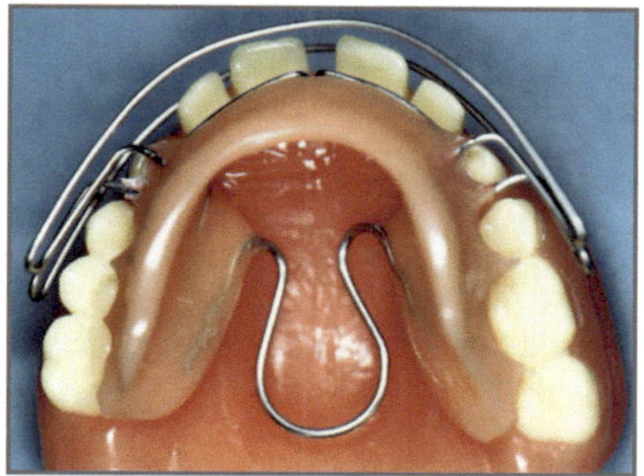

Abb. 13.62 und 13.63
Bialveoläre Protrusion, EOA mit Führungsflächen

Gerätedarstellung Nr. 6: Kreuzbiss rechts
Lateraler Kreuzbiss rechts

- Labo in Modifikation nach Klammt im OK und UK
- Gaumenbügel
- linguale Führungsdrähte im ersten Quadranten

Abb. 13.50, 13.64 und 13.65.

Der Konstruktionsbiss ist laut G. Klammt schwierig. Die Unterkiefermitte muss nach der anderen Seite orientiert werden. In diesem Fall wird der EOA mit Führungsflächen im Unterkiefer im Bereich des Kreuzbisses freigeschliffen bzw. hohlgelegt.

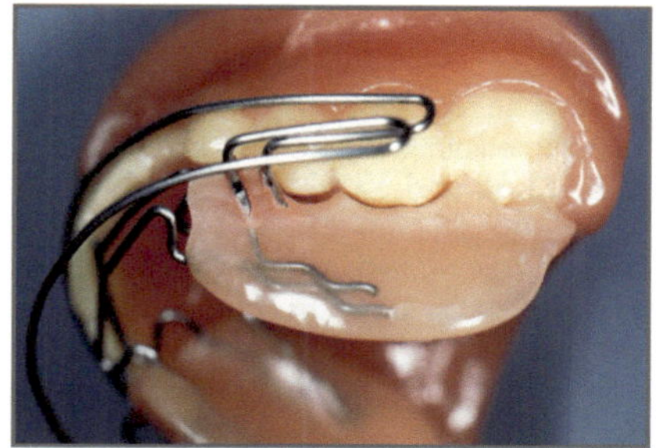

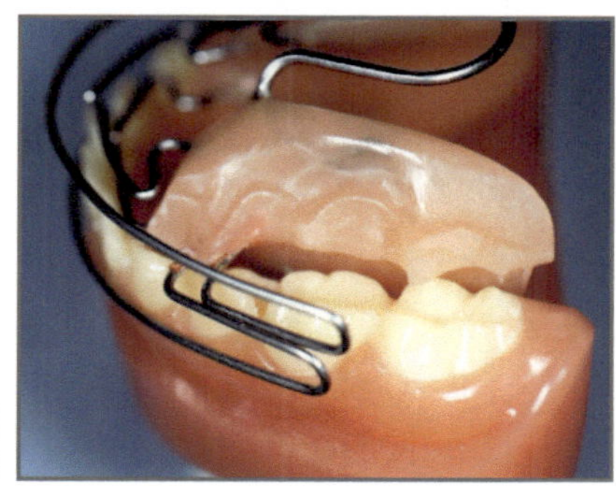

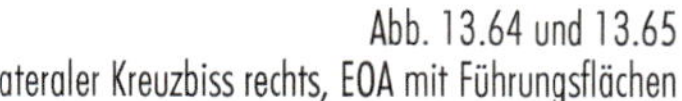
Abb. 13.64 und 13.65
Lateraler Kreuzbiss rechts, EOA mit Führungsflächen

Gerätedarstellung Nr. 7: Progene Situation
Kl. III
- Labo mit U- Schlaufen im UK (anliegend)
- Gaumenbügel
- linguale Führungsdrähte im OK
- linguale Pelotten getrennt und hohlgelegt
- Lippenschild oben

Abb. 13.51, 13.66 und 13.67.

Auf Empfehlung nach G. Klammt soll das obere Modell im Fixator zusätzlich zum Konstruktionsbiss sagittal um 1 mm nach anterior verschoben werden. Analog zur bialveolären Protrusion soll der Kunststoff im anterioren Bereich des Unterkiefers von der Schleimhaut und den Schneidezähnen abstehen (mit Wachs ausblocken). An den Schneidezähnen anliegender Labialbogen mit U-Schlaufen im UK.

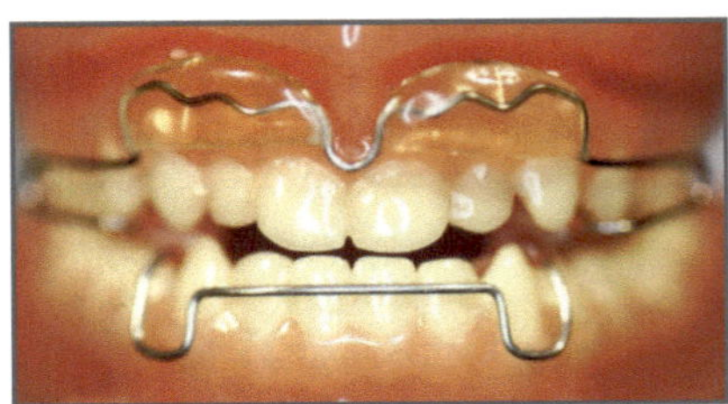

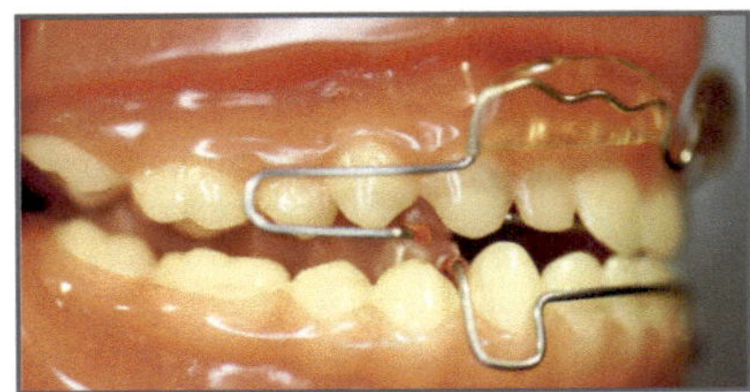

Abb. 13.66 und 13.67
Progene Situation, EOA mit Führungsflächen

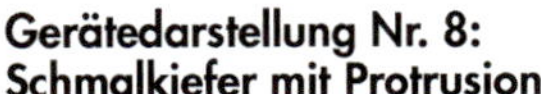

Gerätedarstellung Nr. 8: Schmalkiefer mit Protrusion
Kl. II/1, Protrusion der oberen Schneidezähne
- Labo in Modifikation nach Klammt im OK und UK
- Gaumenbügel
- linguale Pelotten getrennt

Abb. 13.68 und 13.69.

Durch die *acrylfreien* Areale- im bilateralen, interokklusalen Bereich muss zur Führung des Unterkiefers hinter den Schneidezähnen eine linguale Pelotte getrennt angebracht werden.

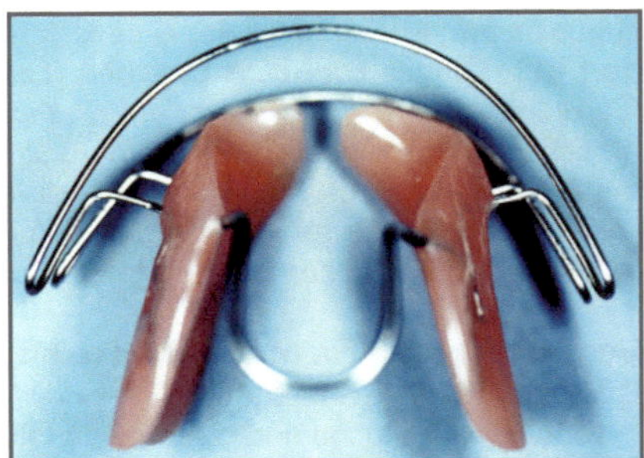

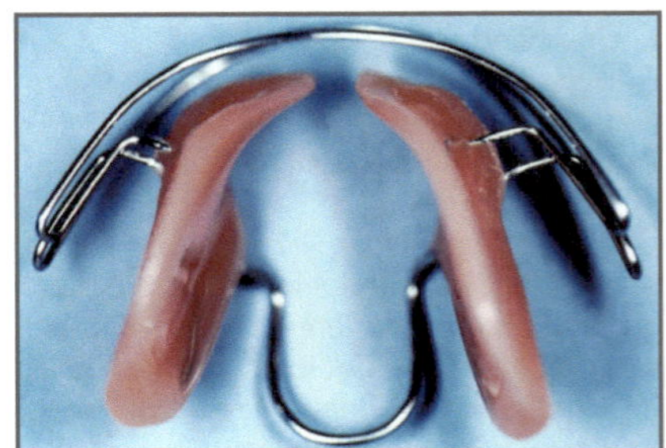

Abb. 13.68 und 13.69
Schmalkiefer mit Protrusion, Kl. II/1, EOA ohne Führungsflächen

Gerätedarstellung Nr. 9: Deckbiss

Kl. II/2
Wechselgebiss mit Milchmolaren

- Labo in Modifikation nach Klammt (geteilter OK)
- Gaumenbügel
- linguale Führungsdrähte im OK und UK
- Lippenschild unten
- Aufhalter vor 16 und 26

Abb. 13.52, 13.70 und 13.71.

Die Milchmolaren stehen noch. Zur sagittalen Abstützung werden nach G. Klammt die Distalflächen der zweiten Milchmolaren beschliffen. *Aufhalter* greifen in die jeweilige Rille mesial der Sechsjahrmolaren und stabilisieren die neue Bisslage.

Gerätedarstellung Nr. 10: Kompression, Protrusion, Distalbiss

Kl. II/1; Distalbiss um 1 Pb

- Labo in Modifikation nach Klammt im OK und UK
- Gaumenbügel
- linguale Pelotten (weil die unteren Frontzähne nicht protrudiert werden dürfen)
- Mitnehmer an 12 und 22

Abb. 13.72 und 13.73.

Die unteren Frontzähne stehen richtig. Sie dürfen in diesem Falle nicht protrudiert werden. Deshalb wird der EOA ohne Führungsflächen aber mit lingualen Pelotten hergestellt. Die Mitnehmer an 12 und 22 werden nach Einstellung der lateralen in den idealen Zahnbogen entfernt.

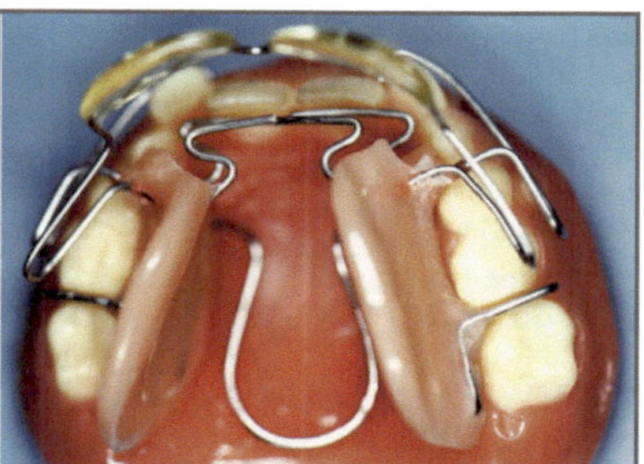

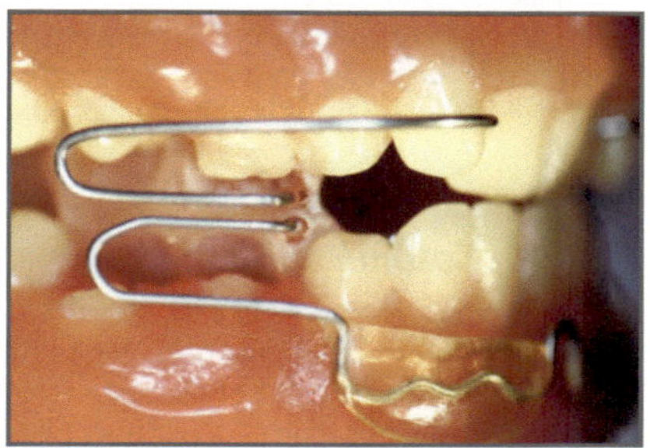

Abb. 13.70 und 13.71
Deckbiss-Wechselgebiss mit Milchmolaren, EOA ohne Führungsflächen

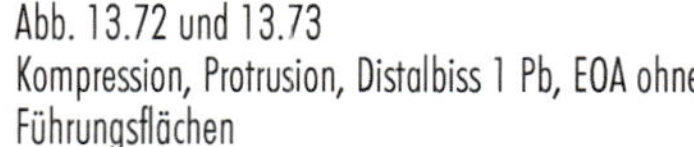

Abb. 13.72 und 13.73
Kompression, Protrusion, Distalbiss 1 Pb, EOA ohne Führungsflächen

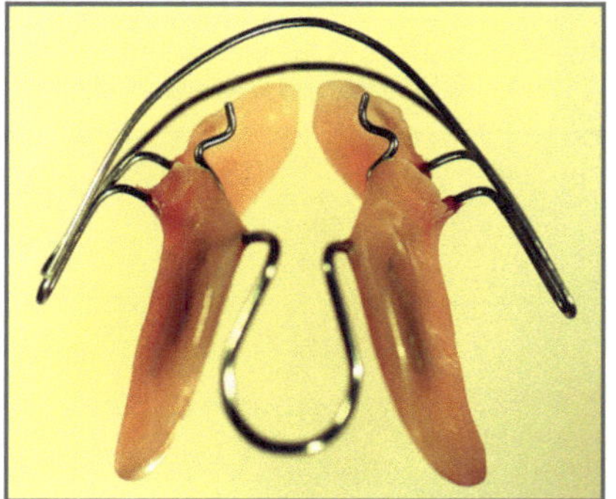

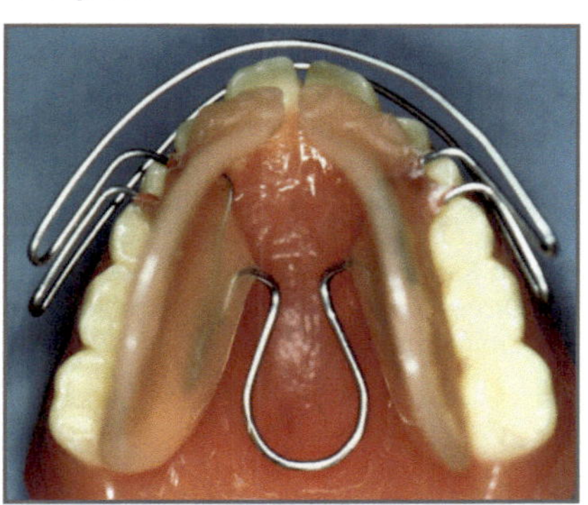

Gerätedarstellung Nr. 11:
Offenhalten einer Lücke für den zweiten Prämolaren

- Labo in Modifikation nach Klammt im OK und UK
- Gaumenbügel
- linguale Führungsdrähte im UK

Abb. 13.74 und 13.75.

Der EOA und Lückenhalter wird gleichzeitig getragen. Die Seite des EOA, an der der Lückenhalter ist, wird durch rückläufige Drähte bedingt ohne Führungsflächen, die Gegenseite mit Führungsflächen gestaltet. Frontale Abstützung durch linguale Führungsdrähte im UK.

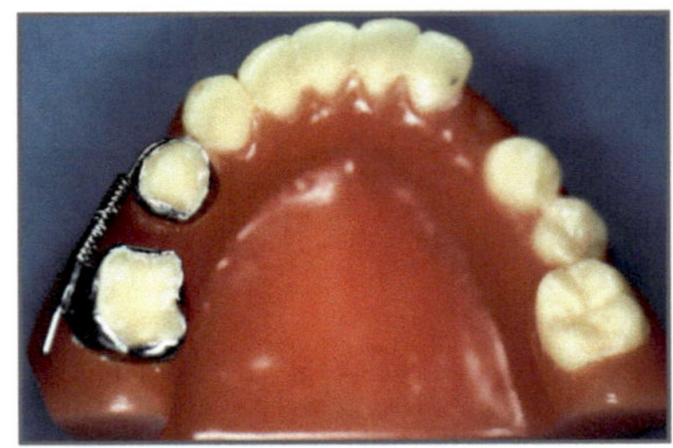

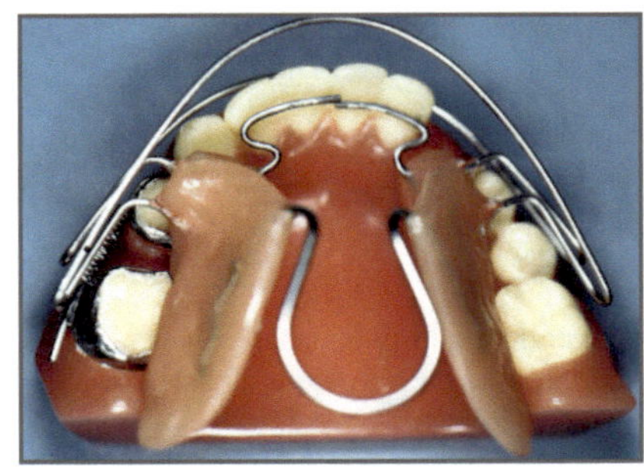

Abb. 13.74 und 13.75
Offenhalten einer Lücke für den zweiten Prämolaren, EOA ohne Führungsflächen

13.7.16 Zusammenfassung

Der Elastisch-Offene Aktivator, auch als EOA oder Klammt-Aktivator bekannt, zählt zu den funktionskieferorthopädischen Geräten und wurde aus dem Aktivator-Monoblock nach Andresen/Häupl zu einer patientenfreundlichen Apparatur mit besonders hoher Effizienz weiterentwickelt.

Zum Leistungsbereich des EOA zählen u. a.: Die Normalisierung der Bisslage, der mimischen Muskulatur und der Ästhetik. Alle oralen Funktionen, mit Ausnahme der Kautätigkeit, finden unter den neuen, im Konstruktionsbiss festgelegten Bedingungen statt. Die technische Herstellung ist unkompliziert. Bezüglich der großen Palette der Modifikationsmöglichkeiten ist jedoch eine interdisziplinäre Zusammenarbeit von Behandler und *Labor* unumgänglich. Theoretisches Wissen zur Thematik des EOA erleichtert nicht nur die Handhabung im Bezug zur Geräteherstellung, sondern auch die Freude am vollendeten von *beiden Seiten* durchdachten und für den Patienten hochwertigen Produkt. Die **Abbildungen 13.76 und 13.77** sind Originalaufnahmen von Dr. Georg Klammt und zeigen die Anordnung der Drahtelemente vor der Fertigstellung des EOA mit Kaltpolymerisat.

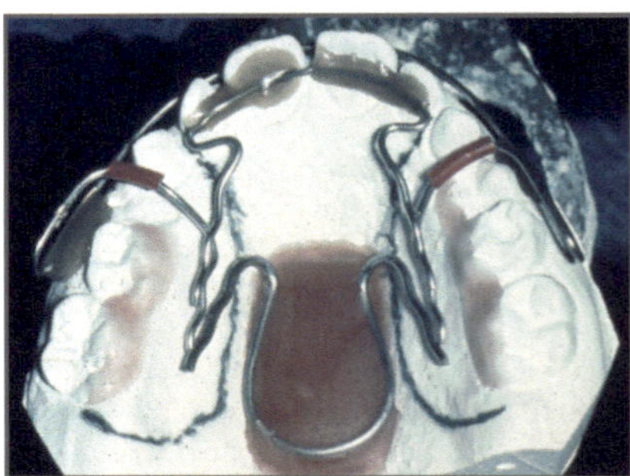

Abb. 13.76 Darstellung der fixierten Drahtelemente im OK nach einem original Beispielvon Dr. Klammt

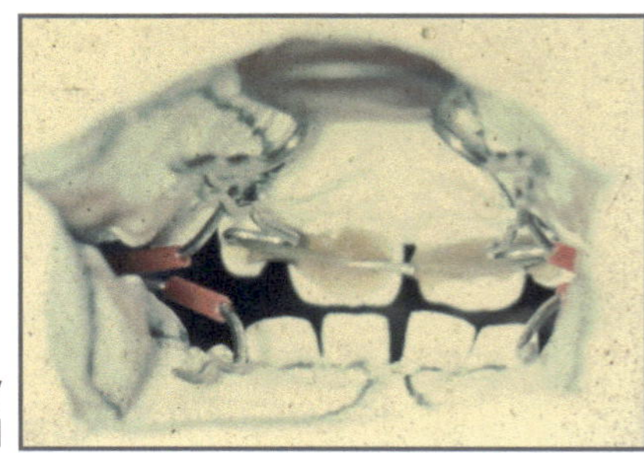

Abb. 13.77
Analog zur Abb. 13.76 ein Modellpaar von dorsal

13.8 Der Progenie-Aktivator mit der Schraube nach Weise

Der Progenie-Aktivator mit der Schraube nach Weise ist ein geteiltes, bimaxilläres Gerät, mit dem durch die spezielle Schraube eine sagittale Aktivierung möglich ist. Der Progenie-Aktivator wird mit zwei Labialbögen hergestellt, wobei der Labialbogen im Unterkiefer die Frontzähne tangiert, der Labialbogen für den Oberkiefer aber keinen Kontakt zu den Frontzähnen haben darf.

Die Kunststoffsegmente für den Ober- und Unterkiefer haben plane frontale und laterale Aufbissflächen. Beide Segmente sind durch die Schraube nach Weise miteinander verbunden. Die Schraube wird im Frontzahnbereich derart eingearbeitet, dass das aktivierbare Schraubensegment in der Oberkieferbasis verankert ist und eine parallele sagittale Verschiebung möglich ist.

Im Seitenzahngebiet müssen die intermaxillären und okklusalen Zahnflächen gut gefasst sein. Im Oberkiefer reicht der frontal plane Aufbiss bis zur inzisalen Kante der Frontzähne. Im Unterkiefer werden die Frontzähne auch inzisal-labial mit Kunststoff gefasst. Zur besseren Abstützung werden die Molaren im Ober- und Unterkiefer mit Abstützdornen versehen **(Abb. 13.79)**.

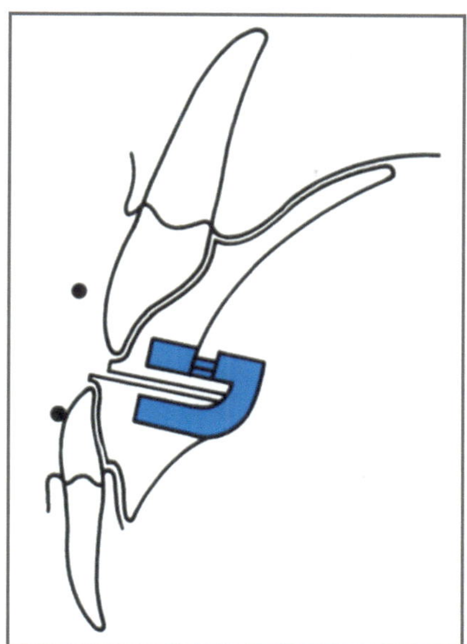

Abb. 13.79 Der Progenie-Aktivator mit der Schraube nach Weise

13.9 Der SKEL-Aktivator nach Ruhland

(Originalmanuskript Dr. Ruhland)

Der skelettierte elastische Aktivator (SKEL-Aktivator) wird von uns etwa seit dem Jahre 1966 mit Erfolg verwendet. Das Gerät und seine Indikation wurde in *Fortschritte der Kieferorthopädie*, Band 29, bereits besprochen **(Abb. 13.80)**.

Um eine rationelle Herstellung des SKEL-Aktivators zu erreichen, schien es sinnvoll, die Einzelteile serienmäßig vorzubiegen.

Die **Abbildung 13.81** zeigt die verwendeten Elemente des SKEL-Aktivators mit den entsprechenden Drahtstärken. Für alle Teile werden Drähte von der Qualität *federhart* verwendet. Um die Einzelteile in stets gleicher Größe vorbiegen zu können, wurde eine kräftige Hohlkehlzange (Plier Nr. 001-650, Dentaurum) entwickelt **(Abb. 13.82)**.

Die Zange hat drei Führungen mit Radien verschiedener Größe und ist für Drahtstärken bis zu 1,1 mm Durchmesser geeignet. Dadurch ist es möglich, Coffinfedern (großer oder mittlerer Radius) und U-Schlaufen (mittlerer oder kleiner Radius) in gleicher Größe serienmäßig vorzubiegen.

Aus einer statistischen Untersuchung der Zahnbogenlängen unserer Patienten wurde für die jeweilige Zahngröße (SI 28 bis 36) die entsprechende Labialbogengröße ermittelt **(Abb. 13.83)**. Dabei lassen sich kleinere Längendifferenzen bei Zwischengrößen leicht in den U-Schlaufen korrigieren. Die Coffinfedern werden stets in gleicher Größe vorgebogen und dem Kiefer angepasst.

Die Kiefermodelle werden wie üblich mit einem Konstruktionsbiss in den Artikulator

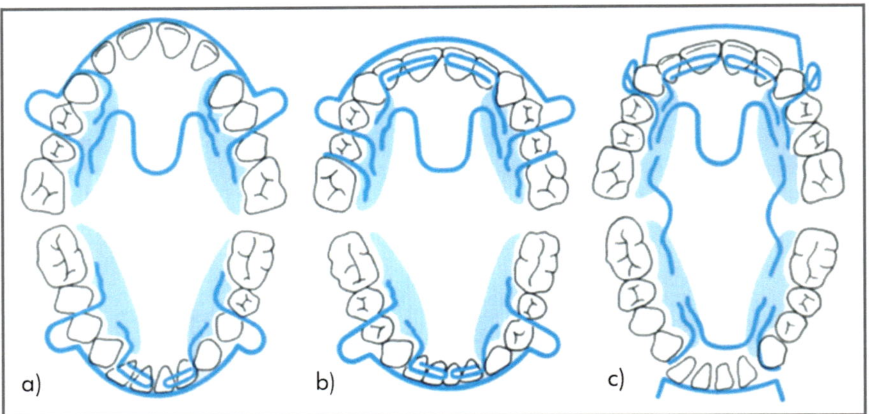

Abb. 13.80 a) Der SKEL-Aktivator nach Ruhland Typ II/1; b) Der SKEL-Aktivator nach Ruhland Typ II/2; c) Der SKEL-Aktivator nach Ruhland Typ III

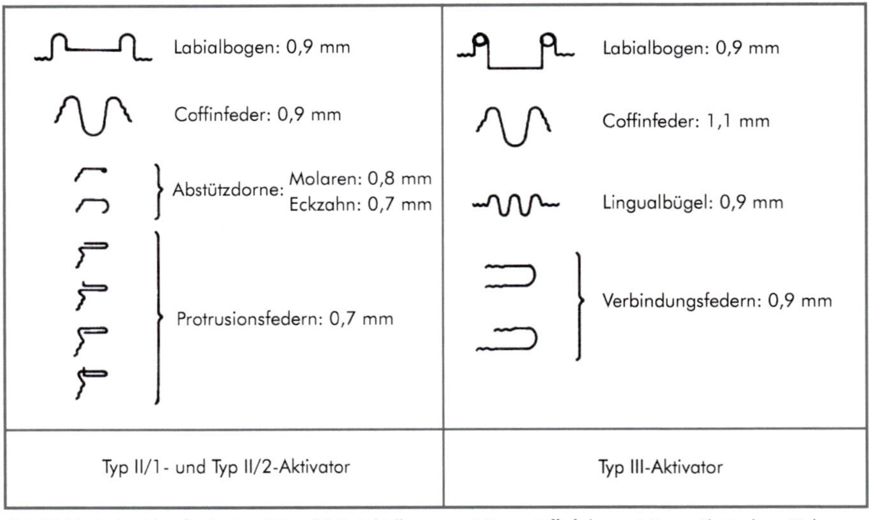

Abb. 13.81 Drahtstärken für den Typ II/1 und II/2: Labialbogen = 0,9 mm; Coffinfeder = 0,9 mm; Abstützdorne/Molaren = 0,8 mm; Abstützdorne/Eckzähne = 0,7 mm; Protrusionsfedern = 0,7 mm. Drahtstärken für den Typ III: Labialbogen = 0,9 mm; Coffinfeder = 1,1 mm; Lingualbügel = 0,9 mm; Verbindungsfedern = 0,9 mm.

Abb. 13.82
Die Ruhland-Zange

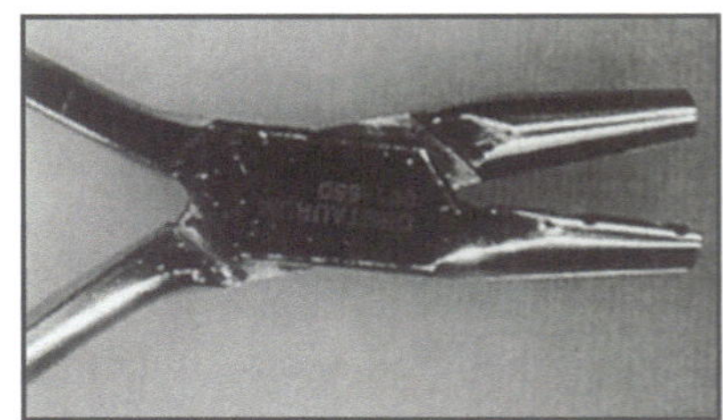

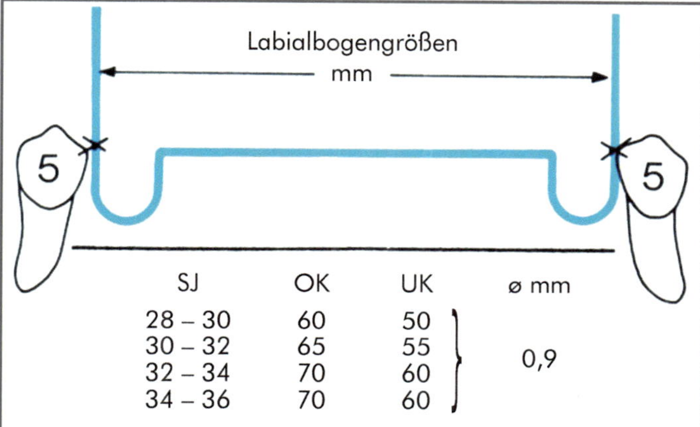

SJ	OK	UK	ø mm
28 – 30	60	50	0,9
30 – 32	65	55	
32 – 34	70	60	
34 – 36	70	60	

Abb. 13.83 Darstellung eines Labialbogens mit Tabelle

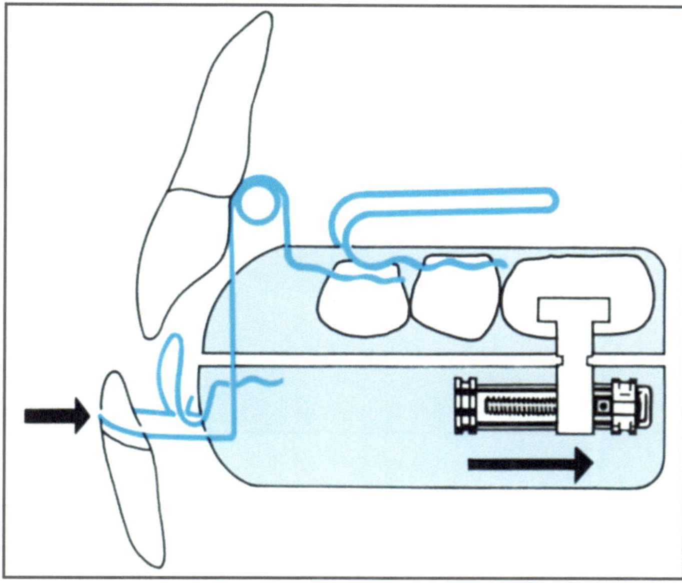

Abb. 13.84 SKEL-Aktivator Typ III nach Ruhland (Progenieschraube Nr. 135 1710) zum sagittalen Nachstellen des UK-Segments nach dorsal

montiert. Wir verwenden dabei einen niedrigen Konstruktionsbiss mit einem Interokklusalabstand in der Vertikalen bei den ersten Molaren von ca. zwei bis drei Millimetern. In der Sagittalen wird auf Neutralokklusion eingestellt.

Die vorgelegten Drahtelemente lassen sich gut anpassen und mit Wachs fixieren. Die Flügel des Aktivators werden danach sehr zierlich mit selbsthärtendem Kunststoff aufmodelliert.

Die **Abbildung 13.84** zeigt den SKEL-Aktivator Typ Klasse III nach Ruhland mit einer eingebauten Progenieschraube nach Leger-Sörensen (Forestadent).

Die angegebene Verbindungsfeder zwischen dem OK-Teil und dem UK-Teil bei dem SKEL-Aktivator Klasse III wurde hier durch ei-

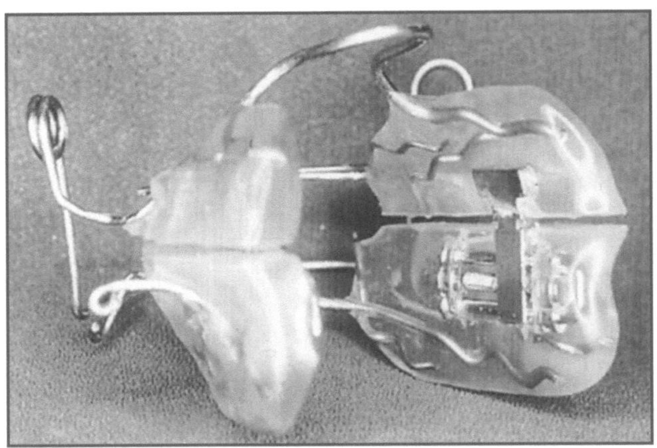

Abb. 13.85
Der SKEL-Aktivator Typ III mit Progenieschrauben von dorsal

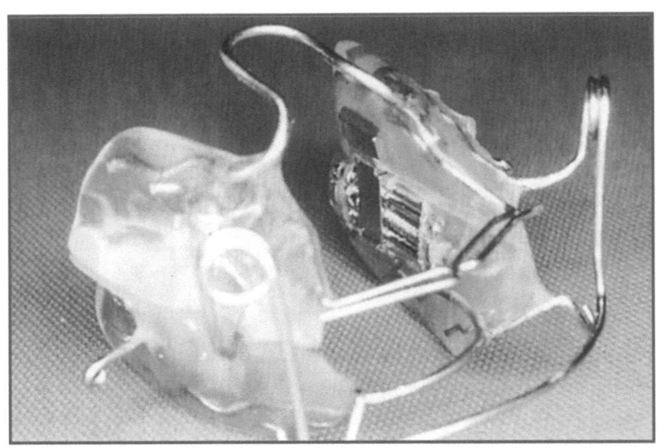

Abb. 13.86
Der SKEL-Aktivator Typ III mit Progenieschrauben von frontal

ne Progenieschraube ersetzt. Diese Schraube ermöglicht ein einfacheres und gleichmäßiges Nachstellen des UK-Segments nach dorsal **(Abb. 13.85 und 13.86)**. Zum Einbau der Progenieschraube muss eine Metallschablone verwendet werden, die einen parallelen Einbau beider Schrauben gewährleistet. Gleichzeitig wird durch das Einlegen der Schablone der OK-Teil vom UK-Teil von vornherein sauber getrennt. Dadurch entfällt das nachträgliche horizontale Durchschneiden des Aktivators, was nie so einwandfrei und sauber zu schaffen war, wie es die Schablone ermöglicht. Bei sehr schwierigen Kieferverhältnissen muss man allerdings wieder auf die Verbindungsfeder zurückgreifen. Das gilt vor allem, wenn der Zahnbogenverlauf nach mesial stark konvergiert **(Abb.13.87 und 13.88)**.

Das beschriebene Verfahren spart Zeit und erlaubt es, eventuell beschädigte Teile auszuwechseln.

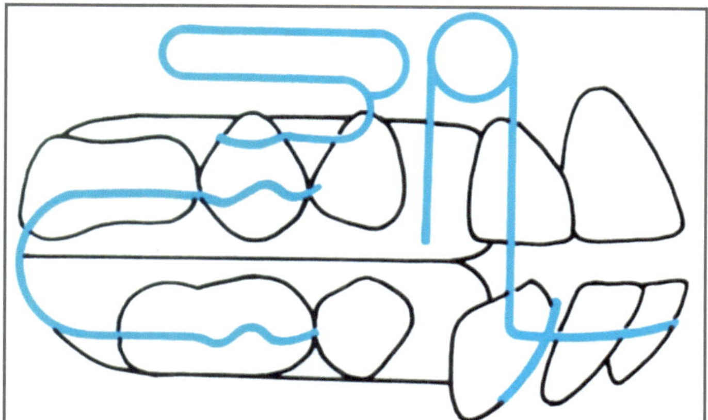

Abb. 13.89
Der SKEL-Aktivator Typ III nach Ruhland mit Verbindungsfedern zwischen OK-und UK-Segment

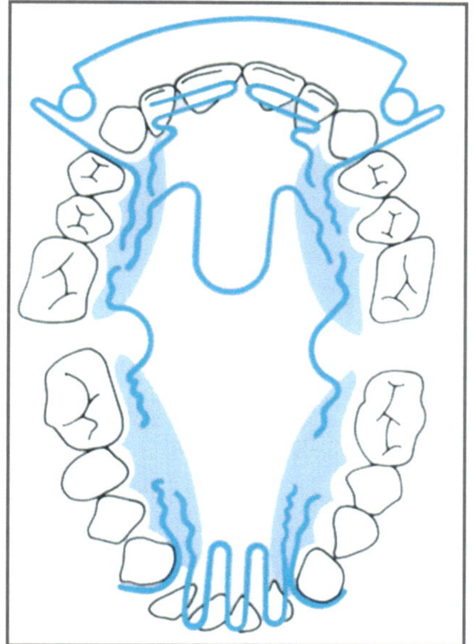

Abb. 13.90 Der SKEL-Aktivator Typ III nach Ruhland mit Verbindungsfedern

13.10 Der Harvold/Woodside-Aktivator

Charakteristisch für diesen Aktivator ist die enorme Bisssperre, die bis zu 20 mm betragen kann. Die Frontzähne des Ober- und Unterkiefers werden inzisal durch einen Aufbiss und labial durch ein Kunststoffschild abgestützt. Das Labialschild soll eine Labialkippung der Frontzähne verhindern. An der Oberkieferbasis wird der Kunststoff im anterioren Bereich der Frontzähne ausgespart, falls die OK-Frontzähne retrudiert werden sollen. Dazu ist der Aktivator noch mit einem Labialbogen für die OK-Frontzähne ausgestattet **(Abb. 13.91)**. Charakteristisch für

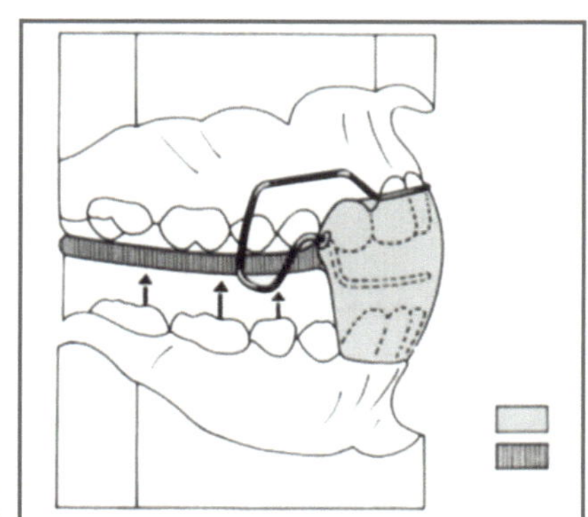

Abb. 13.91
Der Harvold/Woodside-Aktivator mit Frontalschild und Aufbiss für die OK-Seitenzähne

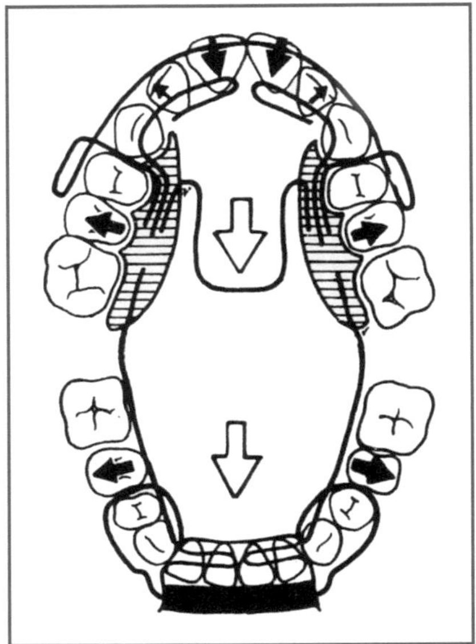

Abb. 13.92 Typ *A* Standard-Gerät

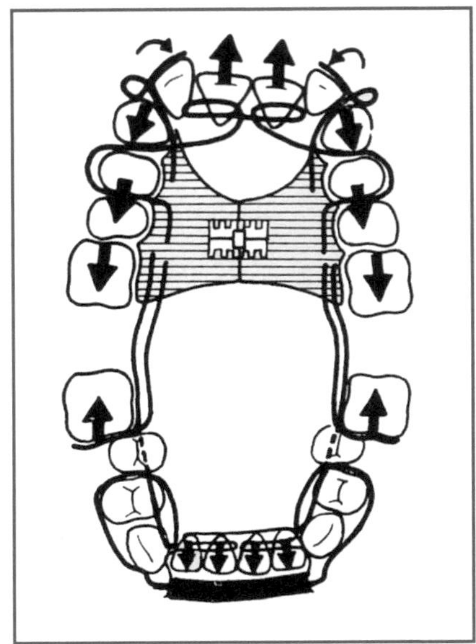

Abb. 13.93 Typ *B* Deckbiss-Gerät

diesen Aktivator ist auch die Gestaltung der Kunststoffbasis im Seitenzahnbereich. Die oberen Seitenzähne werden durch einen glatten seitlichen Aufbiss gehalten. Eingeschliffen wird der Aktivator an den unteren Seitenzähnen.

13.11 Gebissformer nach Bimler

Ein Beitrag von Barbara Bimler
Es gibt drei Typen von Bimler-Geräten **(Abb. 13.92, 18.93 und 13.94)**. Ich würde sagen, dass für 90 % der Patienten der Standard-Typ *A* richtig ist **(Abb. 13.95)**.

13.11.1 Typen-Einteilung

Die bereits erwähnten drei Typen A, B und C werden theoretisch ausschließlich nach der Stellung der Frontzähne eingeteilt, die Molaren-Relation ist dabei ganz nebensächlich.

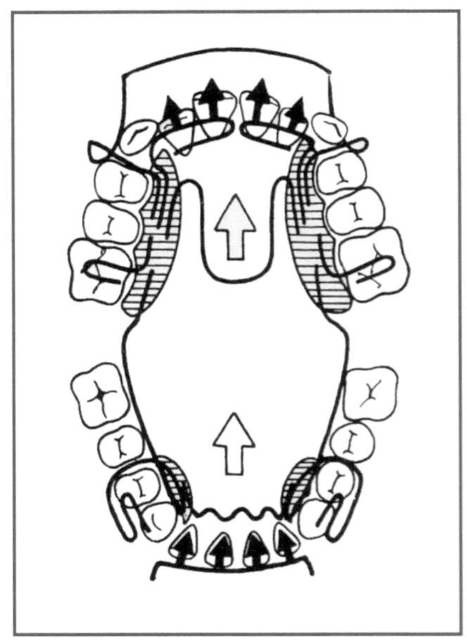

Abb. 13.94 Typ *C* Kreuzbiss-Gerät

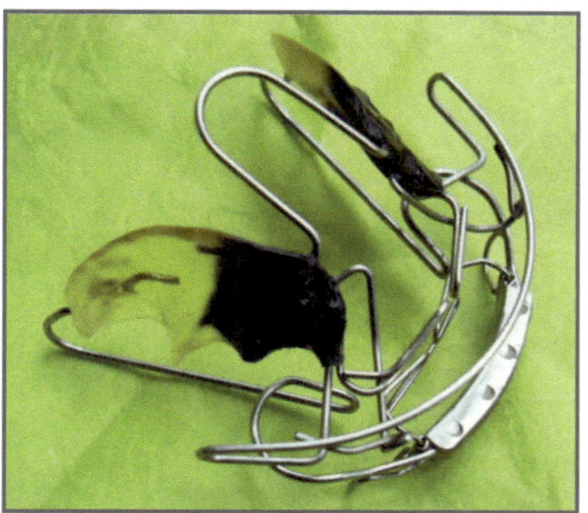

Abb. 13.95 Ein original Bimler-Gerät

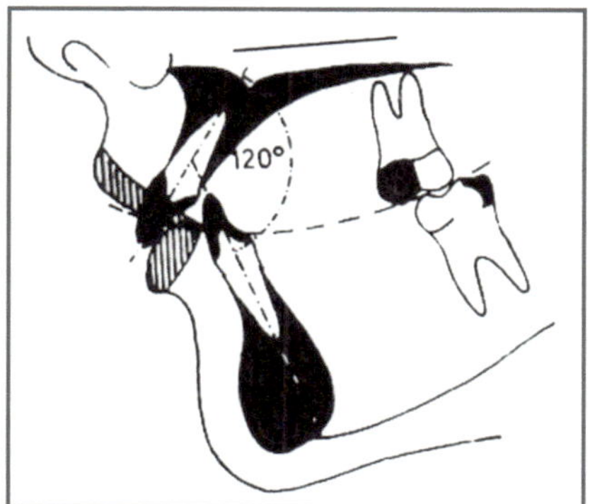

Abb. 13.96 Bisslage mit tiefen Biss (Dachbiss)

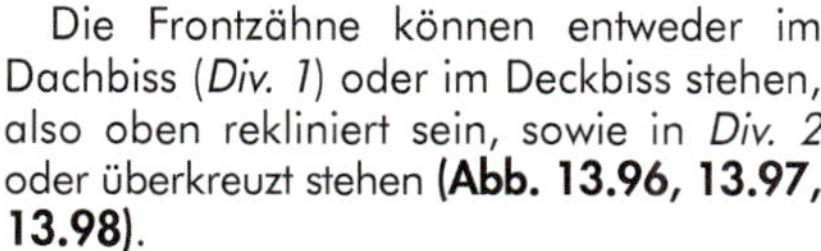

Die Frontzähne können entweder im Dachbiss (*Div. 1*) oder im Deckbiss stehen, also oben rekliniert sein, sowie in *Div. 2* oder überkreuzt stehen **(Abb. 13.96, 13.97, 13.98)**.

Dabei wird im Wechselgebiss alles, was eine positive sagittale Stufe hat, mit einem A-Typ behandelt, der Deckbiss-Typ B kommt nur im bleibenden Gebiss zum Einsatz. Deckbiss im Wechselgebiss reagiert besser auf den A-Typ als auf den B-Typ. Aber: *Wenn der Zahnarzt anderer Meinung ist, wird er schon wissen warum, er soll schließlich damit klarkommen.*

Im Zweifelsfall soll man immer den A-Typ vorziehen, weil der in der Handhabung für die Patienten und die Behandler am einfachsten und übersichtlichsten ist und am wenigsten Überwachung erfordert. Er wird auch üblicherweise nach der *aktiven* Korrektur von Deck- und Kreuzbissen mit B- bzw. C-Apparaten zur Retention eingesetzt.

13.11.2 Konstruktionsplan

Praktisch heißt das: Wenn die Modelle im Labor eintreffen, müssen wir zunächst die natürliche Okklusion feststellen. Hoffentlich hat die Praxis einen Wachs-Biss beigelegt, und zwar keinen Konstruktionsbiss. Diese natürliche, pathologische Bisslage muss möglichst deutlich außen am Modell im Molarenbereich markiert werden. Wenn die Biss-

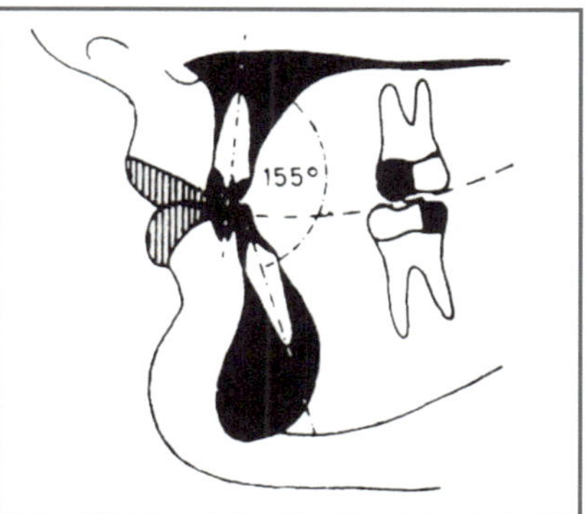

Abb. 13.97 Bisslage mit Deckbiss

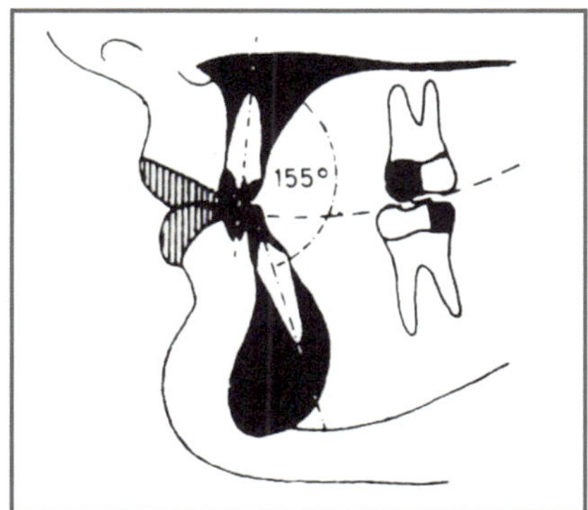

Abb. 13.98 Progene Bisslage

lage zweifelsfrei feststeht, können wir die Frontzahn-Relation feststellen. Markieren Sie auch die Mittellinie, innen und außen, auf den Modellen!

Das Modell-Analyseblatt nach Bimler kann jedem helfen, selbst eine kleine Analyse und die Konstruktionszeichnung zu erstellen. Am einfachsten werden die Okklusionsflächen kopiert und gleichzeitig als Arbeitsunterlage und als Dokumentation verwendet **(Abb. 13.99)**. Die Modelle werden nach den Pontschen Messpunkten ausgerichtet, deren Werte auf dem Analysepapier aufgedruckt sind und somit auf den ersten Blick eine Übersicht zu Engstand oder Protrusion geben. Die kleinen *Fragen* am Rand helfen, fehlende oder rotierte Zähne von Anfang an zu bemerken und nicht erst bei Ausarbeiten des Kunststoffs, wenn es quasi zu spät ist. Ebenso hilft die Konstruktionszeichnung auf der individuellen Kaufläche, Besonderheiten des speziellen Falls rechtzeitig zu erkennen und zu berücksichtigen.

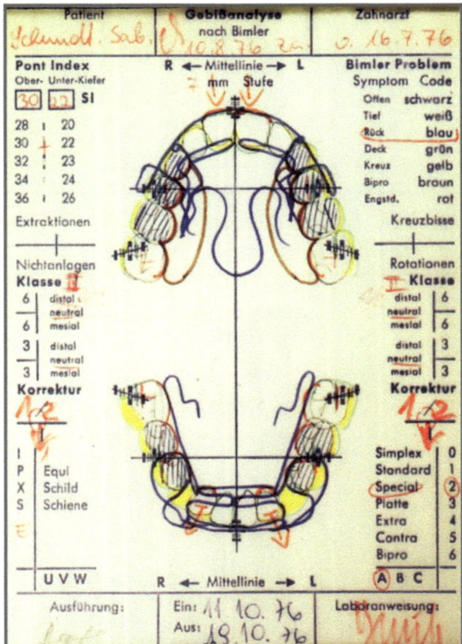

Abb. 13.99 Okklusionsfläche mit Modellanalyse: Die Konstruktionszeichnung direkt auf der Kopie der Okklusion kann einem manchen Fehler ersparen.

13.11.3 Grundausstattung des Bimler-Standard-Geräts im Oberkiefer

Zur Grundausstattung des Bimler-Standard-Gerätes gehören im Oberkiefer

- der Labialbogen A[1]
- die Frontalfedern F
- die Coffinfeder R,

und im Unterkiefer

- die dorsalen *U-Bögen*
- die Frontalschiene S und
- die Lingualschlaufe L **(Abb.13.100)**.

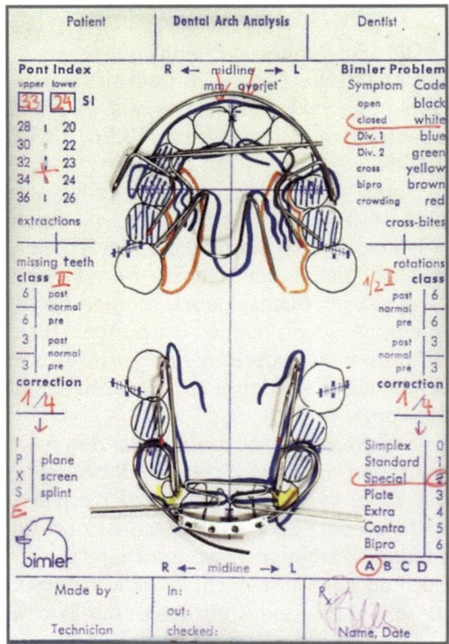

Abb. 13.100 Fertigteile: Die Fertigteile in den richtigen Größen erlauben eine schnelle, einfache und sichere Herstellung.

Die Modelle brauchen keine besondere Bearbeitung oder Vorbereitung, sie müssen

[1] Die Großbuchstaben beziehen sich auf die Kurzbezeichnungen dieser Teile in unserem Katalog, wie sie auch in einigen Veröffentlichungen verwandt werden.

nicht einmal besonders gut sein. Auffällige Blasen oder Beulen soll man natürlich radieren. Wenn der Zahnarzt einen Konstruktionsbiss mitgeliefert hat, ignorieren wir ihn, denn das Bimler-Gerät kann mit der darin üblichen großen Biss-Öffnung nicht arbeiten.

Artikulator und Bisslage

Die Bimler-Geräte können dank der Fertigteile gut in Mengen- oder Gruppenproduktion erstellt werden. Hier ist der speziell entwickelte Bimler-Artikulator hilfreich **(Abb. 13.101)**. Mit seiner Schwenk-Achse können Klapp-Bewegungen ausgeführt werden. Der Artikulator ist leicht auseinanderzunehmen und gestattet den Zugang zum Modell von hinten. Dabei ist er einfach und unaufwändig.

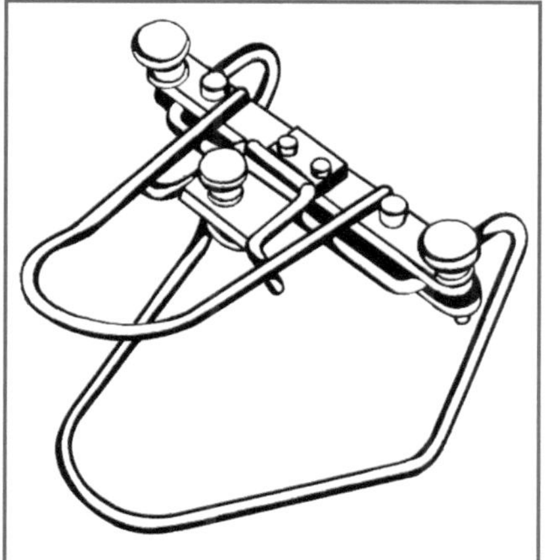

Abb. 13.101 Artikulator: Mit den äußeren Schrauben wird der Oberteil festgestellt oder gelockert, damit er verschoben werden kann; die mittlere Schraube hebt ihn an, was zum Überstellen von frontalen Kreuzbissen nötig ist.

Die gegeneinander beweglichen Artikulatorteile werden in eine ungefähre Mittellage gebracht und mit der zentralen Rädelschraube wird der OK-Bügel abgesenkt. Das UK-Modell wird auf den unteren Bügel eingegipst, wobei die Kaufläche möglichst waagerecht liegen sollte. Dann wird das OK-Modell entsprechend der vorher angebrachten Markierungen auf das UK-Teil gesetzt, der obere Bügel heruntergeklappt und festgegipst. Einige Tröpfchen Wachs, vorher aufgebracht, erleichtern hinterher das Ablösen der Modelle.

Das Bimler-Gerät verwendet keine Bisssperre. Wenn nun beim Patienten z. B. ein Distalbiss korrigiert werden soll, bleibt dem Techniker im Labor nur die Möglichkeit, selbst einen *Konstruktionsbiss* zu machen. Das ist ebenso vorgesehen. Die vorgeschriebene Vorgehensweise: Wir lösen die beiden Schrauben und schieben den Oberkiefer nach hinten in die gewünschte Position, aber höchsten um vier Millimeter auf einmal oder bis zum Frontzahnkontakt. Beachten Sie die – vorher deutlich markierten! – Mittellinien und korrigieren Sie bei Bedarf, durchaus auch pro Seite, individuell. Eine Korrektur über vier Millimeter hinaus lässt den Patienten den Apparat nachts *verlieren*, denn dann werden die Gelenke und Muskeln überbelastet.

13.11.4 Korrigieren, Anpassen und Nachstellen

Für manche Patienten sind schon die vorher erwähnten vier Millimeter, die durch den vorgenannten Vorschub am *Artikulator* für die Apparate-Konstruktion erzeugt wird, nicht tolerabel. Dann muss der Behandler die U-Schlaufen nachaktivieren. Die Bimler-Geräte sollen bei der Herstellung, aber auch später bei der Anpassung, nur in den U-förmigen Kurven manipuliert werden. Es werden immer nur zwei Zangen gebraucht, eine runde und eine flache **(Abb. 13.102)**. Und natürlich die Finger: Die Aktivierungen sollen soviel wie möglich mit den Findern vorgenommen werden, weil man so am besten Über-Aktivierungen vermeidet.

Zunächst müssen wir uns überlegen: Wohin soll die Kurve verschoben werden? Welcher Schenkel soll länger, welcher kürzer werden? Das klingt einfach, ist aber der Grund, warum mancher Zahnarzt den Bimler für zu kompliziert in der Handhabung hält. Tatsächlich braucht man ein dreidi-

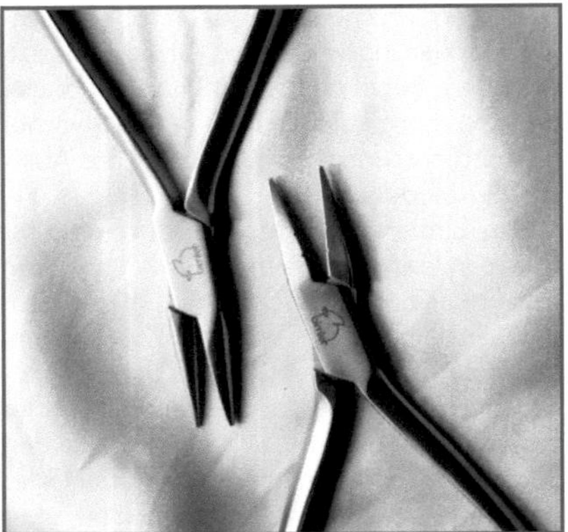

Abb. 13.102 Zangen: Zur Herstellung und Aktivierung genügen eine Rund- und eine Flachzange.

mensionales Raumverständnis. Mit etwas Überlegung und Übung lässt sich das einfache Prinzip aber an allen *U-Kurven* des Geräts erfolgreich einsetzen.[2]

Es wird zunächst die Flachzange an demjenigen Schenkel angesetzt, der länger werden soll, und die Kurve wird geöffnet **(Abb. 13.103)**. Dann wird die Rundzange gegenüber angesetzt und die Kurve wird geschlossen, sodass die beiden Schenkel wieder parallel stehen. Damit kann das Gerät in allen drei Dimension des Raums vergrößert und angepasst und natürlich auch die UK-Vorlage einfach zurückgestellt werden.

13.11.5 Fertigung A-Typ

OK- und UK-Teil werden separat gefertigt, also ziehen wir erst die Schrauben fest, lösen dann mit leichtem Druck den oberen Bügel und legen ihn beiseite.

Die markierten Mittellinien helfen uns jetzt, die Schiene *S* wie folgt zu befestigen:

- waagerecht
- symmetrisch
- rechtwinklig

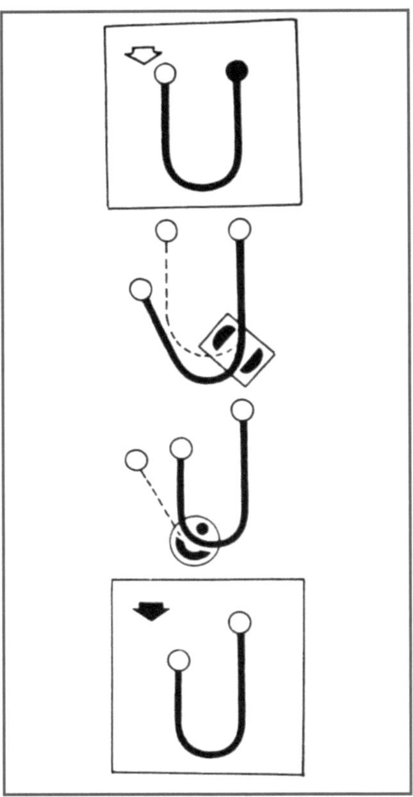

Abb. 13.103 U-Kurve: Der Apparat sollte generell entweder mit Fingerdruck oder nur an den rücklaufenden Kurven angepasst werden: Erst flach auf rund (die Flachzange auf eine Seite der Kurve), dann rund auf flach (die Rundzange auf die andere Seite) ermöglichen eine beliebige Anpassung in allen drei Dimensionen des Raums.

zu beiden Mittellinienmarkierungen, von oben und von vorne gesehen **(Abb. 13.104)**. Wir legen die Schiene immer mittig auf die untere Front. Wenn der Patient einen tiefen Biss hat, wird die obere Front auf die Schiene beißen, was uns aber jetzt keineswegs interessiert. Wenn die untere Front, von oben gesehen, schief steht, muss die Schiene trotzdem rechtwinklig zur Mitte stehen, und die Schiene hat möglicherweise nur einen punk-

2 Dafür ist es natürlich wichtig, dass diese nicht vom Acryl zugedeckt sind, was auch für die Elastizität nachteilig ist.

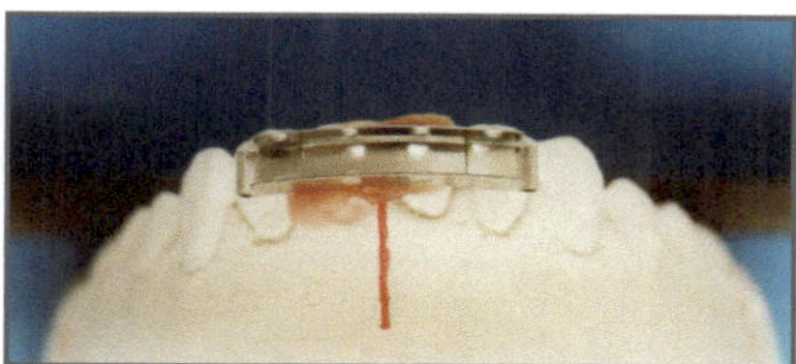

Abb. 13.104 Schiene: Die Frontalschiene wird vor die unteren Frontzähne gelegt.

tuellen Kontakt. Sie soll relativ aufrecht stehen. Bei Milchzähnen, die kürzer sind als die Schiene hoch ist, empfiehlt sich ein unterer Vollbogen *UV*, mit dem man aber die Lage des Unterkiefers nicht nach vorne beeinflussen kann **(Abb. 13.105)**.

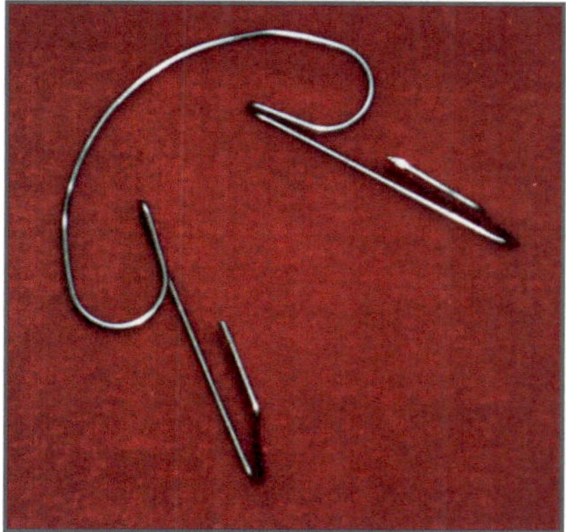

Abb. 13.105 UV-Bogen: Im Milchgebiss oder zur Retention kann man bei Kl. I oder III auch den *UV*-Vollbogen verwenden.

Generell ist der Gebissformer ein wenig mit dem *Invisalign*-Prinzip zu vergleichen. Die schiefen Zähne sollen sich der geraden Umgebung Schritt für Schritt anpassen. Statt eines neuen Geräts wird hier der Drahtapparat Schritt für Schritt entsprechend dem Fortschritt der Behandlung nachgestellt und aktiviert.

Als nächstes suchen wir die richtige Größe der Lingualschlaufe *L* aus, die die untere Front umgreifen und bei Bedarf ausrichten soll. In der Höhe drücken wir sie notfalls etwas zusammen, bis die Schlaufe so hoch wie die Schiene ist, der sie parallel, also auch aufrecht, gegenüberstehen soll. Die freien Enden laufen um die Zweier herum in Höhe der Kaufläche: Behindern Sie keine Zähne im Wachstum.

Die freien Enden werden über die offenen Röhrchen an den Seiten der Schiene gelegt und rechtwinklig nach unten gebogen, bis sie spannungsfrei in diese eingeführt werden können. Dazu muss die Schiene meist vom Modell entfernt werden. Dann biegen wir die freien Enden nach oben um, schneiden sie ca 4 mm, also etwa nun Schienenhöhe, ab und biegen sie nahe am Zahnbogen nach oben um. Schiene und Schlaufe sind nun beweglich, aber sicher miteinander verbunden. Dies ist der Überrest des *Käppchens* des klassischen Aktivators, das auch als *Kunststoff-Überwurf* im A-Bionator nach Ascher auftaucht. Sinn ist es hier wie dort, die untere Front nach vorne zu bringen. Die unteren Inzisivi sollen dabei in den angebotenen freien Raum einbeißen. Dies tun sie aber nicht immer freiwillig, sondern sie beißen manchmal so weit distal wie möglich. Ein unerwünschter Effekt besteht dann leicht in einer vorgeneigten unteren Zahnfront statt einer korrigierten Kl. II. Beim Bimler-Gebissformer hat der Draht der Lingual-Schlaufe einen Durchmesser von 0,6 mm. Somit bietet er den unteren Frontzähnen keinen ausreichenden Widerstand, um sie protrudieren zu können **(Abb. 13.106)**.

In einigen Entwicklungs- und Schwellenländern konnte man sich gelegentlich die Fertigteile nicht leisten und entwickelte verschiedene Ersatzlösungen. In Argentinien z. B. werden statt der Lingualschaufe die mesialen, lingualen Kurven der U-Bögen verlängert, was im Notfall natürlich auch funktioniert. Dann muss der Zahnarzt aber die untere Front gut im Auge behalten.

Diese labio-lingualen Dorsalbögen *U* dienen mit ihrer distalen Schlaufe der Verbindung von Ober- und Unterteil, mit dem labialen leicht tropfenförmigen Bogen zum Abhalten der Wange, mit der lingualen Seite zum Dehnen des Zahnbogens und Ausrichten der Seitenzähne. Sie sind so einiger Be-

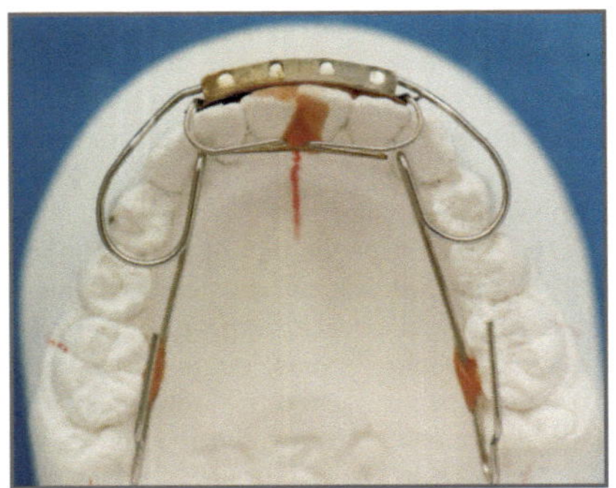

Abb. 13.106 UK Teil von A- und B-Typ: Die Markierungen der Mittellinie und der Bisslage an den Molaren helfen beim korrekten Zusammenbau.

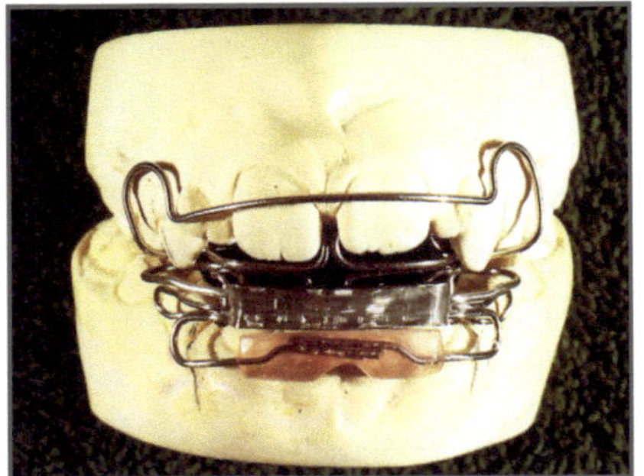

Abb. 13.107 *E*-Federn und Lip-Bumper: Bei eingezogener Unterlippe kommt ein Lip-Bumper zum Einsatz. Die unteren Eckzahnabstützungen helfen, die ektopischen Dreier einzuordnen, und der retainer-ähnliche *D*-Typ-Labialbogen wirkt bei der stark geneigten oberen Front besser als der herkömmlichen *A*-Typ-Labialbogen.

lastung ausgesetzt. Sie werden in der richtigen Größe – vorne zum Distalende des Eckzahns und hinten bis zum letzten Molaren – eingesetzt und möglichst wenig verändert. Mit jeder Manipulation steigt die Bruchgefahr, der wir durch den Einsatz besonders zähen Materials begegnen. Da die gleiche Arbeit über mehrere Jahre, teilweise während der ganzen Behandlung getragen wird, kann es gelegentlich doch zu Reparaturen kommen, zu denen die Verwendung der Original-Einzelteile sehr empfohlen wird.

Die freien mesialen Enden werden in der Schiene vereinigt. Die Retentionen sollen horizontal liegen. Dann passen bei Bedarf unter die der U-Bögen noch die der Schlaufen der Eckzahnabstützungen *E* und die des Lippenschilds, für das es ausnahmsweise kein Fertigteil gibt **(Abb. 13.107)**. Bis hierhin benötigt man ca. ½ Stunde Zeit in der Herstellung. Aber vor allem bei meist unkompliziert aussehenden asymmetrischen Modellen kann es länger dauern. Glücklicherweise sind sie eher selten.

Man kann auch Fertigteile verschiedener Größen kombinieren. Dabei gilt immer: An die Zukunft denken! Wie wird der Patient aussehen, wenn er in zehn Tagen den Apparat bekommt? Welche Zähne werden ausgefallen oder nachgewachsen sein? Neben dem Wachstum sind auch die gewünschten therapeutischen Bewegungen zu bedenken. Der Apparat soll der Therapie, die er initiiert, ständig folgen und im Idealfall für die ganze Behandlung herhalten. Dafür muss der Zahnarzt im OK-Acrylflügel den wechselnden Seitenzähnen ihren Platz freischleifen. An den geraden Drähten im Unterkiefer kann die natürliche Mesialisierung ohne Einschränkungen vor sich gehen. Im Idealfall ist die Behandlung mit dem Ende des Zahnwechsels abgeschlossen und bedarf keiner Retention. Ansonsten ist der Abschluss des Zahnwechsels der richtige Moment für ein neues Gerät, das auch die zweiten Molaren berücksichtigt (vergl. Anmerkung 4).

Nach dem Acrylisieren der Schiene legen wir den UK-Teil ins Wasser und wenden uns dem Oberteil zu **(Abb. 13.108)**.

Hier fangen wir am besten mit den Frontalfedern an. Immer gilt der Spruch: An die Zukunft denken. Wenn die Frontzähne zurückkommen sollen, müssen die Frontalfedern eher klein sein[3], damit sie sich auch beim Zurücknehmen nicht berühren oder

[3] Wenn umgekehrt beim C-Typ die Front vorgestellt werden soll, müssen sie möglichst groß ausgesucht werden.

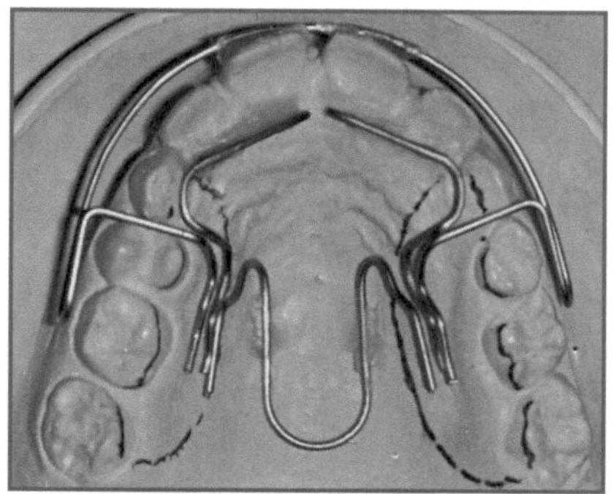

Abb. 13.108 OK-Teil des A-Typs: Labialbogen *A*, Frontalfedern *F* und Coffinfeder *R*. Bei rotierten oder ektopischen Zähnen kann man die Interdentalfedern für Einzelzahnbewegungen gleichzeitig mit der vertikalen und sagittalen Korrektur einsetzen.

gar überkreuzen. Sie sollen bei Rotationen den Frontzähnen dort anliegen, wo diese Druck brauchen. Sie arbeiten auch als Zungenschild.

Danach kommt der *A*-Labialbogen, dessen waagerechte Stege hinter dem Eckzahn den Zahnbogen in der Höhe der Kaufläche überqueren. Der idealisierte Bogen soll vorne dem meist protrudierten Zahn anliegen und seitlich zwei bis drei Millimeter Abstand zu den Zähnen halten, damit diese expandiert werden können.

Allgemein gesagt braucht man zum Bewegen eines Zahns mit funktionellen Geräten auf der einen Seite Druck und auf der anderen Seite Platz, um dem Druck ausweichen zu können.

Im Normalfall wird eine Coffinfeder eingesetzt. Bei lateralem Kreuzbiss ist wegen der größeren Stabilität eine Gaumenplatte mit Dehnschraube vorzuziehen. Man soll aber auch den Wünschen des Auftraggebers gerne nachkommen und je nach Arztwunsch die Coffinfeder einbauen für die, die auf Elastizität schwören und eine Schraube für die, denen zuviel Draht unheimlich ist. Empfehlenswert ist es, bei starkem Engstand zunächst die Gaumenplatte mit Schraube zu verwenden. Wenn diese am Ende ist, wird sie herausgesägt und die gleiche Arbeit mit einer Coffinfeder versehen.

Nur setzen wir den Artikulator wieder zusammen. Die freien Enden der U-Bögen müssen dem Gaumen angepasst werden. Der Biss ist nur von den durchlaufenden Drähten gesperrt. Der obere Steg und die unteren Labio-Lingualschlaufen sollen sich berühren und eine vordere Abstützung bilden.

Dank der Zugänglichkeit von hinten kann man nun leicht die Acrylflügel anlegen.

Am besten probieren Sie den ersten Versuch an sich selber aus! Sie lernen mehr daraus als bei jahrelanger Behandlungspraxis.

13.11.6 Fertigung B-Typ

Meist kann bei den Deckbiss-Fällen am Anfang noch keine Korrektur der Bisslage vorgenommen werden, da die Frontzähne schon Kontakt haben. Also wird der Zahnarzt die Bisslage-Umstellung im Lauf der Behandlung schrittweise den protrudierenden Frontzähnen anpassen.

Beim B-Typ für Deckbisse wird immer eine Gaumenplatte verwendet, denn eine Protrusion der Front, also ein Strecken des Zahnbogens, erfordert höchste Stabilität. Die Frontzähne stützen sich hier gegen die Seitenzähne ab, weshalb der B-Typ am besten im bleibenden Gebiss arbeitet. Häufig kommt es auch ungewollt zu einer Zahnbogendehnung, daher muss die Platte immer eine Schraube haben, um den sicheren Kontakt halten zu können. Der B-Typ erfordert gutes Mitdenken beim Anpassen und soll daher, wenn die Front ausgerichtet ist, durch den A-Typ ersetzt werden.

Der UK-Teil entspricht dem A-Typ außer den zusätzlichen unteren Molarenabstützungen, die den Unterkiefer strecken helfen. Im OK gibt es keinen Labialbogen, sondern einen Protrusionsbogen. Je nachdem, ob nur die beiden zentralen oder alle vier Inzisivi protrudiert werden sollen, wird der Protrusionbogen *B* allen vier oder *Bb* nur den zentralen Schneidezähne von lingual her gut angelegt. Dann müssen die Interdentalfedern entweder in der Version *i-3* vor den Eckzähnen oder als *i-2* vor den Lateralen liegen. So wird es in jedem Fall zu einer Ausrichtung der Front kommen, die Bisshebung hängt aber immer vom Gesichtstyp ab. Im Idealfall ist sie schon im Wechselgebiss mit dem A-Typ vorgenommen worden (**Abb. 13.109**).

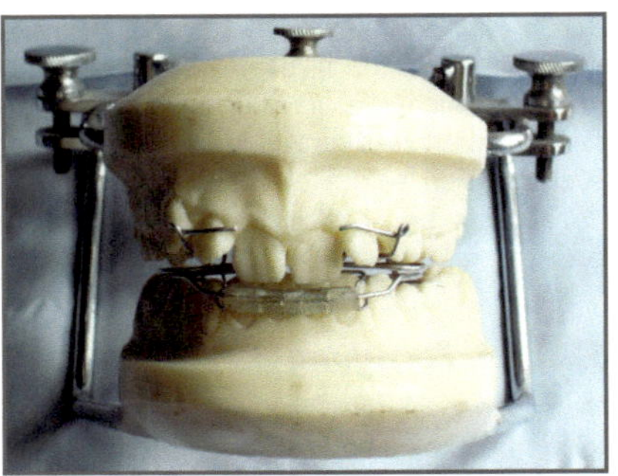

Abb. 13.109 Deckbiss-Typ B mit 2 Interdentalfedern vor den protudierten lateralen Inzisivi.

13.11.7 Fertigung C-Typ

Der Kreuzbiss-*C*-Typ verwendet im Prinzip die gleichen Bestandteile wie A und B. Anstelle des Labialbogens kommt hier der Gegenkieferbogen[4] zum Einsatz. Die Modelle werden wie gehabt in den Artikulator eingegipst. Dann aber bleiben die seitlichen Schrauben fest, wir drehen mit der mittleren Schraube das OK-Teil langsam hoch, bis die Frontzähne in einer Art Kopfbissstellung gekommen sind, d. h. dass sie aneinander vorbei sich umstellen lassen können. Dann lösen wir das Oberteil und beginnen wieder im Unterkiefer.

Wegen des Gegenkieferbogens kann der C-Typ keine Schiene haben, also müssen die U-Bögen, hier *UC*-Bögen genannt, anders konstruiert sein. Sie sollen aber weiter auch der frontalen Abstützung dienen. Also werden sie außen auf der Höhe der Kaufläche zurückgebogen. Die Verbindung von rechts zu links übernimmt eine kleine Verbindungswelle *W*, die auch als Zungengitter arbeitet. Verbindungswelle und UC-Bögen werden mit kleinen Acrylflügeln im Eckzahnbereich zusammengehalten. Sie müssen im Abstand von den unteren Frontzähnen bleiben, die ja zurückkommen sollen (**Abb. 13.110**).

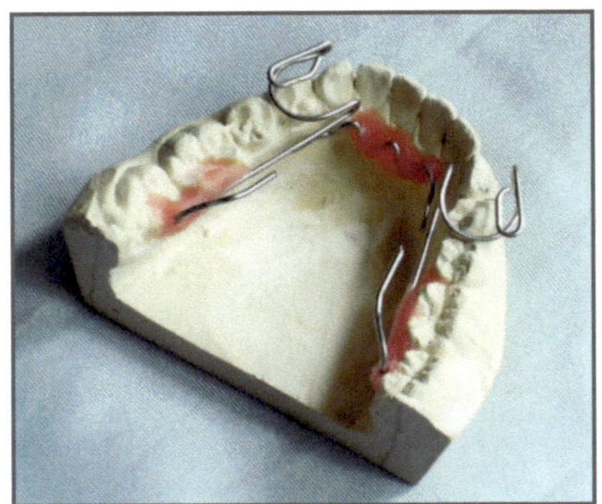

Abb. 13.110 C-Apparat: Für frontalen Kreuzbiss mit dem *C*-Gegenkieferbogen.

Solange der UK aushärtet, können wir entsprechend des A-Typs das obere Teil zusammensetzten. Wichtig ist hier, dass ohne Ausnahme immer die Interdentalfedern *i-6* auf den ersten Molaren den Biss sperren, denn ohne Bisssperre kann es zu keiner Umstellung des Kreuzbisses kommen. Die Patienten müssen den Apparat bis zur Umstellung auch tagsüber tragen und tun dies meist gerne. Die Umstellung erfolgt zwischen einer Woche bis höchstens einem Monat.[5]

Der frontale Kreuzbiss soll so früh wie möglich korrigiert werden, sobald im Unterkiefer der erste Frontzahn durchbricht. Zu diesem Zeitpunkt ist es oft zu früh, um zwischen den verschiedenen Arten von Progenie unterscheiden zu können. Auch bei schlechtester Prognose aber stellt sich der Anfangserfolg bald ein. Wie weit er auf die Dauer zu halten ist, hängt vom Gesichtstyp, also der genetischen Information, vom Zeit-

[4] Vergl. Kuno Frass, A. a. O, S. 168.

[5] Wenn die Front nicht nach einem Monat korrigiert ist, liegt das meist an fehlender Mitarbeit.

punkt des Behandungsbeginns und natürlich auch vom Glück ab. Und Glück wollen wir unseren Kunden und deren Patienten allemal und reichlich wünschen!

13.11.8 Weiterführende Tipps

Und dann? Es kommt vor, dass ein Zahnarzt eine Arbeit nach zwei Monaten einschickt und fragt: Was nun? Bisher wäre ein schöner Fortschritt eingetreten, aber nun tue sich gar nichts mehr?

Er glaubt zu sehr daran, dass bei funktioneller Behandlung der Patient bzw. dessen Muskelkraft alles alleine macht, aktiviert nicht und stellt nicht nach. Das Gerät muss aber dem Fortschritt der Behandlung entsprechend angepasst werden. Oder er erinnert sich daran, dass man die Zahnbögen dehnen möchte und macht das auch richtig, mit seinen Daumen gleichzeitig oben und unten **(Abb. 13.111)**. Wenn nun neue Modelle mitgeschickt werden, sind gelegentlich die oberen Frontzähne auf der Reise abgebrochen. Das liegt daran, dass die transversale Erweiterung automatisch eine sagittale Verkürzung mit sich bringt, also die Dehnung bringt eine Rücknahme der Front mit sich. Dies ist in den meisten Fällen (Div. 1 mit Engstand) auch erwünscht, aber früher oder später stößt es an die Grenze des Frontzahnkontakts. Dann muss der Zahnarzt den Labialbogen lockerer stellen. Bei den Folgevisiten sollte der lockere Sitz des Labialbogens überprüft werden, der ohne Spannung dem am meisten protrudierten Zahn anliegen soll.

In jedem Fall muss die Aktion des Geräts in der Bewegung, also beim Öffnen und Schließen des Mundes, kontrolliert werden **(Abb. 13.112 und 13.113)**. Und immer soll man die Patienten fragen, ob der Apparat bequem ist. Ein unbequemer Apparat muss so lange angepasst werden, bis der Patient zufrieden ist, denn:

Die Patienten haben immer Recht.

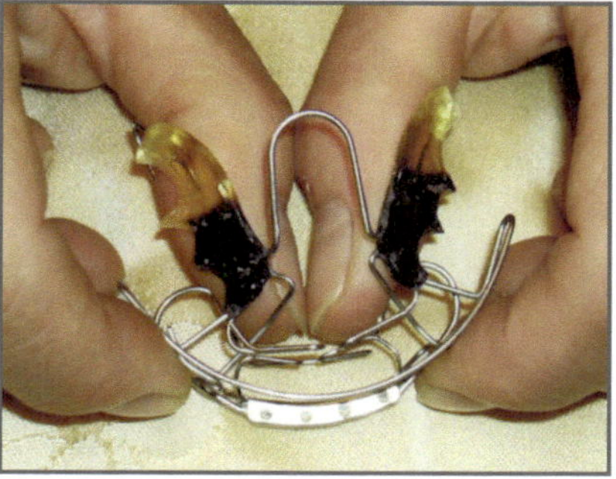

Abb. 13.111 Aktivierung: Der elastische Apparat wird am besten mit Fingerdruck aktiviert.

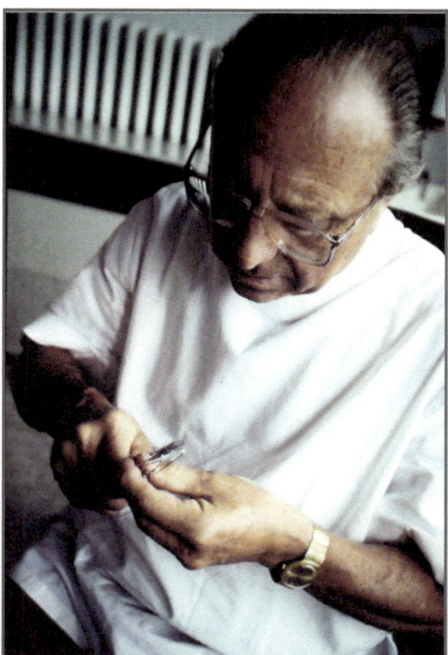

Abb. 13.112 Dr. med. H. P. Bimler bei der Arbeit, beim Anpassen eines Gebissformers, der heute besser als *Bimler* bekannt ist.

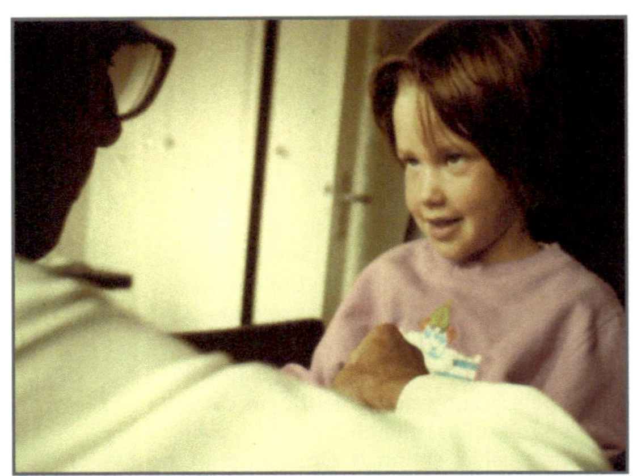

Abb. 13.113
Mit einer kleinen Patientin. Für die herausnehmbaren Geräte bleiben die Patienten am besten sitzen und werden, wie beim Frisör, auf Augenhöhe des Behandlers erhoben.

Kapitel 14 Herstellung von bimaxillären Geräten

Den Inhalt auf einen Blick

14.1 Die Hansa-Platte

Die Hansa-Platte ist ein funktionskieferorthopädisches Gerät zur Behandlung der Angle-Klasse II/1 und kann den *elastischen Aktivatoren* zugeordnet werden. Sie wurde in der kieferorthopädischen Abteilung des Universitätskrankenhauses Eppendorf/Hamburg von Professor Hasund und Mitarbeitern entwickelt. Dieses Doppelplattensystem ist eine Weiterentwicklung des Bass-Geräts und wurde zu Ehren der Hansestadt Hamburg als Hansa-Platte benannt.

Zur Herstellung der Hansa-Platte ist ein Konstruktionsbiss erforderlich, der am Patienten genommen werden muss. Die empfohlene Bisssperre soll im Frontzahnbereich etwa *Streichholzbreite* betragen, und die Unterkieferrelation soll in etwa der Kopfbissstellung entsprechen.

14.1.1 Bestandteile der Hansa-Platte

Die Hansa-Platte besteht aus

- einer rationierten Oberkieferplatte mit frontalem und lateralem Aufbißplateau,
- einer rationierten Unterkieferplatte und
- einem speziellen *OK/UK-Federbügelpaar*, das die beiden Platten miteinander verbindet **(Abb. 14.1 und 14.2)**.

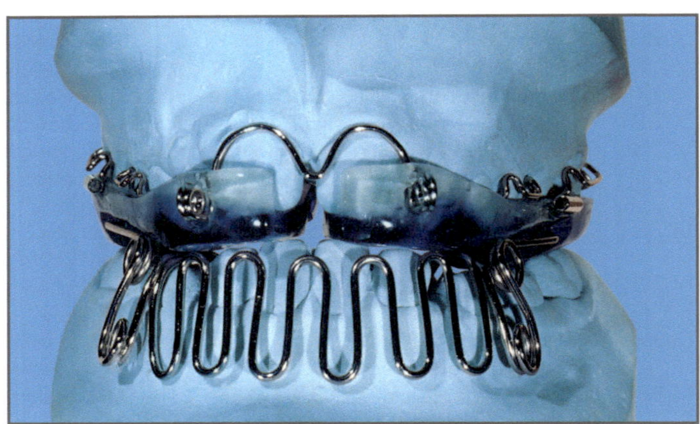

Abb. 14.1
Die Hansa-Platte von frontal auf einem Modellpaar

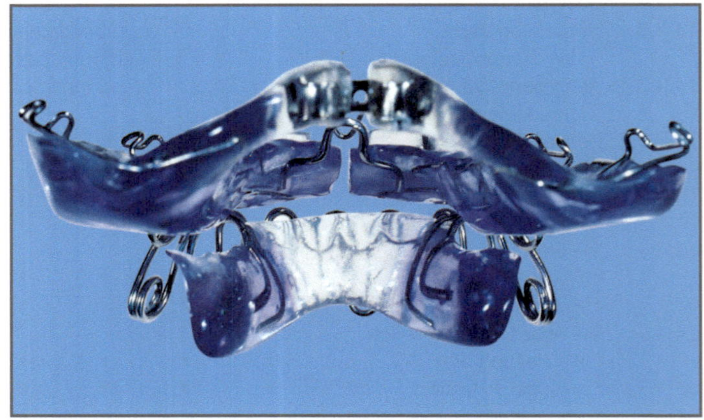

Abb. 14.2
Die Hansa-Platte von dorsal ohne Modellpaar

Die **rationierte Oberkieferplatte** besteht aus folgenden Elementen:

- einer geschlossenen Torquefeder über 11 und 21 mit Loops aus hartem Stahldraht (0,7 mm) zur Aufnahme von J-Häkchen distal von 11 und 21,
- einem OK-Verbindungsbügel aus 1,0 mm hartem Stahldraht,
- Adamsklammern an 54 und 64 aus 0,6 mm federhartem Stahldraht oder an 14 und 24 und an 16 und 26 jeweils aus 0,7 mm hartem Stahldraht,
- einer Fächerdehnschraube *ohne Gelenk* im dorsalen Verbindungsteil der Platte. Die Aufgabe des Gelenks übernimmt der Verbindungsbügel im anterioren Bereich der rationierten Plattenbasis,
- Bukkalröhrchen im Bereich der zweiten Milchmolaren oder zweiten Prämolaren,
- einer rationierten Oberkieferplatte mit frontal und lateral planem Aufbissplateau und einer labialen und bukkalen Fassung der Oberkieferzahnreihe im oberen Drittel der Zähne **(Abb. 14.3)**.
- Modifikationsmöglichkeit: Eine nicht rationierte OK-Platte mit transversaler Nachstellschraube **(Abb. 14.4)**.

Die **rationierte Unterkieferplatte** besteht aus folgenden Elementen:

- einem gebogenen Lippenschild aus 0,9 mm hartem Stahldraht und
- einer rationierten lingualen Unterkieferplatte **(Abb. 14.5)**.

Das OK/UK-Federbügelpaar, das speziell entwickelt wurde, verbindet die Oberkieferplatte elastisch mit der Unterkieferplatte **(Abb. 14.6)**.

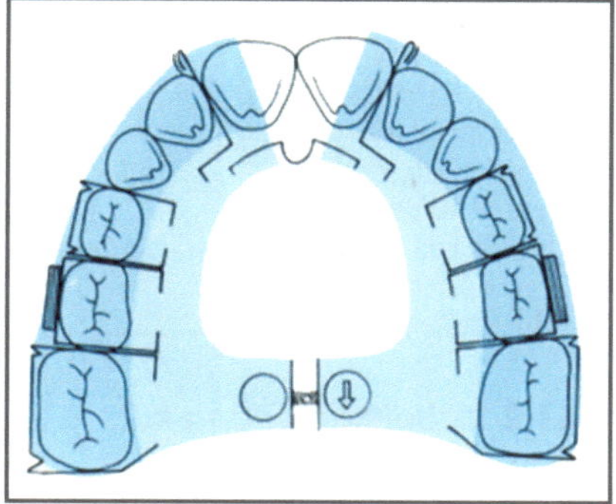

Abb. 14.3 Die Kunststoffbasis und Drahtelemente der Hansa-Platte für den Oberkiefer

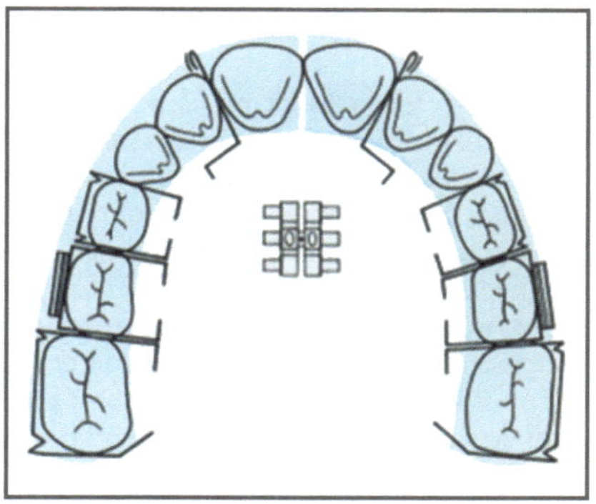

Abb. 14.4 Modifizierte OK-Basis der Hansa-Platte (mit Nachstellschraube nicht rationiert)

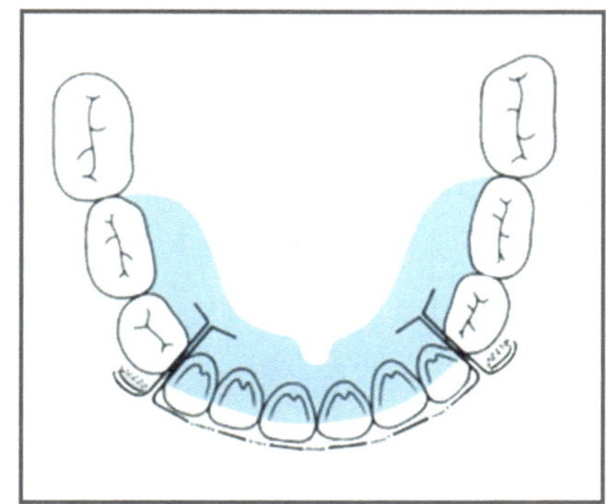

Abb. 14.5 UK-Basis der Hansa-Platte mit Drahtelementen

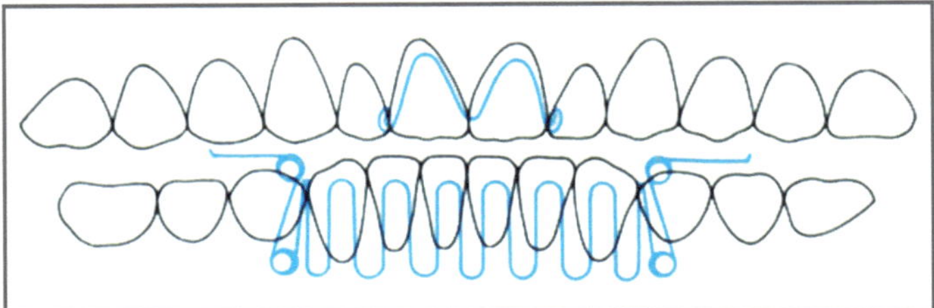

Abb.14.6
Drahtelemente der Hansa-Platte von frontal. Oben: Die Torquefeder mit seitlichen Loops. Unten: in der Mitte das Lippenschild; links und rechts außen das OK/UK-Federbügelpaar

14.1.2 Arbeitsanleitung zur Herstellung der Hansa-Platte

Einstellen des Modellpaars in den Fixator

Das Modellpaar wird mithilfe des vom Kieferorthopäden angelieferten Konstruktionsbisses in den Fixator eingestellt.

Biegen der Torquefeder mit den Loops zur Aufnahme der J-Häkchen

Die geschlossene Torquefeder mit den Loops wird aus 0,7 mm hartem Stahldraht hergestellt. Die Torquefeder wird knapp über die Papille und den marginalen Zahnfleischsaum des labialen Anteils der mittleren Schneidezähne zur distalen inzisalen Kante der mittleren Schneidezähne geführt und geht dort in die Loops zur Aufnahme der J-Häkchen über **(Abb. 14.7)**. Die Loops werden nach labial gebogen und sollten von den Frontzähnen je nach Situation so weit abstehen, dass der Patient den Headgear ohne Probleme in die J-Häkchen einsetzen kann. Der Winkel der Loops zu den Frontzähnen soll der Einschubrichtung der J-Häkchen entsprechen. Von den Loops wird der Draht in einen Retentionsteil übergeführt, der in der Plattenbasis endet. Hier können bei modifizierten Geräten je nach Situation auch Federelemente eingearbeitet sein **(Abb. 14.8)**.

Biegen des OK-Verbindungsbügels

Der OK-Verbindungsbügel wird aus 1,0 mm hartem Stahldraht hergestellt. Er verläuft dorsal der Papilla inzisiva U-förmig und geht nach mesial abgewinkelt in die Retention über (**Abb. 14.3 und 14.8**). Beim Festwachsen des OK-Verbindungsbügels auf dem Modell sollte man beachten, dass dieser nach Fertigstellung der Hansa-Platte keinen Kontakt zur Schleimhaut hat.

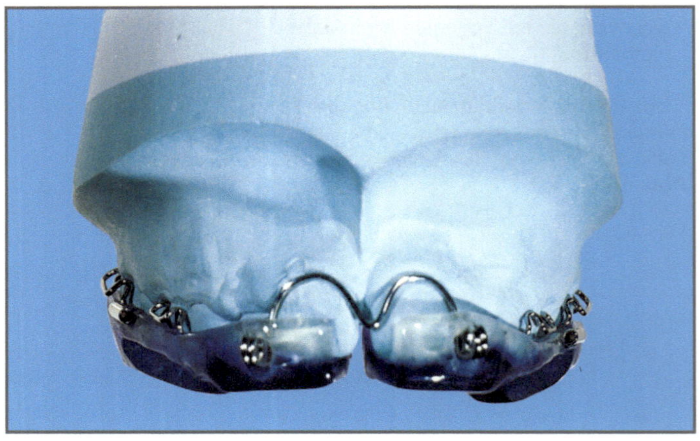

Abb. 14.7
Die Torquefeder mit den seitlichen Loops an den mittleren Schneidezähnen

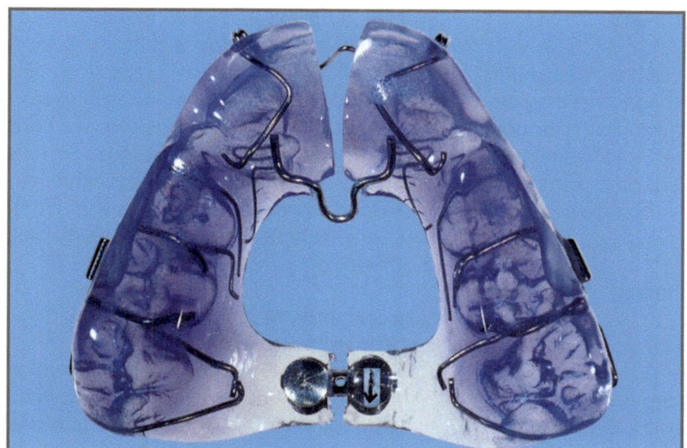

Abb. 14.8
Die OK-Basis der Hansa-Platte von basal mit den Drahtelementen

Herstellen der Adamsklammern

Die Adamsklammern an den ersten Milchmolaren (54 und 64) werden aus 0,6 mm federhartem Stahldraht hergestellt. Die Adamsklammern an den ersten bleibenden Prämolaren (14 und 24) wie auch die Adamsklammern an den Sechsjahrmolaren werden aus 0,7 mm federhartem Stahldraht gefertigt.

Da die Hansa-Platte mit einem planen, lateralen Aufbissplateau hergestellt wird, sollte man beim Fixieren der Adamsklammern auf dem Modell darauf achten, dass die Klammerarme ganz leicht mit Wachs ummantelt werden. Nur so können sie später bei Bedarf aktiviert werden (**Abb. 14.3 und 14.8**).

Platzieren der Fächerdehnschraube

Die Fächerdehnschraube wird im mittleren, transversalen Verlauf der Sechsjahrmolaren an der Raphe palatina platziert. Dazu kann man an dieser Stelle einen Schlitz in das Modell einfräsen, in dem der basale Kunststoffhalter der Fächerdehnschraube mit Klebewachs fixiert wird.

Das Gelenk der Schraube wird durch den bereits beschriebenen OK-Verbindungsbügel ersetzt (**Abb. 14.3 und 14.8**).

Auftragen des Wachsfutters

Vorbereitend zur Herstellung der rationierten Plattenbasis wird ein Wachsfutter hergestellt, das die Oberkieferzahnreihe von bukkal nach inzisal einfasst. Dazu wird ein schmaler Wachsstreifen in doppelter Wachsplattenstärke von labial und bukkal an die Oberkieferzahnreihe adaptiert, geradlinig zurechtgeschnitten und festgewachst.

Platzieren der Headgearröhrchen

Dazu eignen sich ausgezeichnet Bukkalröhrchen, die an einem 0,7 mm-Stacheldraht angelasert sind (**Abb. 14.3**), da bei sanfter Biegung des Drahts knapp neben den Röhrchen keine Bruchgefahr besteht und ein Freischleifen des Kunststoffs im Prämolarenbereich möglich ist. Das Bukkalröhrchen (links/rechts) soll im Bereich des zweiten Milchmolaren oder zweiten Prämolaren des Oberkiefers jeweils so platziert werden, dass das Röhrchen knapp über die Kante des Wachsfutters nach bukkal ragt. Die Retention wird jeweils distal und mesial über die Schulter des entsprechenden Zahns gebogen. Vor dem Festwachsen der Bukkalröhrchen werden diese an der mesialen und distalen Seite mit Klebewachs verschlossen, damit beim Auftragen kein Kunststoff in die Röhrchen eindringen kann und diese auch nach der Polymerisation funktionstüchtig bleiben.

Fertigstellen des Wachsfutters am Oberkiefermodell

Über das bereits hergestellte Wachsfutter wird eine weitere Wachsmanschette adaptiert und ebenfalls festgewachst. Dadurch wird die Herstellung der labial-bukkalen Kunststoff-Fassung in Verbindung mit dem frontalen und lateralen Aufbissplateau wesentlich erleichtert.

Herstellung des Wachsfutters am Unterkiefermodell

Zur Herstellung des frontalen und lateralen Aufbissplateaus an der Oberkieferplatte wird vorbereitend im Front- und Seitenzahnbereich des Unterkiefermodells ebenfalls Wachs aufgetragen. Mit einem heißen Wachsmesser wird das Wachs im Seitenzahnbereich bis zu den Höckerspitzen eingeebnet, damit die Kompensationskurve erhalten bleibt. Im Frontzahnbereich wird das Plattenwachs analog zur Seitenzahnreihe aufgetragen und bis zur inzisalen Schneidekante eingeebnet. Der Übergang vom Front- zum Seitenzahnbereich wird verlaufend glatt ausmodelliert.

Vorbereitende Maßnahmen zur Kunststoffverarbeitung

Das Isolieren der Modelle ist gleichermaßen für die Verarbeitung von Kaltpolymerisat und lichthärtendem Kunststoff erforderlich und

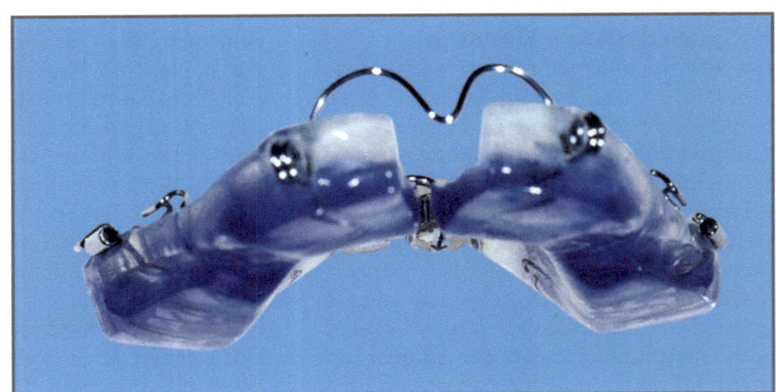

Abb. 14.9 Frontales und laterales Aufbissplateau der OK-Basis

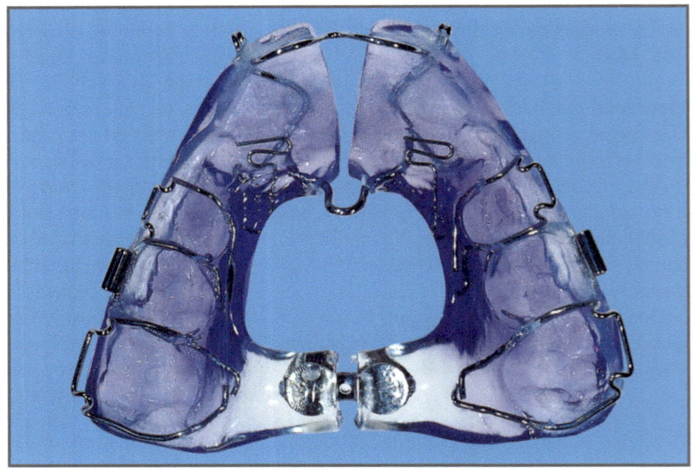

Abb. 14.10 Die Bukkalröhrchen ragen über den lateralen Aufbiss nach bukkal

empfehlenswert. Bei Verwendung von Kaltpolymerisat muss das Oberkiefermodell gewässert werden.

Auftragen des Kunststoffs für die Oberkieferplatte

Bei der Verarbeitung von Kaltpolymerisat ist darauf zu achten, dass auf dem Oberkiefermodell im Front- und Seitenzahnbereich so viel Material aufgetragen wird, dass sich beim Schließen des Fixators flächig-glatte Impressionen des Unterkiefer-Wachsfutters in der Oberkieferplatte ausbilden. Dadurch ergibt sich das frontale und laterale Aufbissplateau der Oberkieferplatte (**Abb. 14.9 und 14.10**, vergl. auch **Abb. 14.3**).

Polymerisation der Oberkieferplatte

Bei Verarbeitung von Kaltpolymerisat ist auf die richtige Wassertemperatur und Polymerisationsdauer zu achten. Nach der Polymerisation der Oberkieferplatte wird der Fixator geöffnet und das Wachsfutter vom Unterkiefermodell abgelöst.

Biegen und Fixieren des Lippenschilds

Das Lippenschild wird aus 0,9 mm hartem Stahldraht hergestellt. Um möglichst gleichmäßige Schlaufen zu biegen und die Metallstruktur des Drahts zu schonen, wurde eine Biegehilfe und eine Biegetechnik entwickelt **(Abb. 14.11)**, die die Herstellung eines Lippenschilds wesentlich vereinfacht (vergl. **Abb. 14.6**). Das Lippenschild wird durchschnittlich mit sechs Schlaufen hergestellt (eine Schlaufe pro Zahn) und wird zwischen Eckzahn und erstem Milchmolaren oder dem ersten bleibenden Prämolaren als Retentionsanteil in die Unterkieferbasis übergeführt (vergl. **Abb. 14.6**). Das Lippenschild wird mit Klebewachs von labial am Unterkiefermodell fixiert.

Biegen des OK/UK-Federbügelpaars

Das OK/UK-Federbügelpaar wird ebenfalls aus 0,9 mm hartem Stahldraht hergestellt.

Hierzu wurde ebenfalls eine Biegehilfe entwickelt **(Abb. 14.12)**, mit der sich der Draht schonend biegen lässt und durch deren Anwendung spätere Drahtbrüche an den Federbügeln weitgehend vermieden werden. Das Schema zum Biegen des Federbügelpaars ist in **Abbildung 14.12** dargestellt. Der Drahtanteil der jeweils distalen Schlaufe des Lippenschilds geht, wie bereits beschrieben, in den Retentionsteil über. Der Drahtanteil des OK/UK-Federbügels führt im Unterkiefer vom Loop, der nach mesial und parallel zum Lippenschild ausgerichtet wird, distal neben der Retention des Lippenschilds zwischen Eckzahn und erstem Milchmolaren oder erstem Prämolaren in den Kunststoff-

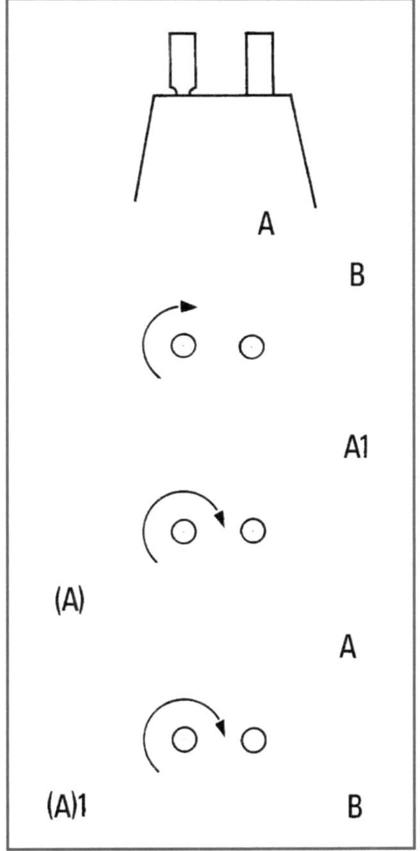

Abb. 14.11 Die Biegehilfe für das Lippenschild mit zwei Metallstiften nach Schmid/Wagner. Darunter die einzelnen Schritte der Biegeanleitung

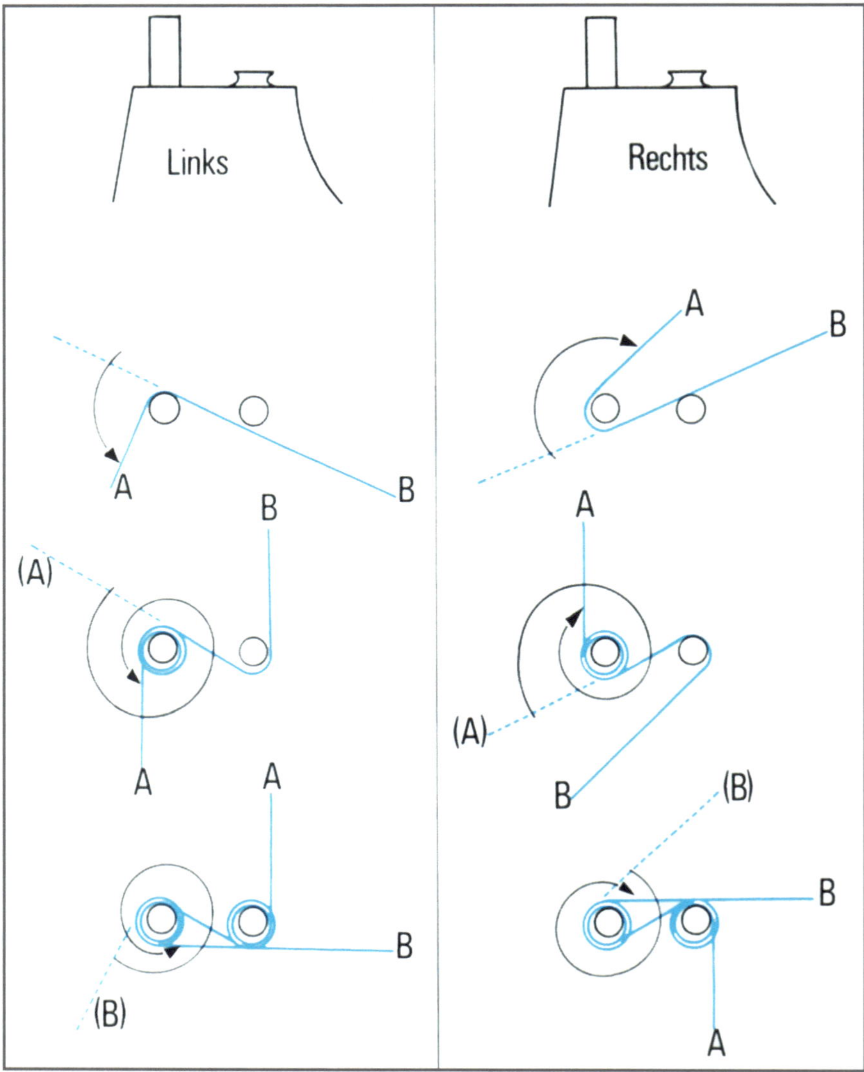

Abb. 14.12 Die Biegehilfe für das OK/UK-Federbügelpaar nach Schmid/Wagner. Links die Biegeanleitung für das linke OK/UK-Federbügelelement. Rechts die Biegeanleitung für die rechte Seite

anteil der rationierten lingualen Unterkieferplatte (**Abb. 14.6**). Der Loop zur Oberkieferbasis, der in die distale Richtung eingebunden ist, wird mit dem Retentionsteil in Höhe des lateralen Aufbisses parallel zur Kau-Ebene ausgerichtet. Das fertig gebogene OK/UK-Federbügelpaar wird mit Klebewachs so am Unterkiefermodell fixiert, dass es keinen Kontakt zur Schleimhaut und zu den Zähnen bekommt.

Auftragen des Kunststoffs für die Unterkieferbasis
Nach dem Ausblocken untersichgehender Stellen im lingualen Bereich des Alveolarfortsatzes wird das Modell nochmals kurz gewässert, und anschließend wird der Kunststoff aufgetragen – im Frontzahnbereich bis in Höhe der inzisalen Schneidekante und im Prämolarenbereich bis etwa zur Kau-Ebene. Dorsal endet die Plattenbasis distal vom zweiten Milchmolaren oder dem zweiten Prämolaren. Die Polymerisation erfolgt wie bereits beschrieben.

Ausarbeiten und Polieren der rationierten OK- und UK-Platte
Die OK-und UK-Plattenbasis wird in der gewohnten Weise ausgearbeitet. Die Oberkieferplatte wird so weit rationiert, dass der Gaumen größtenteils frei von Kunststoff ist. Die labiale und bukkale Kunststofffassung wird geradlinig eingeebnet. Im Bereich der Loops für die J-Häkchen werden kleine Rillen eingearbeitet, die das Einsetzen des Headgears erleichtern sollen. Die Bukkalröhrchen werden – falls notwendig – so weit freigeschliffen, dass sie funktionstüchtig sind. Das durch das Wachsfutter des Unterkiefers vorgegebene Aufbissplateau wird nur sehr leicht geschmirgelt und darf in der vorgegebenen Höhe nicht mehr verändert werden. Der Sägeschnitt im Frontzahnbereich muss keilförmig, mit dem breiteren Öffnungskeil nach mesial, gestaltet werden, um ein Spreizen der Platte beim Öffnen der Fächerdehnschraube zu verhindern (**Abb. 14.3**). Dementsprechend darf der Sägeschnitt im Bereich der Fächerdehnschraube natürlich auch nicht vergessen werden. Die Unterkieferplatte muss im inzisalen und lingualen Bereich so weit gekürzt werden, dass die im Fixator vorgegebene Bisssperre nicht behindert wird. Abschließend werden die beiden Platten auf Hochglanz poliert.

Fertigstellung der Hansa-Platte
An der Oberkieferplatte wird im Prämolarenbereich der laterale Aufbiss links und rechts leicht angerauht, um die Stellen markieren zu können, an denen die Retentionen des OK- und UK-Federbügelpaars eingearbeitet werden sollen. Die Oberkiefer- und Unterkieferplatte wird jeweils auf dem Modell platziert, und der Fixator wird bis zum Feststellblock geschlossen. Die Retentionen des Federbügelpaars (links und rechts) werden parallel zur Kau-Ebene ausgerichtet, und die entsprechenden Stellen, an denen die OK- und UK-Platten mit dem Federbügel Kontakt haben, werden mit Bleistift von bukkal an dem seitlichen Aufbiss (links und rechts) markiert. Die markierten Stellen werden dann so weit freigeschliffen, dass die Retentionen des OK- und UK-Federbügelpaars gut im Kunststoff verankert werden können. Zum Einarbeiten der Retentionen des Federbügelpaars werden die Platten auf den Modellen reponiert und der Fixator in die Relation der Konstruktionsbissnahme geschlossen. Die Retentionen des Federbügelpaars werden in die ausgefrästen Kästchen eingesenkt und mit Kaltpolymerisat eingearbeitet (**Abb. 14.13**).

Nach der Polymerisation wird der überschüssige Kunststoff entfernt und die angerauten Stellen werden auf Hochglanz poliert (**Abb. 14.14 und 14.15**).

14.2 Der Feder-Aktivator nach Sander

Der Feder-Aktivator nach Sander ist ein *elastischer* Aktivator, bei dem die Oberkieferbasis mit der Unterkieferbasis durch ein spezielles Federsystem verbunden ist.

Der Grundtyp des Feder-Aktivators nach Sander besteht aus :

1. einer rationierten Oberkieferbasis im Bereich der Prämolaren und Molaren mit planem Aufbiss sowie

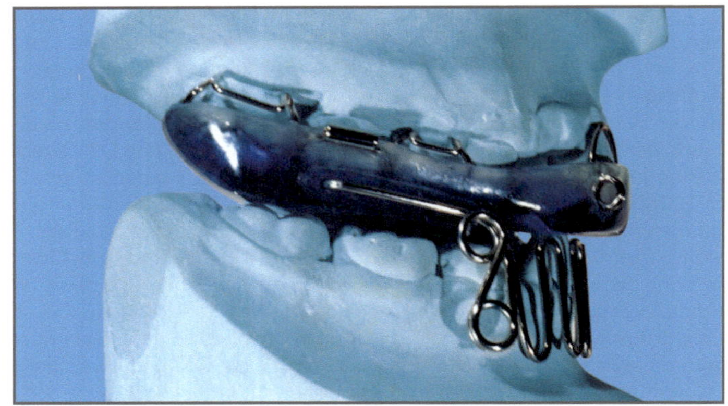

Abb. 14.13
Die Retentionen des Federbügelpaars werden in die ausgefrästen Kästchen eingesenkt und eingearbeitet

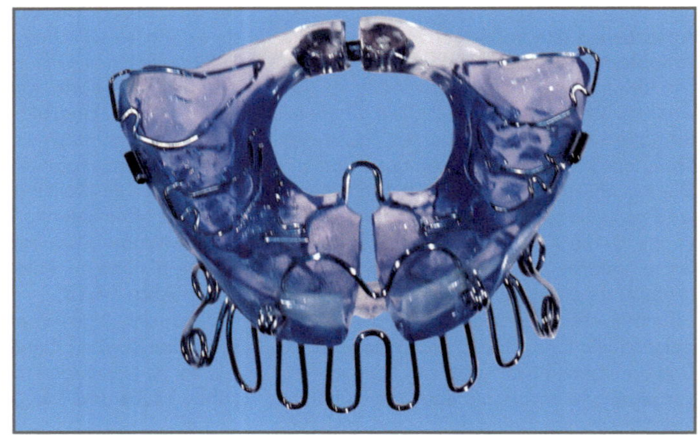

Abb. 14.14
Die fertige und auf Hochglanz polierte Hansa-Platte von basal

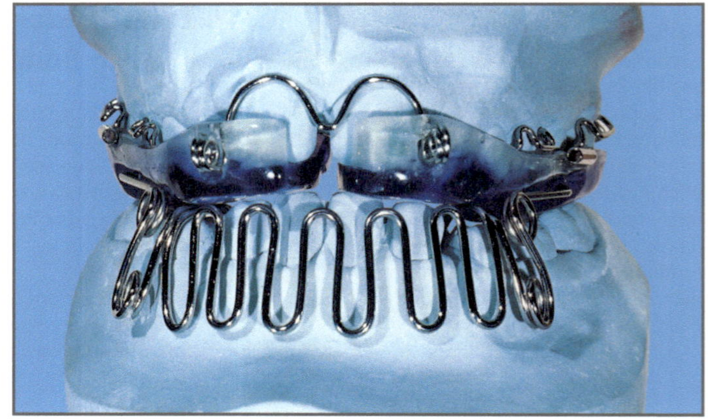

Abb. 14.15
Die fertige Apparatur auf dem Modellpaar

- einem Labialbogen aus 0,8 mm hartem Stahldraht,
- einer Protrusionsschlinge aus 0,8 mm hartem Stahldraht,
- Halteelementen (Dreiecksklammern jeweils zwischen den Prämolaren und Adamsklammern an den Sechsjahrmolaren),
- einem Oberkieferpalatinalbügel aus 3,0 x 1,5 mm halbrundem Stahldraht **(Abb. 14.16)**;

2. einer Unterkieferbasis mit inzisaler Fassung der Front- und Eckzähne, planem Aufbiss im Seitenzahnbereich sowie einem Labialbogen aus 0,8 mm hartem Stahldraht (siehe **Abb. 14.16**);
3. einem speziellen Federsystem nach Prof. Sander aus 1,14-mm-Elgeloidraht. Diese Federn können
   - zierlicher (Elgeloidraht mit Einfachloop und S-förmiger Retention) oder
   - etwas größer gestaltet werden (Elgeloidraht mit Dreifachloop und S-förmiger Retention **(Abb. 14.16 bis 14.19)**).

14.2.1 Die Arbeitsunterlagen

Zur Herstellung des Feder-Aktivators benötigt das Labor zusätzlich zum Modellpaar (Oberkiefer- und Unterkiefermodell) folgende Unterlagen:

Eine Konstruktionszeichnung (Anweisung zur Herstellung des Feder-Aktivators)
Da der Feder-Aktivator auch in den unterschiedlichsten modifizierten Variationen hergestellt werden kann, ist eine detaillierte schematische Konstruktionszeichnung des Kieferorthopäden für das Labor vorteilhaft.

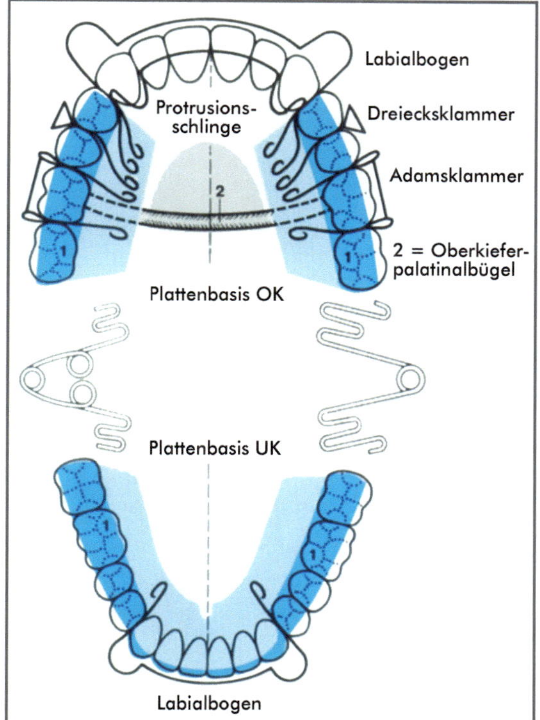

Abb. 14.16
Schematische Darstellung des Feder-Aktivators nach Sander.
Oben: die Kunststoffbasis und die Drahtelemente für den OK.
In der Mitte rechts: ein Federsystem mit einem Einfachloop.
In der Mitte links: ein Federsystem mit einem Dreifachloop.
Unten: die Kunststoffbasis und der Labialbogen für den UK.

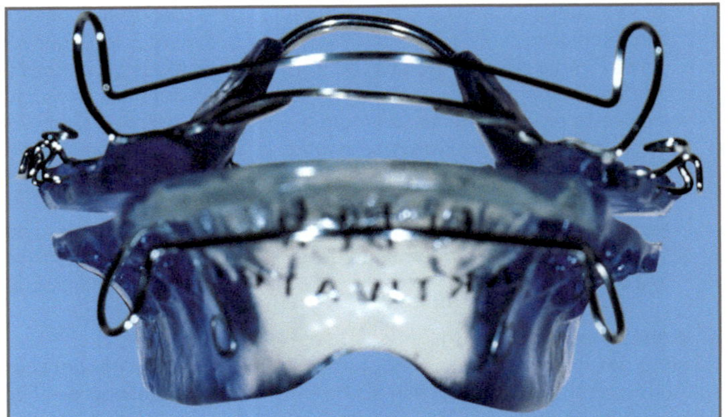

Abb. 14.17
Der Feder-Aktivator
von frontal

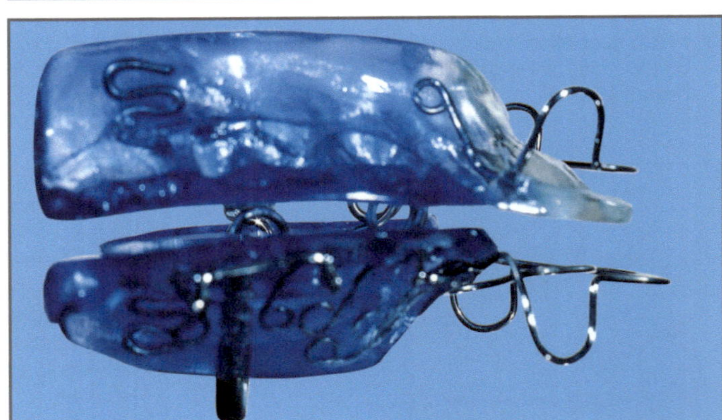

Abb. 14.18
Der Feder-Aktivator
von der Seite

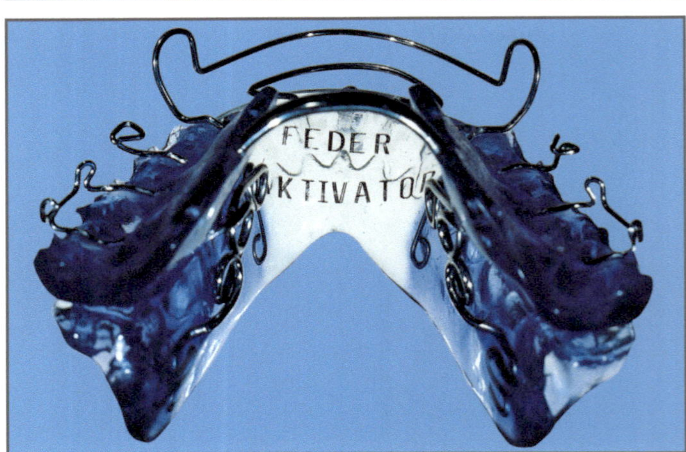

Abb. 14.19
Der Feder-Aktivator
von dorsal

Einen Konstruktionsbiss
Der Konstruktionsbiss für den Feder-Aktivator muss vom Kieferorthopäden am Patienten genommen werden. Eine willkürliche räumliche Zuordnung der Modelle, die den Konstruktionsbiss ersetzen sollen, ist unzulässig.

14.2.2 Vorbereitende Maßnahmen

- Radieren der Modelle,
- Eingipsen der Modelle in den Fixator,
- Einzeichnen der Basisbegrenzung sowie der Lage der Drahtretentionen und des Palatinalbügels auf dem Modell,
- Adaptieren einer Zinnfolie im Bereich des harten Gaumens,
- Herstellen der Spezialfedern.

Das Radieren der Modelle ist in folgenden Bereichen angezeigt:

1. Im okklusalen Bereich. Da zur Herstellung des Feder-Aktivators die Modelle mit dem vom Kieferorthopäden angelieferten Konstruktionsbiss in den Fixator eingegipst werden, müssen okklusale Gipsbläschen – sofern vorhanden – entfernt werden. Nur so ist eine Veränderung des Konstruktionsbisses zu vermeiden.
2. Im Bereich der Papillen. Als Halteelemente dienen beim Feder-Aktivator Adamsklammern an den Sechsjahrmolaren und Dreiecksklammern zwischen den Prämolaren. Dementsprechend soll für einen optimalen Halt des Feder-Aktivators im Bereich der vestibulären Abstützpunkte der Klammern die interdentale Papille radiert werden.

Eingipsen der Modelle in den Fixator
Zur Herstellung der seitlichen Aufbisse und für die Einarbeitung der Spezialfedern erweist es sich als günstig, wenn man die Modelle so in den Fixator eingipst, dass die Fixatorarme im rechten Winkel zur RME des Modellpaars ausgerichtet sind. In dieser Position der Modelle zum Fixator wird der dorsale Anteil des Modellpaars nicht eingeengt. Ausnahme: Beim Gelenk-Fixator (Scheu-Dental) können die Fixatorarme mit den Kunststoffschienen parallel zur RME ausgerichtet sein, da die Modelle von den Fixatorarmen gelöst und nach einer Drehung um 180° in der durch den Konstruktionsbiss vorgegebenen Bisslage wieder reponiert werden können.

Einzeichnen der Basisbegrenzung
Da die Retentionen des Labialbogens, der Protrusionsschlinge, der Dreiecks- und Adamsklammern, des Gaumenbügels sowie der Spezialfedern in der stark rationierten Kunststoffbasis des Oberkiefers untergebracht werden müssen, erweist es sich ebenfalls als günstig, wenn man die Basisgröße und die Lage der entsprechenden Drahtretentionen am Modell einzeichnet **(Abb. 14.20)**.

Adaptieren einer Zinnfolie im Bereich des harten Gaumens
Die beiden Segmente der Kunststoffbasis des Oberkiefers werden mit einem halbrunden 3 x 5 mm starken Bügeldraht miteinander verbunden. Um einen gleichmäßigen Abstand des Palatinalbügels zum Gaumendach zu gewährleisten und dadurch eventuelle Druckstellen zu vermeiden, adaptiert man im Bereich des harten Gaumens eine Zinnfolie mit der Stärke von 1,0 bis 1,5 mm auf dem Modell (**Abb. 14.20**).

Herstellen der Spezialfedern
Um die Bruchrate der Federn zu verringern und die Wirkungsweise der Federn richtig zu nutzen, muss man folgende Punkte unbedingt beachten:

1. Da die Federn beim Tragen des Feder-Aktivators durch den Patienten extrem hoch beansprucht werden, ist ein Elgeloidraht mit der Dimension von 1,14 mm empfehlenswert.
2. Um die Wirkungsweise der Federn des Feder-Aktivators richtig zu nutzen, muss man beim Biegen der Loops für die Federn das *Sicherheitsnadelprinzip* unbe-

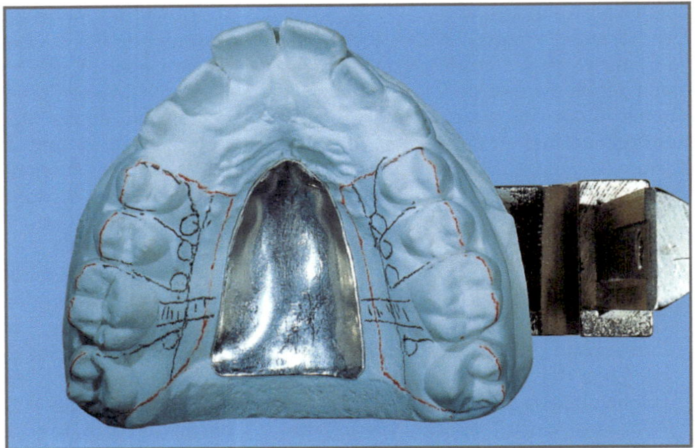

Abb. 14.20 OK-Modell mit adaptierter Zinnfolie, eingezeichneter Basisbegrenzung und Lage der Drahtelemente

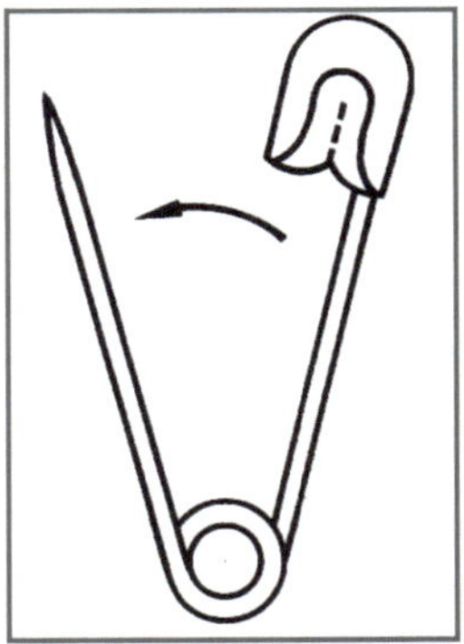

Abb. 14.21 Das Sicherheitsnadelprinzip: Bei Aktivierung der Feder wird Drahtmaterial in den Loop eingedreht, die gewünschte Kraftentfaltung (Pfeilrichtung) aber bei der Öffnung des Loops entsteht

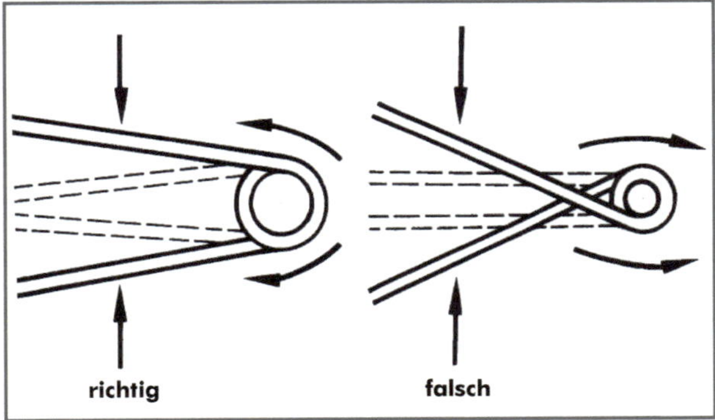

Abb. 14.22 Richtig und falsch hergestellte Feder. Bei der Aktivierung der Feder wird Drahtmaterial aus dem Loop herausgewickelt.

dingt beachten. Das heißt, der Draht soll so gebogen werden, dass beim Zubeißen mit dem Feder-Aktivator im Mund – das der Aktivierung der Feder entspricht – Drahtmaterial in den Loop eingedreht wird, d. h. wenn sich der Loop (= die Schlaufe) beim Einsetzen schließt und in der Öffnungsbewegung die gewünschte Kraft entfaltet **(Abb. 14.21 und 14.22)**.

Wenn sich beim Aktivieren einer Loop-Feder der Loop (= die Schlaufe) öffnet, ergibt sich eine schlechte Wirkung. Eine vor allem auch *dauerhafte* Rückstellungstendenz und -kraft ergibt sich, wenn sich die Schlaufe bei der (An-) Spannung schließt und die erwünschte Wirkung bei Öffnung der Schlaufe entfaltet.

3. Die Federn können den Mundraumverhältnissen entsprechend groß gestaltet und entweder mit einem Einfachloop oder einem Dreifachloop gebogen werden **(Abb. 14.23)**. Die Länge der Feder sollte vom letzten Molaren bis zum Bereich der ersten Prämolaren bzw. Eckzähne reichen. Um ein Ausbrechen der Drahtretentionen aus den Kunststoffsegmenten durch die extreme Belastung der Feder in sagittaler und transversaler Richtung zu verhindern, sollten die Retentionen der Feder S-förmig gebogen werden. Bei einer entsprechend großen vertikalen Bisssperre, die vom Kieferorthopäden gewünscht und durch den Konstruktionsbiss des Kieferorthopäden vorgegeben ist, kann die S-förmige Retention um 90° abgewinkelt und im okklusalen Kunststoffanteil des Oberkiefersegments und der Unterkieferbasis verankert werden **(Abb. 14.24)**.

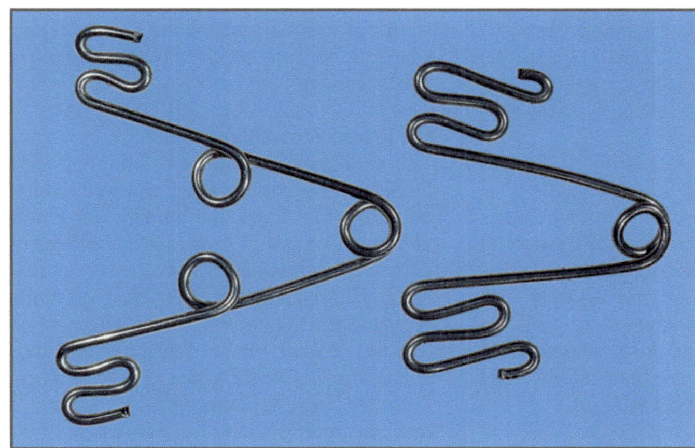

Abb. 14.23
Rechts: Feder mit einem Einfachloop. Links: Feder mit einem Dreifachloop.

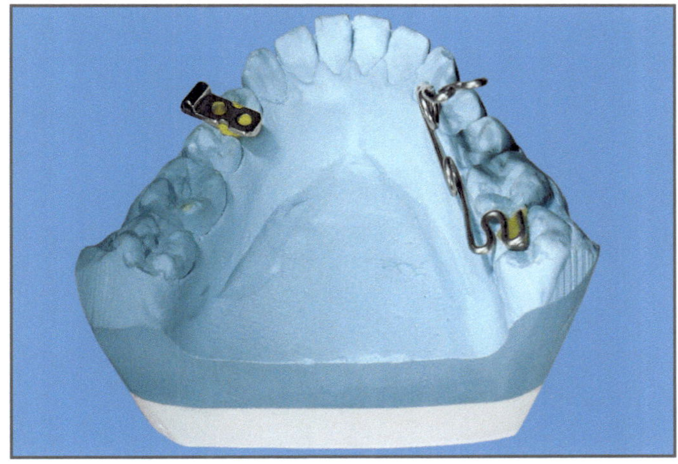

Abb. 14.24
Links: Ein Bukkalröhrchen.
Rechts: Feder mit einem Dreifachloop und einer Retention, die um 90 ° abgewinkelt ist. Diese Art der Retention kann im okklusalen Aufbiss verankert werden

14.2.3 Die technische Herstellung

Da der Feder-Aktivator nach Sander aus einer Oberkiefer- und einer Unterkieferplatte besteht, die durch ein spezielles Federsystem wieder miteinander verbunden sind, erfolgt die Herstellung des Feder-Aktivators dementsprechend auch in drei Phasen:

14.2.3.1 Die Herstellung der Oberkiefersegmente

Die zur Herstellung der Oberkiefersegmente notwendigen einzelnen Drahtelemente können in beliebiger Reihenfolge gebogen werden. Die hier dargestellte Reihenfolge erleichtert das Biegen und Einordnen der Drahtretentionen in die verhältnismäßig kleinen Oberkiefersegmente.

Die Halteelemente

Als Halteelemente werden an den Sechsjahrmolaren Adamsklammern und zwischen den Prämolaren Dreiecksklammern angebracht. Die Retentionen der Adamsklammern sollen so ausgerichtet sein, dass die Retentionen des Oberkieferpalatinalbügels sowie die Retentionen der Spezialfedern gut zu verankern sind **(Abb. 14.25)**.

Der Labialbogen

Er wird aus einem 0,8 mm harten Stahldraht hergestellt. Die Form und Lage des Labialbogens für den Feder-Aktivator entspricht der der Schwarzschen Platte. Am Übergang zur Retention sollte man darauf achten, dass der Labialbogen neben dem Eckzahn knapp über die Schulter des Prämolaren geführt und im palatinalen Anteil des Kunststoffsegments gut verankert ist. Es muss jedoch berücksichtigt werden, dass mesial von der Retention des Labialbogens genügend Platz für die Retention und eine stabile Verankerung der Protrusionsschlinge in den relativ kleinen Oberkieferkunststoffsegmenten bleibt **(Abb. 14.26)**.

Die Protrusionsschlinge

Sie wird ebenfalls aus einem 0,8 mm harten Stahldraht hergestellt. Die Protrusionsschlinge verläuft im lingualen Bereich der Frontzähne horizontal in etwa der Höhe der Papillen bis zum jeweils distalen Anteil des seitlichen Schneidezahns. Von dort geht die Protrusionsschlinge in einem Winkel in eine U-Schlaufe über, die der Breite des Eckzahns entspricht. Der Abstand der U-Schlaufe zum Zahnfleischsaum soll ungefähr 1,0 bis 1,5 mm betragen. Im distalen Bereich des Eckzahns geht die Protrusionsschlinge in einer engen Schlaufe in die Retention über, die

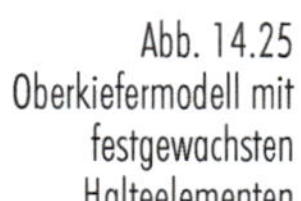

Abb. 14.25
Oberkiefermodell mit festgewachsten Halteelementen

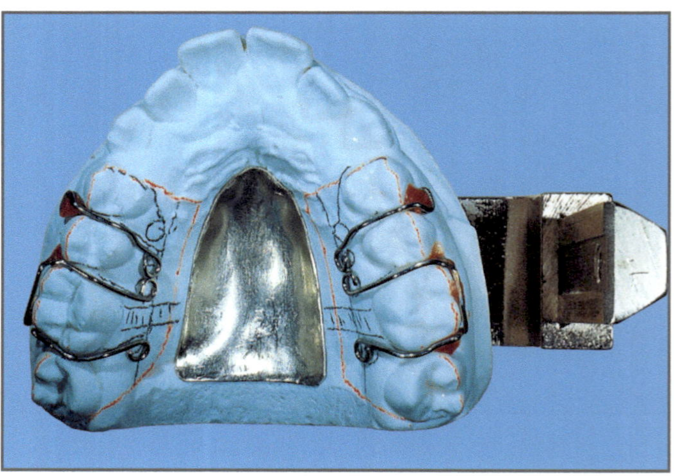

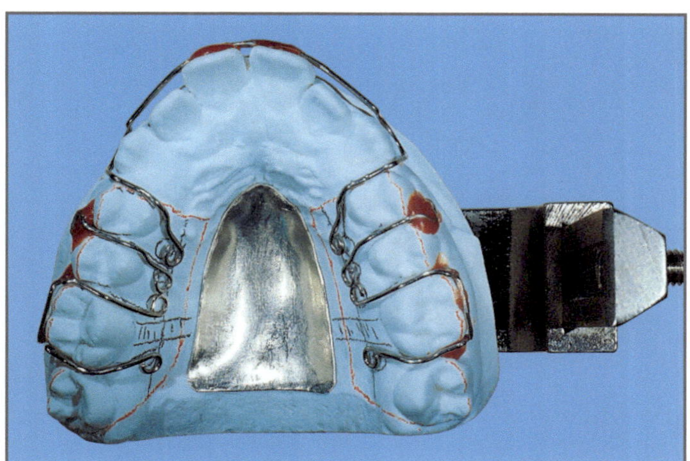

Abb. 14.26
Oberkiefermodell mit festgewachsten Halteelementen und Labialbogen

dann neben der Retention des Labialbogens im Oberkiefersegment endet **(Abb. 14.27)**.

Der Oberkieferpalatinalbügel

Er wird aus einem 3,0 x 1,5 mm halbrunden Bügeldraht hergestellt. Ein ausreichender Abstand des Oberkieferpalatinalbügels zur Schleimhaut wird durch eine 1,0 bis 1,5 mm starke Zinnfolie, die auf dem Modell adaptiert wurde, erreicht. Der Oberkieferpalatinalbügel liegt dem Gaumendach transversal im Bereich der Sechsjahrmolaren der adaptierten Zinnfolie an. Der Retentionsteil des Oberkieferpalatinalbügels steht zur besseren Verankerung in den Kunststoffsegmenten vom Modell ca. 1,0 bis 1,5 mm ab und zusätzlich werden noch Retentionskerben mit einer Separierscheibe in den Oberkieferpalatinalbügel im Retentionsbereich eingeschliffen **(Abb. 14.28)**.

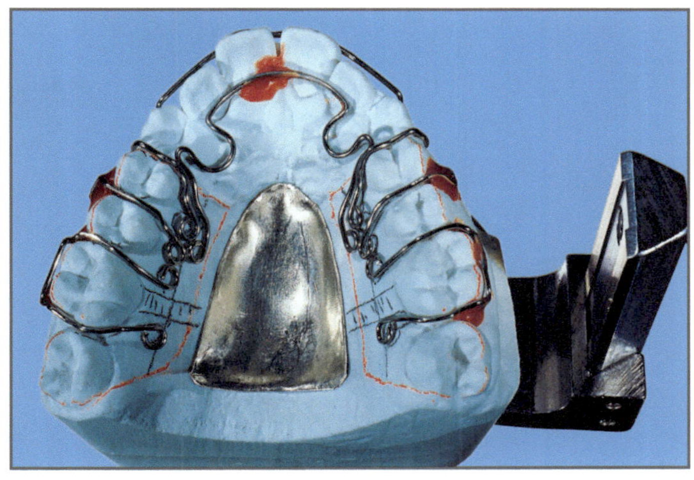

Abb. 14.27
Oberkiefermodell mit festgewachsten Halteelementen, Labialbogen und Protrusionsschlinge

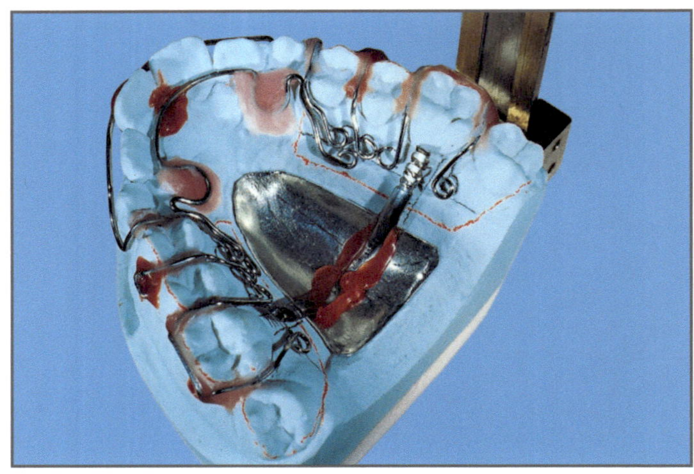
Abb. 14.28
Oberkiefermodell mit festgewachsten Halteelementen, Labialbogen, Protrusionsschlinge und Oberkieferpalatinalbügel

In den **Abbildungen 14.25 bis 14.28** wird die Reihenfolge der Arbeitsschritte dargestellt, die das Biegen der Drahtelemente mit den entsprechenden Retentionen erleichtert.

Die beiden Oberkiefersegmente werden nach dem Biegen und Festwachsen sämtlicher Drahtelemente sowie nach dem Ausblocken der Oberführungen der Drahtelemente mit Kaltpolymerisat in der Streu- oder Anteigmethode aufgetragen **(Abb. 14.29)**. Die Basis der Oberkiefersegmente soll nach palatinal genügend weit ausgedehnt werden, um eine ausreichende Stabilität des Feder-Aktivators zu erreichen und eine ebenfalls ausreichende Retention für die Spezialfedern in den Oberkiefersegmenten zu erhalten. Der seitliche, glatte Aufbiss soll eine Stärke von ca. 1,5 bis 2,0 mm aufweisen. Zur Herstellung der planen seitlichen Aufbisse im Seitenzahnbereich der Oberkiefersegmente und des Unterkiefersegments kann man eine auf die Modellgröße ausgerichtete glatte und ebene Zinnfolie verwenden.

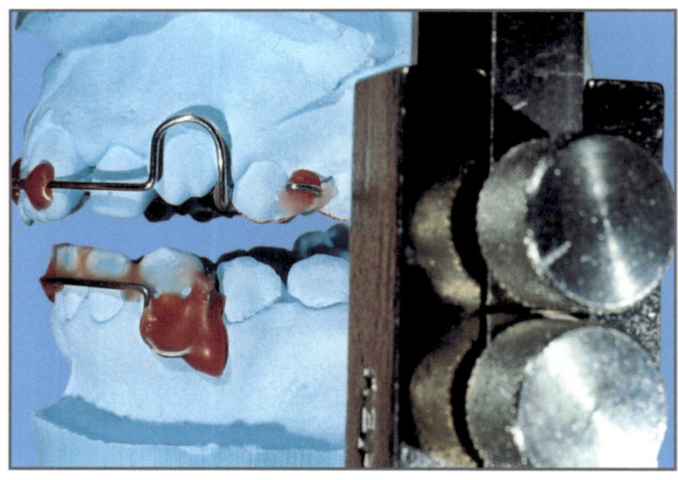
Abb. 14.29
Der Labialbogen für den OK und UK wird an der Überführung ausgewachst

Bei Verwendung der Zinnfolie sollte man folgende Punkte beachten:

- Der Labialbogen für das Unterkiefermodell muss am Unterkiefermodell in der richtigen Position festgewachst werden.
- Die Modelle im Fixator werden auf den halben interokklusalen Abstand abgesenkt.
- Das Kaltpolymerisat wird im Bereich der Oberkiefersegmente aufgetragen, und die Kauflächen der Prämolaren und Molaren werden mit Kaltpolymerisat ebenfalls gut bedeckt.
- Die vorbereitete Zinnfolie wird von okklusal auf die seitlichen Kunststoffwälle aufgesetzt.
- Durch das Zusammenfügen des Fixators mit der dazwischenliegenden Zinnfolie auf den neu festgelegten interokklusalen Abstand erhält man glatte, plane seitliche Aufbisse der Oberkiefersegmente (**Abb. 14.30**).

Selbstverständlich kann das Kaltpolymerisat analog zu den Oberkiefersegmenten zuerst auch für das Unterkiefersegment aufgetragen werden. Dazu wäre jedoch die Unterkieferfrontzahnabstützung zu beachten.

14.2.3.2 Die Herstellung des Unterkiefersegments

Biegen des Labialbogens

Der Labialbogen für das Unterkiefersegment wird aus 0,8 mm hartem Stahldraht hergestellt. Die Form und Lage des Labialbogens für das Unterkiefersegment entspricht ebenfalls der einer Schwarzschen Platte. Beachtet werden muss, dass die Überführung in den lingualen Raum nicht oberhalb der Okklusionslinie liegen darf. Es muss vermieden werden, dass beim totalen Zusammenbiss mit dem Feder-Aktivator ein Frühkontakt im anterioren Bereich entsteht (vergl. **Abb. 14.29**).

Auftragen des Kaltpolymerisats für das Unterkiefersegment

Nach dem Ausblocken der untersichgehenden Stellen des Unterkiefermodells wird das Kaltpolymerisat analog zu den Oberkiefersegmenten aufgetragen, einschließlich des Bereichs der unteren Frontzähne mit der inzisalen Abstützung. Durch das Zusammenfügen des Fixators mit der auf den Oberkiefersegmenten haftenden planen Zinnfolie auf den abgesenkten Interokklusalabstand erhält man eine Aufbissstärke von 1,5 bis 2,0 mm (**Abb. 14.31 und 14.32**).

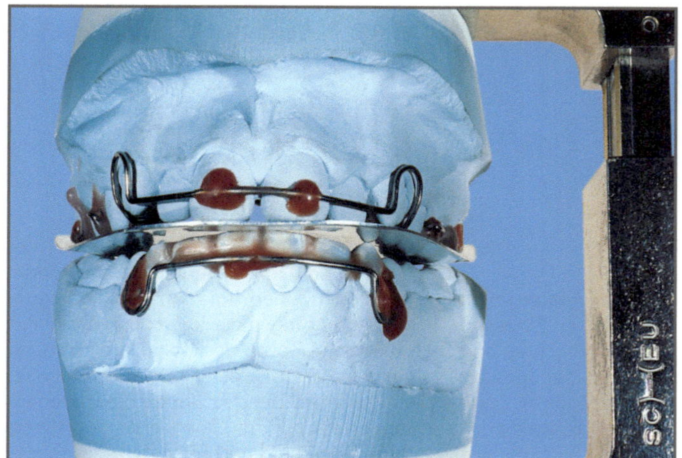

Abb. 14.30
Durch die interdental eingelegte Zinnfolie erhält man glatte und plane seitliche Aufbisse der Oberkiefersegmente und des Unterkiefersegments

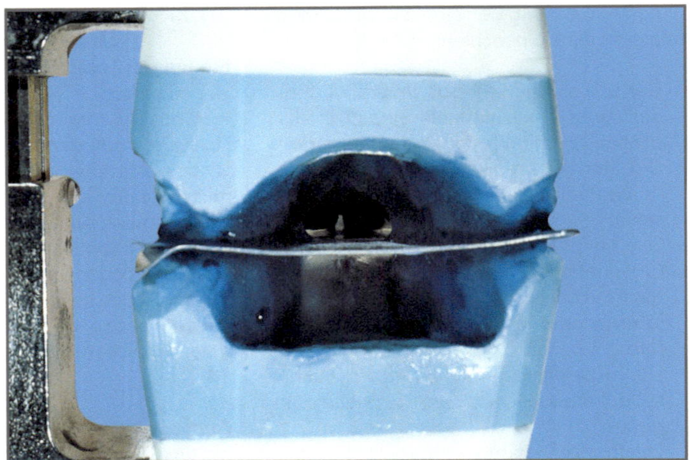

Abb. 14.31
Modellpaar mit interdental eingelegter Zinnfolie von dorsal

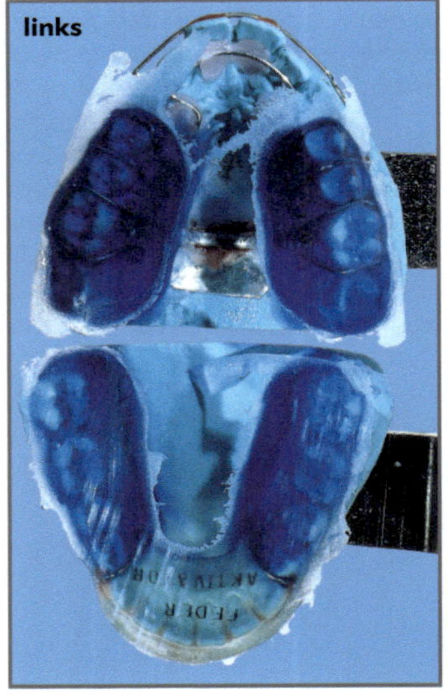

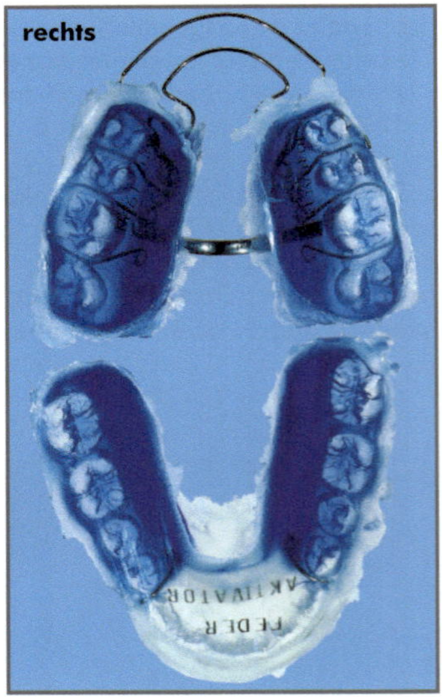

Abb. 14.32
Durch die interdental eingelegte plane Zinnfolie erhält man glatte seitliche Aufbisse

Das Ausarbeiten und Polieren der Kunststoffsegmente

Zuerst kann man das Unterkiefersegment entsprechend einer Schwarzschen Platte mit inzisaler Abstützung der Frontzähne und seitlich planen Aufbissen mit genügender Plattenstärke im Molarenbereich für eine stabile Verankerung der Spezialfedern nach Sander ausarbeiten. Damit die Kunststoffbasen im Bereich der seitlichen Aufbisse des Ober- und Unterkiefers plan ineinander übergehen, überträgt man nun die lingualen Begrenzungen der fertig ausgearbeiteten seitlichen Aufbisse des Unterkiefersegments (links und rechts) auf die beiden Oberkiefersegmente. Dazu setzt man die Plattenbasen jeweils auf das Oberkiefer- und Unterkiefermodell auf und senkt diese im Fixator

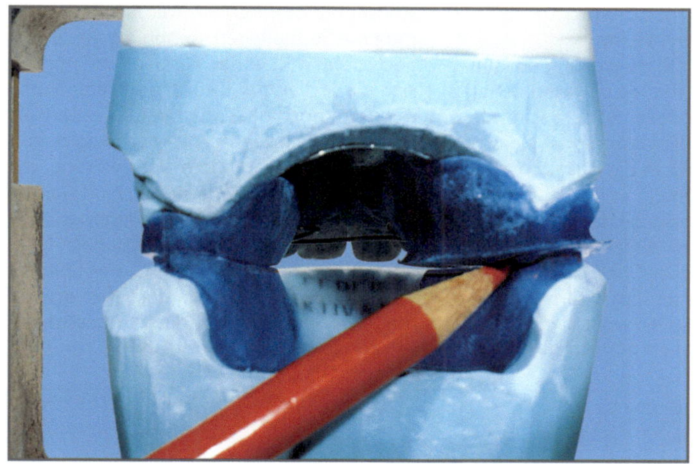

Abb. 14.33
Die Breite des fertig ausgearbeiteten seitlichen Aufbisses des Unterkiefersegments wird mit einem Markierungsstift auf das Oberkiefersegment übertragen

aneinander. Mit einem Markierungsstift überträgt man nun die Breite der seitlichen Aufbisse des Unterkiefersegments auf die planen Aufbisse der Oberkiefersegmente **(Abb. 14.33)**. Anschließend werden die Oberkiefersegmente in gewohnter Weise ausgearbeitet.

Bevor man die einzelnen Kunststoffsegmente mit Sandpapier oder Silikonpolierern glättet, kann man das Unterkiefersegment und die Oberkiefersegmente im Fixator mit Klebewachs im Bereich der seitlichen Aufbisse miteinander verbinden. Dadurch sind Korrekturen am Übergang des Unterkiefersegments zu den Oberkiefersegmenten gut möglich und man erzielt einen ebenen Übergang der Kunststoffsegmente im Seitenzahnbereich, was auch den Einbau der Spezialfedern nach Sander erleichtert **(Abb. 14.34)**. Nachdem die beiden Kunststoffsegmente fertig ausgearbeitet sind, werden diese vor dem Einbau der Spezialfedern auf Hochglanz poliert.

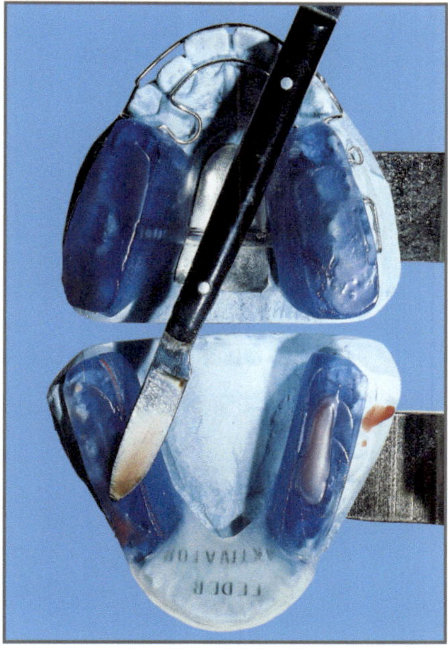

Abb. 14.34 Die beiden Kunststoffsegmente werden im Bereich der seitlichen Aufbisse mit Klebewachs miteinander verbunden

14.2.3.3 Der Einbau des Federsystems

Da die Modelle für die Herstellung der seitlichen Aufbisse im Fixator abgesenkt wurden, müssen die Modelle mit dem vom Kieferorthopäden angelieferten Konstruktionsbiss im Fixator wieder in die Ausgangsposition gebracht werden.

Die vorbereiteten Spezialfedern werden, den Mundraumverhältnissen entsprechend, mit einem Einfach- oder Dreifachloop in den Aktivator eingearbeitet. Die S-förmigen Retentionen der Spezialfedern sollen so weit als möglich im distalen Bereich der Kunststoffsegmente verankert werden. Dazu hält man die Spezialfedern spannungsfrei in der nach distal-reichenden Position und markiert sich die Stellen der S-förmigen Retentionen auf den Kunststoffsegmenten. Die markierten Stellen werden nun so weit freigeschliffen, dass eine optimale Verankerung der Spezialfedern gewährleistet ist. Nun werden die Spezialfedern ebenfalls spannungsfrei in den Feder-Aktivator eingearbeitet. Beim Glätten des Kunststoffs im Bereich der Spezialfedern ist dann unbedingt darauf zu achten, dass die Spezialfedern nicht angeschliffen werden **(Abb. 14.35 bis 14.37)**.

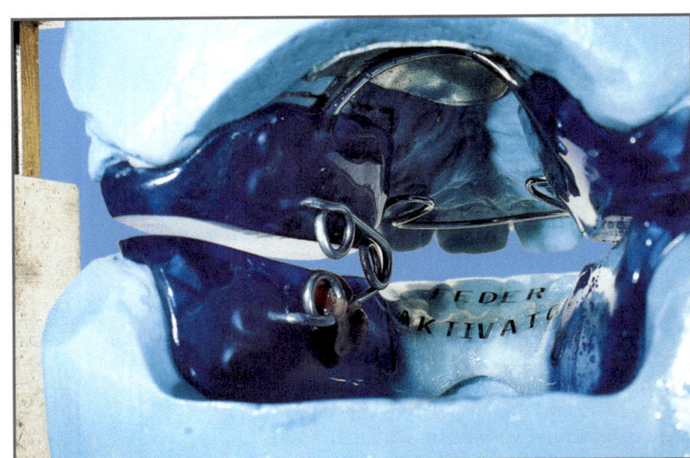

Abb. 14.35 Einbau der Spezialfeder

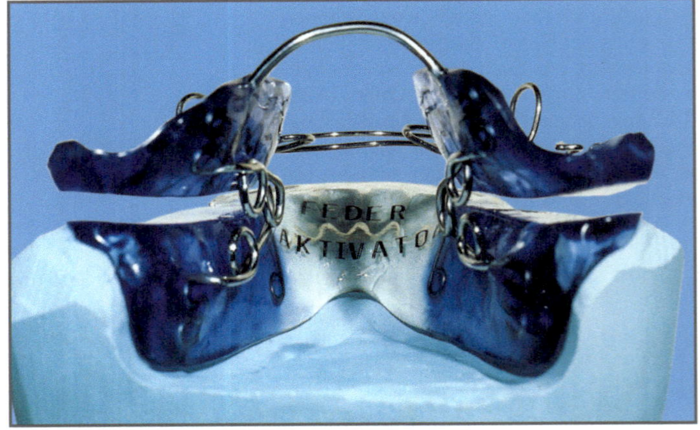

Abb. 14.36 Der fertige Feder-Aktivator mit dem Modellpaar von dorsal

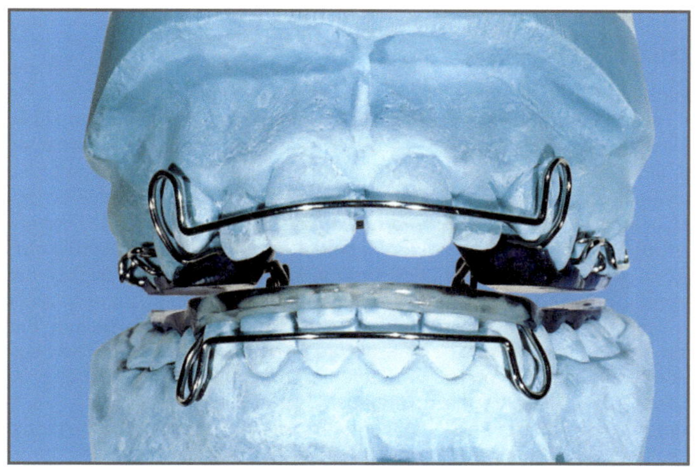

Abb. 14.37
Der fertige Feder-Aktivator mit dem Modellpaar von frontal

14.2.4 Modifizierungen des Feder-Aktivators

Entsprechend dem Arbeitsauftrag des Kieferorthopäden kann der Feder-Aktivator auch in modifizierten Formen hergestellt werden.

Die Modifikationsbeispiele lassen sich wie folgt beschreiben:

- Einbau von Röhrchen für den Highpull-Headgear im Bereich der Prämolaren. In diesem Fall wird auf die Dreiecksklammern verzichtet (siehe **Abb. 14.38** und vergl. **Abb. 14.24**).
- Der Einbau einer transversalen Schraube **(Abb. 14.38)**.

Als Arbeitsanleitung für das Labor ist eine Konstruktionszeichnung vorteilhaft (siehe **Abb. 14.38** und vergl. **Abb. 14.16**).

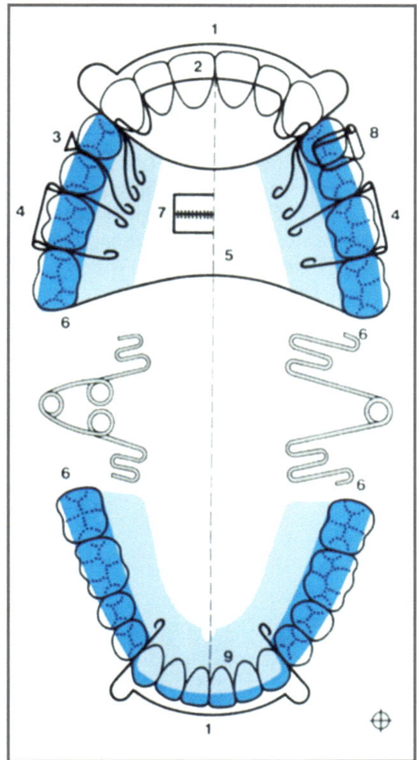

Abb. 14.38
Modifikationen des Feder-Aktivators. Die OK-Kunststoffbasis ist nicht rationiert. Links mit transversaler Nachstellschraube. Rechts mit Bukkalröhrchen. Folgende Elemente sind im einzelnen zu sehen: (1) Labialbogen, (2) Protrusionsschlinge, (3) Dreiecksklammer, (4) Adamsklammer, (5) Kunststoffbasis nicht rationiert für den OK, (6) Federsystem mit Einfach- oder Dreifachloop, (7) Nachstellschraube, (8) Bukkalröhrchen, (9) UK-Basis

14.3 Die Vorschubdoppelplatte

Die Vorschubdoppelplatte (VDP) ist eine Kombination aus einer aktiven Schwarzschen Platte und einem funktionskieferorthopädischen Gerät. Da mit der Vorschubdoppelplatte gleichzeitig eine Harmonisierung der Zahnbögen zueinander sowie auch die skelettale Korrektur der Kieferbasen durchgeführt wird, können in die Oberkiefer- und Unterkieferplatte neben dem von Sander entwickelten Schraubensystem alle bekannten Halte- und Bewegungselemente eingebaut werden. Als besonders gute Verankerungsmittel haben sich Adamsklammern, Dreiecksklammern und Knopfanker bewährt. Weniger geeignet sind Pfeilklammern, da sie keine so gute Verankerung bewirken. Bei der Vorschubdoppelplatte gilt wie auch bei jeder anderen aktiven Platte: Je mehr aktive Elemente eingebaut werden sollen, umso mehr muss die Verankerung bedacht werden. Selbstverständlich können sowohl in die Oberkiefer- als auch in die Unterkieferplatte neben Halte- und Drahtbewegungselementen auch Schrauben (z. B. Mikro-, Federbolzen- und Hebelschwenkschrauben etc.) eingebaut werden, ohne die funktionskieferorthopädische Wirkung des Geräts zu beeinträchtigen.

14.3.1 Der Konstruktionsbiss

Wie bei allen funktionskieferorthopädischen Geräten obligatorisch, muss auch für die Herstellung einer Vorschubdoppelplatte ein Konstruktionsbiss verwendet werden **(Abb. 14.39)**. Dieser Konstruktionsbiss muss aber, um die Wirkung der Vorschubdoppelplatte zu gewährleisten, immer am Patienten genommen werden. Eine nur an den Patientenmodellen vorgenommene Konstruktionsbissnahme kann zur Wirkungslosigkeit der Vorschubdoppelplatte führen, da nicht mehr gewährleistet ist, dass nach Herstellung des Geräts die Stege der Oberkieferplatte beim Patienten parallel zur schiefen Ebene im Unterkiefer verlaufen.

Ferner ist bei einer solchen Konstruktionsbissnahme nicht garantiert, dass die daraufhin hergestellte Vorschubdoppelplatte vom Patienten toleriert wird.

14.3.2 Das Schraubensystem

Das Schraubensystem **(Abb. 14.40 und 14.41)**, welches für die Herstellung einer Vorschubdoppelplatte verwendet wird, besteht aus einer Unterkieferdehnschraube, die neben dem Plastikhalter zusätzlich einen Kunststoffadapter für die Herstellung der schiefen Ebene besitzt, und einer Oberkieferdehnschraube, an welcher zwei halbrun-

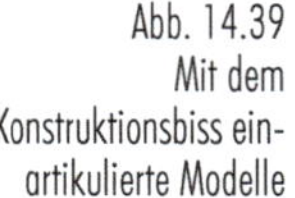

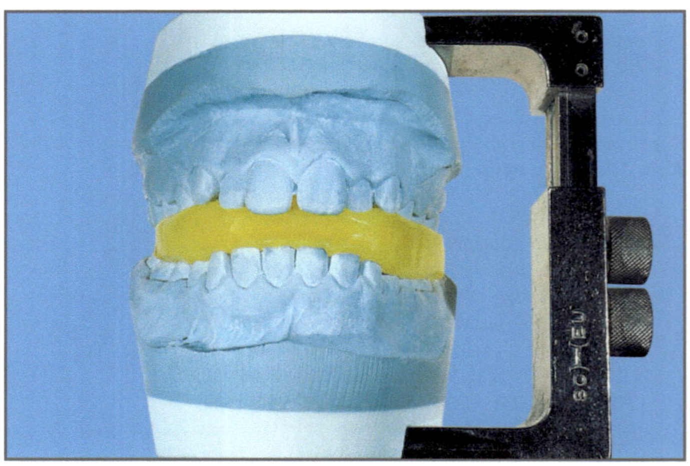

Abb. 14.39 Mit dem Konstruktionsbiss einartikulierte Modelle

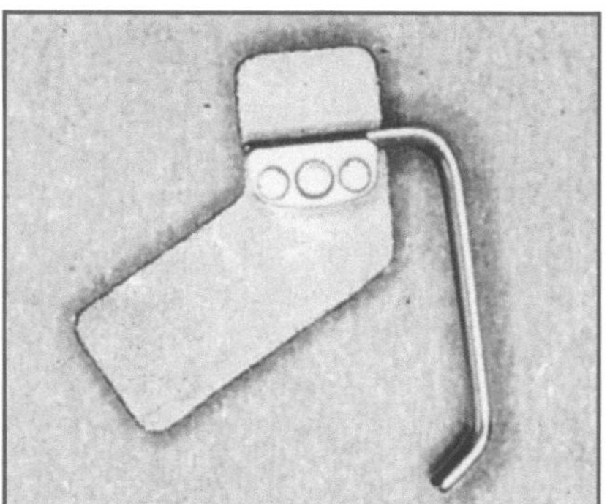

Abb. 14.40 Oberkieferdehnschraube mit lasertechnisch aufgeschweißten halbrunden Führungsstegen

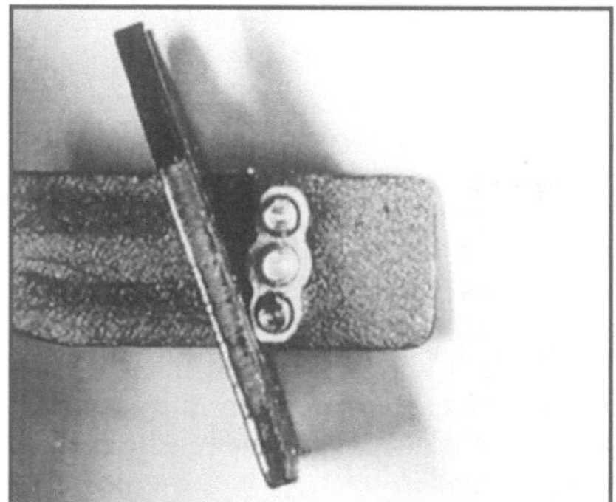

Abb. 14.41 Unterkieferdehnschraube mit verschiebbarem Kunststoffadapter für die Herstellung der schiefen Ebene

de, lasertechnisch aufgeschweißte V2A-Stahl-Führungsdorne angebracht sind. Dieses Schraubensystem erleichtert die Herstellung der Vorschubdoppelplatte erheblich.

Wird aus Ersparnisgründen für die Herstellung einer VDP dieses Schraubensystem nicht verwendet, so können folgende Probleme auftreten:

1. Wird die schiefe Ebene in der Unterkieferplatte manuell hergestellt, d. h. ohne einen Kunststoffadapter, ist nicht gewährleistet, dass nach Fertigstellung des Geräts eine völlig friktionsfreie parallele Führung der Stege erfolgt.
2. Wird statt der Oberkieferdehnschraube mit den angelaserten Stegen eine normale Dehnschraube eingebaut, und werden die Stege, ähnlich wie bei der Müller-Platte, getrennt im Kunststoff verankert, so kommt es sehr oft zu Ausbrüchen dieser Stege, da eine solche Retention bei den enormen Kräften, die in der Nacht auftreten können, nicht ausreicht.
3. Selbstgefertigte Stege bringen zudem das Problem mit sich, dass eine Parallelität der Stege mit der schiefen Ebene nicht unbedingt gewährleistet ist.
4. Selbstangefertigte Stege sind in der Regel zu kurz und führen dazu, dass der Patient in der Nacht aus dem Gerät *aussteigt*.

14.3.3 Herstellung der Vorschubdoppelplatte

Zu Beginn der Herstellung der Vorschubdoppelplatte müssen beide Modelle mit dem Konstruktionsbiss im Fixator einartikuliert werden.

Beim Einbau der Modelle in den Fixator muss darauf geachtet werden, dass die Halterung des Fixators entweder rechts (für Linkshänder) oder links (für Rechtshänder) angebracht wird **(Abb. 14.42)**. Ein Einartikulieren im Fixator mit der Halterung hinter den Modellen bringt das Problem mit sich, dass die Herstellung der Oberkieferplatte nicht oder nur mit erheblichen Schwierigkeiten im Fixator erfolgen kann **(Abb. 14.43)**. Vor dem Einartikulieren sollte außerdem darauf geachtet werden, dass auf den Okklusionsflächen der Zähne keine Luftbläschen oder Gipsüberschüsse vorhanden sind, da diese zu einer Veränderung des Konstruktionsbisses führen.

Die Herstellung der Vorschubdoppelplatte erfolgt in zwei Schritten im Fixator:

- Herstellung der Unterkieferplatte,
- Herstellung der Oberkieferplatte.

Dieses zweiphasige Vorgehen ist erforderlich, um eine parallele Führung der Stege der Oberkieferplatte an der schiefen Ebene im Unterkiefer zu gewährleisten.

14.3.3.1 Herstellung der Unterkieferplatte

Um Verankerungsverluste zu vermeiden, empfiehlt es sich, zumindest für die ersten Molaren Adamsklammern zu verwenden. Als weitere Verankerungselemente können Dreiecksklammern im Bereich der Prämolaren oder evtl. sogar Adamsklammern für die ersten Prämolaren angebracht werden. Frontfedern können in allen modifizierten Formen, wie sie von den Schwarzschen Platten bekannt sind, verwendet werden. Nach dem Herstellen aller Halteelemente sowie der, je nach Bedarf, zusätzlichen Elemente für die Unterkieferplatte werden diese in herkömmlicher Weise angewachst, und dann folgt die Einarbeitung der schiefen Ebene.

Um eine gute Fixierung der Schraube und damit auch des Kunststoffadapters für die schiefe Ebene zu erreichen, empfiehlt es sich, am Gipsmodell eine Rille für die Fixierung des Kunststoffadapters der Dehnschraube zu fräsen. Nun kann die Schraube, wie bei der Plattenherstellung üblich, angewachst werden. Beim Anpassen des verschiebbaren Kunststoffhalters für die schiefe Ebene sollte zuerst auf die transversale Ausdehnung geachtet werden. In der Regel ist der Kunststoffhalter zu breit, um eine ausreichende Kunststoffbedeckung im Seitenzahnbereich zu erreichen. Aus diesem Grund

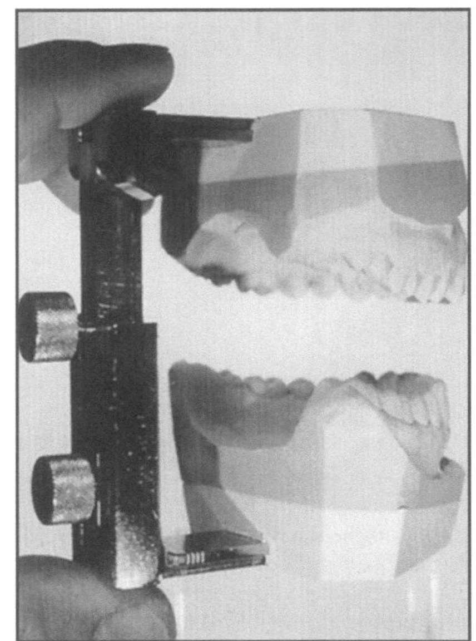

Abb.14.42 Einartikulierte Modelle für die Herstellung einer Vorschubdoppelplatte mit der Halterung des Fixators auf der linken Seite für einen Rechtshänder

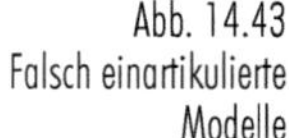

Abb. 14.43 Falsch einartikulierte Modelle

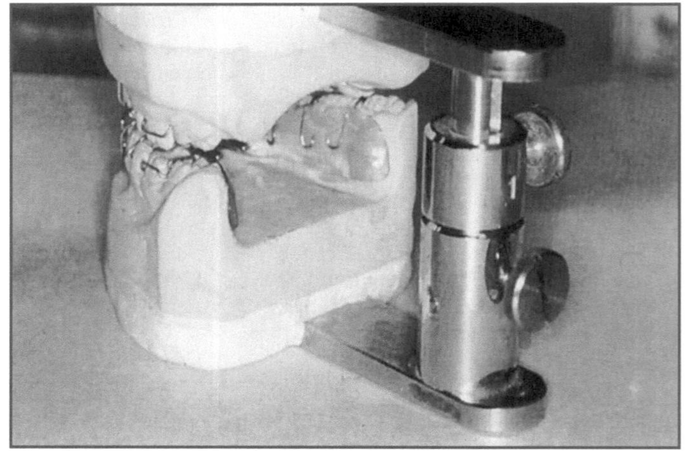

muss der Kunststoffhalter meistens beschnitten werden. Beim Beschneiden dieses Kunststoffplättchens sollte unbedingt darauf geachtet werden, dass das Plättchen parallel zu seiner ursprünglichen Form gekürzt wird **(Abb. 14.44)**. Wird dies beim Kürzen der Kunststoffschablone nicht beachtet, kann die Oberkieferdehnschraube in der Regel nur geringfügig transversal erweitert werden, da die Stege frühzeitig an die Begrenzung der schiefen Ebene anstoßen. Nach sorgsam durchgeführter Anpassung wird der verschiebbare Kunststoffhalter auf das Kunststoffplättchen der Unterkieferdehnschraube aufgesetzt. Schon beim Aufsetzen sollte darauf geachtet werden, dass die glatte Fläche des Kunststoffhalters auf der modellzugewandten Seite liegt **(Abb. 14.45)**.

Bevor der Winkel der schiefen Ebene eingestellt wird, sollte überprüft werden, ob der Kunststoffadapter gerade eingesetzt wurde. Zur Überprüfung legt man ein gerades Stück Draht auf die Kante des Kunststoffadapters **(Abb. 14.46)**, oder man legt den Draht der Fläche des Kunststoffplättchens plan an **(Abb. 14.47)**. Ist das Plättchen gerade eingebaut, so verläuft der Draht (bei symmetrischen Zahnbögen) rechts und links im Seitenzahnbereich, z. B. über die Höcker der ersten Prämolaren. Läuft der Draht z. B. im rechten Seitenzahnbereich über den Höcker des ersten Prämolaren und liegt er im linken Seitenzahnbereich distal des Eckzahns, so muss erst eine Justierung des Kunststoffadapters erfolgen.

Für die Einstellung des Winkels der schiefen Ebene von 60° zur Okklusions-Ebene biegt man sich einen 1,0 mm oder 1,2 mm dicken Draht mit Hilfe eines Geodreiecks zu einem 60°-Winkel **(Abb. 14.48)**. Diesen einmal hergestellten 60°-Winkel kann man nun für die Einstellung der schiefen Ebene belie-

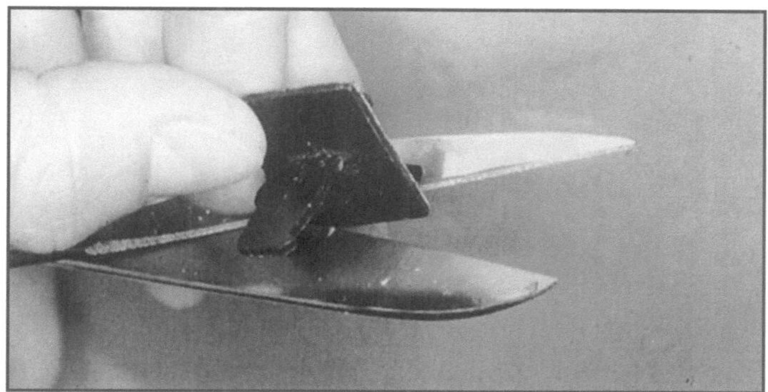

Abb. 14.44 Zurechtschneiden des Kunststoffadapters für die Herstellung der schiefen Ebene

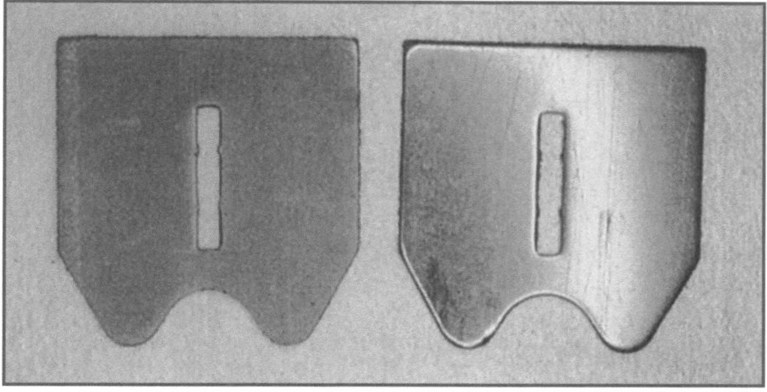

Abb. 14.45 Raue (links) und glatte Seite (rechts) des Kunststoffadapters. Die glatte Seite muss beim Einbauen modellzugewandt liegen

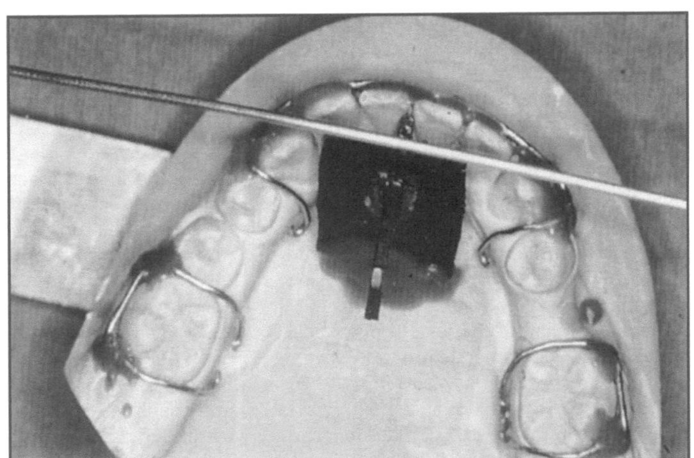

Abb.14.46
Überprüfung der korrekten Ausrichtung des Kunststoffadapters in der Sagittalen mithilfe eines Drahts, der auf die Kante des Kunststoffadapters aufgelegt ist

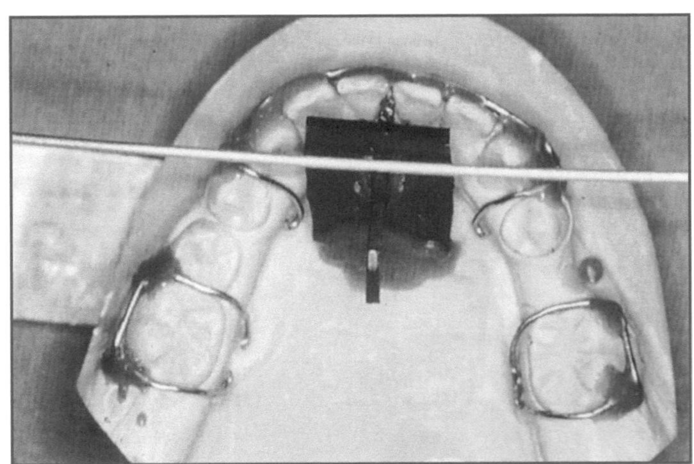

Abb. 14.47
Überprüfung der Ausrichtung der schiefen Ebene in der Sagittalen mithilfe eines Drahts, der plan der Fläche des Kunststoffadapters anliegt

big oft verwenden. Der Hilfswinkel wird an den Kunststoffhalter angelegt, und man peilt über das Modell. Der lange Teil des so gebogenen Drahts muss parallel zur Okklusions-Ebene verlaufen **(Abb. 14.49)**. Hat man den Winkel eingestellt, so wird der Kunststoffhalter in dieser Position gut festgewachst **(Abb. 14.50)**. Bevor mit der Herstellung der Unterkieferplatte begonnen wird,

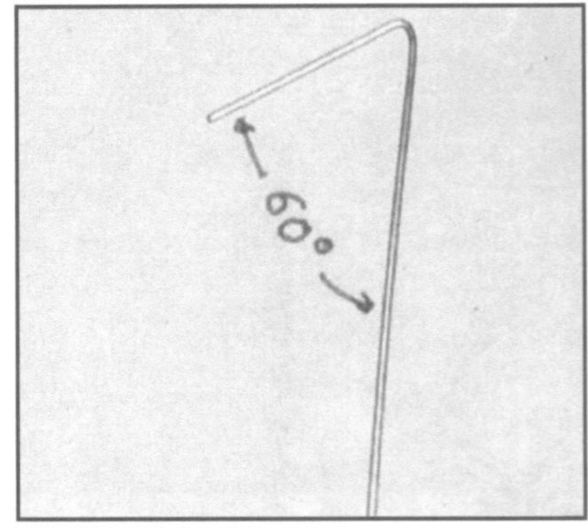

Abb. 14.48
Ein 1,2 mm dicker Stahldraht, der mit Hilfe eines Geodreiecks zu einem Winkel von 60 ° geformt wurde

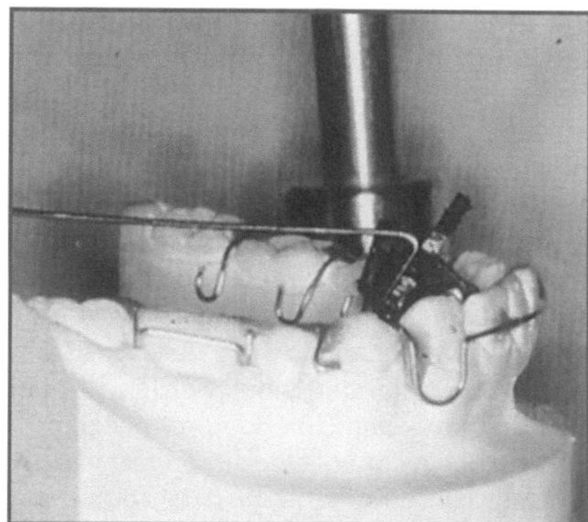

Abb. 14.49 An den Kunststoffadapter angelegter Hilfswinkel zur Justierung des 60 °-Winkels zur Okklusions-Ebene

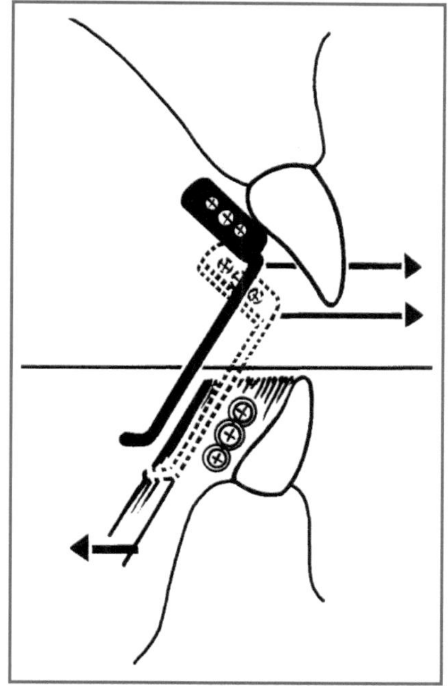

Abb. 14.51 Korrekte Lage der Oberkieferdehnschraube (durchgezogene Linie) und falscher Einbau (gestrichelte Linie)

sollte die Lage der schiefen Ebene zum Oberkiefermodell überprüft werden.

Dazu werden die Modelle im Fixator zusammengefügt, und man hält mit einer Zange die Oberkieferdehnschraube so an die schiefe Ebene, wie sie später eingebaut werden soll. Nachdem die Schraube so nah wie möglich an das Gaumendach des Oberkiefermodells herangeführt ist, muss überprüft werden, ob sie so liegt, dass sich die Abwinkelungen der Stege nicht oberhalb der Inzisalkanten der mittleren Inzisivi befinden **(Abb. 14.51)**. Ist dies der Fall, so muss der

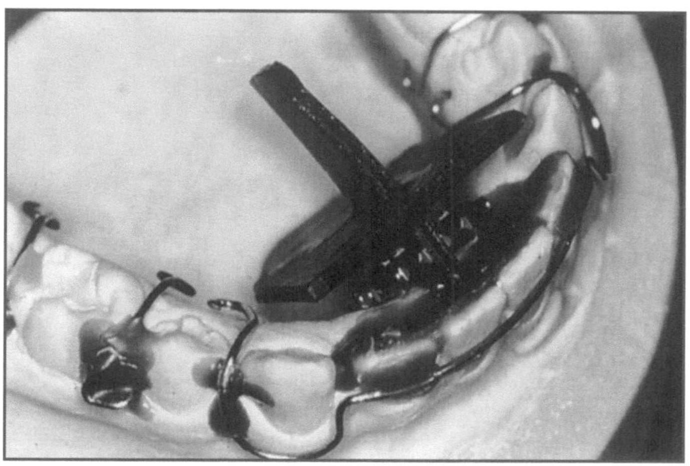

Abb. 14.50 Justierter Kunststoffadapter am Unterkiefermodell festgewachst

verschiebbare Kunststoffadapter im Unterkiefer weiter nach distal versetzt werden. Erst wenn die Positionierung der Oberkieferdehnschraube, wie zuvor beschrieben, möglich ist, kann mit der Herstellung der Unterkieferplatte begonnen werden.

Die Herstellung der Unterkieferplatte kann sowohl durch Anteigen des Kunststoffs als auch nach der Streutechnik erfolgen, wobei darauf geachtet werden muss, dass im anterioren Teil der Unterkieferplatte keine Blasen zwischen der Schraube und der schiefen Ebene entstehen.

Ist bei der Konstruktionsbissnahme der Patient auf Kopfbissstellung eingestellt worden, so empfiehlt es sich, um Interferenzen der Inzisivi zu vermeiden, eine Kunststoffüberkappung in der Front vorzunehmen **(Abb. 14.52)**.

Nach Auspolymerisation der Unterkieferplatte im Drucktopf kann der Kunststoffhalter der Schraube entfernt werden. Nach Entfernung erhält man bereits die fertige schiefe Ebene, die nicht mehr nachgearbeitet werden muss **(Abb. 14.53)**. Lediglich die Kanten, die rechts und links des Kunststoffadapters entstanden sind, werden bei der Ausarbeitung der Unterkieferplatte gebrochen, aber nicht vollständig entfernt **(Abb. 14.54)**. Diese Kanten dienen als automatischer Stop für den Patienten bei seinen Unterkiefer-Transversal-Bewegungen.

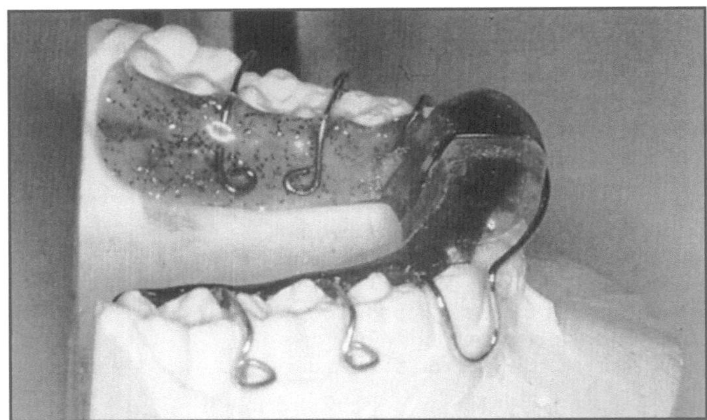

Abb. 14.52 Unterkieferplatte mit Kunststoffüberkappung, um Interferenzen bei den Frontzähnen zu vermeiden

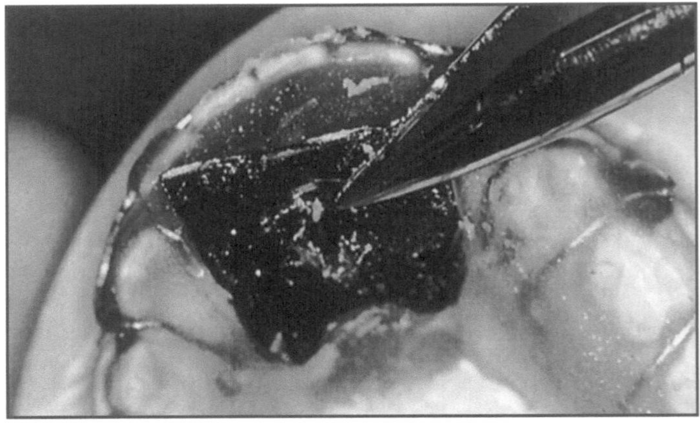

Abb. 14.53 Auspolymerisierte Unterkieferplatte mit fertiger schiefer Ebene, bei der der Kunststoffadapter entfernt wird

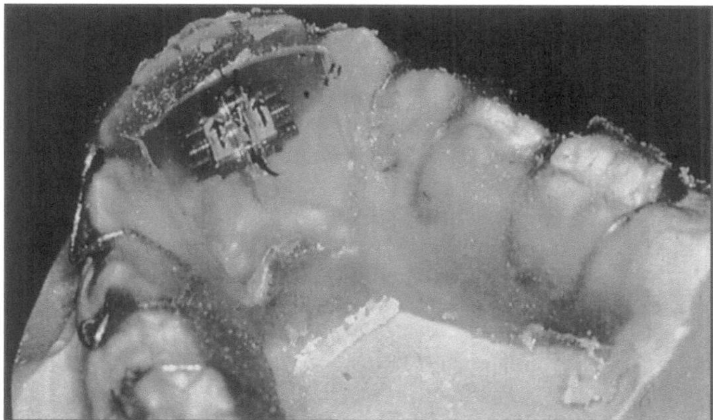

Abb. 14.54
Die Kanten rechts und links der schiefen Ebene bleiben als Begrenzung für die Transversalbewegungen erhalten

14.3.3.2 Herstellung der Oberkieferplatte

Für die Oberkieferplatte werden zunächst alle Halte- und Bewegungselemente hergestellt und wie üblich angewachst **(Abb. 14.55)**. Auch hier empfiehlt es sich, zur Verankerung an den ersten Molaren Adamsklammern anzubringen. Ist vorgesehen, dass der Patient zusätzlich zu seiner Vorschubdoppelplatte einen Headgear tragen soll, so kann an dieser Stelle bereits für die Adamsklammer ein Draht verwendet werden, auf welchem sich lasertechnisch angeschweißte Headgearröhrchen befinden **(Abb. 14.56)**. Mit diesem Draht können auch Adamsklammern für Prämolaren hergestellt werden, sodass die Möglichkeit besteht, sowohl im Prämolaren- als auch im Molarenbereich einen Headgear ansetzen zu lassen. Neben den üblichen Bewegungselementen können auch Federn, offene Schrauben, Distalisierungsschrauben, Mikroschrauben etc. eingebaut werden.

Anschließend werden Oberkiefer- und Unterkiefermodelle im Fixator zueinander orientiert, um die Oberkieferdehnschraube mit ihren Führungsdornen einzupassen.

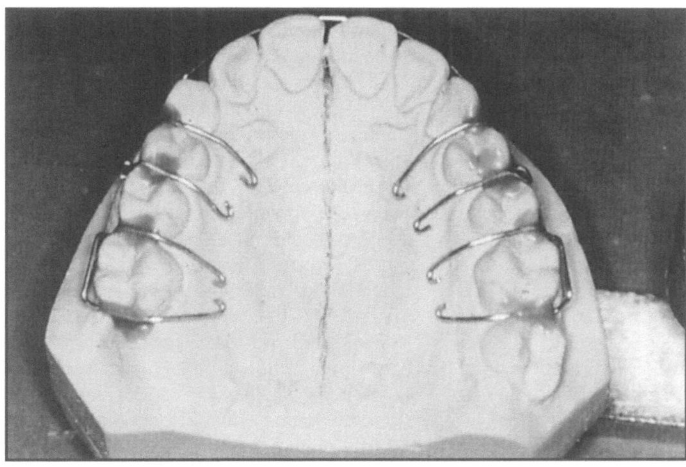

Abb. 14.55
Oberkiefermodell mit angewachsten Halteelementen

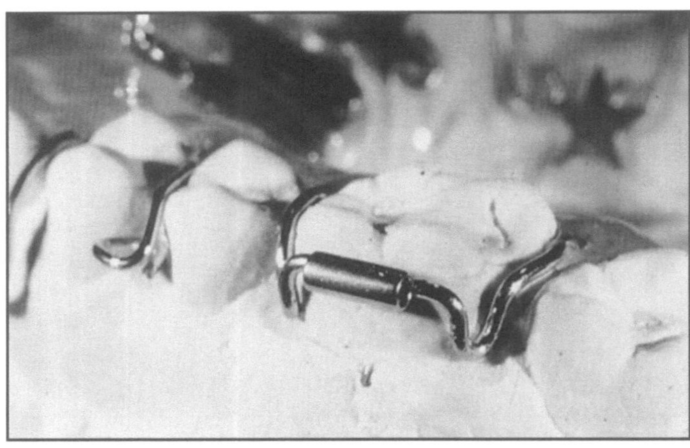

Abb. 14.56 Adamsklammer mit aufgelaserten Headgearröhrchen

Das Einbauen der Oberkieferdehnschraube muss mit besonderer Präzision und Sorgfalt durchgeführt werden, um die gute Wirksamkeit der Vorschubdoppelplatte nicht zu beeinträchtigen. Vor dem Einbauen der Schraube sollte noch einmal überprüft werden, ob tatsächlich das Kunststoffplättchen der schiefen Ebene im Unterkiefer entfernt ist. Eine Herstellung der Oberkieferplatte ohne Entfernung dieses Plättchens führt dazu, dass der Konstruktionsbiss um 1,5 mm in der Sagittalen verändert wird. Liegen breite Kieferverhältnisse vor oder wurde mit dem Konstruktionsbiss eine Mittellinienkorrektur (mandibulär) vorgenommen, so ist es empfehlenswert, die Oberkieferdehnschraube vor dem Einbau etwas aufzuschrauben, damit die Stege einen größeren Abstand erhalten und so eine bessere Führung ermöglicht wird.

Vor dem Festwachsen der Oberkieferdehnschraube mit ihren Stegen an die schiefe Ebene des Unterkiefers wird die Schraube zur Überprüfung der Lage mit einer Zange an die schiefe Ebene angehalten. Die Schraube sollte so nah wie möglich an das Gaumendach gebracht werden, sodass auf jeden Fall der Knick der Stege unterhalb der Inzisalkante der Oberkieferinzisivi liegt (vergl. **Abb. 14.51**). Ferner müssen die Abwinkelungen der Stege auf jeden Fall in Kunststoff gefasst werden.

Liegen die Abwinkelungen oberhalb der Inzisalkante, so produziert man eine Bisssperre, die verhindert, dass der Patient nach der Gewöhnung an das Gerät vollständig zubeißen kann. Durch die vertikale Sperrung im Konstruktionsbiss bekommt der Patient nach Gewöhnung an das Gerät und bei vollständigem Zubeißen einen zusätzlichen Vorschub von ca. 2,0 mm. Diese automatische Nachstellung des Vorschubs kann nicht erfolgen, wenn durch einen falschen Schraubeneinbau eine Bisssperre hergestellt wurde.

Wird die Oberkieferdehnschraube nach den eben genannten Richtlinien eingebaut, so läuft der Kraftvektor genau durch das Widerstandszentrum des Oberkiefers **(Abb. 14.57)**. Das bedeutet, dass durch eine derartige Konstruktion auch ohne Tragen eines Headgears eine Headgearwirkung durch die Vorschubdoppelplatte auftritt. Bei einer so konstruierten Vorschubdoppelplatte kann, neben der Vorverlagerung des Unterkiefers, der Oberkiefer in seinem Wachstum gebremst werden, und eine Abkippung der Oberkiefergrund-Ebene wird vollständig vermieden.

Wird die Schraube zu tief eingebaut bzw. liegt sie zu nahe im Bereich der Papille, so verläuft der Kraftvektor kaudal des Widerstandszentrums des Oberkiefers **(Abb. 14.58)**. Auch bei einem zu klein gestalteten

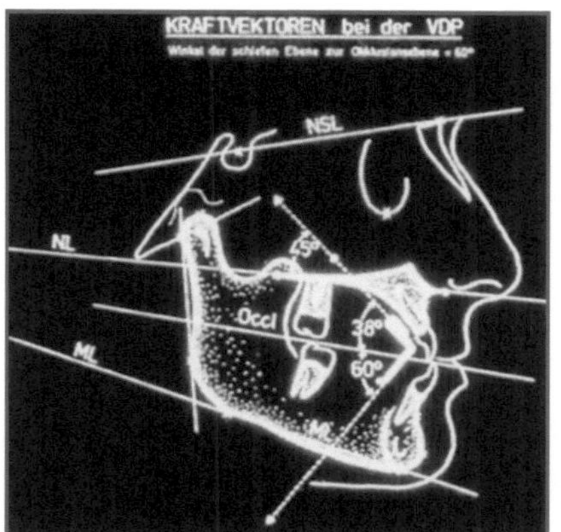

Abb. 14.57 Bei korrekt hergestellter Vorschubdoppelplatte verläuft der Kraftvektor durch das Widerstandszentrum (WZ) des Oberkiefers

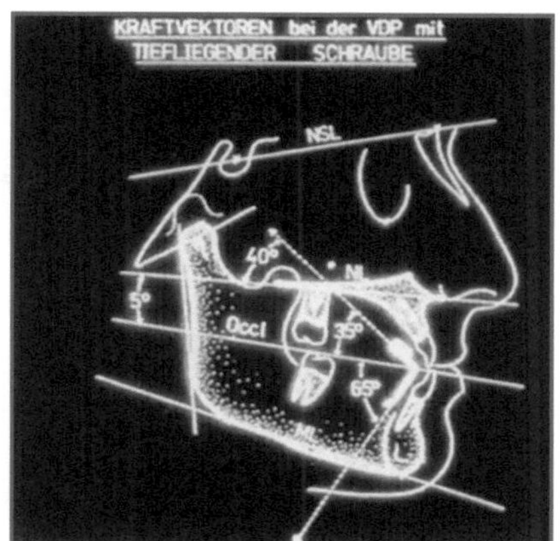

Abb. 14.58 Bei zu tief liegender Oberkieferdehnschraube verläuft der Kraftvektor kaudal des Widerstandszentrums des Oberkiefers

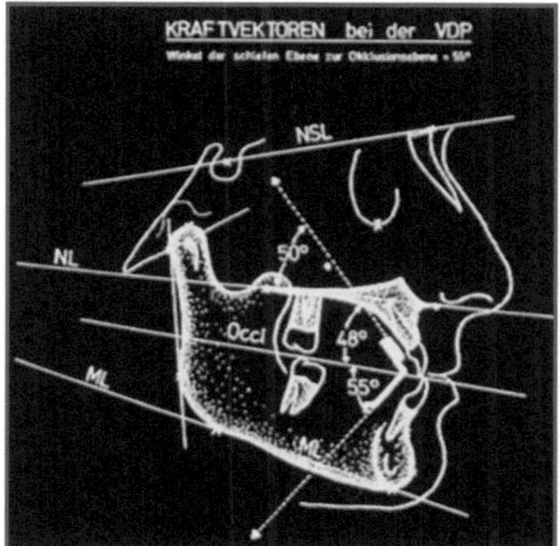

Abb. 14.59 Bei einem Winkel von 55 ° der schiefen Ebene zur Okklusions-Ebene verläuft der Kraftvektor kranial des Widerstandszentrums des Oberkiefers

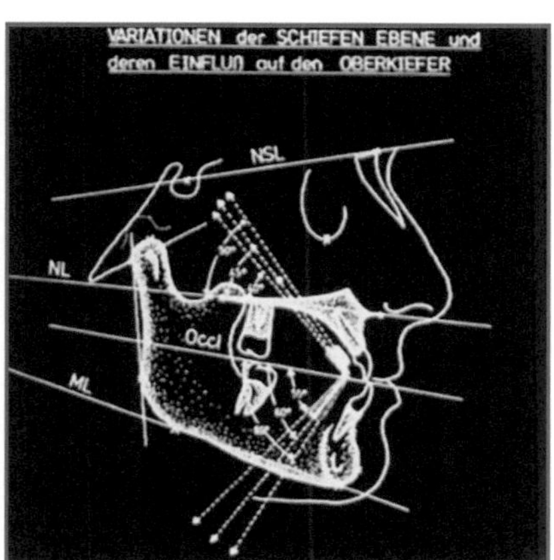

Abb. 14.60 Variationen des Winkels der schiefen Ebene und deren Auswirkung auf den Oberkiefer

Winkel der in der Unterkieferplatte enthaltenen schiefen Ebene läuft der Kraftvektor nicht durch das Widerstandszentrum des Oberkiefers, sondern kranial davon **(Abb. 14.59)**. Andererseits führt ein zu großer Winkel der schiefen Ebene im Unterkiefer dazu, dass der Kraftvektor kaudal des Widerstandszentrums verläuft – ähnlich wie bei der Müller-Platte, bei der die Dorne in Höhe der Molaren angebracht sind. Eine Abkippung der Oberkiefergrund-Ebene ist die Folge.

Anhand dieser Ausführung kann man erkennen, dass es sehr wichtig ist, den Winkel der schiefen Ebene sowie auch den Einbau der Oberkieferdehnschraube sehr sorgfältig durchzuführen. Abweichungen im Winkel der schiefen Ebene zur Okklusions-Ebene im

Bereich von 60° plus/minus 5° sind dann indiziert, wenn der Behandler eine Beeinflussung des Oberkiefers im Sinne einer Rotation wünscht **(Abb. 14.60)**. Erhält ein Labor diesbezüglich keine Information, so wird es die VDP immer mit einem Winkel von 60° herstellen.

Die Stege werden nun an der schiefen Ebene des Unterkiefers angewachst, um eine vollständig parallele Führung der Stege und der schiefen Ebene zu erhalten **(Abb. 14.61)**. Im Oberkiefer wird die Schraube nicht am Modell festgewachst. Sollte ein Einbau der Stege in der beschriebenen Weise nicht möglich sein, da die Stege zu lang sind, so muss mit einer Gipsfräse so lange Gips aus dem Unterkiefermodell entfernt werden, bis die Oberkieferdehnschraube gut in den Fixator eingepasst und an der schiefen Ebene der Unterkieferplatte angewachst werden kann **(Abb. 14.62 und 14.63)**. Die Stege dürfen bei der Herstellung niemals in ihrer Länge gekürzt werden, da eine frühzeitige Führung des Unterkiefers durch die langen Stege erwünscht ist. Eine Kürzung der Stege darf, wenn überhaupt, nur vom Behandler am Stuhl durchgeführt werden. Auch dann wird nur im Bereich von 1,0 bis 2,0 mm Material von den Stegen entfernt. Dieser Arbeitsgang ist ebenso sorgfältig auszuführen wie die Justierung der schiefen Ebene im Unterkiefer.

Der Kunststoffhalter der Oberkieferdehnschraube ist so gestaltet, dass er eine zu-

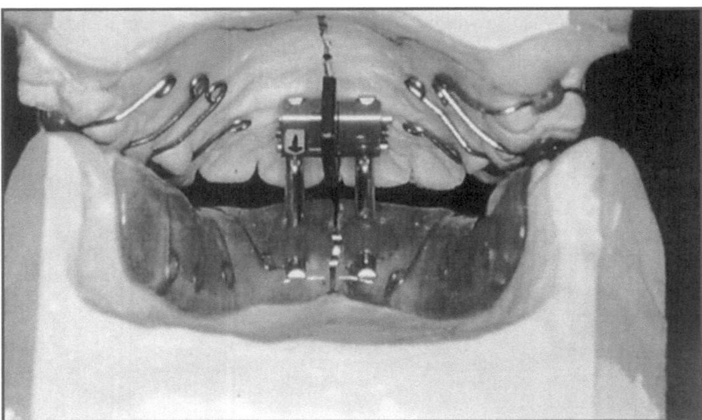

Abb. 14.61 Die Stege der Oberkieferdehnschraube sind an der schiefen Ebene im Unterkiefer festgewachst

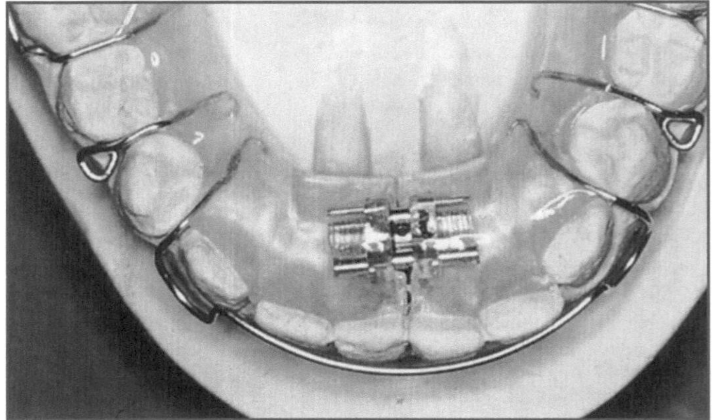

Abb. 14.62 Damit die Oberkieferdehnschraube mit den Führungsdornen eingepasst werden kann, muss manchmal Substanz des Unterkiefermodells abgetragen werden

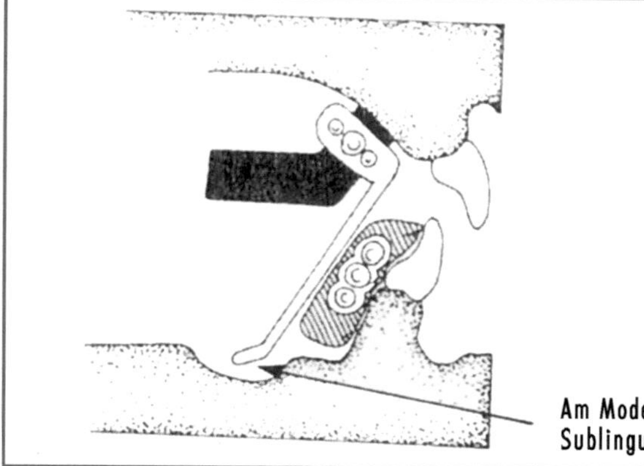

Abb. 14.63 Radiertes Unterkiefermodell zur lagerichtigen Aufnahme der Führungsdorne

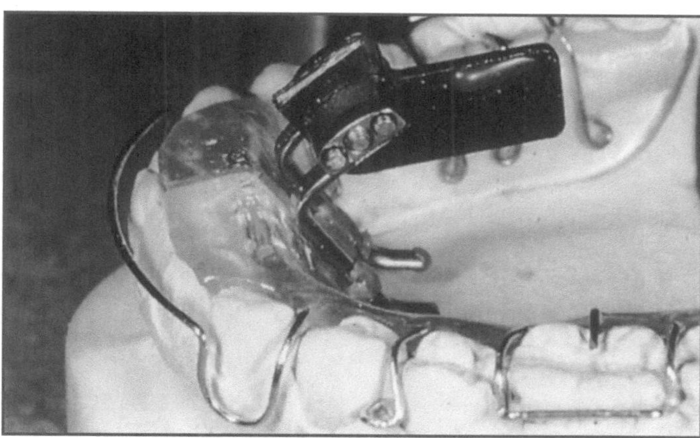

Abb. 14.64 Kunststoffhalter der Oberkieferdehnschraube als Prüfhilfe für den korrekt eingestellten Winkel der schiefen Ebene im Unterkiefer; die untere Kante des Kunststoffhalters muss parallel zur Okklusions-Ebene verlaufen.

sätzliche Prüfhilfe darstellt. Ist die schiefe Ebene korrekt gestaltet worden, und ist die Oberkieferdehnschraube mit ihren Stegen parallel zu dieser schiefen Ebene angewachst worden, so verläuft der Kunststoffhalter der Oberkieferdehnschraube parallel zur Okklusions-Ebene **(Abb. 14.64 und 14.65)**. Sollte der Halter der Oberkieferdehnschraube nicht parallel zur Okklusions-Ebene verlaufen, so müssen noch einmal alle Richtlinien überprüft werden.

Das Streuen oder Anteigen der Oberkieferplatte kann nun auf zwei verschiedene Arten erfolgen:

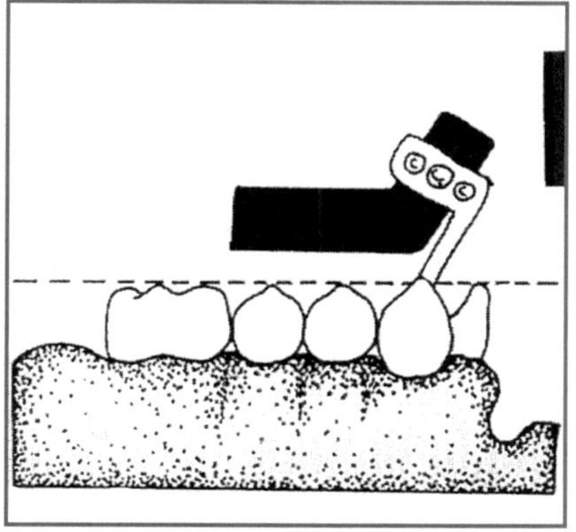

Abb. 14.65 Schematische Darstellung der richtig platzierten Schraube; der Kunststoffhalter verläuft parallel zur Kau-Ebene.

- Die gesamte Oberkieferplatte wird im geschlossenen Fixator gestreut oder angeteigt.
- Der Fixator wird auseinandergenommen, und die beiden Seitenteile werden getrennt gestreut. An dieser Stelle kann ein eventuell erforderlicher Aufbiss im Seitenzahnbereich eingebaut oder bei Bedarf auf beiden Seiten ein Headgear-Aktivatorröhrchen im Prämolarenbereich angebracht werden **(Abb. 14.66)**. Nach dem Streuen der beiden Seitenteile wird der Fixator wieder zusammengesetzt, und der noch fehlende anteriore Bereich wird gestreut. Es muss aber auf jeden Fall darauf geachtet werden, dass der Bereich der Schraube mit den Stegen bei geschlossenem Fixator gestreut wird.

Nach der Auspolymerisation der Oberkieferplatte im Drucktopf erfolgt die Feinausarbeitung, wie sie bei den normalen aktiven Schwarzschen Platten durchgeführt wird. Die fertig ausgearbeitete Vorschubdoppelplatte wird nun noch einmal auf ihre Korrektheit überprüft. Dazu werden beide Platten vom

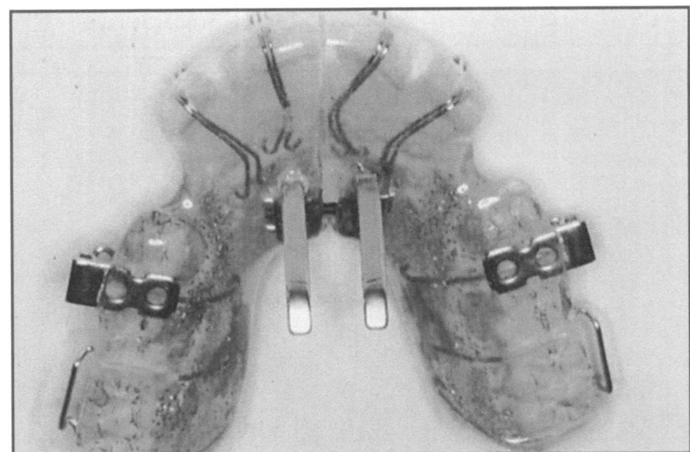

Abb. 14.66
Vorschubdoppelplatte mit Headgear-Aktivatorröhrchen im Prämolarenbereich

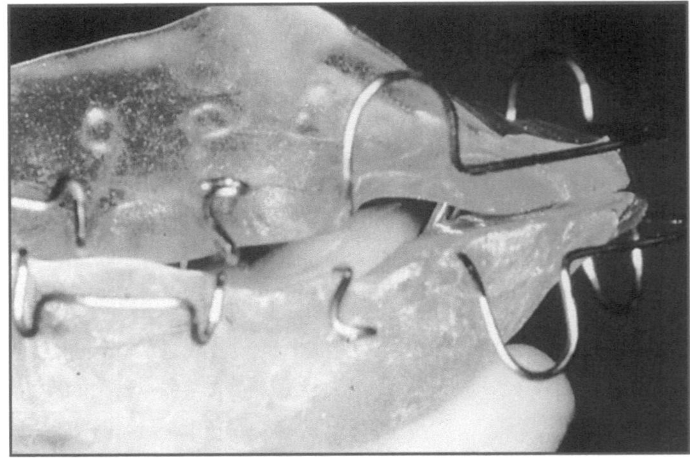

Abb. 14.67
Überprüfung der fertig ausgearbeiteten Vorschubdoppelplatte; bei korrekter Herstellung müssen beide Platten parallel zueinander liegen

Modell abgenommen und so zusammengehalten, dass die Stege parallel zur schiefen Ebene liegen und ein vollständiger Zusammenbiss simuliert wird. Oberkiefer- und Unterkieferplatte müssen vollständig parallel liegen; es darf keine Auf- oder Abbewegung einer der beiden Platten erfolgen (**Abb. 14.67**). Dies wäre ein Hinweis darauf, dass die Oberkieferplatte nicht im Fixator gestreut wurde bzw. die Oberkieferdehnschraube im Oberkiefermodell angewachst wurde, und die Stege nicht parallel zur schiefen Ebene verlaufen.

14.4 Der U-Bügel-Aktivator nach Karwetzky

Der U-Bügel-Aktivator nach Prof. Karwetzky ist ein *elastischer Aktivator*, bei dem die Unterkieferplatte mit der Oberkieferplatte durch ein spezielles U-Bügel-System verbunden ist. Die Einteilung der U-Bügel-Aktiva - toren lässt sich wie folgt vornehmen:

- Typ I Rücklagen-Aktivator (**Abb. 14.68**; vergl. auch **Abb. 14.70**),
- Typ II Progenie-Aktivator (**Abb. 14.69 und 14.70**),

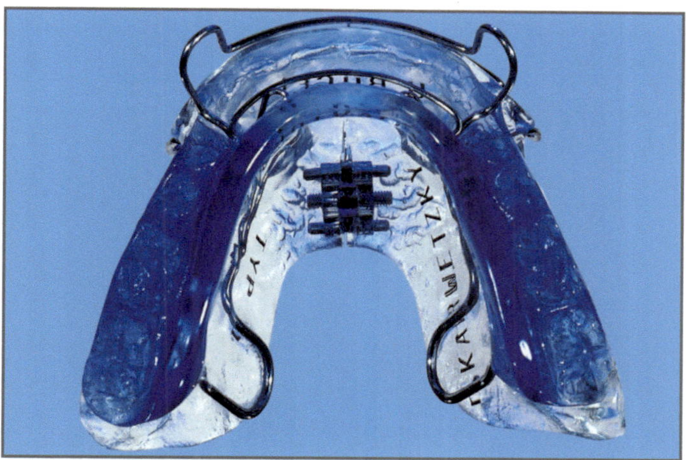

Abb. 14.68
Der U-Bügel-Aktivator Typ I (Rücklagen-Aktivator)

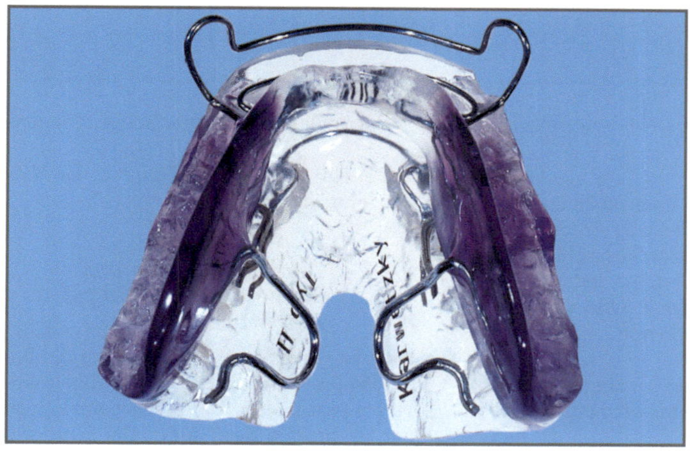

Abb. 14.69
Der U-Bügel-Aktivator Typ II (Progenie-Aktivator)

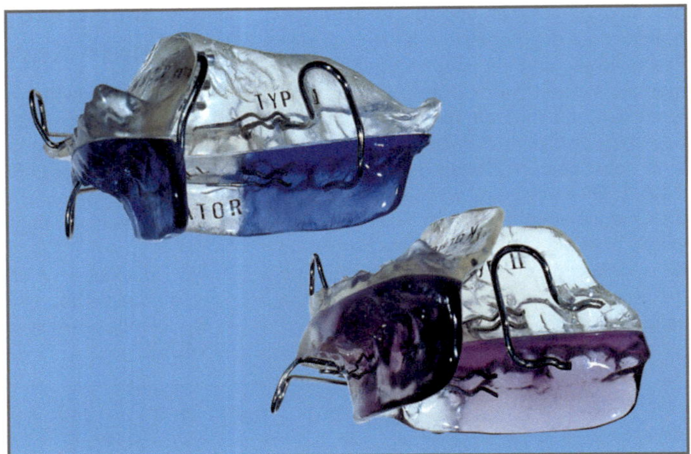

Abb. 14.70
Im Vergleich: oben der Rücklagen-Aktivator; unten der Progenie-Aktivator

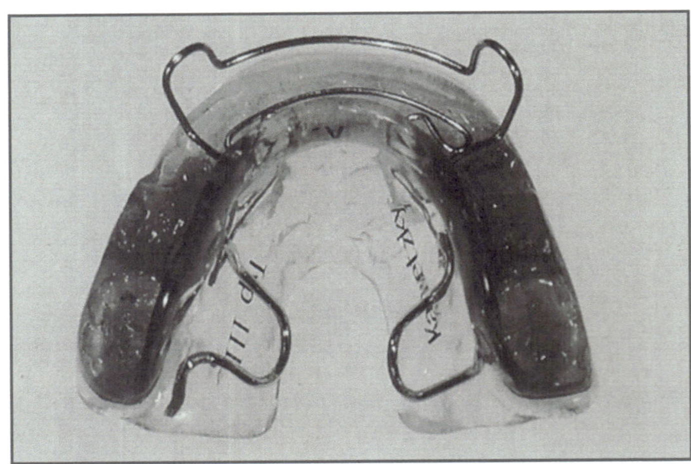

Abb. 14.71
Der U-Bügel-Aktivator Typ III (Schwenkungs-Aktivator/links)

- Typ III Schwenkungs-Aktivator (links/rechts) **(Abb. 14.71)**.

Diese drei Typen unterscheiden sich nur durch die unterschiedliche Anordnung der U-Bügel im Bereich der Sechsjahrmolaren.

Eine vierte Ausführung, der sogenannte U-Bügel-Aktivator Typ 1 (UBA 1), weist folgende Modifikationdn auf:

- Headgearröhrchen (im oberen Kunststoffanteil oder *Adamsklammern mit Headgearröhrchen*),
- Dorne für das *Hickham-Headgear-System.*

Der UBA 1 wurde von Frau Prof. Dr. Ulrike Ehmer vorgestellt.

14.4.1 Die Bestandteile und Elemente des U-Bügel-Aktivators

Die hier vorgenommene Einteilung der Bestandteile und Elemente des U-Bügel-Aktivators eignet sich in ihrer Systematik auch zur Herstellung des Geräts. Der Grundtyp des U-Bügel-Aktivators nach Karwetzky besteht aus:

einer Unterkieferkunststoffbasis mit planem Aufbiss im Front- und Seitenzahnbereich sowie einem Labialbogen aus 0,9 mm federhartem Stahldraht und einer geschlossenen Frontalfeder aus 0,7 mm federhartem Stahldraht. Ferner können

- Finger- und/oder Paddelfedern aus 0,7 mm federhartem Stahldraht oder
- eine Nachstellschraube

zusätzlich eingearbeitet werden;

einer Oberkieferkunststoffbasis mit planem Aufbiss im Front- und Seitenzahnbereich sowie einem Außenbogen aus einem 0,9 mm federhartem Stahldraht und einer geschlossenen Frontalfeder aus 0,7 mm federhartem Stahldraht. Ferner können

- Finger- und/oder Paddelfedern aus 0,7 mm federhartem Stahldraht,
- eine Nachstellschraube,
- Headgearröhrchen (z. B. zwischen 14 und 15 sowie zwischen 24 und 25) im Kunststoffanteil oder Adamsklammern mit Headgearröhrchen (UBA 1),
- gewinkelte Dorne (interdental bei 12 und 13 sowie 22 und 23) aus 0,8 mm bis 0,9 mm federhartem Stahldraht für Hickham-Headgear-Systeme (UBA 1) zusätzlich eingearbeitet werden;

einem speziellen U-Bügel-System nach Prof. Karwetzky, das konfektioniert angeboten wird (Scheu Dental). Diese konfektionierten *U-Bügel-Paare* können die Herstellung des U-Bügel-Aktivators wesentlich erleichtern.

14.4.2 Die Arbeitsunterlagen zur Herstellung des U-Bügel-Aktivators

Zur Herstellung des U-Bügel-Aktivators benötigt das Labor zusätzlich zum Modellpaar (Oberkiefer- und Unterkiefermodell) folgende Unterlagen:

- Eine Konstruktionszeichnung (Anweisung zur Herstellung des U-Bügel-Aktivators für eventuelle Modifikationen);
- einen Konstruktionsbiss;
- das U-Bügel-Paar.

Da der U-Bügel-Aktivator mit unterschiedlichen Zusatzelementen auch modifiziert hergestellt werden kann, ist eine detaillierte, schematische Konstruktionszeichnung vom behandelnden Kieferorthopäden für das Labor vorteilhaft. Der Konstruktionsbiss für die Herstellung des U-Bügel-Aktivators muss unbedingt vom Kieferorthopäden am Patienten genommen werden. Die Bedeutung der Konstruktionsbissnahme zur Herstellung des U-Bügel-Aktivators wurde von Dr. E. Stefani in ihrer gleichlautenden Publikation dargestellt.

14.4.3 Vorbereitende Maßnahmen

Zu den vorbereitenden Maßnahmen zählt das Radieren der Modelle und das Eingipsen der Modelle in den Fixator.

Das Radieren der Modelle ist im okklusalen Bereich und bei Modifikationen auch im Bereich der Papillen angezeigt. Da die Modelle zur Herstellung des U-Bügel-Aktivators mit dem vom Kieferorthopäden hergestellten Konstruktionsbiss in den Fixator eingegipst werden, muss man okklusale Gipsbläschen – sofern vorhanden – beseitigen, um eine Veränderung des Konstruktionsbisses zu vermeiden. Als Halteelemente können beim modifizierten UBA 1 z. B. Adamsklammern mit Headgearröhrchen an den Sechsjahrmolaren eingearbeitet werden. Dazu radiert man die interdentalen Papillen im Bereich der vestibulären Abstützungspunkte der Adamsklammern, um einen guten Sitz des Geräts im Mund des Patienten zu erreichen.

Das Eingipsen der Modelle in den Fixator soll an zwei Beispielen dargestellt werden: Beim Eingipsen der Modelle in einfache

Fixatoren, bei denen die Modelle nach dem Lösen aus dem Fixator nur in der vorgegebenen Position reponiert bzw. nicht mehr reponiert werden können, sollte man darauf achten, dass der dorsale Anteil des Modellpaars durch den Fixator nicht eingeengt wird **(Abb. 14.72)**. Dies erleichtert den Einbau des U-Bügel-Systems. Die Modelle können in diesem Fall so eingegipst werden, dass die Fixatorarme im rechten Winkel zur RME des Modellpaars ausgerichtet sind (verg. **Abb. 14.72**).

Da beim Gelenk-Fixator (Scheu Dental) das Modellpaar an den Kunststoffschienen abgezogen und nach einer Drehung um 180° in der Position des Konstruktionsbisses wieder reponiert werden kann, kann man hier die Modelle so in den Fixator einstellen, dass die Fixatorarme mit den Kunststoff - schienen parallel zur RME des Modellpaars ausgerichtet sind **(Abb. 14.73)**.

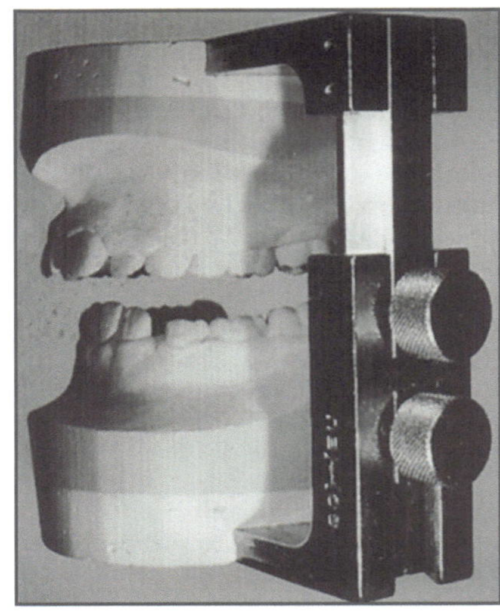

Abb. 14.72 Modellpaar im Eixator eingegipst

14.4.4 Biegen und Fixieren der Drahtelemente

Beim U-Bügel-Aktivator Typ I (Rücklagen-Aktivator) werden in der Regel folgende Drahtelemente eingearbeitet:

Ein Labialbogen (Außenbogen) im Ober- und Unterkiefer aus 0,9 mm federhartem Stahldraht, der vom ersten Drittel der Eckzähne in nicht zu großer vertikaler Schlaufe zwischen den Eckzähnen und ersten Prämolaren nach palatinal und lingual zurückgeführt wird. Dabei ist besonders darauf zu achten, dass die Retention parallel zur Okklusions-Ebene gebogen wird, damit das Gerät in vertikaler Ausdehnung sehr grazil

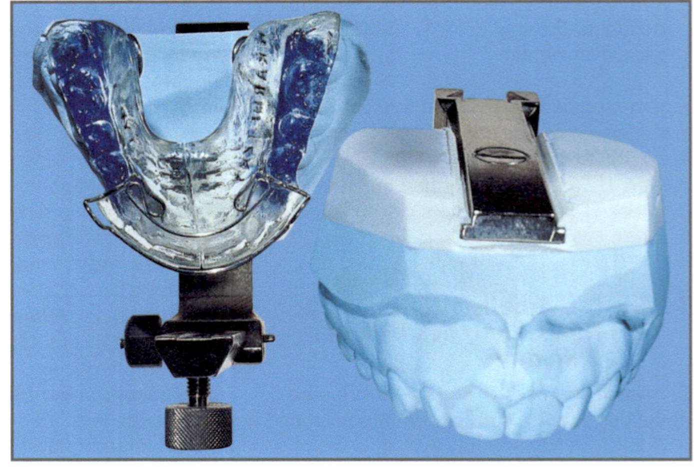

Abb. 14.73 Modellpaar im Gelenk-Fixator: links = Fixator von dorsal; rechts = Fixator von frontal

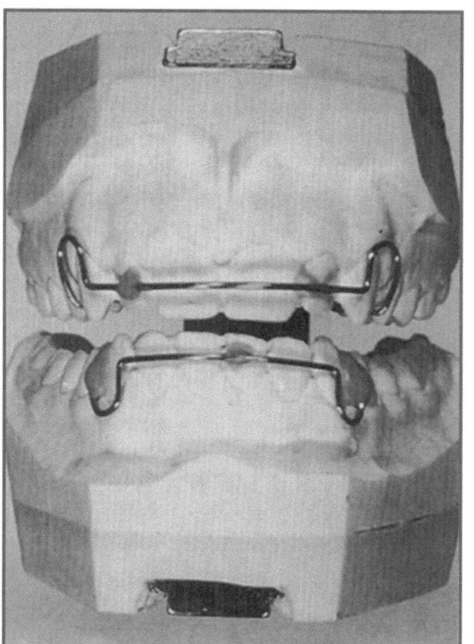

Abb. 14.74 Modellpaar im Fixator mit fixierten Labialbögen

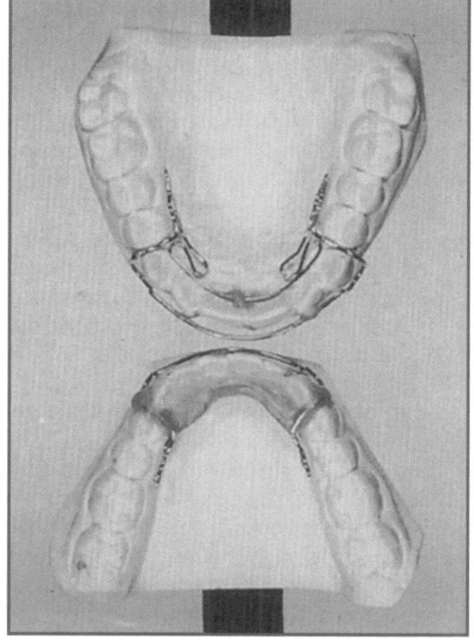

Abb. 14.75 oben: Labialbogen und Frontalfeder am OK-Modell fixiert; unten: Die Frontalfeder und der Übergang des Labialbogens über die Eckzähne und ersten Prämolaren müssen ausgewachst werden.

gestaltet werden kann **(Abb. 14.74 und 14.75)**.

Eine geschlossene Frontalfeder aus 0,7 mm federhartem Stahldraht im Ober- und Unterkiefer, die jeweils von der Mitte der Eckzähne in einem harmonischen Bogen unter Drittelung der Ausdehnung gefertigt wird.

Nun erfolgt die Fixierung aller Drahtele - mente mit Klebewachs an Stellen, die später zur Aktivierung benötigt werden. Es bleiben nur Drahtretentionen frei. Besonders die Labialbögen müssen interdental zwischen den Eckzähnen und Prämolaren mit Wachs abgedeckt sein (vergl. auch **Abb. 14.75**). Das Ausblocken untersichgehender Stellen, beispielsweise im Bereich des Alveolarfortsatzes des Unterkiefermodells etc. erfolgt, wie wir es von der Herstellung einer Schwarzschen Platte kennen.

14.4.5 Die Fertigstellung des U-Bügel-Aktivators

Da der U-Bügel-Aktivator aus einer Unterkieferplatte und einer Oberkieferplatte besteht, die durch ein spezielles U-Bügel-System miteinander verbunden sind, erfolgt die Herstellung des U-Bügel-Aktivators dementsprechend auch in drei Phasen:

- die Herstellung der Unterkieferplatte,
- die Herstellung der Oberkieferplatte,
- der Einbau des U-Bügel-Systems.

Das Biegen und Fixieren der Drahtelemente wurde von Ztm. Günter Leser in der Literatur bereits ausführlich beschrieben. Seine Aussagen lassen sich wie folgt zusammenfassen.

14.4.5.1 Die Herstellung der Unterkieferplatte

Zur Herstellung des planen frontalen Aufbisses sowie der planen seitlichen Aufbisse der Unterkieferplatte kann man eine auf die Modellgröße ausgerichtete glatte und ebene Zinnfolie zuhilfe nehmen **(Abb. 14.76)**. Dazu sind folgende Punkte zu beachten:

- Der im Fixator durch den Konstruktionsbiss vorgegebene vertikale (inter-okklusale) Abstand des Modellpaars wird um die Hälfte abgesenkt, und die plane, auf die Modellgröße zurechtgeschnittene Zinnfolie wird mit Klebewachs am Oberkiefermodell fixiert.
- Nachdem sämtliche Vorbereitungen zum Auftragen des Kaltpolymerisats getroffen wurden (Ausblocken untersichgehender Stellen an den Modellen, Isolieren und Wässern der Modelle), kann das Kaltpolymerisat in der Streu- oder Anteigmethode auf das Unterkiefermodell aufgetragen werden. Die Schneidekanten der Frontzähne sowie die Kauflächen der Prämolaren und Molaren werden ebenfalls mit Kaltpolymerisat bedeckt.
- Durch das Zusammenfügen des Fixators mit der auf dem Oberkiefermodell haftenden Zinnfolie erhält man glatte und plane Aufbisse im Front- und Seitenzahnbereich der Unterkieferplatte, die der halben vertikalen (inter-okklusalen) Höhe und somit der Hälfte der Gesamtbisssperre entsprechen **(Abb. 14.77)**. Nach der Polymerisation wird der Fixator geöffnet, die Zinnfolie von der Unterkieferplatte abgehoben und die vertikale Distanz des Modellpaars im Fixator mit dem Konstruktionsbiss reproduziert.

Falls keine Zinnfolie verwendet wird, müssen die okklusalen Kunststoffanteile vollkommen plan gestaltet werden und sollten ebenfalls der Hälfte der Gesamtbisssperre entsprechen. Die Aufbisse lassen sich mit einem ebenen Bogen Sandpapier sehr gut glätten **(Abb. 14.78 und 14.79)**. Die Unterkieferplatte wird nun unter Berücksichtigung des planen okklusalen Aufbisses vollständig ausgearbeitet (vergl. **Abb. 14.79**).

14.4.5.2 Die Herstellung der Oberkieferplatte

Die fertig ausgearbeitete Unterkieferplatte wird im Bereich des frontalen Aufbisses und der seitlichen Aufbisse mit Vaseline isoliert und auf dem Unterkiefermodell platziert **(Abb. 14.80)**. Das Kaltpolymerisat wird für die Oberkieferplatte analog zur Unterkieferplatte aufgetragen. Falls erforderlich, wird in

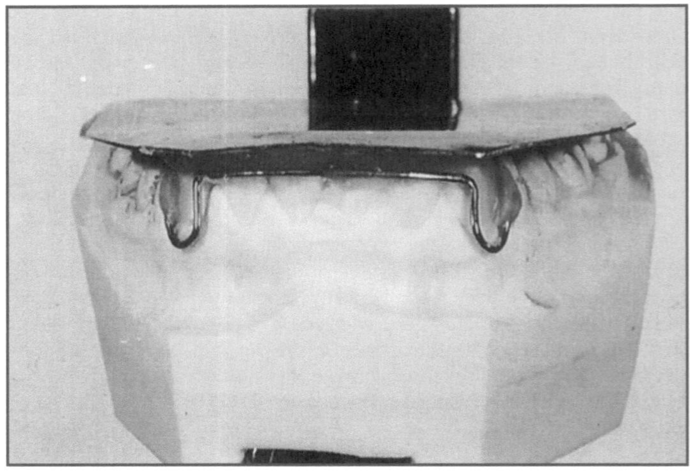

Abb. 14.76
Eine auf das UK-Modell ausgerichtete plane Zinnfolie

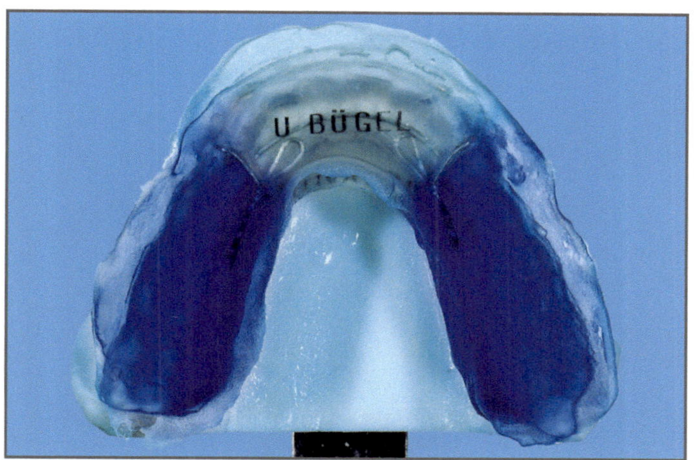

Abb. 14.77
Die UK-Kunststoffbasis mit planem Aufbiss im Front- und Seitenzahnbereich nach dem Entfernen der Zinnfolie

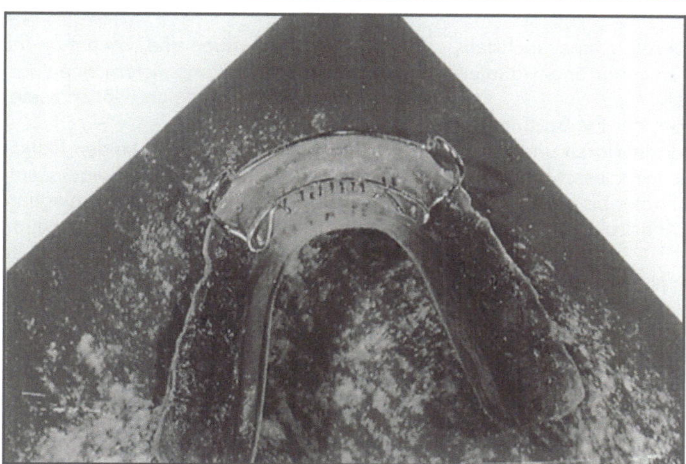

Abb. 14.78
Der frontale und seitliche Aufbiss kann auch mit Sandpapier plan geschliffen werden

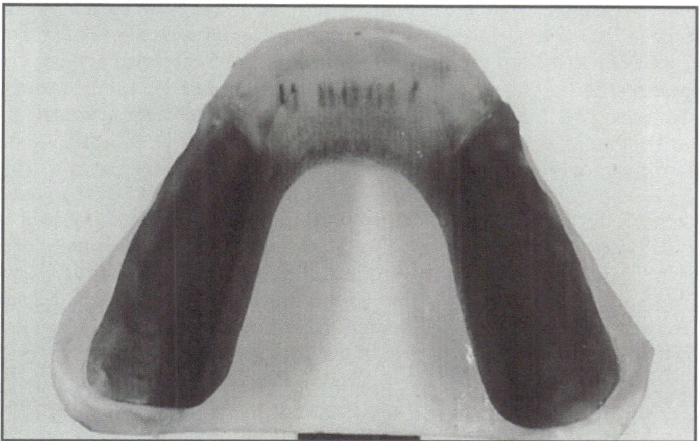

Abb. 14.79
Fertig ausgearbeitete UK-Plattenbasis auf dem Modell

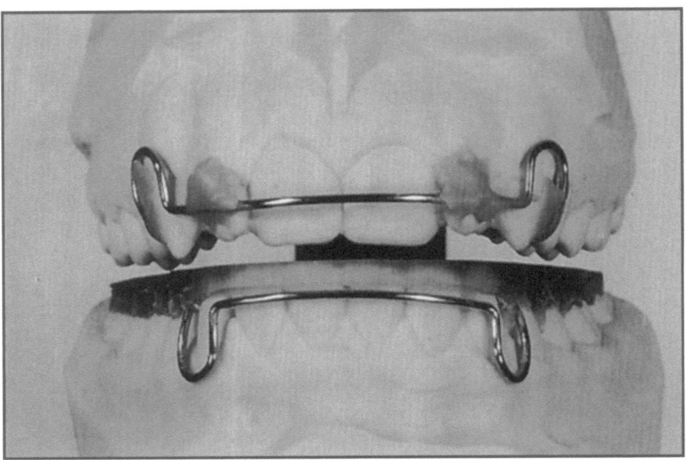

Abb. 14.80
Fertig ausgearbeitete UK-Plattenbasis im Fixator von frontal in der durch den Konstruktionsbiss vorgegebenen Bisshöhe

Höhe der oberen Eckzähne eine Nachstellschraube nach der im Labor angewandten Technik eingearbeitet.

Die Schneidekanten der Frontzähne und die Kauflächen der Prämolaren und Molaren werden ebenfalls mit Kunststoff bedeckt, und die Modelle im Fixator bis auf die Höhe des vorgegebenen Konstruktionsbisses zusammengefügt.

Da die Unterkieferplatte bereits ausgearbeitet und mit Vaseline isoliert ist, wird das Kaltpolymerisat der Oberkieferplatte im Bereich des frontalen Aufbisses und der seitlichen Aufbisse der Unterkieferplatte angeglichen und entsprechend vormodelliert. Die Aufbisse der Unterkieferplatte (frontal und lateral) kann man nach der Polymerisation gut als Impression auf der Oberkieferplatte erkennen. Beim Ausarbeiten der Oberkieferplatte kürzt man den seitlichen Kunststoff bis zu den *Impressionsgrenzen* und erhält dadurch einen ebenen Übergang der Oberkieferplatte zur Unterkieferplatte im frontalen und bukkalen sowie im palatinal-lingualen Bereich.

Zur Feinkorrektur können die beiden Platten auf die Modelle aufgesetzt und in der *Konstruktionsbisslage* im Fixator inter-okklusal mit Klebewachs fest verschmolzen werden **(Abb. 14.81)**. An den beiden Platten, die nun zu einem funktionskieferorthopädischen Gerät verbunden sind, kann man mit Sandpapier oder Silikonpolierern einen harmonischen Übergang beider Platten zueinander erzielen.

Anschließend werden die beiden Platten wieder getrennt und das Klebewachs entfernt. Falls eine Nachstellschraube eingearbeitet wurde, wird die Oberkieferplatte mit einem Sägeschnitt getrennt, die Gängigkeit der Schraube überprüft und beide Platten auf Hochglanz poliert.

14.4.5.3 Der Einbau des U-Bügel-Systems

In Abschnitt 14.4.3 wurde bereits darauf hingewiesen, dass das Modellpaar im dorsalen Bereich nicht durch den Fixator eingeengt werden sollte, um sich die Arbeit beim Einbau des U-Bügel-Systems zu erleichtern. Die U-Bügel werden aus 1,2 mm federhartem Stahldraht hergestellt oder in konfektionierter Form verwendet. Das U-Bügel-System wird im Bereich der Sechsjahrmolaren in den Aktivator eingearbeitet. Die Lage der Retentionen ist in **Tabelle 14.1** dargestellt.

Die Oberkiefer- und die Unterkieferplatte werden auf den Modellen replatziert und der Fixator wird geschlossen. Von dorsal werden die U-Bügel in die richtige Position (Höhe der Sechsjahrmolaren) gebracht und

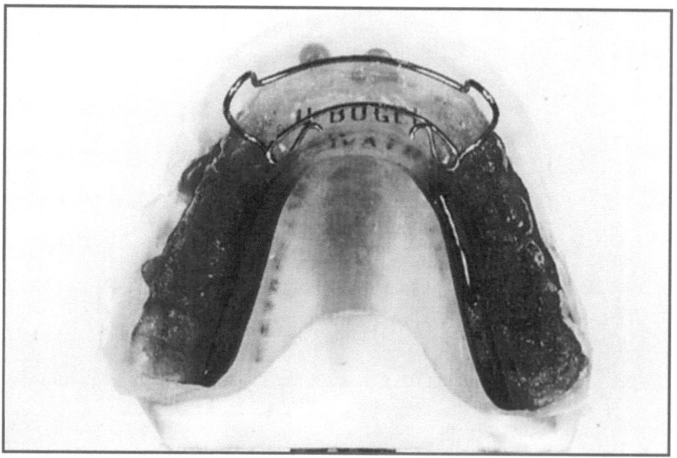

Abb. 14.81
Die OK- und UK-Plattenbasis werden mit Klebewachs miteinander verschmolzen

Die Lage der U-Bügel		Die Rundung des Bügels zeigt nach:		Die Retention für die Oberkieferplatte liegt an der rechten Seite:	Die Retention für die Oberkieferplatte liegt an der linken Seite:	Die Retention für die Unterkieferplatte liegt an der rechten Seite:	Die Retention für die Unterkieferplatte liegt an der linken Seite:
Typ I	Rücklagen-Aktivator	palatinal		mesial	mesial	distal	distal
Typ II	Progenie-Aktivator	palatinal		distal	distal	mesial	mesial
Typ III	Schwenkungs-Aktivator nach: links	palatinal		distal	mesial	mesial	distal
	rechts	palatinal		mesial	distal	distal	mesial

Tab. 14.1 Die Lage der U-Bügel

die Bereiche, in denen die Verankerung der U-Bügel erfolgen soll, werden mit einem Bleistift markiert. An den markierten Stellen werden nun mit einer Fräse auf dem Kunststoff *Kammern* geschaffen, in denen die Retentionen der U-Bügel gut verankert werden können.

Die Retentionen der konfektionierten U-Bügel müssen der jeweiligen Situation entsprechend leicht nachkorrigiert und in der Länge reduziert werden. Anschließend werden die U-Bügel in die richtige Position gebracht und mit Klebewachs fixiert **(Abb. 14.82)**.

Die U-Bügel und die Bereiche um die freigeschliffenen Kammern für die Retentionen der U-Bügel werden mit Wachs gut abgedeckt, damit sich die beiden Platten beim Einbau der U-Bügel nicht mit dem Kaltpolymerisat verbinden können. Um sich die Arbeit beim Ausarbeiten und Polieren des U-Bügel-Aktivators zu erleichtern, sollte das Kaltpolymerisat möglichst ohne Überschuss aufgetragen werden. Bei einem Polieren des Kunststoffs um die fixierten U-Bügel herum sind Schwächungen der U-Bügel möglich, die zu Frakturen führen können und ggf. einen späteren U-Bügelaustausch erforderlich

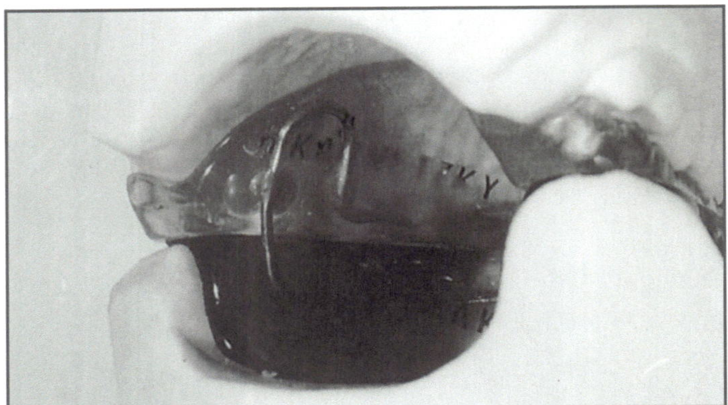

Abb. 14.82
Fixierter U-Bügel – fertig zum Einbau

machen (persönliche Mitteilung von Prof. Karwetzky im August 1990). Die **Abbildungen 14.83 bis 14.92** sollen die Lage für die U-Bügel bei den unterschiedlichen Gerätetypen veranschaulichen.

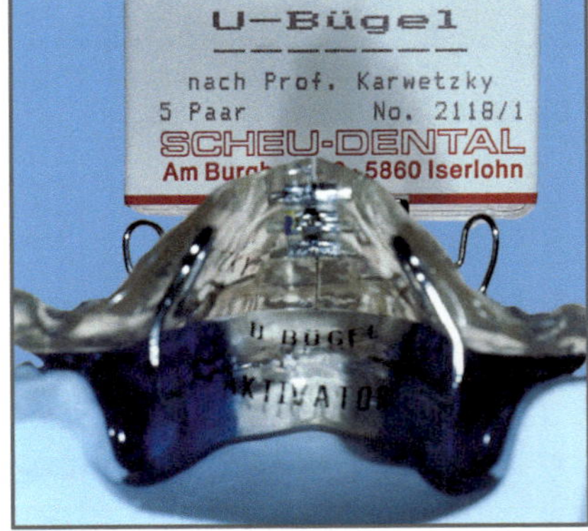

Abb. 14.83 Beidseitig eingebaute konfektionierte U-Bügel

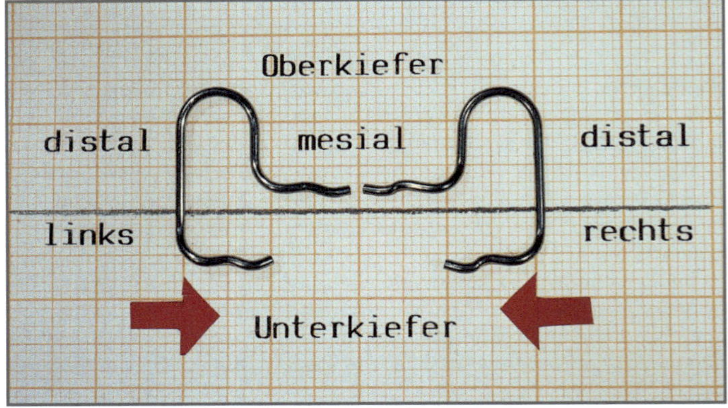

Abb. 14.84
Lage der U-Bügel beim Typ I (Rücklagen-Aktivator)

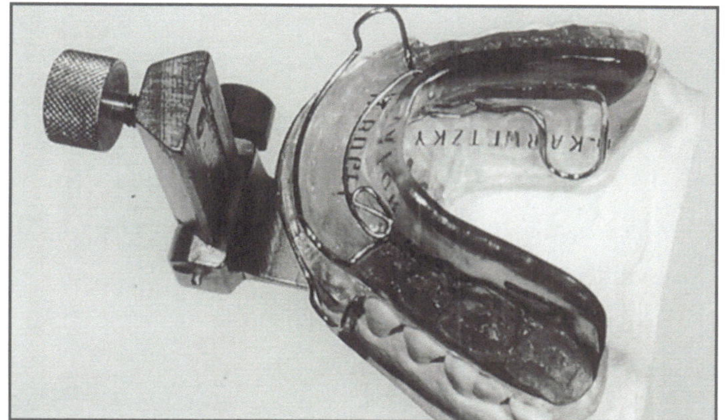

Abb. 14.85
Eingebauter U-Bügel beim Typ I (Rücklagen-Aktivator)

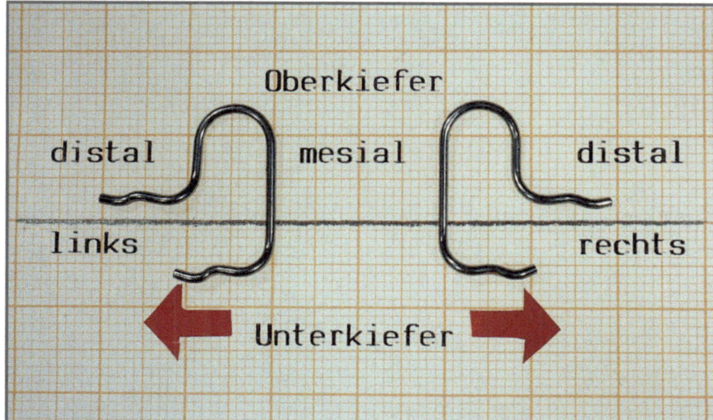

Abb. 14.86
Lage der U-Bügel beim Typ II (Progenie-Aktivator)

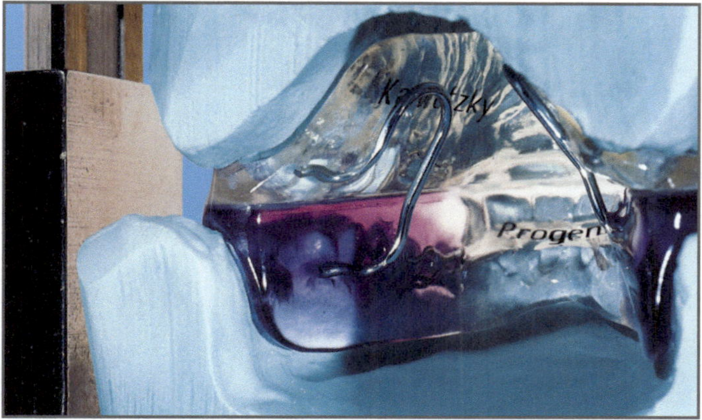

Abb. 14.87
Eingebauter U-Bügel beim Typ II (Progenie-Aktivator)

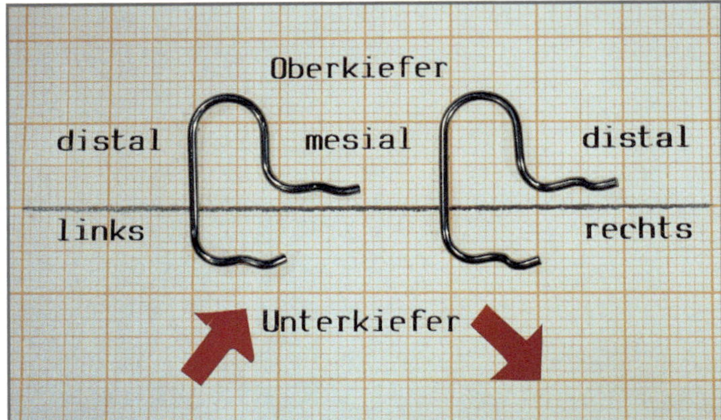

Abb. 14.88
Lage der U-Bügel beim Typ III (Schwenkungs-Aktivator links)

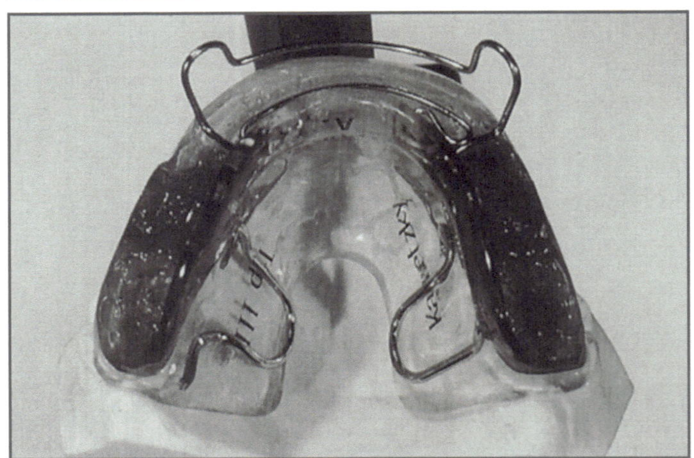

Abb. 14.89
Eingebaute U-Bügel beim Typ III (Schwankungs-Aktivator links)

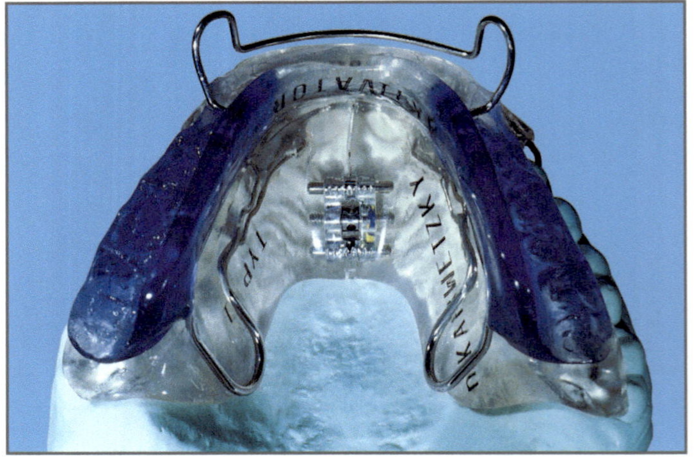

Abb. 14.90
Der Rücklagen-Aktivator auf dem OK-Modell von dorsal

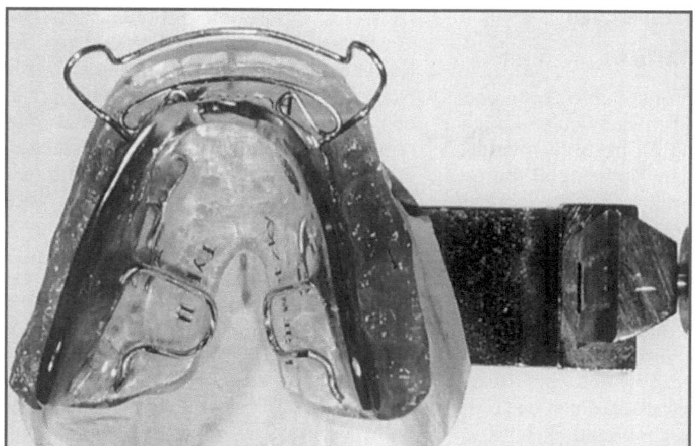

Abb. 14.91
Der Progenie-Aktivator auf dem OK-Modell von dorsal

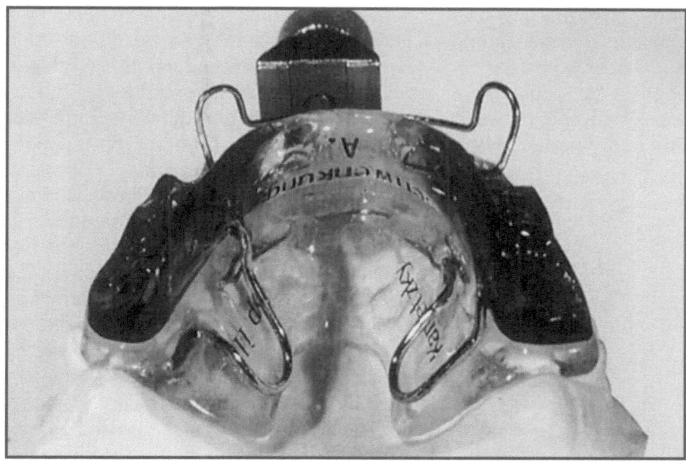

Abb. 14.92
Der Schwenkungs-Aktivator auf dem OK-Modell

14.5 Funktionsregler nach Fränkel

Der von Prof. Rolf Fränkel entwickelte und nach ihm benannte Funktionsregler – auch unter der Abkürzung *FR* bekannt – unterscheidet sich von den Plattenapparaturen und Aktivatoren primär in der Anordnung der Kunststoff- bzw. Acryl-Anteile. Diese befinden sich bei sämtlichen FR- Modifikationen vorwiegend im vestibulären Bereich. Sublinguale pelottenähnliche Kunststoffelemente dienen aber auch als Träger- bzw. Verbindungs-Anteile für funktionelle Drähte.

Der Indikation entsprechend hat Fränkel vier Gerätetypen entwickelt, die in der Literatur unter den Bezeichnungen FR 1, FR 2, FR 3 und FR 4 bekannt sind.

Aus meiner langjährigen Erfahrung bezüglich der Auftragsstellung zur Herstellung von Funktionsreglern im Labor wurde der FR 3 – in Fällen der Progenie – im Vergleich zu den übrigen Funktionsregler-Typen am weitaus häufigsten bestellt und gefertigt **(Abb. 14.93)**.

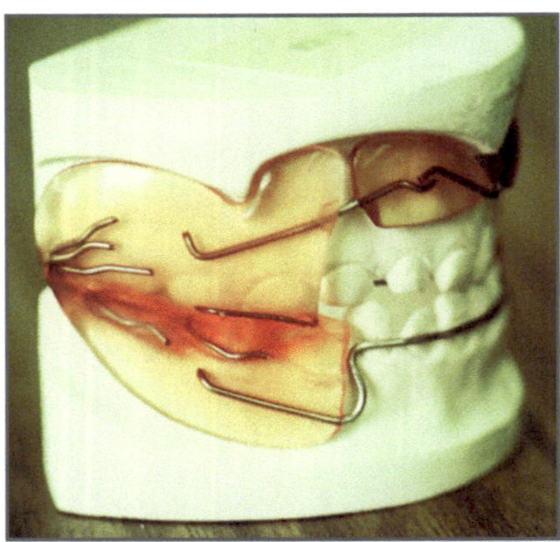

Abb. 14.93 Seitenansicht eines Original-FR 3 (anlässlich eines Seminars von 1997 in Lübeck)

Aus diesem Grund möchte ich mich auf die Herstellung des FR 3 in dieser Arbeit beschränken.

Prof. Rolf Fränkel schrieb bereits 1976 einleitend in seinem Fachbuch *Technik und Handhabung der Funktionsregler*: „Der Funktionsregler ist ein kieferorthopädisches Gerät, dessen Verwendung dem Prinzip der funktionellen Orthopädie entsprechen soll. Nach Roux besteht dieses Prinzip darin, neben den morphologischen auch die funktionellen Abweichungen zu beheben". Der Kieferorthopäde sieht heute seine primäre Aufgabe in der Veränderung der Form. Nach Korrektur der morphologischen Abweichungen erwartet er auch eine Veränderung der Funktion im Sinne der funktionellen Anpassung. Dabei wird häufig die Neigung zum Rezidiv des Behandlungsergebnisses ignoriert.

Dieses Rezidiv sieht Fränkel in engem Zusammenhang mit einer ungenügenden Größenentwicklung der zirkumoralen Weichteilkapsel. Der im Mundvorhof liegende Funktionsregler kommt insbesondere bei starken Entwicklungshemmungen des Ober- und Unterkiefers zur Anwendung. Diese Fehlentwicklungen des Gesichtsschädels sind nach neuesten Forschungen auf dem Gebiet des Schädelwachstums (Anatom Prof. Enlow, USA) auf eine ungenügende Größenentwicklung der Weichteilkapsel, bestehend aus Wangen-, Lippen- und Kinnmuskulatur, zurückzuführen. Die vorrangige Aufgabe des Funktionsreglers besteht deshalb darin, die zirkumorale Weichteilkapsel in Form und Größe direkt zu beeinflussen. Eine adäquate Größenentwicklung der zirkumoralen Weichteilkapsel ist die wichtigste Voraussetzung für die Korrektur skelettaler Disproportionen und des Platzmangels im dentoalveolären Bereich. Das heißt, die Effektivität der Funktionsregler beruht v. a. auf der spezifischen Wirkungsweise ihrer vestibulären Plattenelemente. Zugleich lassen sich mit den im Mundvorhof liegenden Kunststoffschilden des Funktionsreglers auch Fehlfunktionen der Gesichtsweichteile korrigieren. So sollen u. a. eine tiefe Lippenkinnfalte mit Ausstülpung der Unterlippe, ein gestörtes Lageverhältnis der Lippen und eine Rück- bzw. Vorlage des Kinns behoben werden. Diese werden als wesentliche Merkmale des *Unschönen* empfunden und können ein Gesicht unattraktiv machen. Die Bedeutung der gesichtsästhetischen Verbesserungen nach dieser funktionellen Behandlungsmethode für die Persönlichkeitsentwicklung und das Selbstwertgefühl liegt auf der Hand.

Nur eine frühzeitig eingeleitete Behandlung ist erfolgversprechend, um Fehlentwicklungen des Gesichtsskeletts und Fehlfunktionen der Mund- und Gesichtsmuskulatur zu korrigieren. Eine korrekte Herstellung des Funktionsreglers ist nur möglich, wenn sich auch der Zahntechniker detailliert mit dem theoretischen Konzept dieser Behandlungsmethode vertraut macht (*Der Funktionsregler in der orofazialen Orthopädie* von Christine Fränkel/Rolf Fränkel 1992 – Hüthig Buch Verlag). Der Techniker muss wissen, dass der formveränderte Effekt der vestibulären Plattenelemente des FRs dadurch zustande kommt, dass sie von Kiefer und Gebiss abstehen. Im Gegensatz dazu werden die im Mundinnenraum liegenden aktiven Platten oder Aktivatoren erst dann effektiv, wenn sie Zähnen und Kiefer mit entsprechendem Gewebe und Schleimhaut anliegen.

Nur wenn der Techniker weiß, welche Wirkung die Drahtelemente, insbesondere die Schilde des FRs zu erfüllen haben, wird er sie korrekt herstellen können. Dies ist eine der wichtigsten Voraussetzungen für eine erfolgreiche Behandlung. Deshalb verweise ich auf das genaue Studium des Kapitels 5, in der die Wirkungsweise der FRs beschrieben wird.

14.5.1 Vorbereitende Maßnahmen zur Geräteherstellung

Da die Effektivität der Funktionsregler vor allem auf der spezifischen Wirkung ihrer vestibulären Plattenelemente beruht, muss der Abdruck so genommen werden, dass die Außenflächen des Alveolarfortsatzes bis zur Umschlagfalte gut abgeformt werden. Hierfür haben sich die üblichen anatomischen Abdrucklöffel und die Verwendung von elastischer Abdruckmasse als brauchbar erwiesen. Dringend muss davor gewarnt werden, die seitlichen Löffelränder mit plastischer Abdruckmasse zu verlängern oder die sogenannten orthodontischen Abdrucklöffel zu verwenden. Dadurch werden die Weichteile von Lippen und Wangen in der Umschlagfalte vom Alveolarfortsatz abgezogen, und es kommt zu einer Verfälschung der morphologischen Situation im Bereich der Alveolarbasis. Der Kieferorthopäde muss überprüfen, ob der Abdruck exakt die Außenflächen des Alveolarfortsatzes bzw. die linguale Anatomie im UK wiedergibt. Dies ist eine Grundvoraussetzung für eine korrekte Herstellung des FR.

14.5.2 Labortechnische Herstellung des FR 3

Die Konstruktionsbissnahme und Einstellung der Modelle in den Fixator

Nach Prof. Fränkel sollte beachtet werden, dass der Biss nur so weit geöffnet wird, dass die Behebung des umgekehrten Frontzahnüberbisses erreicht werden kann **(Abb. 14.94 und 14.95)**. Eine Bisssperre im Frontzahngebiet ist auf jeden Fall zu vermeiden. Dadurch würde der Lippenschluss erschwert bzw. unmöglich gemacht werden, wodurch der Erfolg der Behandlung in Frage gestellt sein kann.

Die Radierung der Modelle

Es ist wichtig, dass bei der Abdrucknahme die Alveolarbasis sowohl im Front- als auch Seitenzahnbereich bis in die Umschlagfalte gut abgeformt wird. Dazu sollte das Alginat so vorbereitet werden, dass es in plastischer Konsistenz in den Mund eingebracht werden kann. Das Radieren der Arbeitsmodelle erfolgt nur in der Umschlagfalte des Oberkiefermodells **(Abb. 14.95)**. Besonders reichlich muss im Bereich der oberen frontalen Umschlagfalte radiert werden. Das Weichgewebe in dieser Region ist sehr nachgiebig, sodass keine Gefahr für die Entstehung eines Dekubitus besteht. Eine Radierung ist außerdem in der seitlichen Umschlagfalte und am Tuber erforderlich.

Damit später der Labialbogen den unteren Frontzähnen fest anliegt, empfiehlt sich in Höhe der Zahnfleischpapillen eine leichte muldenförmige Radierung an den Außenflächen der Schneide- und Eckzähne **(Abb.**

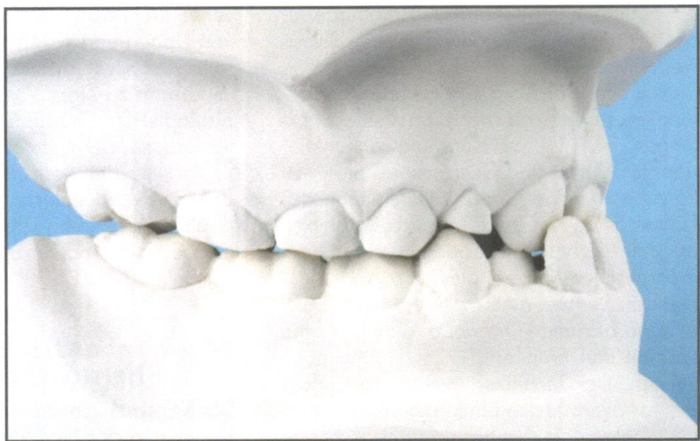

Abb. 14.94
Modellpaar mit progener Verzahnung

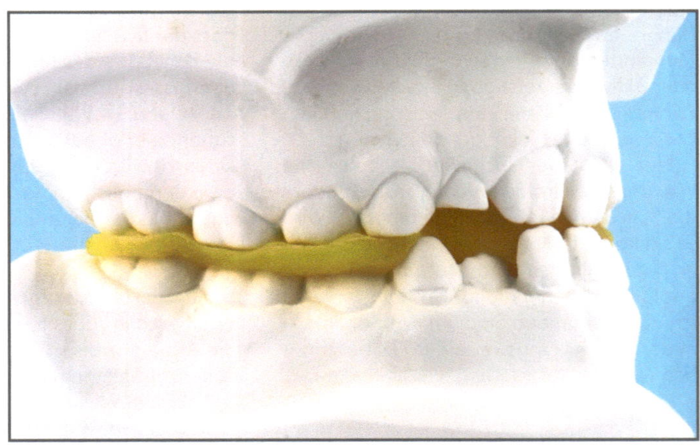

Abb. 14.95
Radierung an Front und Eckzähnen für den Labialbogen im Unterkiefer

14.95). Auf keinen Fall darf das Arbeitsmodell im Oberkiefer interdental radiert werden.

Das Wachsfutter

Da bei der Progenie in der Regel der Unterkiefer überentwickelt ist, wird beim FR 3 ein Wachsfutter nur am Oberkiefermodell appliziert. Da die Entwicklung im Oberkiefer retardiert bzw. gehemmt ist, müssen die vestibulären Plattenelemente im Oberkieferbereich abstehen. Aus diesem Grund ist ein entsprechendes Wachsfutter am Arbeitsmodell erforderlich **(Abb. 14.96)**. Um die Lateralbewegung der oberen Seitenzähne nicht zu behindern, muss der untere Rand des seitlichen Wachsfutters in einem scharfen rechten Winkel geformt sein **(Abb. 14.97)**.

Im Frontbereich beträgt die Dicke des Wachses 2 bis 3 mm. Am unteren Rand, also in der Nähe des Gingivalsaums, soll das Wachsfutter die größte Stärke aufweisen, etwa 3 mm **(Abb. 14.98)**. Das frontale Wachsfutter darf nach unten nicht zu dünn auslaufen. Wir müssen bedenken, dass beim Öffnen des Mundes der FR 3 mit dem Unterkiefer zusammen nach unten absinkt. Wurde das untere Randgebiet des frontalen Wachs-

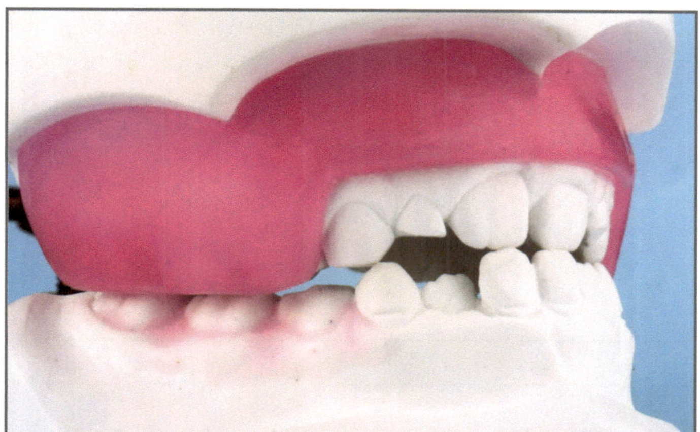

Abb. 14.96 Wachsfutter für den Oberkiefer

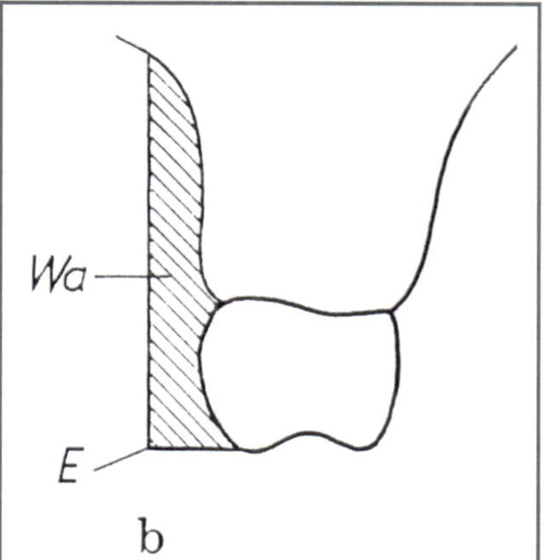

Abb. 14.97 Schematische Darstellung des Wachsfutters für den Oberkiefer

futters zu dünn gehalten, so bleibt der untere Rand der Lippenpelotten bei Öffnen des Mundes an der Außenfläche des Alveolarfortsatzes hängen **(Abb. 14.99)**. Dadurch kann es sehr leicht zu Läsionen der marginalen Schleimhaut kommen. Aus dem gleichen Grund sollen die unteren Ränder der Lippenpelotten einen Abstand von 2,5 bis 3 mm von der Schleimhautoberfläche wahren. Bei richtiger Radierung der Arbeitsmodelle in der Umschlagfalte und nach genügendem Auftragen von Wachs liegen die Oberlippenpelotten nach Fertigung des FR 3

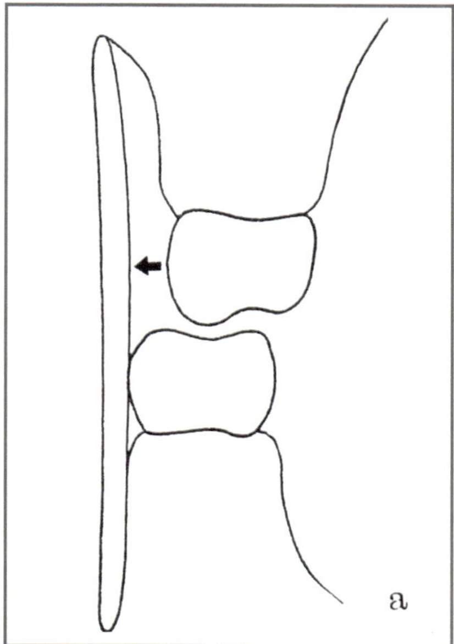

Abb. 14.98 Schematische Darstellung des Wangenschilds für den Ober- und Unterkiefer

schräg parallel zum frontalen Alveolarfortsatz geneigt, wie **Abbildung 14.99** zeigt. Im UK wird nur im Bereich des Gingivalsaums und der Papillen der Seitenzähne eine dünne Wachsschicht aufgetragen, um Läsionen der marginalen Schleimhaut zu vermeiden.

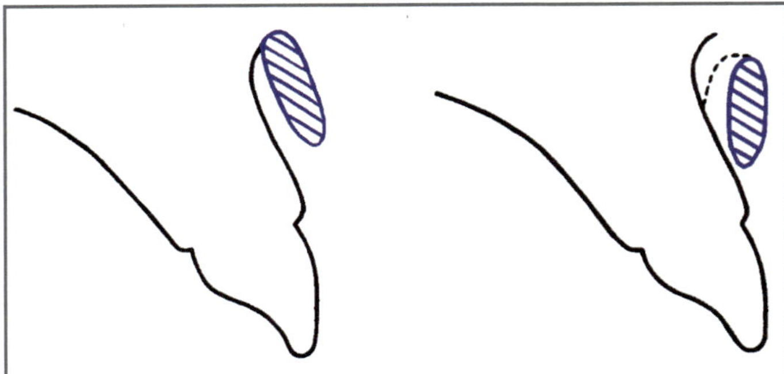

Abb. 14.99
links: Pelotte soll parallel zum Alveolarfortsatz gestaltet sein
rechts: Durch unsachgerechte Herstellung der Pelotte kann es zu Läsionen im Bereich des Alveolarfortsatzes kommen

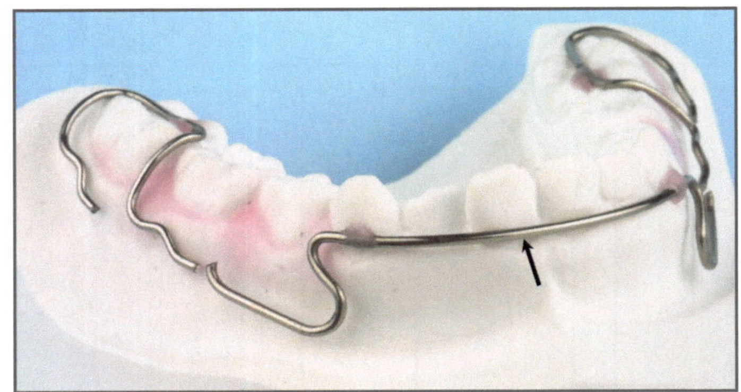

Abb. 14.100
Darstellung des Labialbogens und der Auflagen an den Sechsjahresmolaren im Unterkiefer

14.5.3 Das Biegen der Drahtelemente am Unterkiefermodell

Der Labialbogen

Der Labialbogen wird aus 1,0 mm beziehungsweise 1,1 mm starkem Draht hergestellt und liegt den Front- und Eckzähnen in Höhe der Zahnfleischpapillen straff an.

Um ein straffes Anliegen des Labialbogens zu erreichen, empfiehlt Fränkel eine leichte muldenförmige Radierung an den Außenflächen dieser Zähne des Gipsmodells vor dem Biegen.

Bei diesem Labialbogen wird auf die von der Plattentechnik bekannten U-Schlaufen verzichtet. Stattdessen wird der Labialbogen immer knapp über den Papillen bis zur Distalfläche des Eckzahns extendiert. Von dort aus wird er nach Fränkel senkrecht nach unten und etwa 3 mm von der Umschlagfalte entfernt umgebogen. Diese leicht nach mesial geführte Schlaufe sollte 2 bis 2,5 mm Abstand von der frontalen Gingiva aufweisen **(Abb. 14.100 und 14.101)**.

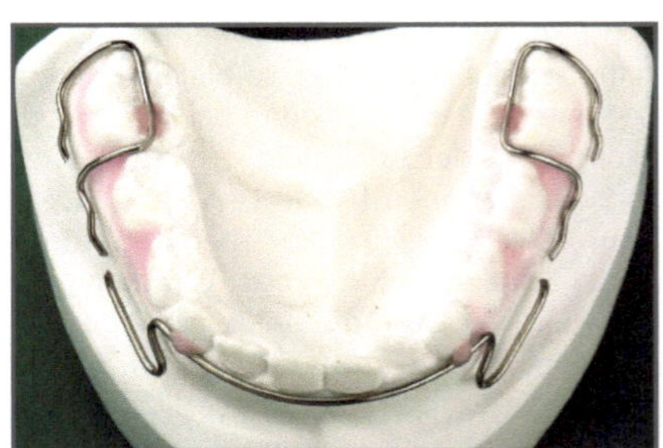

Abb. 14.101 Analog zu Abb. 14.100. Die Drahtelemente im Unterkiefer.

Drahtauflagen auf den letzten UK-Molaren
Die beiden Drahtauflagen sind für eine Abstützung des Geräts in vertikaler Richtung bestimmt und immer notwendig.
Drahtstärke: 0,9 mm.
Lage und Form der Drahtauflagen: Die Drähte verlaufen in der Längsfissur der jeweils letzten Molaren. Seine beiden freien Enden werden bukkalwärts geführt und zu entsprechenden Retentionen im Kunststoffschild wellenförmig nach mesial umgebogen. Vom Zahn bzw. Zahnfleisch liegen diese freien Enden etwa 1,5 mm entfernt (**Abb. 14.100 und 14.101**).

14.5.4 Das Biegen der Drahtelemente am Oberkiefermodell

Der Palatinalbügel
Dieser wird aus 1,0 bis 1,1 mm starken Draht hergestellt.

Beim Palatinalbogen ist eine intermaxilläre Abstützung an den oberen Seitenzähnen strikt zu vermeiden. Dementsprechend wird der Palatinalbogen jeweils distal um die letzten Molaren herumgeführt, um dann bukkalwärts zu einer mäanderförmigen Retention im Abstand von 0,75 mm vom Wachsfutter gebogen zu werden. Palatinal wird er in Richtung Gaumendach etwas nach mesial geführt, damit er außerhalb des weichen Gaumens zu liegen kommt. Der Abstand zur Gaumenschleimhaut soll etwa 0,5 mm betragen. In der Gaumenmitte wird der Palatinalbogen mit einer leichten schlaufenförmigen Biegung nach dorsal versehen. Der Gaumenbügel dient der transversalen Versteifung des Geräts (**Abb. 14.102, 14.103 und 14.113, 14.114**).

Der Protrusionsbogen
Drahtstärke: 0,7 mm.
Der Protrusionsbogen hat die Aufgabe, die oberen Schneidezähne zwecks Behebung eines umgekehrten Schneidezahnüberbisses zu protrudieren.

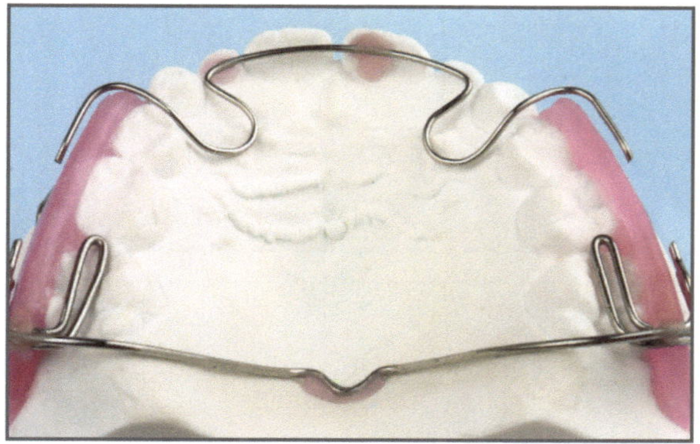

Abb. 14.102
Oberkiefermodell mit geschlossenem Protrusionsbogen, Palatinalbügel und Auflagen an den Sechsjahresmolaren

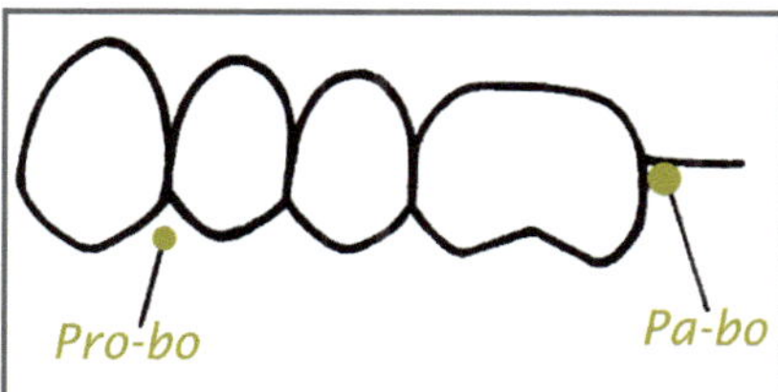

Abb. 14.103 Schematische Darstellung der Lage des Protrusionsbogens und des Palatinalbügels

Da ich diesen Teil der Herstellung des Protrusionsbogens als sehr wichtig empfinde, habe ich mir erlaubt, die folgende Textpassage zu zitieren:

Der Protrusionsbogen darf die Frontzähne keinesfalls vertikal belasten, weil hierdurch eine Verlängerung der oberen Frontzähne zu einem sicheren Überbiss behindert wird.

Wird dieses Drahtelement auf federaktive Wirkung eingestellt, so soll es den Palatinalflächen der Frontzähne in Nähe der Schneidekante anliegen. Auf diese Weise kommt es schnell zu einer Vorkippung der Frontzähne ohne dass ihr Vertikalwachstum behindert wird.

Es wurde bereits darauf hingewiesen, dass eine interdentale Radierung am Oberkiefermodell nicht erfolgen darf. Der Protrusionsbogen wird zwischen Milcheckzahn und erstem Milchmolaren, d. h. in etwa 1,5 mm Abstand dieser Zähne, in Höhe der Okklusions-Ebene nach bukkal überführt. Der FR 3 darf sich mit keinem Drahtelement an den oberen Seitenzähnen intermaxillär abstützen. Die Oberlippenpelotten würden ansonsten nur einen Distalschub der oberen Seitenzähne bewirken. Durch die abstehenden Oberlippenpelotten soll neben der Ausschaltung des Lippendrucks eine Zugspannung in der Umschlagfalte erzielt werden, um auf diese Weise eine Nachentwicklung der Alveolarbasis in anteriorer Richtung zu erzielen (**Abb. 14.102, 14.103 und 14.113, 14.114**).

Die Verbindungsbögen zwischen Lippenpelotten und Seitenschilden

Drahtstärke: 0,9 mm.

Der Verbindungsdraht zwischen den Lippenpelotten: Der Scheitel dieses Drahts liegt zwischen Ansatz des Lippenbändchens und Marginalsaum. Die Abknickung der Enden erfolgt im Bereich der Wurzel der seitlichen Schneidezähne. Die hakenförmigen Enden sollten in der Mitte der Lippenpelotten zu liegen kommen **(Abb. 14.104)**.

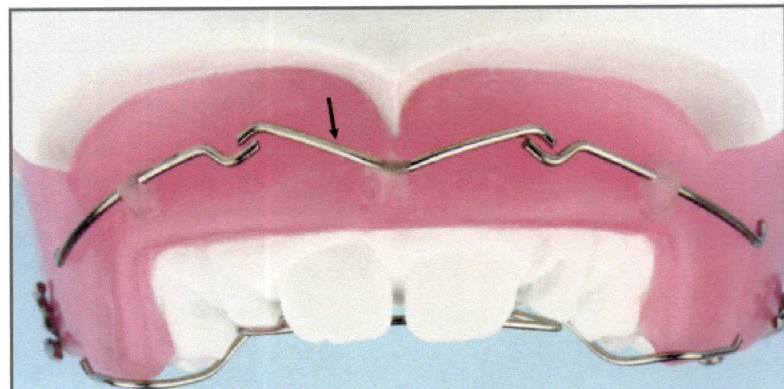

Abb. 14.104 Richtige Lage des Verbindungsdrahts zwischen den Lippenpelotten

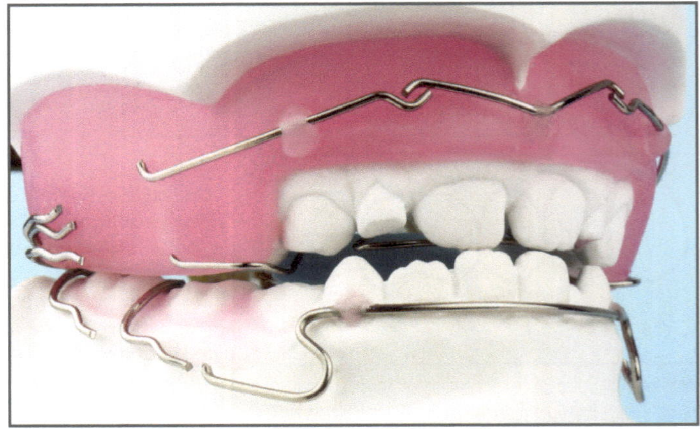

Abb. 14.105 Der Verbindungsdraht zwischen Lippenpelotte und Seitenschild

Der Verbindungsdraht zwischen Lippenpelotten und Seitenschild: Dieser Draht schließt sich mit einer entsprechenden Knickung an den mittleren Verbindungsdraht an. Der Teil, der im späteren Seitenschild zu liegen kommt, verläuft gerade, leicht in okklusale Richtung und zu einer hakenförmigen Retention umgebogen **(Abb. 14.105, 14.106 und 14.107)**. Wichtig ist die gerade Führung im Seitenschild, damit eine spätere Aktivierung zum Vorstellen der Lippenpelotten im Lauf der Behandlung möglich ist. Dazu werden die hakenförmigen Enden der Verbindungsdrähte zwischen Lippenpelotten und Seitenschild freigeschliffen. Danach können die Verbindungsbögen ca. 1,5 mm herausgezogen werden **(siehe Abb. 14.108 bis 14.112)**.

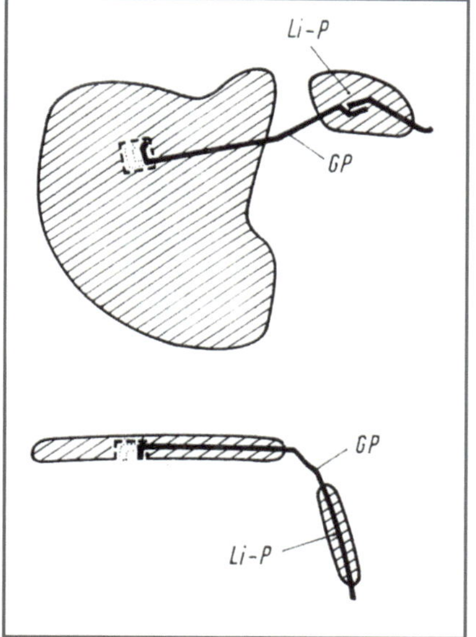

Abb. 14.106 Schematische Darstellung des Verbindungsdrahts zwischen Lippenpelotte und Seitenschild

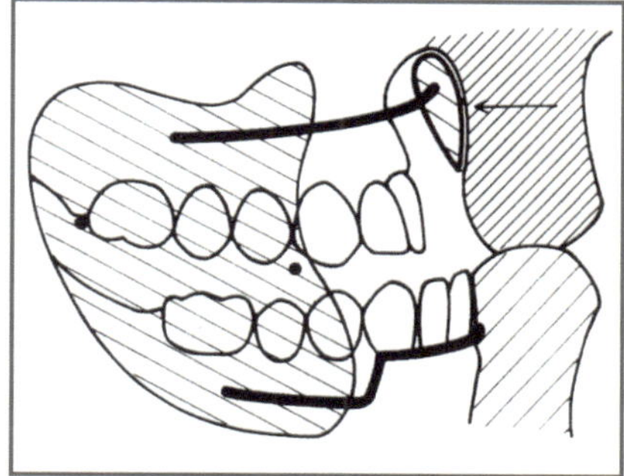

Abb. 14.107 Schematische Darstellung des FR 3 mit seinen Draht- und Kunststoffelementen

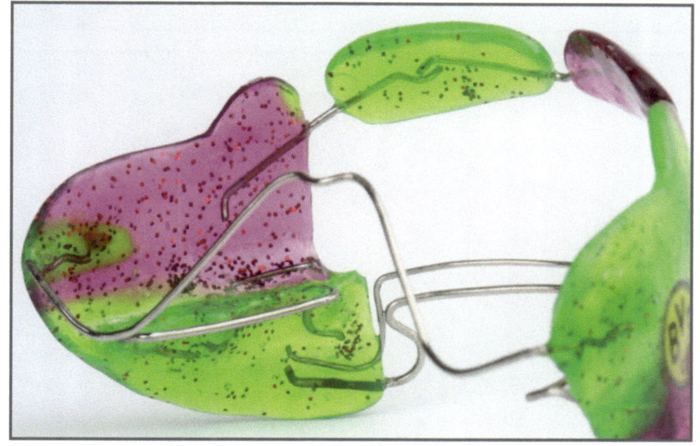

Abb. 14.108 Darstellung des Seitenschilds mit dem Verbindungsdraht und einer Lippenpelotte

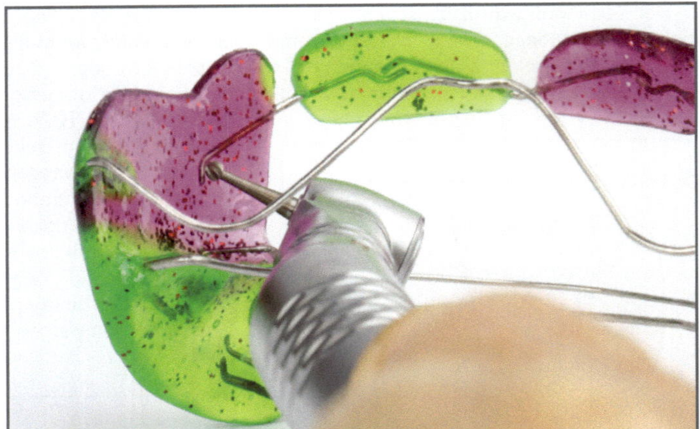

Abb. 14.109
Freifräsen des abgewinkelten Drahtanteils des Verbindungsdrahts im Seitenschild

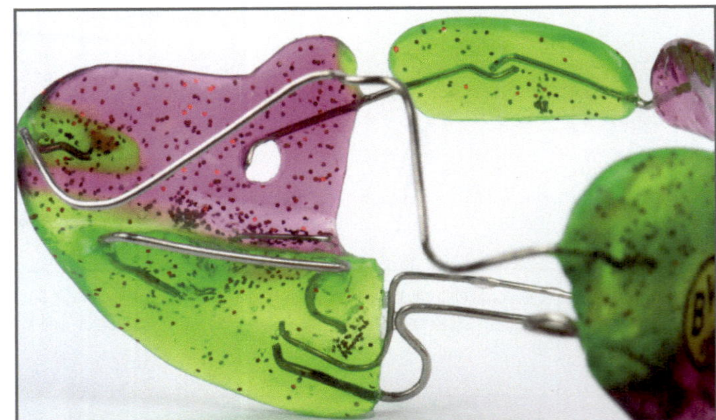

Abb. 14.110
Darstellung des freigelegten Drahtelements

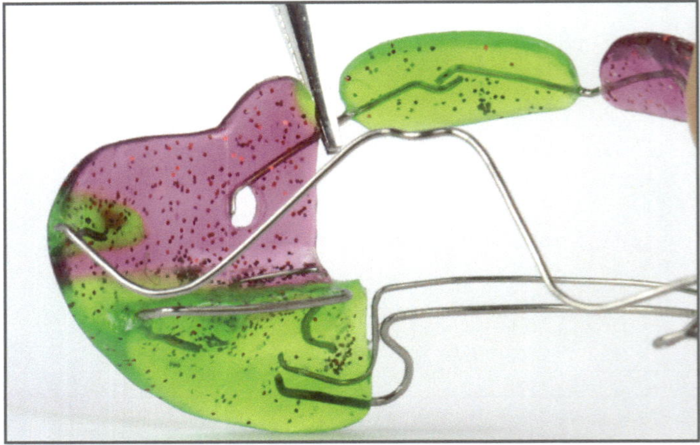

Abb. 14.111
Drahtelement wird mit einem Instrument aktiviert

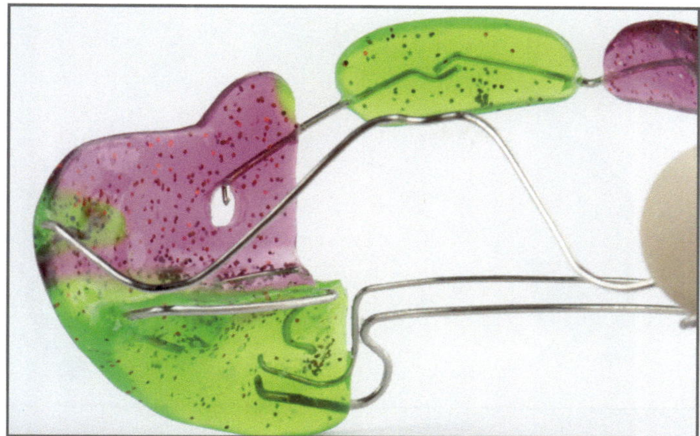

Abb. 14.112
Aktiviertes Drahtelement im Seitenschild

Okklusale Auflagen auf den OK-Molaren
Drahtstärke: 0,8 bis 1 mm.
Die Herstellung dieses Drahtelements erfolgt nach Empfehlung von Christine Fränkel vor dem Biegen des Palatinalbügels. Auf diese Weise wird die okklusale Auflage durch den Palatinalbügel gegen ein Verbiegen nach unten abgesichert. Ist zur Überführung der oberen Schneidezähne eine Bisssperrung im Seitenzahngebiet von 3 bis 4 mm notwendig, so ist eine zusätzliche okklusale Drahtauflage auf den letzten oberen Molaren erforderlich. Die schlaufenförmige Auflage und die wellenförmige Biegung der Drahtenden, die zur Retention im Seitenschild dienen, sind in **Abb. 14.113 und 14.114** ersichtlich.

Nach Erreichen eines gesicherten Überbisses kann diese Drahtauflage dann weggeschliffen werden.

14.5.5 Fertigung des FR 3

Der Kunststoff für die Seitenschilde und Lippenpelotten wird in herkömmlicher Weise aufgetragen.

Das Ausarbeiten erfolgt nach den für die kieferorthopädische Zahntechnik gebräuchlichen Richtlinien.

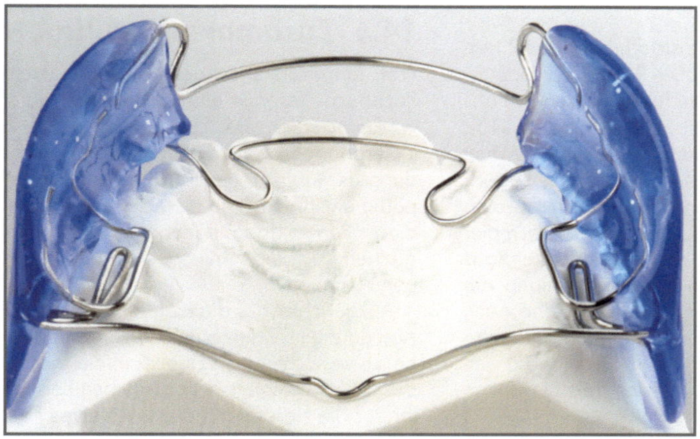

Abb. 14.113
FR 3 auf einem Oberkiefermodell

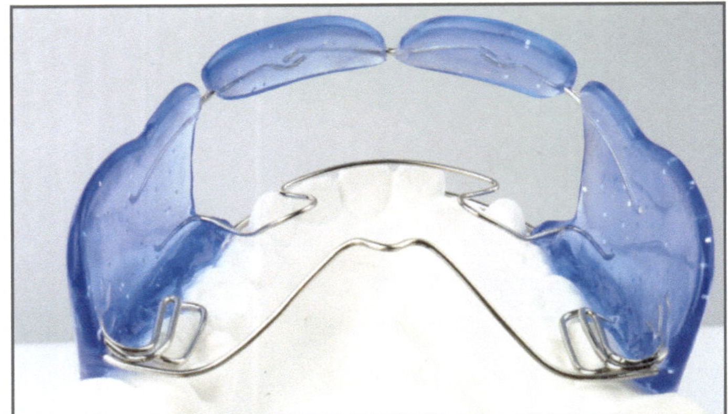

Abb. 14.114
Funktionsregler FR 3 von dorsal auf einem Unterkiefermodell

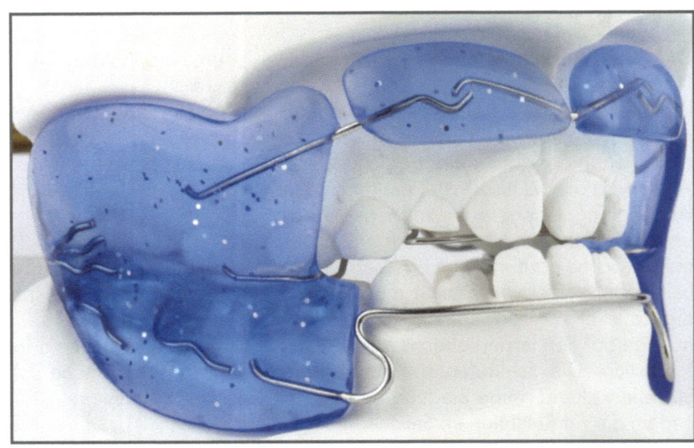

Abb. 14.115
Seitenansicht eines originalen Funktions - reglers FR 3

Die Stärke der Kunststoffanteile soll 2 mm nicht überschreiten. Die Ränder der Lippenpelotten und Seitenschilde müssen gut abgerundet und poliert werden **(Abb. 14.115)**. Die Geräte-Abbildungen zu dieser Arbeit sind anlässlich eines Seminars in Lübeck entstanden. Bei den dargestellten Geräten handelt es sich um Original-Funktionsregler aus dem ehemaligen Bezirkskrankenhaus mit der kieferorthopädischen Abteilung von Prof. Rolf Fränkel in Zwickau (siehe auch **Abb. 14.93**). Die Abbildungen stammen von Frau Dr. Christiane Fränkel, wofür ich mich an dieser Stelle nochmals bedanken möchte.

14.6 Zusammenfassung

Prof. Rolf Fränkel schrieb 1976 in seinem Fachbuch *Technik und Handhabung der Funktionsregler*: „Der Funktionsregler ist ein kieferorthopädisches Gerät, dessen Verwendung dem Prinzip der funktionellen Orthopädie entsprechen soll. Nach Roux besteht dieses Prinzip darin, neben dem morphologischen auch die funktionellen Abweichungen zu beheben".

Ausgerichtet auf die kieferorthopädische Ausbildung im Zahntechniker-Handwerk habe ich versucht, einen Einblick in die Technik des Funktionsreglers mit praktischen Beispielen für die Herstellung des Gerätetyps FR 3 aufzuzeigen.

Als weiterführende Literatur dazu möchte ich auf das Fachbuch von Rolf und Christine Fränkel, *Der Funktionsregler in der orofazialen Orthopädie*, erschienen im Hüthig Buch Verlag, Heidelberg 1992, hinweisen.

Der in Abbildung 14.93 dargestellte FR 3 ist ein *original FR 3* aus einer Sammlung von Prof. Fränkel.

Kapitel 15
Die Crozat-Apparatur

Den Inhalt auf einen Blick

15.1 Die Geschichte des Crozat-Geräts

Das Crozat-Gerät zählt zu den herausnehmbaren Apparaturen und wird aus Spezialdrähten hergestellt. Zu den geistigen Vätern dieser Apparatur zählen die amerikanischen Zahnärzte Dr. George B. Crozat und Dr. Ernest Walker. Dr. Crozat hatte über 45 Jahre in der fazialen Orthopädie gearbeitet und die uns heute bekannten, herausnehmbaren Apparaturen aus Edelmetall mit elastischer Wirkung zur Perfektion gebracht. Er brachte in diese Technik auch Ideen von Ernest Walker ein, der zeitlich betrachtet schon vor Crozat mit herausnehmbaren Apparaturen aus Edelmetall gearbeitet hatte.

Dem Zahntechniker, der sich mit der Crozat-Technik näher befassen möchte, sei an dieser Stelle das Fachbuch *Die Crozat-Technik*, verfasst von F. Schwarzkopf und E. Vogel, erschienen im Verlag Neuer Merkur, zum intensiven Studium empfohlen. An dieser Stelle möchte ich auch F. Schwarzkopf, der die Abbildungen zu diesem Kapitel zur Verfügung gestellt hat, meinen Dank für seine Unterstützung aussprechen.

15.2 Elemente der Crozat-Apparatur

Das Grundgerät **(Abb. 15.1)** besteht aus den folgenden Elementen:

- Jacksonklammer der Stärke 0,7 mm (crib 21 gauge),
- Haltespornen (Crescents) der Stärke 0,8 mm (20 gauge),
- okklusale Auflagen der Stärke 1,0 mm (occlusal-rest 18 gauge),
- Palatinalbügel der Stärke 1,3 mm für den Oberkiefer (body-wire 16 gauge),
- Lingualbügel der Stärke 1,3 mm für den Unterkiefer (body-wire 16 gauge),
- Palatinal- bzw. Lingualarme der Stärke 1,0 mm für die Prämolaren (lingualarm 18 gauge),
- Bukkalarme der Stärke 1,3 mm im Oberkiefer (buccal-extensiori 16 gauge),
- Häkchen der Stärke 1,0 mm für die intermaxillären Gummizüge an den Unterkieferklammern (elastic hooks 18 gauge).

Die Grundapparatur wird je nach Erfordernis durch zusätzliche Drahtelemente erweitert (siehe **Abb. 15.1**).

- Federn der Stärke 0,8 mm für die Eckzähne (cuspid hooks 20 gauge) in der 2. Phase,
- Federn der Stärke 0,8 mm für die zweiten Molaren (distal-extensions 20 gauge) in der 2. und 3. Phase,
- Hilfsfedern der Stärke 0,8 mm für die Frontzähne (recurves-auxiliaries 20 gauge) in der 3. Phase,
- Vestibulärbogen der Stärke 1,3 mm (basic-high-labial 16 gauge) in der 3. Phase,
- Stifte in der Stärke 0,7 bis 0,8 mm in verschiedenen Formen (Pins, putters 21 bis 20 gauge) in der 3. Phase,
- Eckzahnhäkchen zur Aufnahme der intermaxillären Gummizüge (elastic-hooks 20 gauge) in der 3. Phase.

15.3 Der Behandlungsablauf in drei Phasen

Im permanenten Gebiss erfolgt die Behandlung mit der Crozat-Apparatur in drei Phasen. In unserem Fall wird der Behandungsablauf aus Gründen der Ubersichtlichkeit nur in gekürzter Form dargestellt.

Erste Phase

Zur ersten Phase zählt man die transversale Bewegung der ersten Molaren und Prämolaren sowie die Rotation der Sechsjahrmolaren.

Dazu wird im Ober- und Unterkiefer jeweils das Crozat-Grundgerät (blau) angewandt (siehe **Abb. 15.1**).

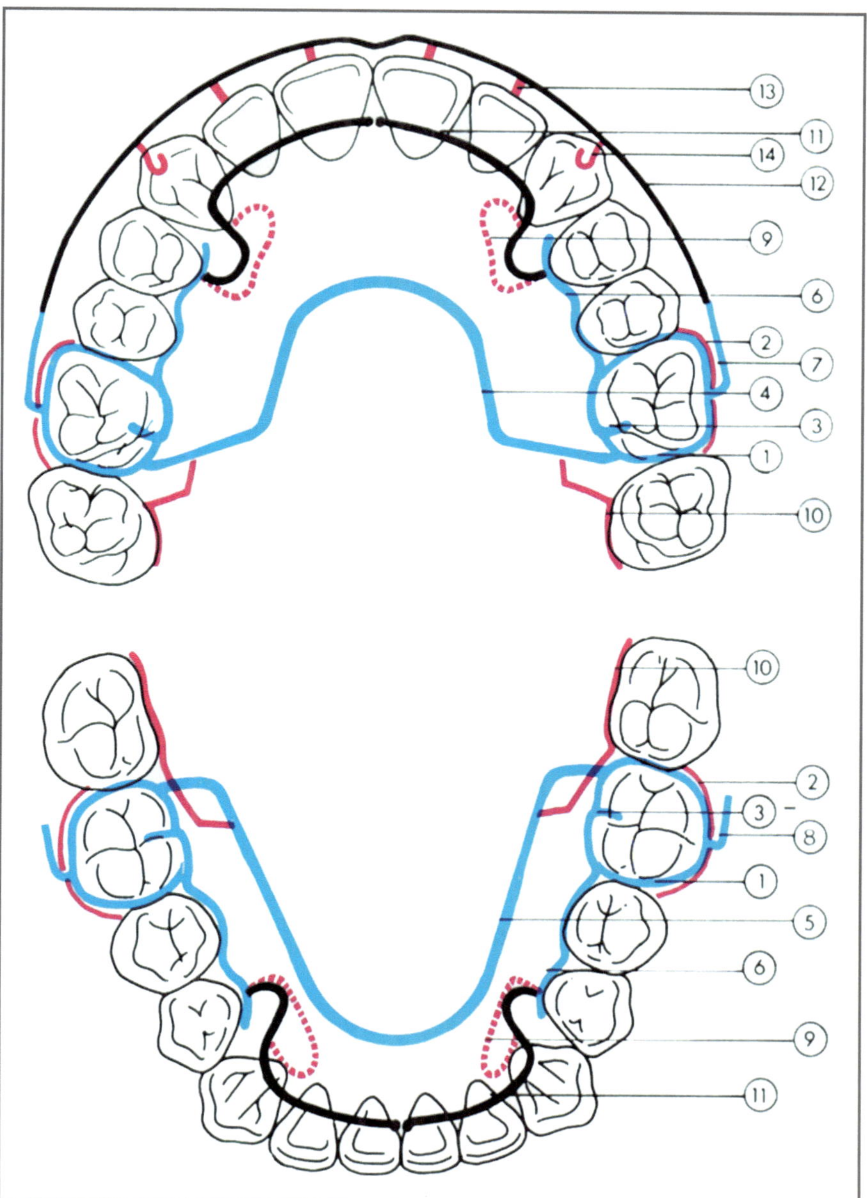

Abb. 15.1 Die einzelnen Drahtelemente des Grundgeräts und des erweiterten Crozat-Geräts

Zweite Phase
In der zweiten Phase (schwarz) werden die Eckzähne und u. U. die zweiten Molaren eingeordnet bzw. rotiert. Dazu wird das Grundgerät passiviert und durch entsprechende Federn ergänzt (siehe **Abb. 15.1**). Nach Abschluss der zweiten Behandlungsphase sollen die Eckzähne eingestellt und die zweiten Molaren, falls notwendig, rotiert und ebenfalls eingestellt sein.

Dritte Phase
In der dritten Phase führt man stufenweise folgende Bewegungen oder Regulierungen durch (siehe **Abb. 15.1**):

- Bewegung von Zähnen nach bukkal, labial, lingual, palatinal, mesial und distal,
- Bewegung von Zahnreihen und einzelnen Zähnen,
- Verlängerung einzelner Zähne,
- Verkürzung einzelner Zähne,
- Rotation der Frontzähne,
- Rotation der Prämolaren,
- Anwendung der intermaxillären Zugkräfte in allen Angle-Klassen (I, II, III),
- seitliche Zahnbogenentwicklung bei Rezidiven. In diesem Fall wird der Vestibulärbogen zeitweise durch einen Teilbogen ausgetauscht,
- Gewinn an Bogenlänge **(Abb. 15.2)**. Nach der dritten Behandlungsphase folgt die Retentionszeit.

15.4 Die Messwerte für die Crozat-Technik

Jack L. Hockel beschreibt in seiner Publikation *Kieferorthopädie und Gnathologie* Messwerte, die von Kernoff und Wiebrecht nach dem Pontschen Index modifiziert und erweitert wurden. Kernott leitet die Messwerte für die transversale Eckzahndistanz des Ober- und Unterkiefers sowie die modifizierte Zahnbogenlänge vom Pontschen Index ab. Wiebrecht hat den Pontschen Index um den *P*- und *W*-Index erweitert.

Der *P*-Index
Er ist im Soll-Wert um 5 mm geringer als der Prämolarenindex nach Pont. Gemessen wird der transversale Abstand der distalen Grübchen der unteren Prämolaren **(Abb. 15.3)**.
Zahlenbeispiel:
SI = 32 mm; P–P = 40 mm;
P-Index = 35 mm.

Der *W*-Index
Ist im Soll-Wert um 1 mm geringer als der Molarenindex nach Pont. Gemessen wird der transversale Abstand der mittleren bukkalen Höckerspitzen der unteren Sechsjahrmolaren **(Abb. 15.4)**.
Zahlenbeispiel:
SI = 32 mm; M–M = 50 mm;
*W-I*ndex = 49 mm.

Der *E*-Index
Bei diesem Index sollte die Entfernung zwischen den bukkalen Höckern der oberen ersten Prämolaren und den mesio-palatinalen Höckern der Sechsjahrmolaren übereinstimmen **(Abb. 15.5)**.

Abstand der Eckzahnspitzen des Oberkiefers
Der Soll-Wert für den transversalen Abstand der Eckzahnspitzen errechnet sich aus dem Pontschen Prämolarenindex minus 3 mm **(Abb. 15.6)**.

Gemessen wird die Hälfte dieses Werts jeweils von der Mittellinie zu den Eckzahnspitzen des Oberkiefers.
Zahlenbeispiel:
SI = 32 mm; P–P = 40 mm;
(C)3 3(C) = 37 mm;
(C)3 RME = 18,5 mm;
RME 3(C) = 18,5 mm.

Abstand der Eckzahnspitzen des Unterkiefers
Kernott empfiehlt, für den Soll-Wert des Eckzahnabstands im Unterkiefer vom Prämolarenindex nach Pont ein Drittel abzuziehen.
Zahlenbeispiel:
P–P = 33 mm; (C)3 3(C) 22 mm.

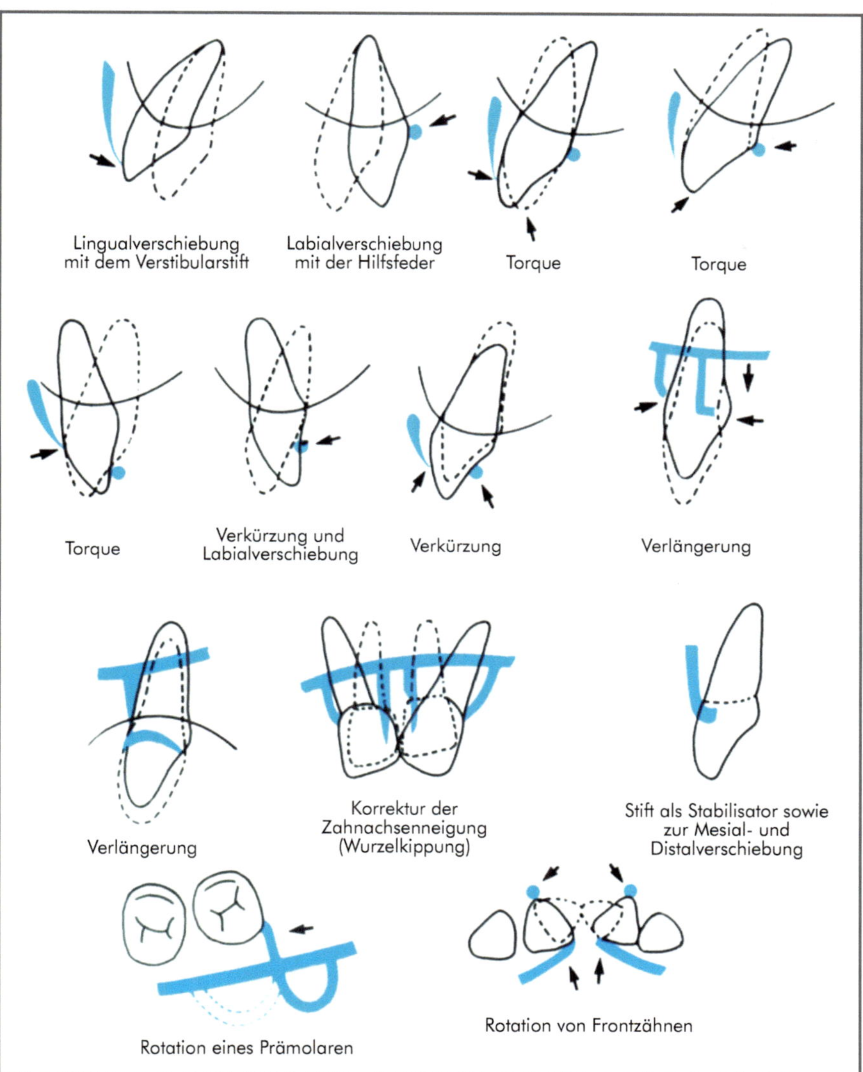

Abb. 15.2 Zahnbewegungen (schematisch dargestellt), die mit den Crozat-Apparaturen durchführbar sind

Abb. 15.3
Der *P*-Index

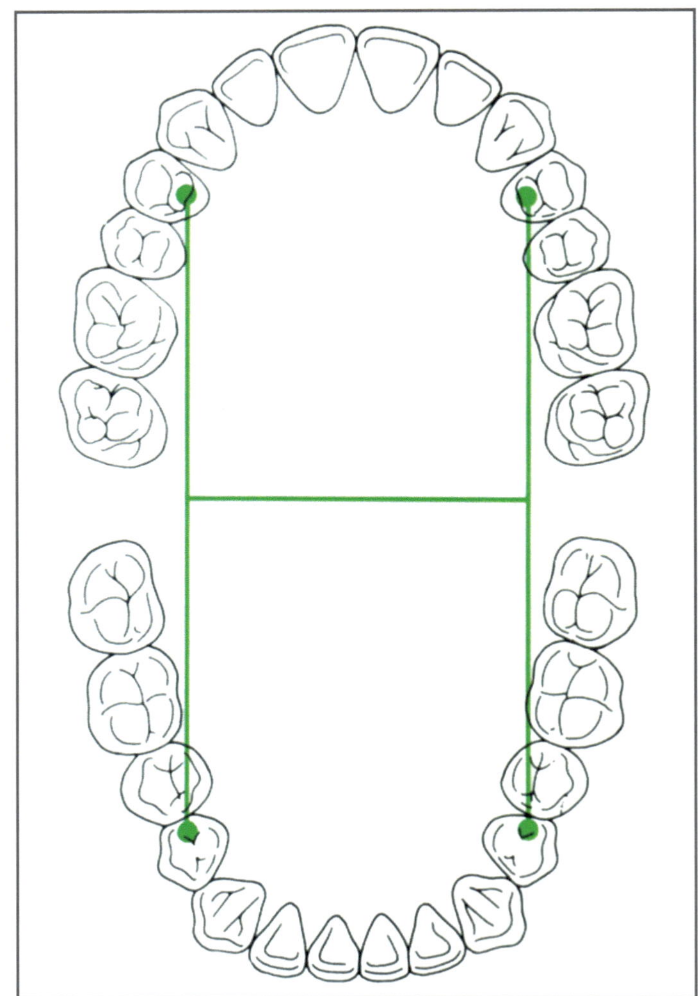

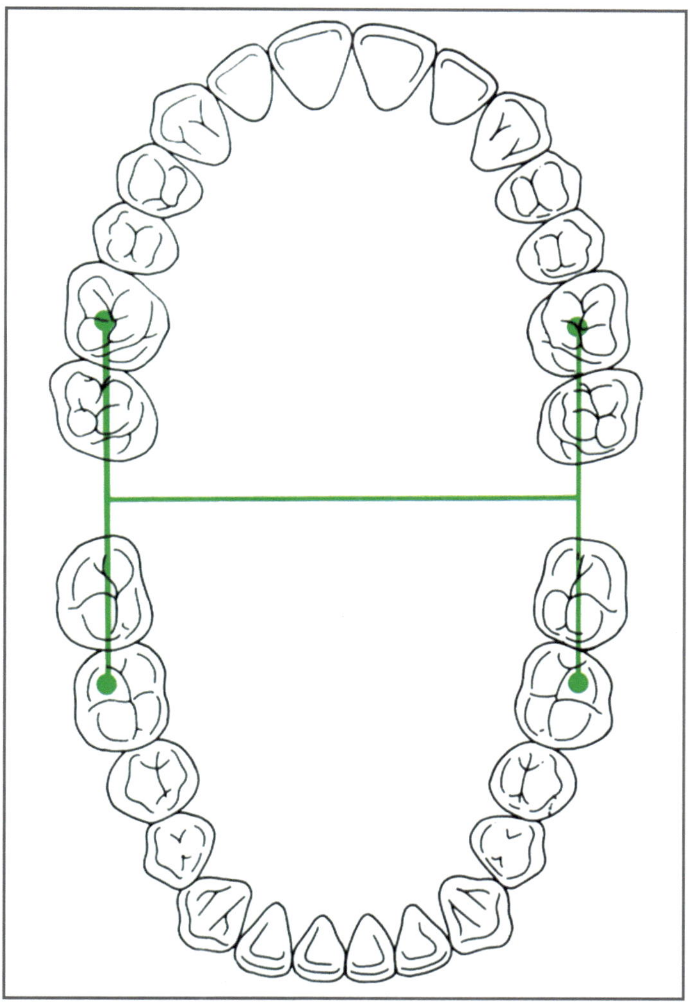

Abb. 15.4
Der *W*-Index

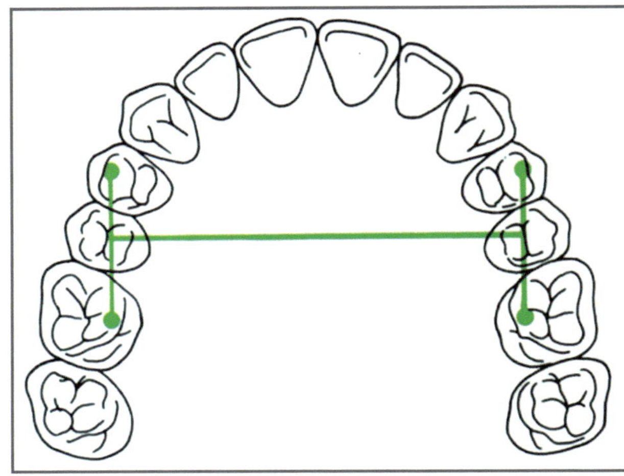

Abb. 15.5
Der *E*-Index

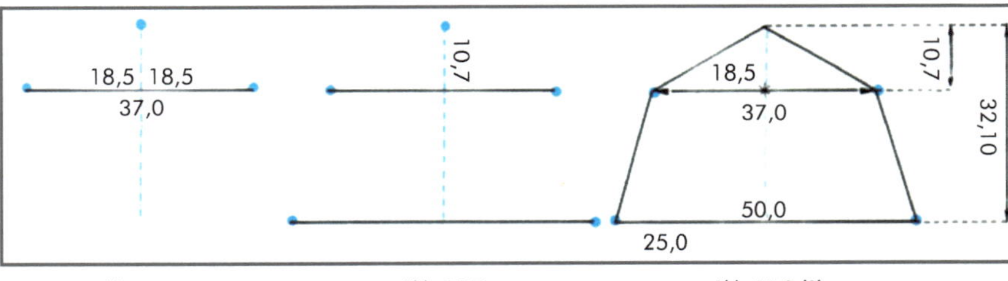

Abb. 15.6 Abb. 15.7 Abb. 15.8 (3)

Die modifizierte Zahnbogenlänge nach Kernott ist eine konstruierte Strecke, deren Soll-Wert ein Drittel der Summe der Inzisiven (SI) sein soll. Gemessen wird die Strecke an der Mittellinie des Schnittpunkts der Eckzahnspitzen zum mesio-inzisalen Schneidezahnpunkt **(Abb. 15.7)**.
Zahlenbeispiel:

SI = 32 mm;
mod Zahnbogenlänge = 10,7 mm.

Abstand der zweiten Prämolaren im Oberkiefer
Für die distalen Grübchen der oberen zweiten Prämolaren ist der Wert ungefähr 5 mm größer als der Index nach Pont für die ersten Prämolaren **(Abb. 15.8)**.

Der gnathologische Index für die ideale Bogenform: Das Behandlungsziel für die Zahnentwicklung in der horizontalen Ebene lässt sich aus dem gnathologischen Index für die ideale Bogenform ableiten (siehe **Tabelle 15.1**). Die Grundlage für diesen Index ist der Pontsche Index.

15.5 Die Herstellung der Crozat-Apparatur

Als vorbereitende Maßnahme zur Herstellung der Crozat-Apparatur sind auf dem Modell an den klammertragenden Zähnen Radierungen erforderlich **(Abb. 15.9)**. Die klammertragenden Zähne umfassen beim Grundgerät die Sechsjahrmolaren im Ober- und Unterkiefer. An ihnen werden die Jacksonklammern und die Haltesporne hergestellt. Bei modifizierten Crozat-Geräten können die Jacksonklammern und die Halte-

	Zentrale Grübchen	Bukkale Höcker-spitzen	Distale Grübchen	Distale Grübchen	Höcker-spitzen	Höcker-spitzen
21|12	6|6	6|6	(D)4|4(D)	(D)4|4(D)	(C)3|3(C)	(C)3|3(C)
	M nach Pont	W M–1 mm	B nach Pont	P B–5 mm	B–3 mm	B–1/3 des Pontschen Index
25	39	38	30	26	28	22,7
25,5	39,8	38,8	32	27	29	23,5
26	40,9	39,9	32,5	27,5	29,5	23,8
26,5	41,5	40,5	33	28	30	24,2
27	42,5	41,5	33,5	28,5	30,5	24,5
27,5	43	42	34	29	31	24,8
28	44	43	35	30	32	25,7
28,5	44,5	43,5	35,5	30,5	32,5	26
29	45,3	44,3	36	31	33	26,4
29,5	46	45	37	32	34	27,2
30	46,9	45,9	37,5	32,5	34,5	27,5
30,5	47,6	46,6	38	33	35	27,8
31	48,4	47,4	39	34	36	28,7
31,5	49,2	48,2	39,5	34,5	36,5	29
32	50	49	40	35	37	29,3
32,5	50,8	49,8	40,5	35,5	37,5	29,7
33	51,5	50,5	41	36	38	30
33,5	52,3	51,3	42	37	39	30,8
34	53	52	43	38	40	31,7
34,5	53,9	52,9	43,5	38,5	40,5	32
35	54,5	53,5	44	39	41	32,3

Tab. 15.1 Gnathologischer Index für die ideale Bogenform

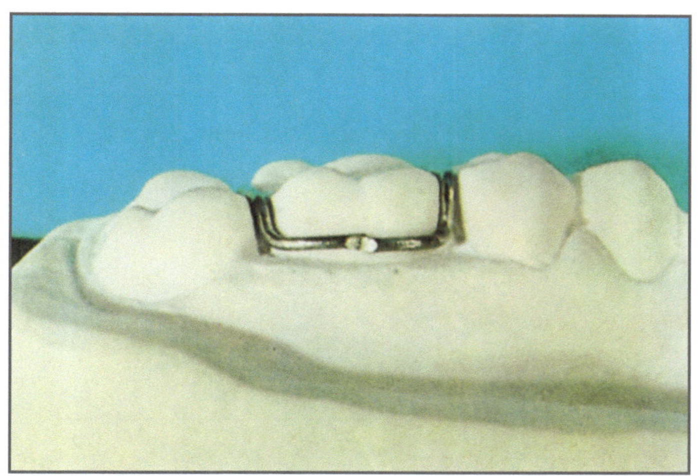

Abb. 15.9 Mit dem Radierinstrument wird das Papillendreieck entfernt

sporne auch an Eckzähnen oder Prämolaren angewandt werden.

Die Drahtelemente der Crozat-Apparatur werden mit Klebewachs am Modell vorfixiert und mit Löteinbettmasse für den Lötvorgang fixiert. Der Lötvorgang wird ebenfalls auf dem Modell vorgenommen. Es ist daher ratsam, vor allen weiteren Arbeitsgängen von dem radierten Modell ein Duplikatmodell für die Endkontrolle herzustellen.

Die Drahtelemente für das Crozat-Grundgerät lassen sich vereinfacht wie folgt zusammenfassen:

Die Jacksonklammer (crib)

Die Jacksonklammer wird bei einem Grundgerät an den Sechsjahrmolaren aus einem 0,7 mm starken Spezialdraht hergestellt. Sie umfasst die Molaren körperhaft und muss interdental so gebogen sein, dass eine Rotation von Molaren – falls erforderlich – möglich ist. Im bukkalen Bereich des Zahnfleischsaums muss die Klammer so gestaltet sein, dass noch ausreichend Platz für die Aufnahme des Haltesporns erhalten bleibt **(Abb. 15.10)**.

Der Haltesporn (Crescent)

Der Haltesporn wird dem Namen entsprechend als zusätzliches Retentionselement aus einem 0,8 mm starken Spezialdraht hergestellt.

Er verläuft entlang des Zahnfleischsaums, der durch die Radierung des Modells bis in den mesialen und distalen Interdentalraum entsprechend präpariert wurde **(Abb. 15.11)**.

Der Palatinalbügel für den Oberkiefer (body-wire)

Der Palatinalbügel für den Oberkiefer wird aus einem 1,3 mm starken Spezialdraht hergestellt. Die Größe der U-Schlaufe des palatinalen Bogens richtet sich nach der entsprechenden Ausdehnung des Gaumens. Der Palatinalbügel muss ca. 1 mm vom Gaumen entfernt sein **(Abb. 15.12)**.

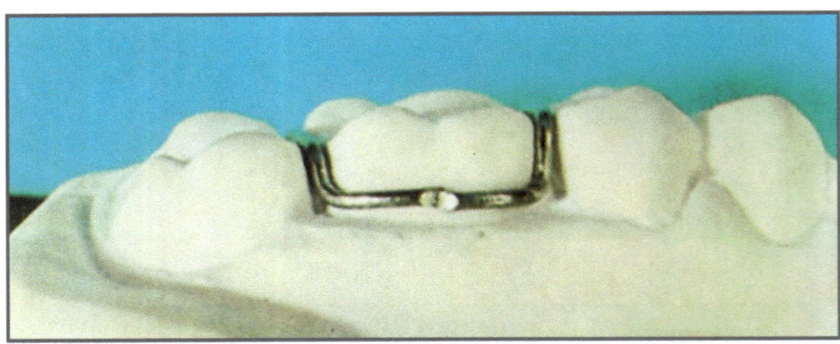

Abb. 15.10
Die richtige Position der Jacksonklammer zur Aufnahme des Crescents

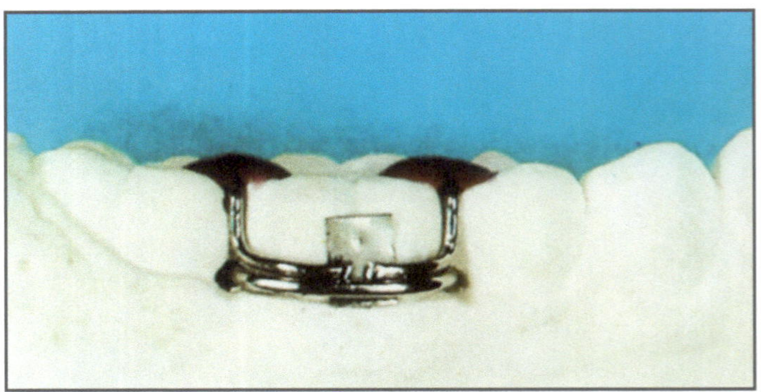

Abb. 15.11
Klammer und Crescent mit Wachs auf dem Modell fixiert. Das bukkal angelegte Bandmaterial für den Lötvorgang

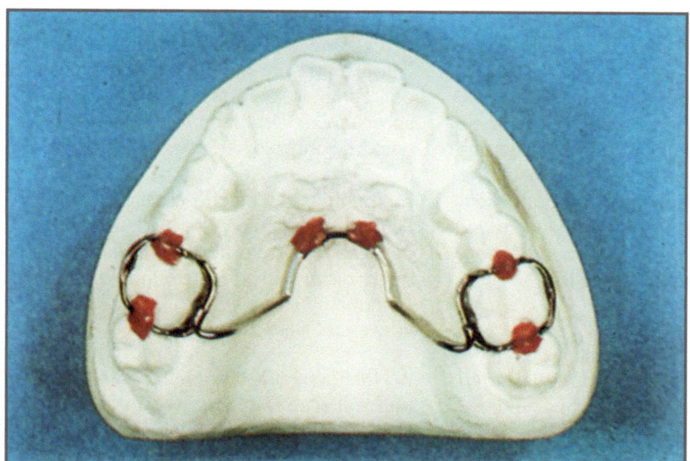

Abb. 15.12
Jacksonklammern, Crescents, Bandblättchen und Palatinalbügel auf dem Modell fixiert

Der Lingualbügel (body-wire)
Der Lingualbügel wird analog zum Palatinalbügel aus einem 1,3 mm starken Spezialdraht hergestellt. Der fertig gebogene Lingualbügel soll ungefähr 4 mm unterhalb des Zahnfleischsaums liegen, darf keinen Kontakt zur Schleimhaut haben und muss bei einer Zwischenkontrolle auf einer glatten Fläche gleichmäßig aufliegen **(Abb. 15.13)**.

Der Palatinal- oder Lingualarm (lingual-arm)
Der Palatinal- oder Lingualarm wird aus einem 1,0 mm starken Spezialdraht hergestellt. Er soll Prämolaren nur punktförmig berühren und nicht in ihren Interdentalraum hineinreichen. Der Bogen zum Molaren soll sorgfältig ausgeformt sein, um eine ordentliche Lötstelle zu ermöglichen. Der Palatinal- oder Lingualarm darf jedoch keinen Kontakt zum Palatinal- oder Lingualbügel haben, da

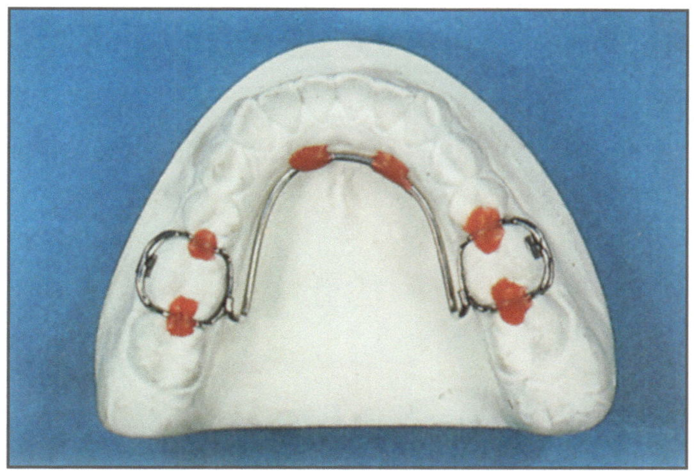

Abb. 15.13
Fertig gebogener Lingualbügel, auf dem Modell mit Wachs fixiert

in diesem Bereich die okklusale Auflage Platz finden soll (**Abb. 15.14 und 15.15**).

Die okklusale Auflage (occlusal rest)
Die okklusale Auflage wird ebenfalls aus einem 1,0 mm starken Spezialdraht hergestellt. Zur Retention der okklusalen Auflage in der Einbettmasse beim Lötvorgang wird der Drahtanteil nach okklusal etwas länger belassen und nach dem Löten beim Ausarbeiten (**Abb. 15.16 und 15.17**).

Der Bukkalarm im Oberkiefer (buccal-extension)
Die Bukkalarme für das Grundgerät werden aus einem 1,3 mm starken Spezialdraht hergestellt.

Die Bukkalarme sind nach mesial ausgerichtet und erleichtern dem Patienten das Herausnehmen des Geräts. Sie werden in der Erweiterungsphase zum Anlöten entsprechender Drahtelemente (Vestibulärbogen, Eckzahnhäkchen) genutzt (**Abb. 15.18**).

Bukkalhäkchen im UK (elastic-hook)
Die Bukkalhäkchen für das UK-Grundgerät aus einem 1,0 mm starken Spezialdraht sind nach distal ausgerichtet und können zur Aufnahme eines intermaxillären Gummizugs verwendet werden (**Abb. 15.19**).

Nachdem alle Drahtelemente gebogen und mit Klebewachs provisorisch auf dem Modell befestigt sind, werden sie für den Lötvorgang endgültig mit Löteinbettmasse fixiert (**Abb. 15.20**).

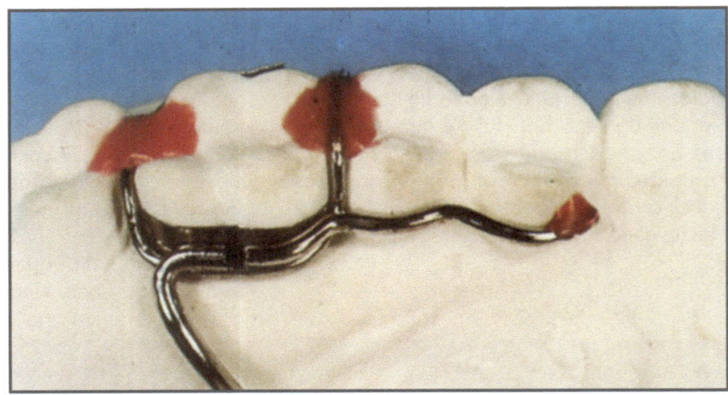
Abb. 15.14
Der Palatinalarm auf dem OK-Modell

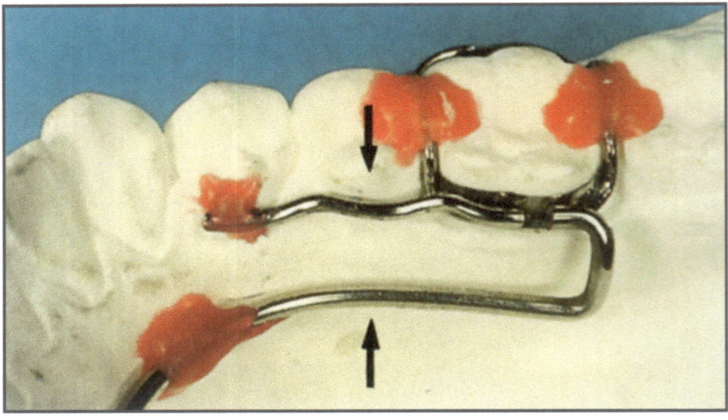
Abb. 15.15
Der Lingualarm muss parallel zum Lingualbügel verlaufen

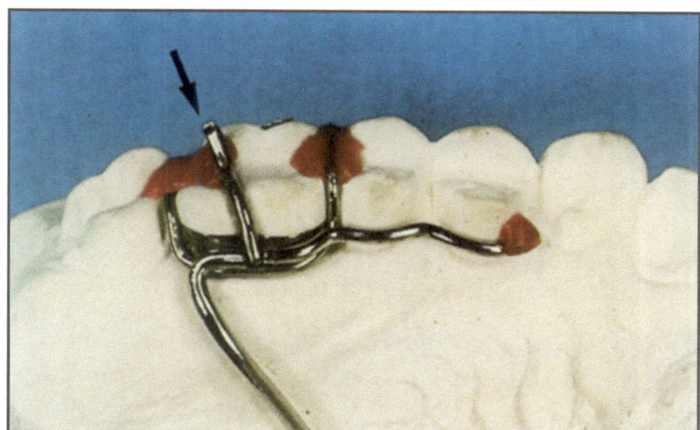

Abb. 15.16
Richtige Platzierung der Auflage zwischen Palatinalbügel und Palatinalarm

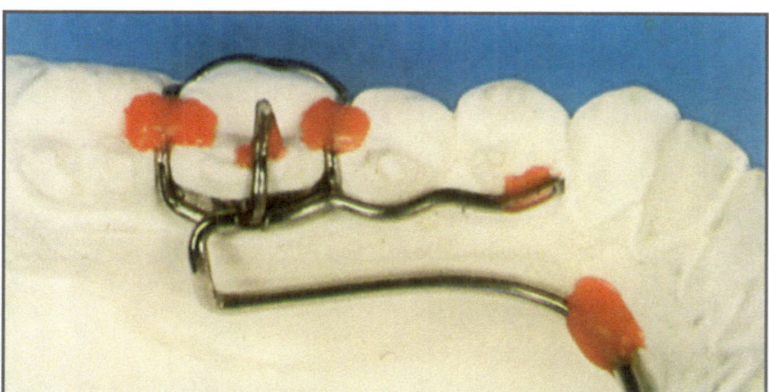

Abb. 15.17
Mit Wachs fixierte Drahtelemente inklusiv der okklusalen Auflage

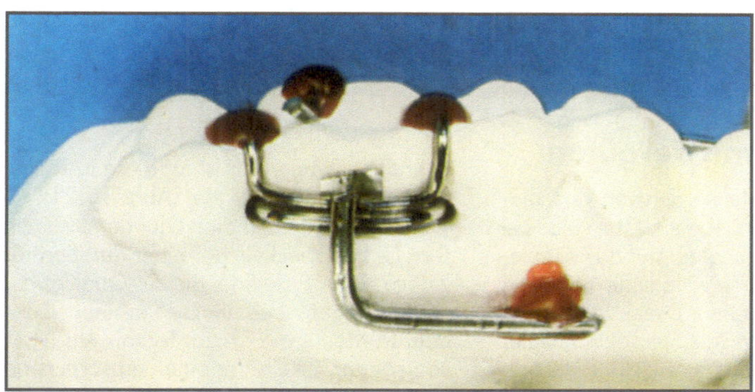

Abb. 15.18
Angepasster Bukkalarm mit Kontakt zur Jacksonklammer und zum Crescent

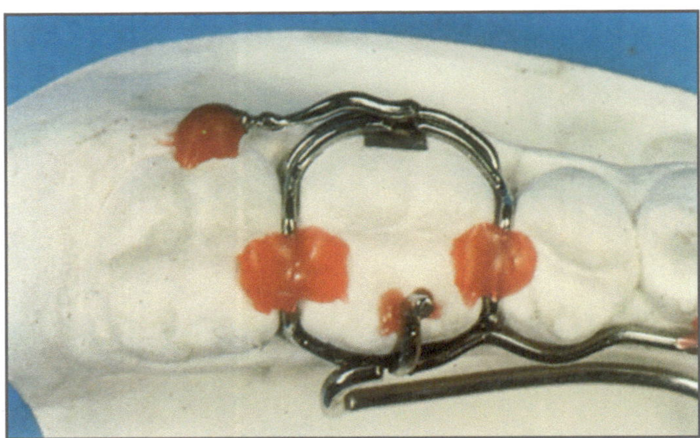

Abb. 15.19 Gebogenes Bukkalhäkchen, das nach distal zeigt, für die Aufnahme von Gummizügen

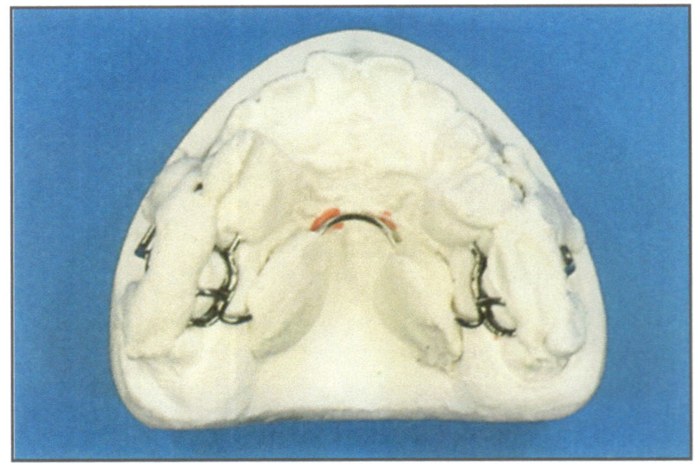

Abb. 15.20 Die Drähte sind mit Löteinbettmasse fixiert

15.6 Löten und Vergüten

Crozat-Spezialdrähte werden von verschiedenen Herstellern angeboten. Man sollte bei dem Lötvorgang unbedingt auf das vom jeweiligen Hersteller empfohlene Lot und Flussmittel zurückgreifen. Diese sind für gewöhnlich auf die jeweilige Spezialdrahtlegierung ausgerichtet. Der Hinweis des Herstellers hinsichtlich einer Vergütung des Crozat-Geräts nach der Lötung muss unbedingt beachtet werden.

Die Lötung sollte mit einem Hydro-Lötgerät durchführt werden. Eine kleine Flamme mit hoher Temperatur ist für diesen Arbeitsvorgang bestens geeignet **(Abb. 15.21)**.

Die Lötung erfolgt direkt auf dem Modell. Der Gips entwickelt bei einer Temperatur von ca. 800 °C Sulfide, die die Qualität der Lötung negativ beeinflussen können. Deshalb wurde für die Crozat-Technik ein Typus von Lot entwickelt, der einen entsprechend niederschmelzenden Charakter aufweist, sich jedoch wegen des hohen Silberanteils im Mund verfärbt. Schwarzkopf und Vogl empfehlen daher die Verwendung von Goldlot. Da Chromlegierungen bei einer Tempe-

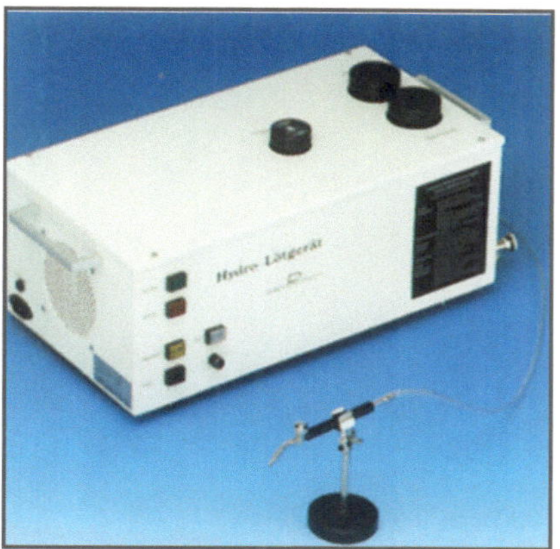

Abb. 15.21 Das Hydro-Lötgerät

ratur von 900 °C Chromoxyde bilden können, die sich auf die Beständigkeit der Lötstelle negativ auswirken können, soll von sogenannten Stahlloten abgesehen werden.

Mittlerweile wurde in der Industrie für die Crozat-Technik ein korrosionsbeständiger, nicht magnetischer, ermüdungsfreier und weitgehend bruchsicherer Spezialdraht entwickelt. Wichtig ist bei diesem Draht die Vergütung im Muffelofen bei 400 bis 500 °C für 15 bis 20 Minuten. Danach lässt man den Draht abkühlen (nicht abschrecken!). Nach Angaben des Herstellers erreicht man dadurch eine Endhärtesteigerung von ca. 60 %, ohne dass der Draht spröde oder brüchig wird. Zu dem Spezialdraht wird ein spezielles Flussmittel angeboten. Als Lot kann alternativ das mundbeständige Weißgoldlot mit einer Arbeitstemperatur von 850 °C oder das bereits erwähnte cadmiumfreie Hartlot für die Crozat-Technik mit einer Arbeitstemperatur von 730 °C verwendet werden.

Nach dem Löten lässt man das Modell langsam an der Luft abkühlen, entfernt den Lötgips unter fließendem Wasser und hebt die Crozat-Apparatur vorsichtig vom Modell ab. Das Modell muss im Bereich der Haltesporne entsprechend bearbeitet werden, um diese nicht zu beschädigen **(Abb. 15.22)**. Das Vergüten soll nach Empfehlung des Spezialdraht-Herstellers erfolgen. Anschließend wird das Crozat-Gerät ausgearbeitet und poliert. Zur Endkontrolle wird die fertige Apparatur auf das Duplikatmodell aufgepasst **(Abb. 15.23)**. Das Aktivieren des Geräts erfolgt ausschließlich durch den Kieferorthopäden.

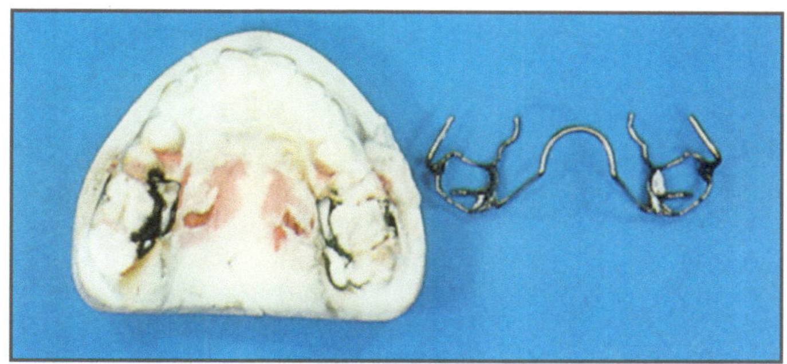
Abb. 15.22
Das Oberkiefer-Crozat-Gerät, vom Modell entfernt

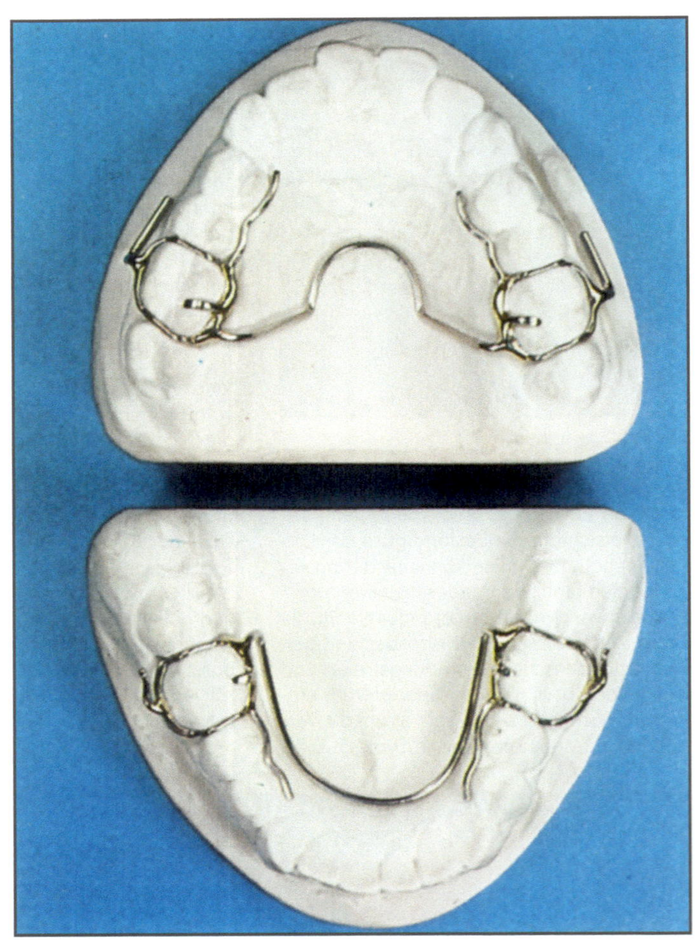

Abb. 15.23
Das Ober- und Unterkiefer-Crozat-Grundgerät vor dem Einsetzen

Kapitel 16
Der Positioner und ähnliche elastische Geräte

Den Inhalt auf einen Blick

16.1 Allgemeine Erläuterungen

Wir unterscheiden verschiedene Positionerarten sowie Materialien, aus denen Positioner hergestellt werden können. Zu den Positionerarten zählen:

- der einteilige Positioner,
- der Doppelpositioner,
- der Preformed Positioner.

Zur Herstellung der Positioner sollen an dieser Stelle auch Materialien (Silikon-Kunststoffe und thermoplastische Kunststoffe) genannt werden, die sich bewährt haben und ohne Lizenz erhältlich sind.

16.2 Die Positionerarten

Der einteilige Positioner
Für die Herstellung des einteiligen Positioners sollen nach gnathologischen Gesichtspunkten vom Kieferorthopäden wie auch vom Labor folgende Kriterien erfüllt werden:

- Vom Kieferorthopäden wird am Patienten eine Registrierung vorgenommen, nach der die Modelle schädelbezüglich in den Artikulator eingestellt werden. Das Labor muss die gängigen Okklusionskonzepte beherrschen, nämlich die Front-Eckzahngeführte Okklusion, die unilateral-balancierte Okklusion und die bilateral-balancierte Okklusion. Hinsichtlich der verschiedenen Okklusionskonzepte möchte ich an dieser Stelle auf das ausgezeichnete Fachbuch *Die Prinzipien der Okklusion* von Ulrich Lotzmann, erschienen im Verlag Neuer Merkur, hinweisen. Professor Sander empfiehlt in diesem Zusammenhang
- die Front-Eckzahn-geführte Okklusion in Fällen, bei denen die behandelten Zähne keine Aufbauten aus Gold oder ähnlichem Material aufweisen;
- ein vom Kieferorthopäden vorgegebenes Okklusionskonzept, wenn im Anschluss an die kieferorthopädische Behandlung prothetische Arbeiten notwendig sind.

Der Doppelpositioner
Der Doppelpositioner besteht aus zwei Einzelteilen. Mit diesem Positionertyp ist keine Zuordnung von Ober- und Unterkiefer möglich.

Der Preformed Positioner
Der Preformed Positioner wird konfektioniert hergestellt und in verschiedenen Größen angeboten.

16.3 Die Herstellung eines gnathologischen Positioners aus Sicht der Universität

Originalmanuskript von Dr. Andrea Weinreich

Trotz der Möglichkeit, mit der Multiband-Therapie Zähne in allen drei Dimensionen des Raums zu bewegen, ist es praktisch unmöglich, nach Abschluss einer derartigen Therapie eine optimale Okklusion und Interkuspidation einzustellen. Aus funktioneller Sicht sollte nach Abschluss der Multibandapparatur ein harmonisches neuromuskuläres Kaumuster eingestellt werden, was allerdings mit der festsitzenden Therapie nur bedingt möglich ist. Die gnathologischen Forderungen nach einer tripodisierenden Abstützung der Höcker ohne Primärkontakte sowie die Forderungen, Artikulationsbewegungen ohne Primärkontakte zu erzielen, ist ebenfalls nach der Entbänderung nicht oder nur sehr selten erfüllbar.

Die Tatsache, dass nach der Multibandtherapie in der Regel bei den Patienten ein relativ gelockertes Zahnsystem vorliegt (also eine recht labile Phase), ist besonders geeignet, um – mithilfe eines gnathologischen Positioners – eine Feineinstellung der Interkuspidation sowie eine Harmonisierung des neuromuskulären Kaumusters zu erzielen.

Ohne eine derartige Stabilisierung und Einstellung der Interkuspidation wäre der Entstehung eines Rezidivs mit Sicherheit Tür und Tor geöffnet.

Es sollte aber ausdrücklich darauf hingewiesen werden, dass ein gnathologischer Positioner in der Regel niemals das letzte Behandlungsgerät für den Patienten sein kann. Retainer in Form von herausnehmbaren Behandlungsbehelfen oder Dauerretainer sind nach der Positionerbehandlung als weitere Retentionsmaßnahmen unabdingbar. Untersuchungen von Sander und Fröhls können dies bestätigen, denn noch ca. ein Jahr nach Entfernung der Multibandapparatur ist, auch bei intensivem Tragen eines Positioners, ein erhöhter Lockerungsgrad der Zähne zu messen. Erst die Retentionsapparaturen und/oder die Dauerretainer führen dazu, dass kontrolliert eine Festigung der Zähne in ihren Zahnfächern in den gewünschten Positionen erfolgt.

Neben verschiedenen Materialien für die Herstellung gnathologischer Positioner gibt es auch unterschiedliche Methoden, Positioner anzufertigen.

Der Schienenpositioner besteht aus zwei Einzelteilen, jeweils für OK- und UK-Dentition, wobei hier eine Feineinstellung der Interkuspidation mit Hilfe eines Set-ups nur teilweise möglich ist.

Vorgeformte Positioner (Prefinisher), die zum einen in verschiedenen Konfektionsgrößen und zum anderen nach Extraktion und Nicht-Extraktion eingeteilt sind, nehmen selbstverständlich keinen Bezug auf die tatsächliche Lage des Unterkiefers zum Oberkiefer. Sie können unter Umständen problematisch für die Position des Gelenks sein. Auch hier ist keine gezielte Feineinstellung der Interkuspidation und des neuromuskulären Kaumusters möglich.

Die einteiligen Positioner sind damit die Geräte der Wahl, welche die an einen Positioner gestellten Anforderungen erfüllen können. Wobei ein einteiliger Positioner nur dann die gewünschten Bewegungen und Aufgaben übernehmen kann, wenn er nach gnathologischen Gesichtspunkten hergestellt wird. Dies bedeutet, dass beim Patienten eine Registrierung unabdingbar ist, und die Modelle in einen Artikulator einartikuliert werden müssen. Erst eine schädelbezügliche Orientierung der Modelle zueinander ist die Garantie für das richtige Vorgehen nach der Entbänderung. Die Vorteile der einteiligen Positioner gegenüber den zweiteiligen oder vorgeformten Positionern lassen sich wie folgt benennen:

- Eine Verbesserung der Okklusion und Artikulation ist möglich.
- Die Einstellung des neuromuskulären Kaumusters als Voraussetzung für eine Langzeitstabilität kann mit diesem Gerät realisiert werden.
- Eine Entbänderung, die frühzeitig erfolgen musste, kann, wenn anschließend ein gnathologischer Positioner eingesetzt wird, akzeptiert werden, da mithilfe des gnathologischen Positioners, kontrolliert mit verschiedenen Set-ups, die Restzahnbewegungen in der Vertikalen durchgeführt werden können.
- Kleine Restkorrekturen, die während der festsitzenden Therapie nicht erreicht wurden, können durchaus mit dem gnathologischen Positioner eingestellt werden.
- Eine Stabilisierung von chirurgisch vorbehandelten Patienten, wenn nicht direkt der chirurgische Termin wahrgenommen werden kann, kann mit einem im Artikulator hergestellten gnathologischen Positioner erfolgen.
- Für den Patienten ist aus Motivationsgründen ein transparenter, gnathologischer Positioner besonders günstig, da der Patient deutlich sichtbar eine Verbesserung der Verzahnung erkennen kann.

16.3.1 Indikation für einen gnathologischen Positioner

Die gewünschten Zahnbewegungen nach Entbänderung sind nur dann zu erreichen, wenn der Indikationsbereich für einen gnathologischen Positioner gewissenhaft beachtet wird, und wenn keine Bewegungen in das Set-up einprogrammiert werden, die einen Positioner unwirksam machen.

- Alle Bewegungen, wie Rotationen, Torque, Lückenschluss etc., müssen mit einer festsitzenden Apparatur eingestellt werden. Erst dann kann, nach einer Registrierung, durch ein korrektes Set-up im Artikulator eine Verbesserung der Interkuspidation erreicht werden sowie die Einstellung eines neuromuskulären Kaumusters in der muskulären Position.
- Für die vertikale Bewegung darf in den gnathologischen Positioner maximal eine Korrektur im Set-up von 1 bis 1,5 mm eingestellt werden.
- Stehen die Wurzeln von Zähnen korrekt und die Kronen müssen noch zueinander gekippt (anguliert) werden, um einen vollständigen Lückenschluss zu erreichen, so kann dies im Set-up eingestellt werden.
- Ein kontrolliertes Rezidiv kann in einen gnathologischen Positioner einprogrammiert werden, bevor mit üblichen Retentionsgeräten weiter therapiert wird.
- Kippungen im Seitenzahnbereich sowie kleine Rotationen können ebenfalls im Set-up einprogrammiert werden.

16.3.2 *Kontraindikationen für den gnathologischen Positioner*

Ist von vornherein zu erkennen, dass ein Patient keinerlei Kooperation für die Therapie mit dem Positioner mitbringt, so ist es aus wirtschaftlichen Gesichtspunkten nicht sinnvoll, ein derartiges Behandlungsgerät einzusetzen. Hier sollte direkt die Retention mit herausnehmbaren Behandlungsgeräten eingeleitet und der Patient entsprechend aufgeklärt werden, dass eine Feineinstellung der Interkuspidation nicht optimal zu erreichen ist.

Weitere Punkte, die eine Therapie mit einem Positioner zum Scheitern verurteilen:

- Wurde während der Multibandbehandlung zu wenig Frontzahntorque eingestellt, so kann dies nicht von der Positionertherapie übernommen werden. Ein einprogrammierter Frontzahntorque im Set-up führt dazu, dass der Positioner nicht im Mund des Patienten verbleibt.
- Angulationen, insbesondere der Eckzähne, oder Wurzelbewegungen aufgrund eines nicht vollständig durchgeführten Lückenschlusses, sollten ebenfalls nicht in einen Set-up einprogrammiert werden.
- Ist das Ausmaß der vertikalen Zahnbewegung größer als 1,5 mm, so kann dies nicht mit einem Set-up eingestellt werden. Bei der Verwendung von Silikonpositionern werden mehrere Behandlungsgeräte erforderlich; bei Verwendung eines Thermoplastpositioners kann entsprechend nach einem korrigierten Set-up der gnathologische Positioner am Behandlungsstuhl korrigiert werden, um größere Vertikalbewegungen zu erreichen.

16.3.3 *Voraussetzungen für die Herstellung eines gnathologischen Positioners*

Wie bereits erwähnt, ist die Grundvoraussetzung für die Herstellung eines gnathologischen Positioners **(Abb. 16.1)**, dass nach Entbänderung eine Registrierung erfolgen muss. Mithilfe eines Schnellübertragungsbogens (Quick-Mount-Bogens) wird die arbiträre Scharnierachsenbestimmung **(Abb. 16.2)** und anschließend eine Registrierung des Unterkiefers in seiner muskulären Position vorgenommen.

Erfolgt bei der Registrierung ein manipuliertes Unterkieferregistrat in der retralen Position (RKP), so kann dies dazu führen, dass während der Positionertherapie erhebliche Störungen bei der Einstellung des neuromuskulären Kaumusters entstehen und der Patient am Ende der Positionerbehandlung ein gestörteres Kaumuster aufweist als zu Beginn der Therapie. Aus diesem Grund

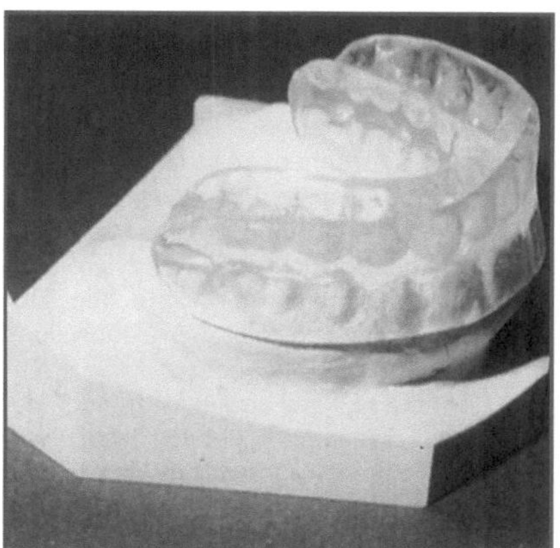

Abb. 16.1 Transparenter gnathologischer Positioner auf einem Modell

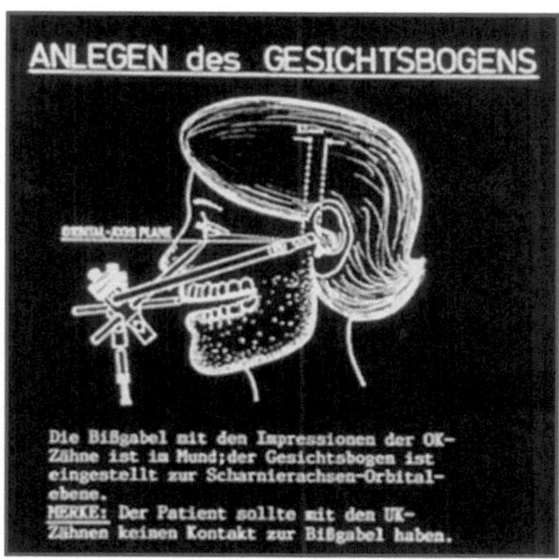

Abb. 16.2 Anlegen des Schnellübertragungsbogens

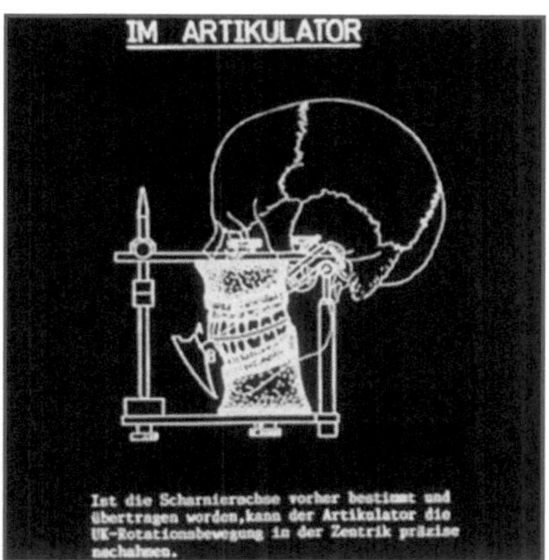

Abb. 16.3 Schematische Darstellung schädelbezüglich einartikulierter Modelle in einen Artikulator

sollte von manipulierten Unterkieferregistraten für die Herstellung eines gnathologischen Positioners abgesehen werden. Ferner muss gewährleistet sein, dass nun gemäß dieser Registrierung die Modelle in den Artikulator übertragen werden **(Abb. 16.3)** und entsprechend eine Programmierung des Artikulators erfolgt. Im Gegensatz zur Einstellung des Artikulators für prothetische Rehabilitation eines Patienten wird für die Herstellung des gnathologischen Positioners zur Programmierung der Kondylenbahnneigung kein Protrusionsbiss, und für die Einstellung des Bennettwinkels kein Rechts- oder Linkslateralregistrat erforderlich. Für die Herstellung eines gnathologischen Positioners nach einer Multibandtherapie wird folgende Vorgehensweise empfohlen:

- Der Bennettwinkel wird auf einen Mittelwert von 20° eingestellt **(Abb. 16.4 und 16.5)**.
- Für die Einstellung der Kondylenbahnneigung unterscheidet man zwei verschiedene Patientengruppen, zum einen die Patienten mit abradierten Eckzähnen und zum andern die Patienten mit ausgeprägten Eckzähnen.

Patienten mit abradierten Eckzähnen
Bei diesen Patienten wird das im Artikulator einartikulierte Unterkiefermodell manuell auf Eckzahn-Eckzahn-Kontakt geführt und dabei die Gelenkbahnneigung (Kondylenbahnneigung) auf der Nichtarbeitsseite soweit verändert, dass minimalste Kontakte entstehen. Anschließend wird die gleiche Bewegung auf der Lateralseite ausgeführt, und ebenfalls auf der Nichtarbeitsseite die Kondylenbahnneigung soweit abgesenkt, dass minimalste Kontakte auf der Balanceseite entstehen.

Patienten mit ausgeprägten Eckzähnen
Bei diesen Patienten sollte die Lateralverschiebung des im Artikulator einartikulierten Unterkiefermodells so ausgeführt werden, dass etwa ein Millimeter vor Eckzahn-Eckzahn-Kontakt die Bewegung endet. Auch hier wird dann jeweils auf der Nichtarbeitsseite der Kondylenbahnwinkel so verändert (abgesenkt), dass wieder minimalste oder keine Balancekontakte auf der Nichtarbeitsseite eingestellt werden.

Bei dieser Vorgehensweise sollte man sich darüber im Klaren sein, dass die so eingestellten Kondylenbahnneigungen rechts und links nicht den tatsächlichen Kondylenbahnneigungen des Patienten entsprechen. Das Ziel einer kieferorthopädischen Behandlung ist jedoch, eine flache Speesche Kurve einzustellen, die sich erst später, d. h. nach der Retention, entsprechend den tatsächlich vorliegenden Gelenkbahnverhältnissen und den tatsächlich vorhandenen Höcker-Fossa-Beziehungen neu formieren soll. Aus diesem Grund ist es auch nicht sinnvoll, von vornherein in den gnathologischen Positioner bereits die tatsächliche Gelenkbahnneigung des Patienten einzustellen und die entsprechenden Bennett-Bewegungen einzuprogrammieren, da man dadurch forciert wieder eine ausgeprägte Speesche Kurve erhalten würde. Die Ausgangssituation für die Herstellung des gnathologischen Positioners ist folglich:

- beide Bennettwinkel auf einen Mittelwert von ca. 20° einstellen;
- die Kondylenbahnneigung am Artikulator manuell durch Absenkung des Kondylus

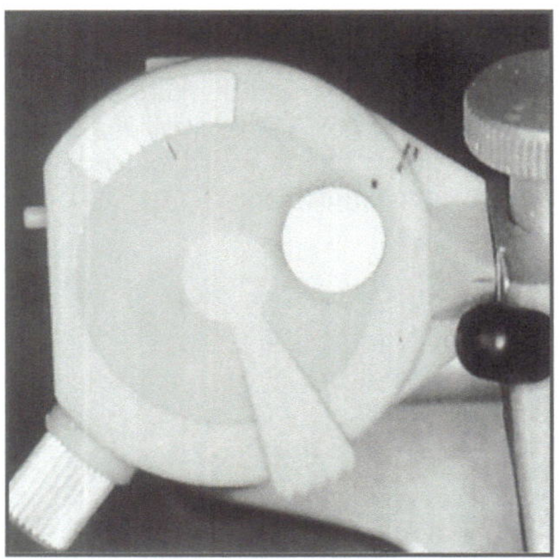

Abb. 16.4 Eingestellter Bennettwinkel beim SAM-Artikulator

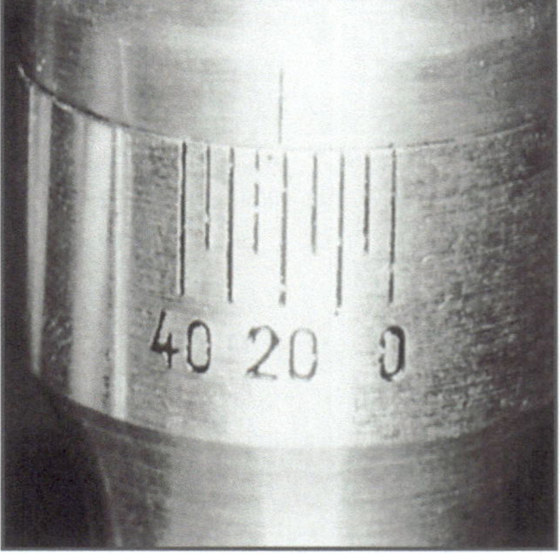

Abb. 16.5 Eingestellter Bennettwinkel beim Balance-de-Luxe-Artikulator

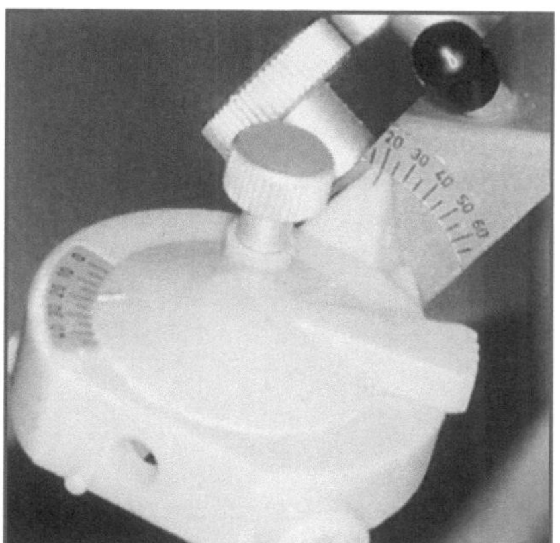

Abb. 16.6 Eingestellte Kondylenbahnneigung beim SAM-Artikulator

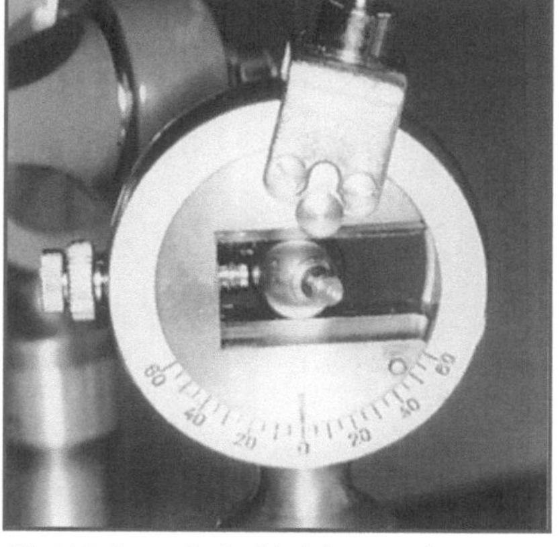

Abb. 16.7 Eingestellte Kondylenbahnneigung beim Balance-de-Luxe-Artikulator (Hager & Werken)

auf der Nichtarbeitsseite möglichst flach einzuprogrammieren, wobei in der Regel Kondylenbahnwinkel von ± 20° auf diese Weise erreicht werden **(Abb. 16.6 und 16.7)**.

Einzige Ausnahme sind die erwachsenen Patienten, bei denen eine Therapie durchgeführt wurde und bereits vor der Behandlung Gelenkprobleme aufgetreten sind. Bei diesen Patienten ist es auf jeden Fall erforderlich, Check-Bisse für die Programmierung des Artikulators vorzunehmen.

16.3.4 Neuentwickelte Materialien für die Herstellung des gnathologischen Positioners

Zur Vereinfachung der Herstellung des gnathologischen Positioners wurden folgende Hilfsmittel neu entwickelt:

- Das Pinsetzgerät **(Abb. 16.8 und 16.9)**.

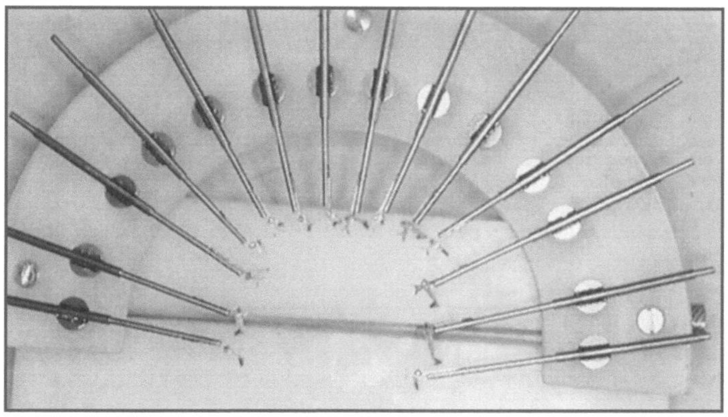

Abb. 16.8 Pin-Setzgerät mit den mobilen Pinhaltern in Aufsicht

Abb. 16.9
Pin-Setzgerät mit eingesetzten Mobil-Pin-Stiften

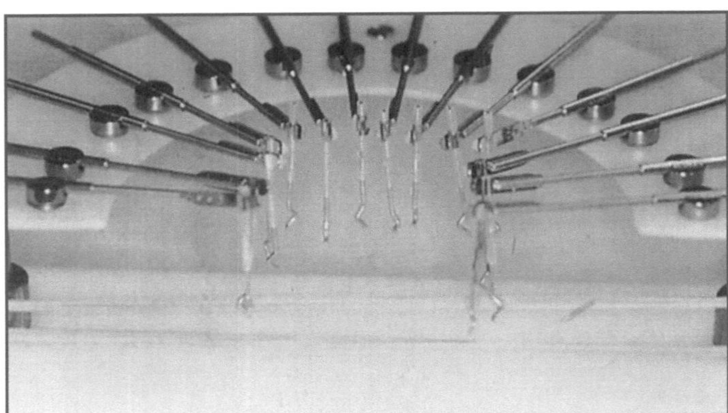

Abb. 16.10
Mobil-Pin-Stifte. Die gekrümmten Köpfe dienen zur besseren Retention im Zahn, und das gerade Basisteil ist mit einem Silikonschlauch beschichtet, in welchem Löcher zur besseren Retention eingebracht sind

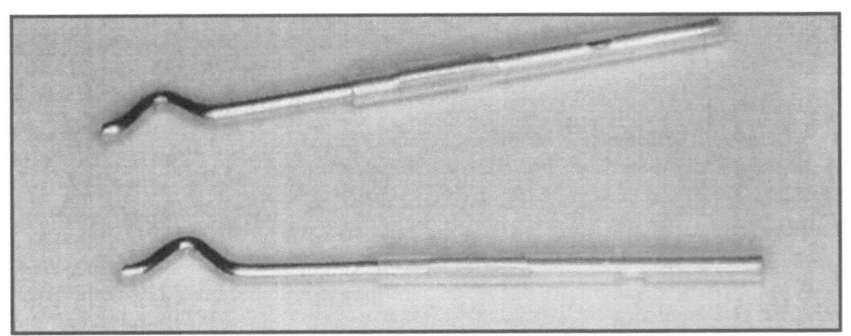

Abb. 16.11
Positioner-Rohling. Aufsicht auf die *raue* Oberfläche. Aus herstellungstechnischen Gründen befinden sich auf der einen Seite der Rohlinge runde flache Vertiefungen

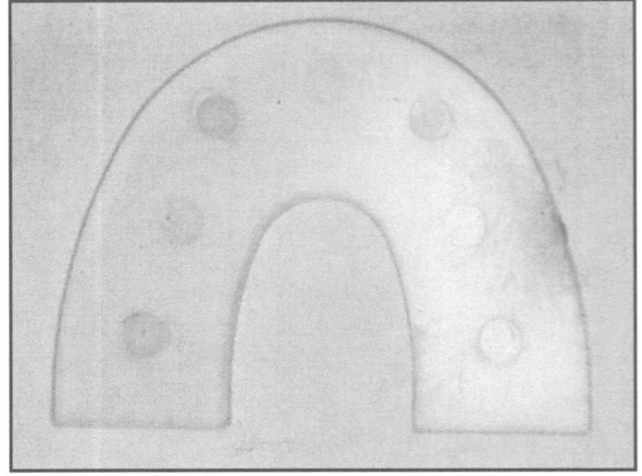

- Die Pins **(Abb. 16.10)** zur Vereinfachung der Herstellung des Set-ups und zur Vermeidung, dass sagittale Positionsveränderungen der Zähne im Set-up vorgenommen werden.
- Ein neues EVA-Material in Zahnbogenform **(Abb. 16.11)** für die einfachere und schnellere Herstellung des gnathologischen Positioners mit geringstem Geräteaufwand.

16.3.5 Herstellung des Set-up

Nach Reinigung der Abformung werden Ober- und Unterkieferlöffel für die Justierung der Pins und Pinhalter nacheinander in das Pinsetzgerät eingebracht. Beim Einbringen der Löffel ist darauf zu achten, dass die Positionierung derart erfolgt, dass mit den mobilen Halterungen rechts und links des Löffels eine Justierung erfolgt **(Abb. 16.12 und 16.13)**.

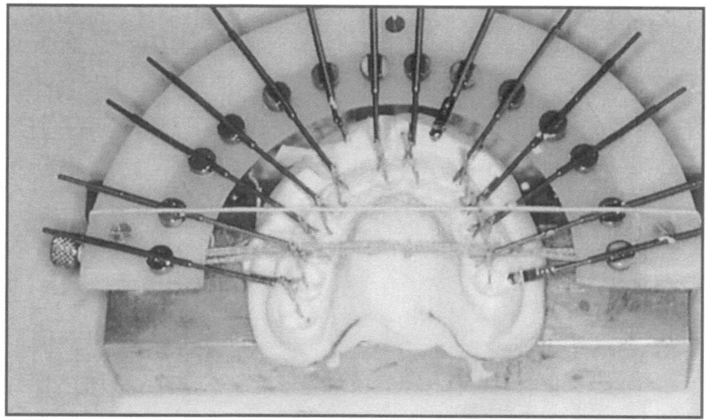

Abb. 16.12 Oberkieferabformung justiert im Pin-Setzgerät, mit ausgerichteten und eingestellten Mobil-Pin-Stiften

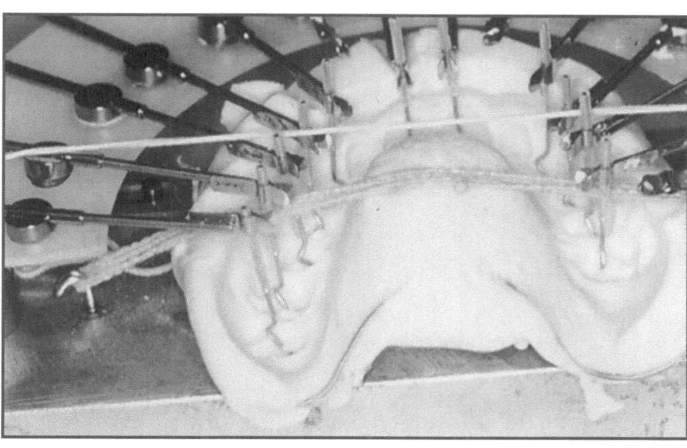

Abb. 16.13 Oberkieferabformung justiert im Pin-Setzgerät, mit ausgerichteten und eingestellten Mobil-Pin-Stiften

Bei positioniertem Löffel werden nun die Pinhalter, die mit Pins beschickt werden sollen, so justiert, dass der Kopf des Pinhalters jeweils mittig des gewünschten Zahns zu liegen kommt **(Abb. 16.14)**.

In die Pinhalter werden nun die Mobil-Pin-Stifte so eingesteckt, dass der gebogene Kopf nahezu auf dem Alginat aufsitzt. Die Basis der Pins, die mit einem Plastikschlauch, der mit Retentionen versehen ist, ummantelt ist, wird im Pinhalter fixiert.

Nach Justierung aller benötigten Pins wird nun das Oberteil des Pinsetzgeräts entfernt und vorsichtig, ohne dass die Pinhalter verstellt werden, zur Seite gelegt. Nun werden die Abformlöffel aus den mobilen Halterungen herausgenommen und die Zahnreihen vorsichtig blasenfrei auf einem Rüttler mit Gips beschickt. Nach Beschickung des Abformlöffels mit Gips wird dieser wieder in das Pinsetzgerät reponiert und mit den mobilen Halterungen in der primären Position fixiert. In einem weiteren Schritt wird nun der Kopf des Pinsetzgeräts erneut in die Halterungen eingesetzt und aufgrund der vorherigen Justierung versinken nun die Köpfe der Mobil-Pin-Stifte in dem weichen Gips **(Abb. 16.15)**. In einem zweiten Pinsetzgerät kann dasgleiche Prozedere mit dem Gegenkiefer erfolgen. Bei Vorhandensein nur eines Pin-

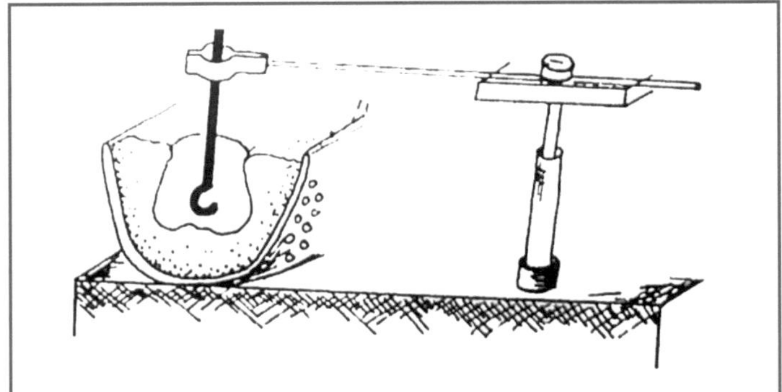

Abb. 16.14 Schematische Darstellung eines justierten Mobil-Pin-Stifts. Der Kopf des Mobil-Pin-Stifts sitzt fast auf dem Alginat der Abformung, mittig des Zahns auf

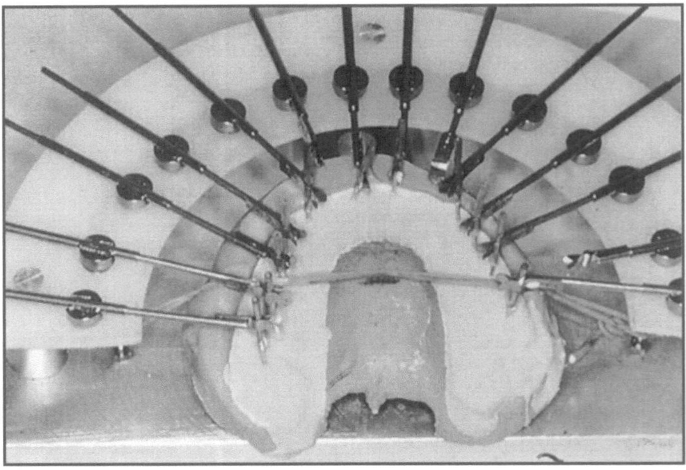

Abb. 16.15 Der Zahnkranz ist mit Gips ausgegossen und die Köpfe der Mobil-Pin-Stifte versinken im Gips

setzgeräts muss nun abgewartet werden, bis der Gips abgebunden ist.

Nach Abbinden des Gipses wird das Oberteil des Pinsetzgeräts erneut entfernt, wobei nun die Pins im Gips verbleiben **(Abb. 16.16)**. Für das weitere Vorgehen ist es empfehlenswert, um später das Set-up zu erleichtern, die Oberfläche des Gipses zu isolieren und anschließend erst die Basis des Modells zu gießen. Ferner sollte, ebenfalls um sich die Arbeit später etwas zu erleichtern, die Basis des Gipses eine andere Farbe aufweisen. Bei Verwendung des gleichen Gipses sollte ein Tropfen Farbe zugegeben werden, sodass die Trennung zwischen Zahnkranz und Basis deutlich sichtbar wird **(Abb. 16.17)**. Bevor nun mit dem eigentlichen Set-up begonnen wird, ist es empfehlenswert, die jetzige Position der Zähne mithilfe von vertikalen Bleistiftstrichen über Basis und Zahnkranz zu markieren. Beim Markieren dieser vertikalen Positionen sollte aber tunlichst darauf geachtet werden, dass der Bleistiftstrich sich nur auf die Gingivaränder und die Basis erstreckt und nicht bis in den Bereich der Krone reicht. Dieser Punkt muss allerdings nur dann beachtet werden, wenn die Herstellung des gnathologischen Positioners im Anschluss auf dem Set-up-Modell erfolgt. Wird der gnathologische Po-

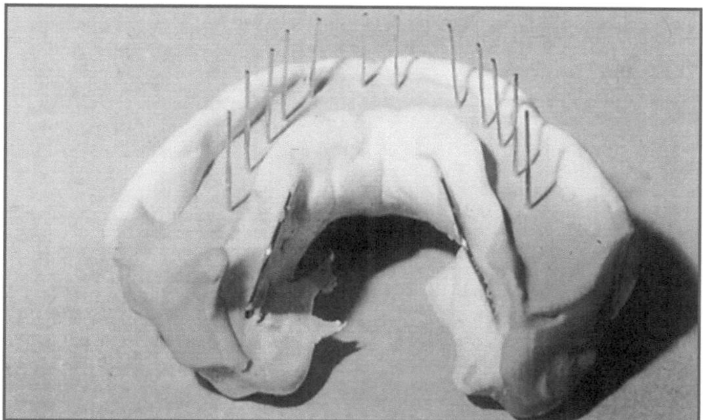

Abb. 16.16
Nach dem Abnehmen des Oberteils des Pin-Setzgeräts verbleiben die Pins im Gips

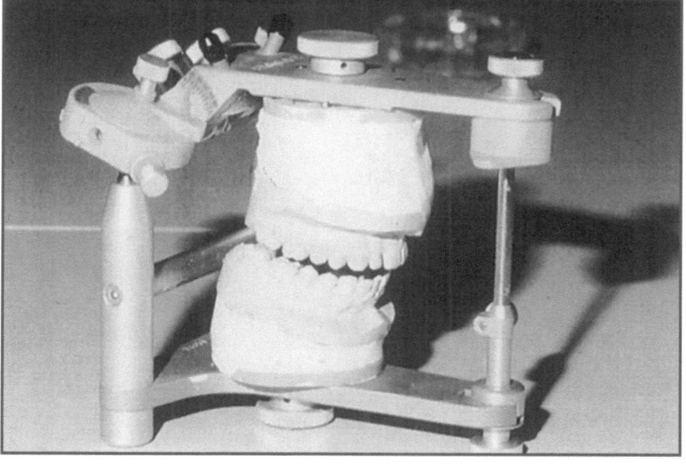

Abb. 16.17
Einartikulierte Modelle. Zahnkranz und Basis sind farblich deutlich voneinander getrennt

sitioner auf einem Duplikatmodell erstellt, so ist keine Vorsicht bei der Markierung erforderlich. Die Markierungen sollten deshalb nicht bis in den koronalen Bereich der Modelle reichen, da das transparente weiche EVA-Material die Bleistiftstriche aufnimmt und später auch beim Einsetzen am Patienten diese Markierungen dann deutlich zu erkennen wären.

Nach der Markierung können nun mithilfe eines Wachsmessers die beiden Phasen, Zahnkranz und Basis, voneinander getrennt werden. Das bedeutet, dass im Gegensatz zum herkömmlichen Set-up-Modell kein horizontaler Sägeschnitt erforderlich ist. Im Zahnkranz verbleiben die Pins und in der Basis die Silikonschläuche **(Abb. 16.18 und 16.19)**, sodass beim Reponieren der Zähne, nach Ausführung der vertikalen Sägeschnitte, die sagittale Position der Zähne unverändert bleibt. Die Zähne, die nun im Rahmen des Set-ups bewegt werden sollen, werden vertikal mit einer feinen Laubsäge getrennt, wobei es empfehlenswert ist, mit dem Sägen auf der der Basis zugewandten Seite des Zahnkranzes zu beginnen und den letzten Rest des Sägeschnitts, d. h. den Kontaktpunkt zwischen den Zähnen, zu brechen

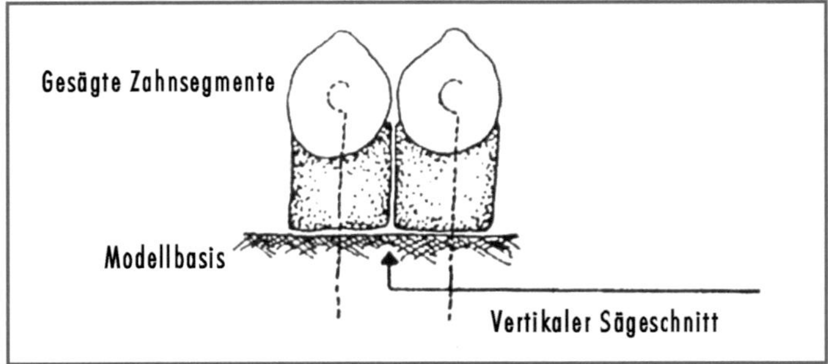

Abb. 16.18 Schematische Darstellung der Positionierung der Pins

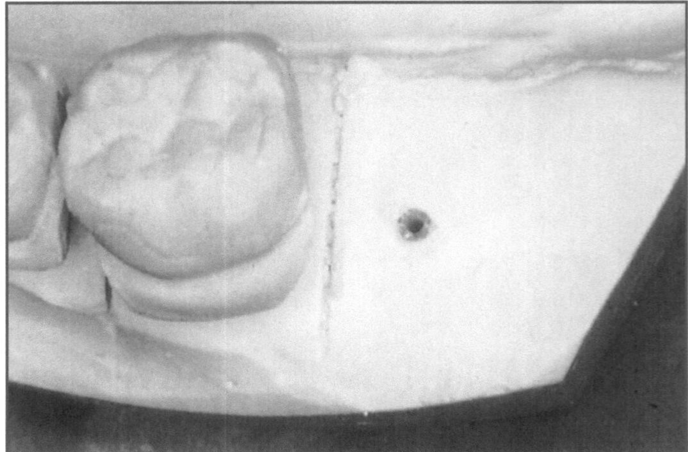

Abb. 16.19 Auf dem Set-up-Modell ist der letzte Molar entfernt und der Silikonschlauch, zur Aufnahme des Pins, ist in der Basis verblieben

(Abb. 16.20 und 16.21). Wie beim üblichen Set-up werden dann die Basen der einzelnen Zähne bearbeitet, d. h. in mesio-distaler Richtung wird der Sockel des einzelnen Zahns entsprechend gekürzt **(Abb. 16.22)**. Nicht verändert werden sollte der Bereich

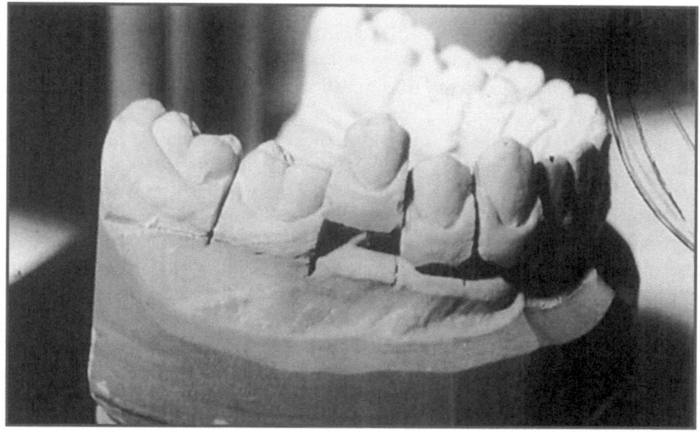

Abb. 16.20
Set-up-Modell. Die vertikalen Sägeschnitte sind ausgeführt, ein horizontaler Sägeschnitt ist nicht erforderlich. Jeder einzelne Zahn kann nun mit dem Mobil-Pin bewegt werden

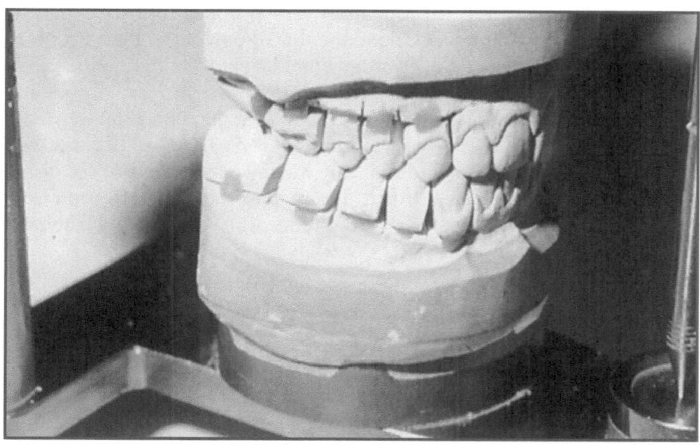

Abb. 16.21
Set-up-Modell. Die vertikalen Sägeschnitte sind ausgeführt, ein horizontaler Sägeschnitt ist nicht erforderlich. Jeder einzelne Zahn kann nun mit dem Mobil-Pin bewegt werden

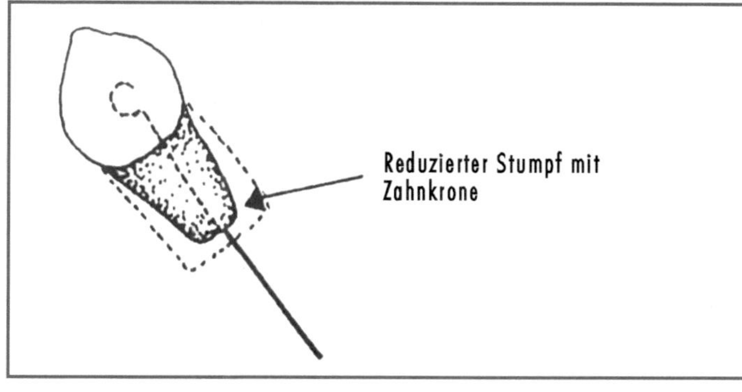

Abb. 16.22
Schematische Darstellung der Bearbeitung eines Zahns im Set-up

des Gipses, der auf der Basis aufsitzt, da die Entstehung des Spalts beim Einstellen der Zähne im Set-up später das Ausmaß der Vertikalbewegung verdeutlicht.

Die bearbeiteten Einzelzähne werden nun in die Basis eingesetzt **(Abb. 16.23)**. Vorteil bei dieser Art des Set-ups ist, dass beim Reponieren der Zähne keine aufwändigen Wachsarbeiten erforderlich sind und keine unbewusste Positionsveränderung in der Sagittalen vorgenommen werden kann.

Sagittale Veränderungen führen zum Unwirksamwerden eines gnathologischen Positioners!

Nach Bearbeitung aller Zähne und Reponieren in die Basis können nun die für die Therapie erforderlichen Bewegungen im Rahmen des Set-ups eingestellt und fixiert werden. Folgende Einstellungen dürfen im Rahmen des Set-ups durchgeführt werden:

- Vertikalbewegungen einzelner Zähne im Bereich von 1 bis maximal 1,5 mm,
- leichte Rotationen,
- leichte Bukkalkippungen der Zähne im Seitenzahnbereich (Seitenzahntorque),
- leichtes Aufrichten eventuell nochgekippter Zähne (Angulation),
- geringfügige Kippungen im Bereich der Seitenzähne (Angulation).

Das Einstellen der verschiedenen Bewegungen im Set-up wird mithilfe der Finger durchgeführt, wobei die einprogrammierte Position des Zahns aufgrund der Verbiegung des Pins fixiert ist. Es ist nicht erforderlich, die Einzelzahnpositionen jeweils mit Wachs zu fixieren. Erst am Schluss, wenn alle gewünschten Positionen eingestellt sind und entsprechende Überprüfungen der Lateralbewegungen im Artikulator vorgenommen wurden, wird eine Fixierung der Zähne mit schnellhärtendem Kunststoff durchgeführt.

Nach Reponieren der für das Set-up vorbereiteten Modelle in den Artikulator wird der Stützstift abgesenkt, und mit Lateralbewegungen die im Set-up eingestellten Positionen der Zähne überprüft **(Abb. 16.24)**. Gegebenenfalls kann dann eine eventuell erforderliche Korrektur wieder mit dem Finger vorgenommen werden und erneut mittels Lateralbewegungen überprüft werden.

Die endgültige Position der Zähne wird dann mit Klebewachs von bukkal fixiert **(Abb. 16.25 und 16.26)** und kann vom Behandler überprüft werden. Die Überprü-

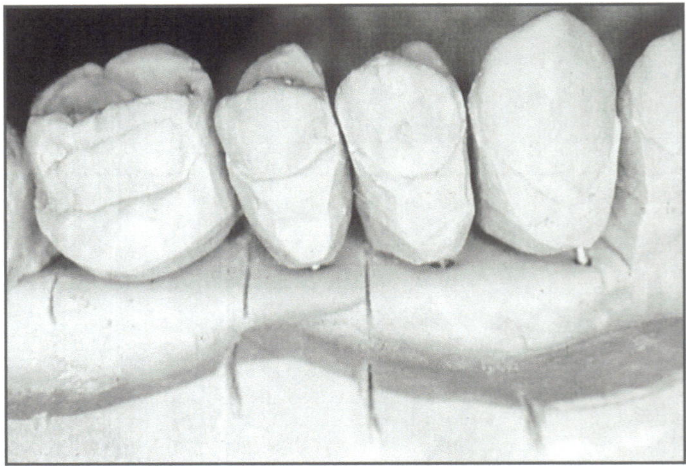

Abb. 16.23
Bearbeitete Zähne reponiert in der Basis

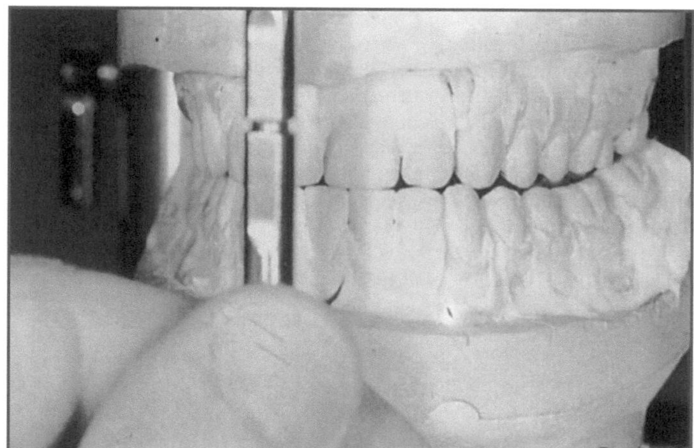

Abb. 16.24
Überprüfung des Set-ups durch Lateralbewegungen im Artikulator

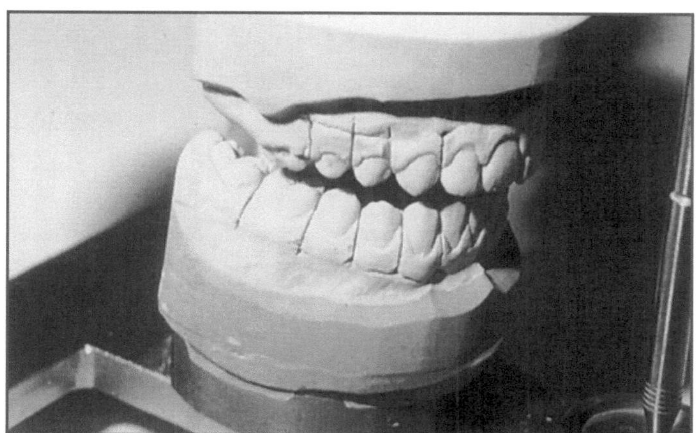

Abb. 16.25
Überprüfung des Set-ups. Die Zähne sind von bukkal mit Klebewachs in ihrer Position fixiert

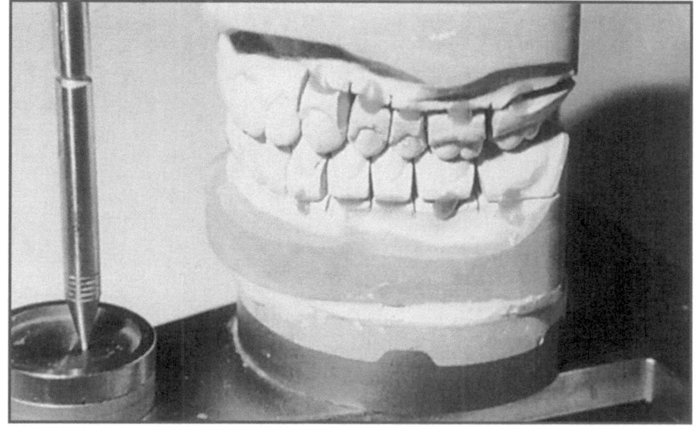

Abb. 16.26
Überprüfung des Set-ups. Die Zähne sind von bukkal mit Klebewachs in ihrer Position fixiert

fung des Ausmaßes der Zahnbewegungen kann einfach anhand der Markierungen festgestellt werden, wohingegen das Ausmaß der Vertikalbewegungen durch die Spaltbreite des *horizontalen Sägeschnitts* deutlich wird. Im Anschluss sollten die Sägespalte von palatinal bzw. lingual mit schnellhärtendem Kunststoff aufgefüllt werden **(Abb. 16.27)**. Das eventuell von bukkal angebrachte Wachs kann nun mit einem Ausbrühgerät entfernt werden, und auch von bukkal kann dann der Sägespalt entsprechend mit schnellhärtendem Kunststoff aufgefüllt werden **(Abb. 16.28)**. Beim Ausarbeiten der Sägespalte mit schnellhärtendem Kunststoff ist es empfehlenswert, gleichzeitig den bukkalen und palatinalen bzw. lingualen Übergang Zahn zu Gingiva etwas

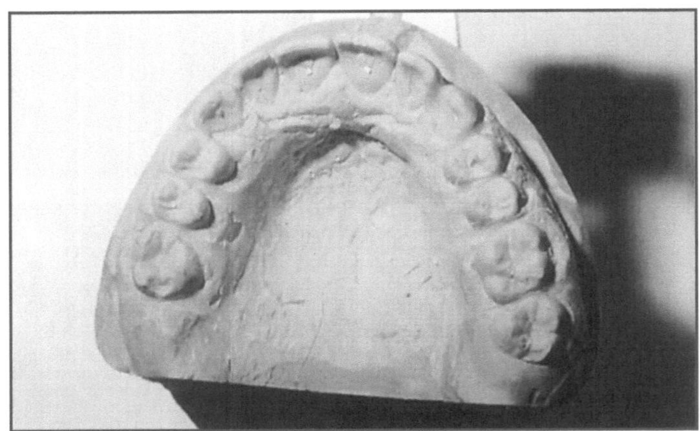

Abb. 16.27
Sägespalte von palatinal mit schnellhärtendem Kunststoff fixiert

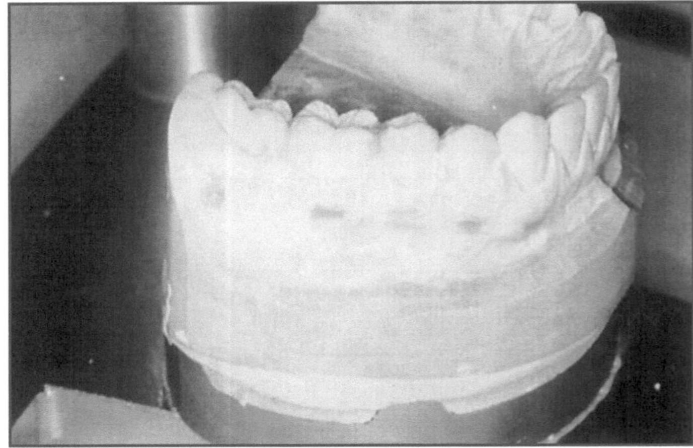

Abb. 16.28
Sägespalte von bukkal mit schnellhärtendem Kunststoff fixiert

zu glätten, sodass in diesem Bereich später keine Druckstellen entstehen **(Abb. 16.29)**. Dies ist insbesondere dann erforderlich, wenn während der Multibandbehandlung keine hervorragende Mundhyghiene betrieben wurde, denn in diesen Fällen ist die Gingiva entsprechend entzündet und es kann leichter zu Druckstellen kommen.

Nach der Fixierung aller Zähne ist das Set-up-Modell fertig und der Stützstift wird wieder auf die Position eingestellt, in die das Unterkiefermodell mit dem Registrierplättchen einartikuliert wurde (Nullposition) **(Abb. 16.30)**.

Soll der Positioner weder auf dem Set-up-Modell noch im Artikulator hergestellt werden, so müssen Duplikatmodelle angefertigt werden. Ein Wachsbiss, welcher von den Set-up-Modellen im Artikulator genommen wird, verschlüsselt die Position der Modelle zueinander sowie die vertikale Sperre. Mit diesem Wachsbiss werden nun die Duplikatmodelle in einen Fixator eingegipst.

16.3.6 Herstellung des gnathologischen Positioners

Für die Herstellung des gnathologischen Positioners sind folgende Utensilien unbedingt erforderlich:

- zwei vorgeformte Positioner-Rohlinge,
- zwei Wachsmesser,
- eine Metallplatte als Unterlage,
- ein Industriefön (am besten stufenlos in der Temperatur regelbar),
- ein Gipsbecher oder ein anderer Behälter, gefüllt mit kaltem Wasser und etwas Spülmittel,
- der geöffnete Artikulator mit den Set-up-Modellen oder der geöffnete Fixator mit den eingegipsten Duplikatmodellen.

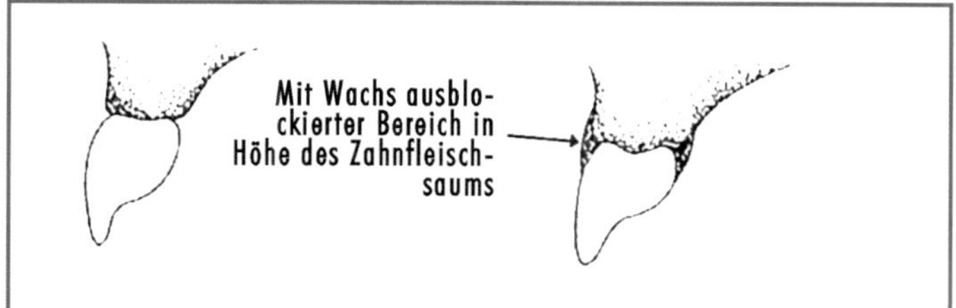

Abb. 16.29 Schematische Darstellung des geglätteten Übergangs Zahn – Gingiva, um Druckstellen zu vermeiden

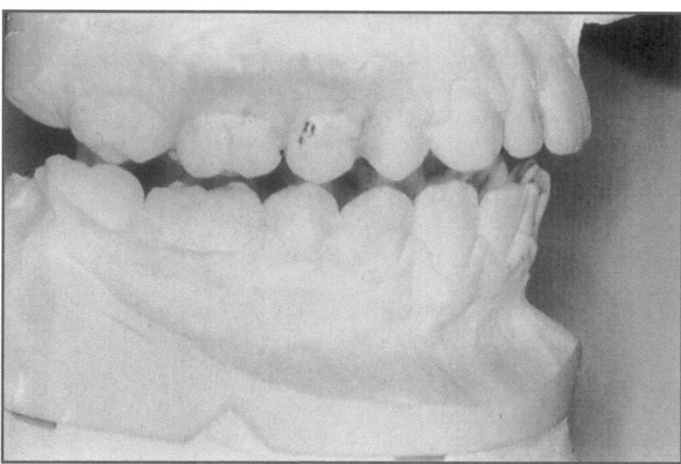

Abb. 16.30 Nach Fertigstellung des Set-ups wird der Stützstift wieder auf der Höhe gesperrt, mit welcher der Unterkiefer in den Artikulator einartikuliert wurde (Dicke des Registrierplättchens). Damit ist die vertikale Sperre für die Herstellung des Positioners gegeben.

Die Metallplatte oder das hitzebeständige Material, welches als Unterlage verwendet wird (hierzu kann auch eine auf den Kopf gedrehte Laborschubplatte verwendet werden), wird in einem Areal von ca. 10 cm^2 mit Spülmittel dünn bedeckt. Dieses Spülmittel sollte unter keinen Umständen vergessen werden, da sonst das erweichte EVA-Material zu stark an der Unterlage haften bleibt.

Aus herstellungstechnischen Gründen sind die Oberflächen der Positionerrohlinge auf beiden Seiten unterschiedlich. Eine Seite ist völlig glatt, die andere Seite weist flache runde Vertiefungen auf. Es sollte darauf geachtet werden, dass der Positionerrohling so auf die mit Spülmittel benetzte Fläche aufgelegt wird, dass die unebene Fläche der Unterlage zugewandt ist **(Abb. 16.31)**. Mit dem Industriefön wird nun die völlig glatte Oberfläche vorsichtig erhitzt. Die Temperatur, die für das Erweichen des Materials erforderlich ist, liegt zwischen 150 und 200 °C.

Beim Erhitzen des Materials sollte darauf geachtet werden, dass der Fön in einer gewissen Distanz (ca. 10 cm) zum Material gehalten wird, um ein zu schnelles Erhitzen und damit eine Blasenbildung zu vermeiden. Bei einer derartigen Distanz wird auch vermieden, dass durch Überhitzung eine bräunliche Verfärbung des EVA-Materials auftritt **(Abb. 16.32)**.

Um eine gleichmäßige Erhitzung des Materials zu gewährleisten, sollte der Fön langsam hin- und hergeschwenkt werden, bis das Material völlig transparent ist (bei Vor - handensein eines Vorwärmofens können die Positionerrohlinge auch in diesem erweicht werden). Mithilfe eines Wachsmessers, welches zuvor in kaltes Wasser getaucht wurde, wird die Konsistenz des erweichten Materials überprüft. Lässt sich das Wachsmesser leicht eindrücken und bleibt die Verformung in dem erweichten Material zurück, so ist die erwünschte Konsistenz erreicht. Es wird nun der zweite Block kurz oberflächlich erhitzt (die glatte Oberfläche) **(Abb. 16.33)** und dann vorsichtig mit der glatten vorgewärmten Oberfläche auf den ersten erweichten Rohling aufgedrückt. Vorsichtig heißt, sehr langsam von einer zur anderen Seite, um eine Blasenbildung zwischen diesen beiden Schichten zu vermeiden. Blasen, die in dieser Phase entstehen, lassen sich nicht mehr entfernen.

Der nun aufgesetzte zweite Rohling wird, wie bereits beschrieben, ebenfalls vorsichtig erwärmt, um ein gutes Verbinden beider Materialien zu gewährleisten **(Abb. 16.34)**. Sind beide Rohlinge in gleicher Konsistenz, werden sie vorsichtig mit zwei Wachsmessern auf das bereitstehende Unterkiefermodell im Artikulator oder das vorbereitete Duplikatmodell im Fixator transferiert **(Abb.**

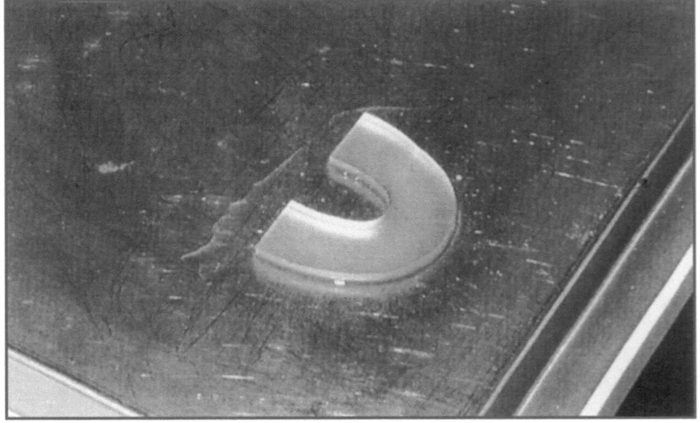

Abb. 16.31
Positioner-Rohling auf die feuerfest, mit Spülmittel isolierte Unterlage aufgelegt

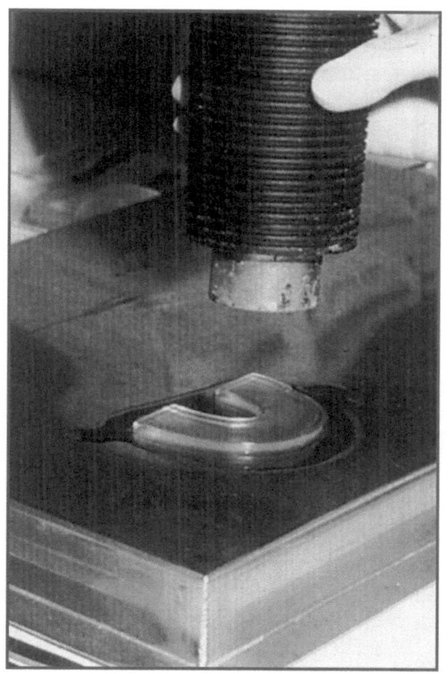

Abb. 16.32 Der Positioner-Rohling wird in einer Distanz von ca. 10 cm mit einem Industriefön vorsichtig erhitzt

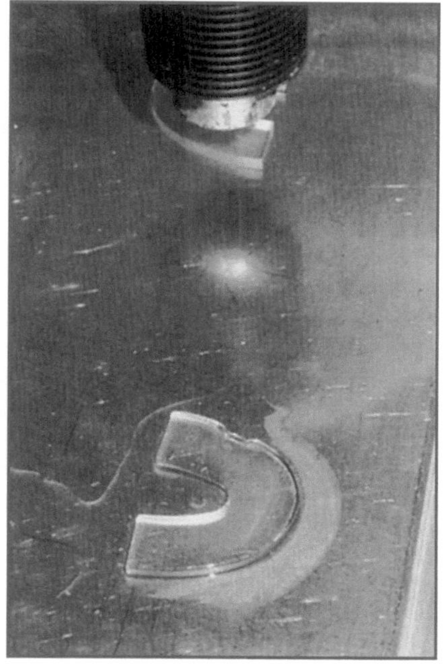

Abb. 16.33 Der zweite Rohling wird kurz vor dem Auflegen auf den ersten erweichten Rohling oberflächlich erhitzt

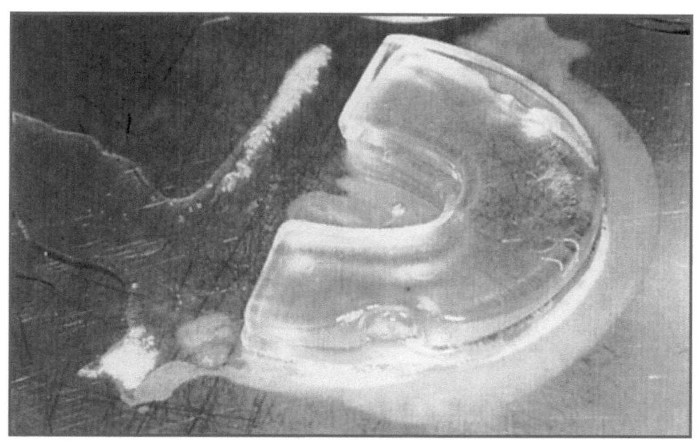

Abb. 16.34
Beide Positioner-Rohlinge werden gemeinsam erhitzt, bis sie gut miteinander verschmolzen sind und eine einheitliche weiche Konsistenz haben

16.35). Der Artikulator bzw. der Fixator wird geschlossen **(Abb. 16.36 und 16.37)**. Beim Übertragen des erweichten Materials auf die Unterkieferzahnreihe sollte darauf geachtet werden, dass das weiche Material so auf der Zahnreihe zu liegen kommt, dass genügend Material im Lingualbereich und im Bereich des Vestibulums vorhanden ist. Der geschlossene Artikulator muss nun zusammengedrückt werden, und es wird darauf geachtet, dass der Stützstift voll aufsitzt. Bei Verwendung des SAM-Artikulators dürfen die Kondylenkugeln nicht aus dem Gehäuse herausspringen. Bei Verwendung des Fixators sollte dieser gut mit den Rändelschrauben verschlossen werden. Mit dem Finger wird nun das weiche Material entsprechend geformt, wobei darauf zu achten ist, dass die Finger jeweils in kaltem, mit Spülmittel versehenem Wasser abgekühlt werden **(Abb. 16.38 bis 16.40)**. Sollte die Hitze des Materials nicht ausreichen, um den Positio-

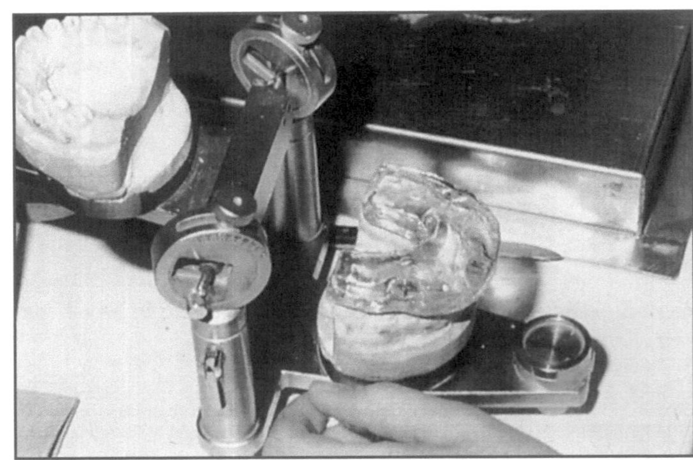

Abb. 16.35
Die erweichte EVA-Masse wird, mithilfe von zwei Wachsmessern, auf das im Artikulator einartikulierte Unterkiefermodell übertragen

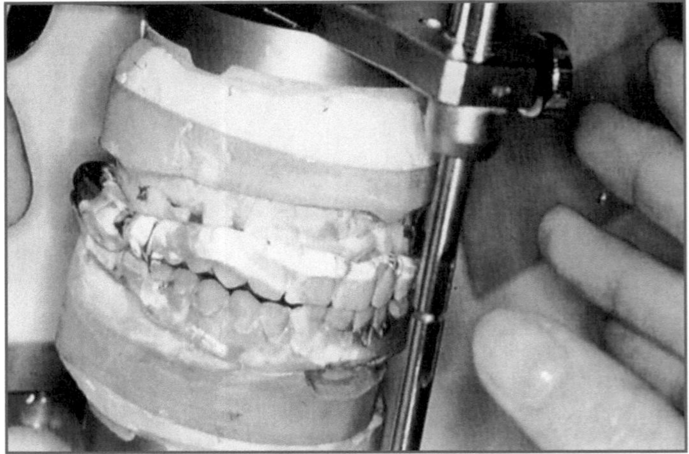

Abb. 16.36
Der Artikulator wird geschlossen

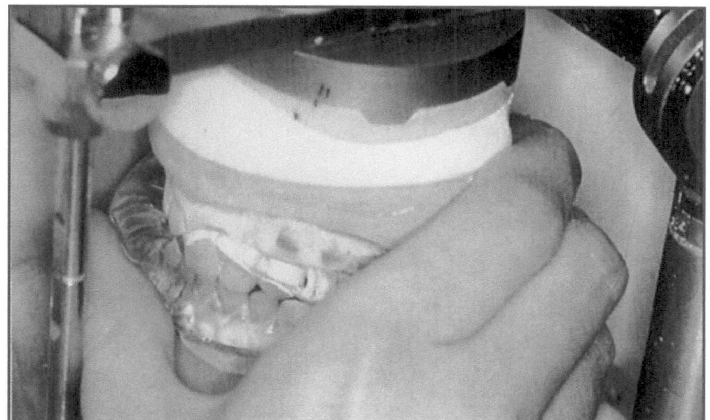

Abb. 16.37
Der Artikulator muss kräftig zugedrückt werden, wobei der Stützstift voll aufsitzen muss

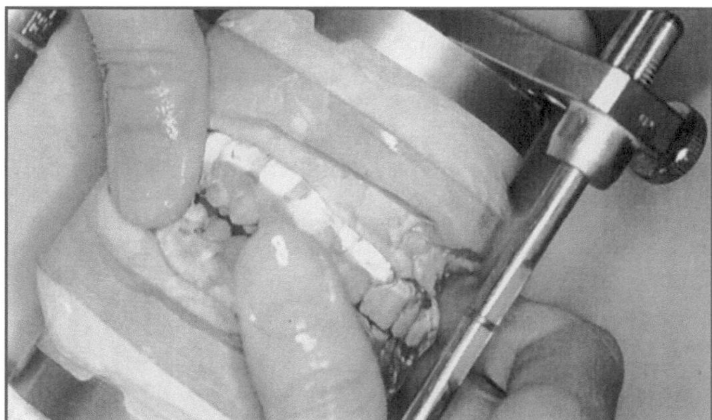

Abb. 16.38 bis 16.40
Mit den Fingern wird das weiche Material sowohl palatinal als auch bukkal verteilt und die Ausdehnung des Positioners geformt

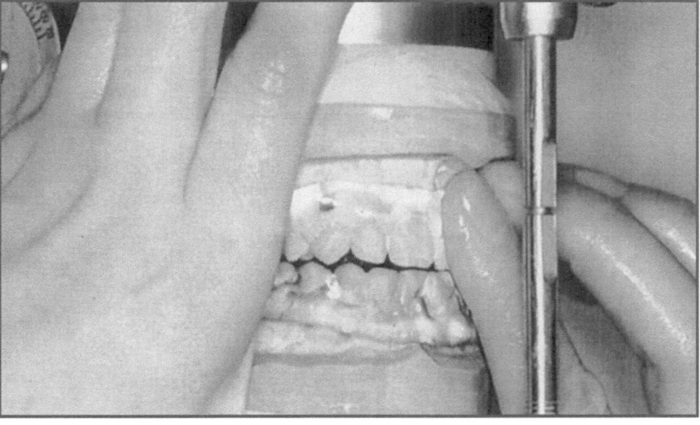

Abb. 16.39

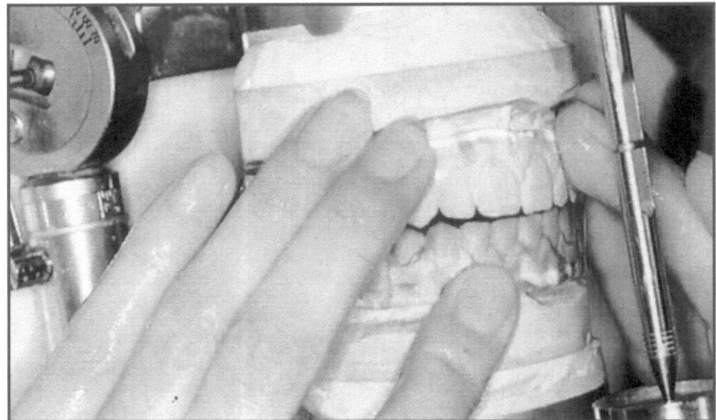

Abb. 16.40

ner im Vestibulum und im Lingualbereich ausreichend auszuformen, so kann vorsichtig mit dem Industriefön auch lokal das Material erneut erhitzt werden **(Abb. 16.41 und 16.42)**, wobei keine Metallteile des Artikulators bzw. Kunststoffteile des SAMs miter-

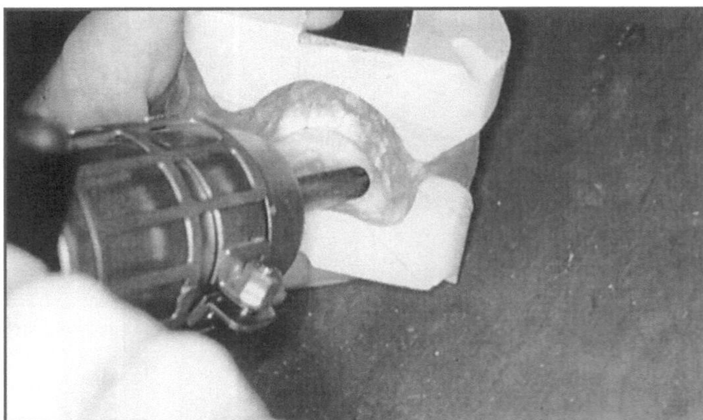

Abb. 16.41 und 16.42
Reicht die Wärme des Materials nicht aus, so kann das Material lokal mit einem Industriefön erneut erhitzt und mit dem im kalten Wasser gekühlten Finger entsprechend geformt werden

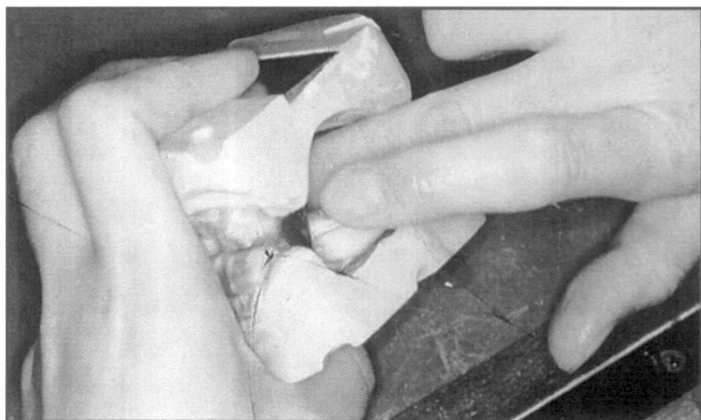

Abb. 16.42

hitzt werden dürfen. Für diese lokale Erhitzung ist es empfehlenswert, einen Industrieföhn zu besitzen, bei welchem durch Aufsetzen einer Düse tatsächlich die Hitze auf ein ganz gezieltes Areal beschränkt bleibt. Die Grobausformung des Positioners ist mit der Ausarbeitung durch die Finger fertig **(Abb. 16.43)**. Vor dem Öffnen des Artikulators **(Abb. 16.44)** sollte gewartet werden, bis das Material völlig abgekühlt ist. Ein Isolieren des Gipses vor Einbringen des Positionermaterials ist nicht erforderlich.

Mit einem heißen Le-Cron oder einem heißen Wachsmesser kann nun das überschüssige Material im distalen Bereich abgeschnitten werden, und auch die Bereiche

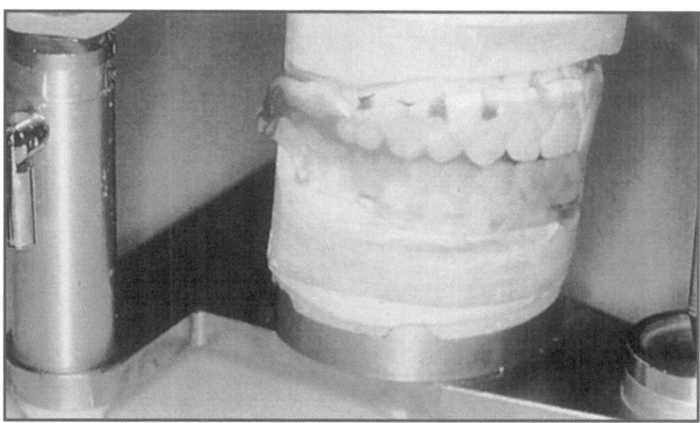

Abb. 16.43 und 16.44 Positioner nach der Ausformung mit den Fingern

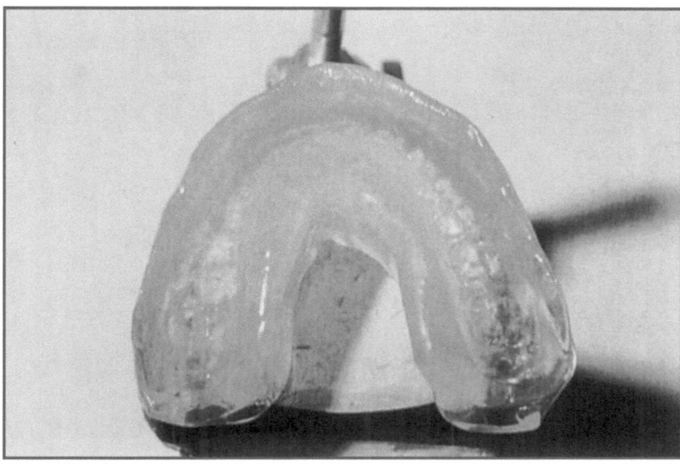

Abb. 16.44

der Umschlagfalte und der Gingiva-Ränder können mit einem derartigen erhitzten Instrument grob in den Ausmaßen beschnitten werden **(Abb. 16.45 und 16.46)**. Ist der Positioner im bukkalen oder lingualen Bereich zu dick oder zu voluminös, so kann auch hier die erwünschte Dicke durch Beschneiden mit einem heißen Le-Cron einfach erreicht werden **(Abb. 16.47)**. Die nun relativ *scharfen* Kanten nach dem Beschneiden mit dem Le-Cron oder dem Wachsmesser können mithilfe einer Gipsfräse, oder empfehlenswerter mit einem blauen Jota-Stein, geglättet werden **(Abb. 16.48)**. Zur Feinausarbeitung des Positioners können dann entsprechende Polierscheiben **(Abb. 16.49)** Einsatz finden, und die Endpolitur wird mithilfe eines Alkoholtorches (Flammfix) durch-

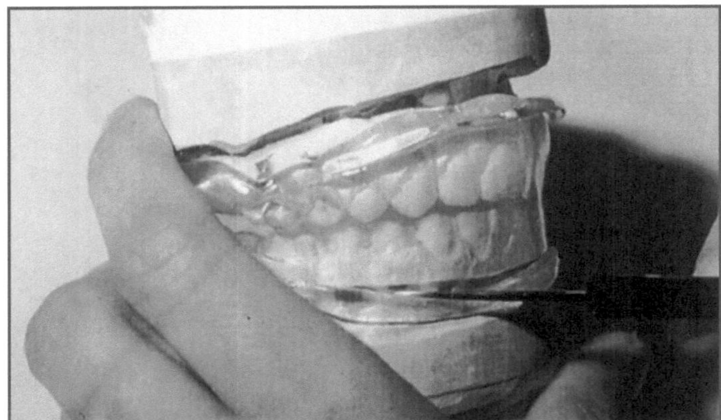

Abb. 16.45 und 16.46
Mit einem erwärmten Le-Cron-Instrument werden die Begrenzungen im Bereich der Umschlagfalte gestaltet

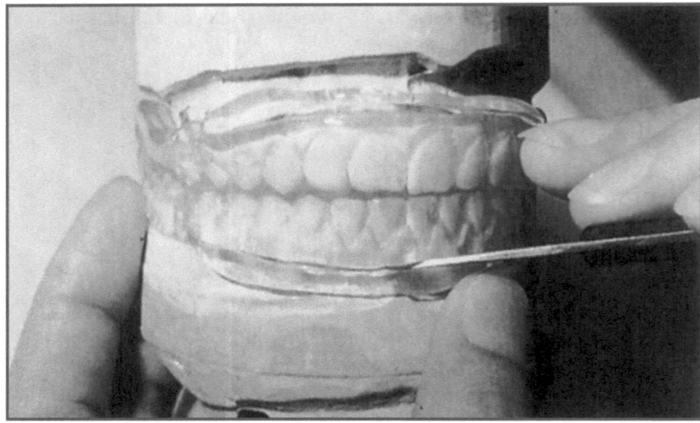

Abb. 16.46

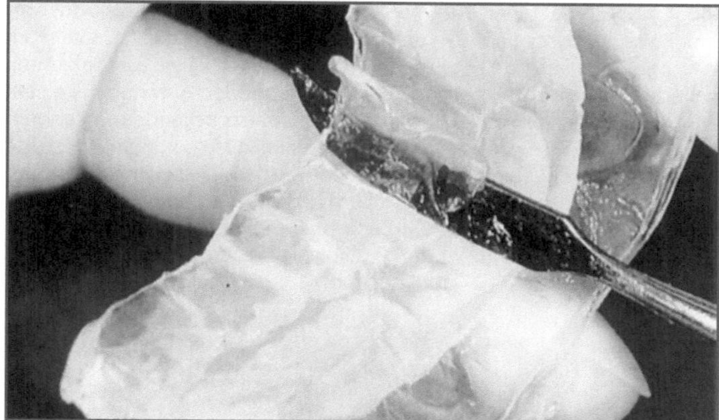

Abb. 16.47
Ebenfalls mit einem erwärmten Le-Cron kann die Dicke des gnathologischen Positioners ausgearbeitet werden

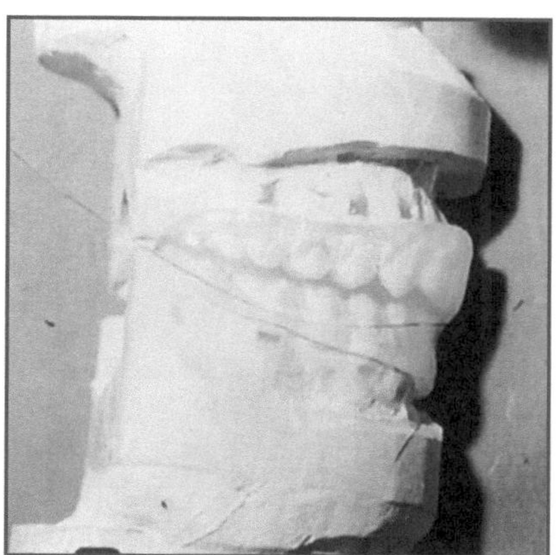

Abb. 16.48 Grob ausgearbeiteter gnathologischer Positioner

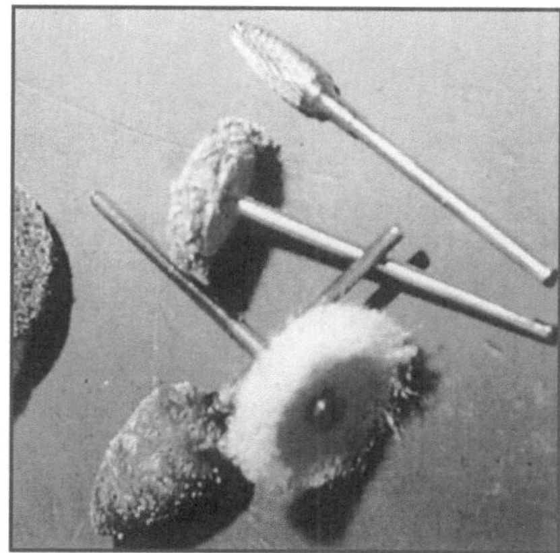

Abb. 16.49 Instrumentarium zur Feinausarbeitung des Thermoplastpositioners. Besonders geeignet ist der blaue Jota-Stein

geführt. Hierzu benötigt man erneut einen Gipsbecher, gefüllt mit kaltem Wasser und Spülmittel. Mit dem Alkoholtorch wird das Material oberflächlich erhitzt **(Abb. 16.50)** und kräftig mit dem nassen Finger poliert **(Abb. 16.51)**. Diese Endpolitur wird sowohl im bukkalen und labialen als auch lingualen Bereich durchgeführt. Damit ist die Endpolitur und die Ausarbeitung des gnathologischen Positioners fertig **(Abb. 16.52 und 16.53)**.

Sollte der Patient beim Einsetzen das Gefühl haben, dass er mit diesem Gerät im Mund erstickt, weil er keine Luft bekommt, so können ohne großen Aufwand mit einem erhitzten Draht entsprechend im anterioren Bereich im interokklusalen Spalt Luftschlitze eingebracht werden. Diese Luftschlitze haben allerdings nur psychologische Bedeutung und brauchen nicht von vornherein in den Positioner eingebracht werden.

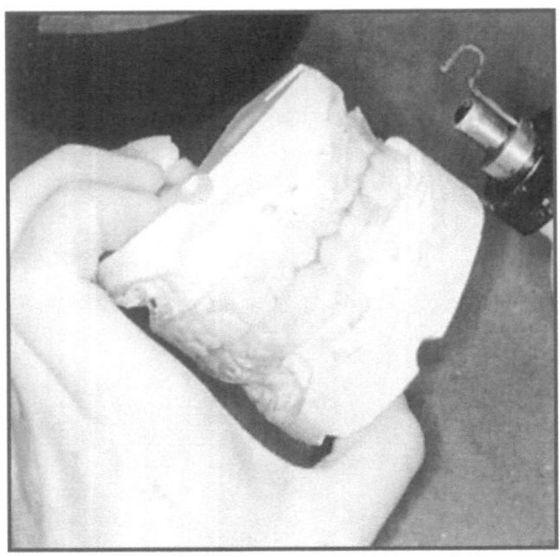

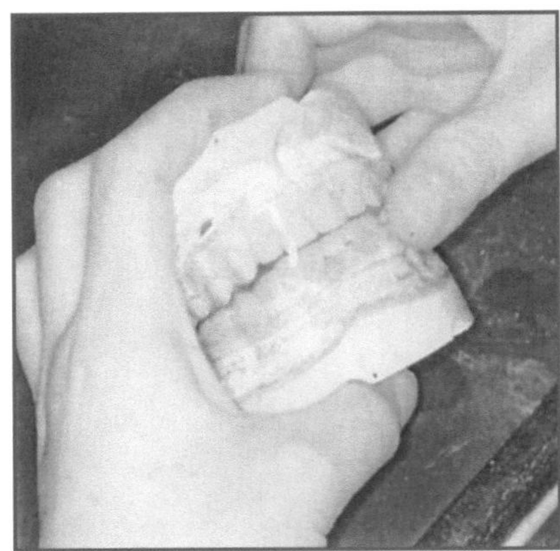

Abb. 16.50 und 16.51 Für die Endpolitur wird die Oberfläche des Positioners mit einem Flammfix erwärmt. Mit dem Finger, der zuvor in einem Gipsnapf mit Wasser und Spülmittel benetzt wurde, wird die erwärmte Oberfläche bearbeitet.

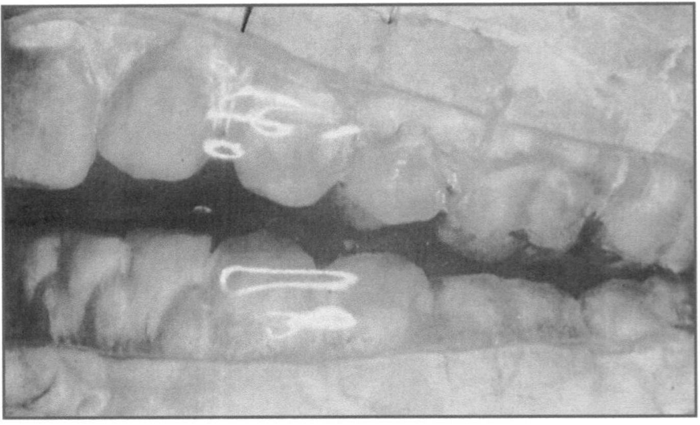

Abb. 16.52 Fertig ausgearbeiteter Positioner auf dem Set-up-Modell

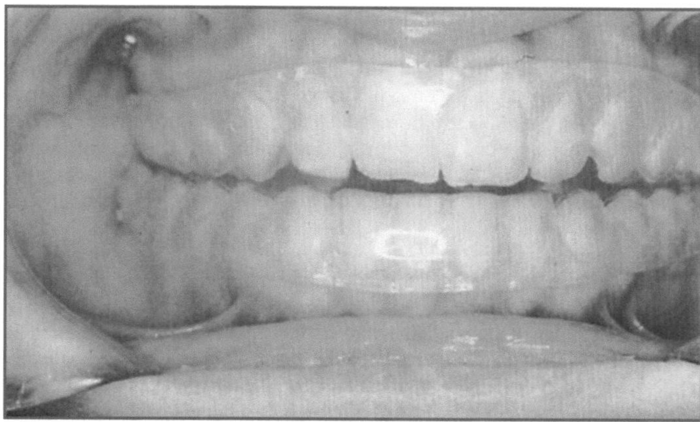

Abb. 16.53 Gnathologischer Positioner in situ. Die hohe Transparenz dieses Materials trägt positiv zur Kooperation bei, da der Patient die Verbesserung selbst beobachten kann

16.3.7 Ausdehnung des gnathologischen Positioners

Folgende Kriterien sollten beim Ausarbeiten des gnathologischen Positioners beachtet werden:

- Die Ausdehnung in bukko-lingualer Richtung sollte zwischen 2 und max. 3 mm liegen.
- Die Sperre, d. h. der interokklusale Abstand, wird bestimmt durch die Dicke des Registrierblättchens, d. h. durch die gegebene Bisssperre durch den Stützstift nach Einartikulieren der Modelle in den Artikulator.
- Vertikale Ausdehnung: Der Positioner sollte max. 2 mm oberhalb der klinischen Krone enden, um dadurch Druckstellen beim Patienten zu vermeiden und den Tragekomfort zu erhöhen.
- Sagittale Relationen: Der Positioner umfasst alle Zähne inklusive des letzten Molaren.

16.3.8 Korrektur des Positioners

Oftmals kann es, insbesondere bei einer zu frühen Entbänderung, vorkommen, dass einzelne Zähne in der Vertikalen um mehr als 1,5 mm korrigiert werden müssen. Da, um die Funktionsfähigkeit eines gnathologischen Positioners zu gewährleisten, der Vertikal-Grenzwert *1,5 mm* nicht überschritten werden darf, kann es nun erforderlich werden, dass nach einer gewissen Zeit ein zweites Set-up erforderlich wird. Bei Verwendung von Silikonpositionern muss, da eine Korrektur nicht möglich ist, ein zweiter Positioner angefertigt werden. Dies ist zum einen sehr zeitaufwändig, zum anderen kostenaufwändig.

Bei Verwendung der beschriebenen Thermoplast-Positioner ist es nun möglich, den auf diese Art einmal hergestellten Positioner zu korrigieren und nach einem neuen Set-up zu programmieren. Für die Korrektur des gnathologischen Positioners wird der Zahn bzw. werden die Zähne, die noch einmal korrigiert werden sollen, im Set-up-Modell entsprechend umgestellt. Wurde mit einem Duplikatmodell gearbeitet, so muss nun im originalen Set-up-Modell der gewünschte Zahn oder die gewünschten Zähne erneut umgestellt werden, wobei auch hier selbstverständlich wieder eine Vertikalbewegung von maximal 1 bis 1,5 mm einprogrammiert werden darf. Erneut muss diese neue Position der Zähne im Artikulator durch Lateralbewegungen überprüft werden und der Zahn oder die Zähne können dann wieder mit schnellhärtendem Kunststoff in dieser Positon fixiert werden. Diese Laborarbeit sollte erledigt werden, bevor der Patient in die Praxis kommt.

Beim Wiedervorstellungstermin sind dann in der Praxis das korrigierte Setup-Modell im Artikulator oder das neue Duplikatmodell im Fixator parat. Der Positioner wird unter klarem Wasser gereinigt und mit Luft getrocknet. Die Regionen, die im neuen Set-up korrigiert wurden, werden im Positioner großzügig mit einer Gipsfräse freigeschliffen und anschließend punktuell erwärmt. Mithilfe einer Klebepistole, beschickt mit Erkostickstiften, wird nun weiches EVA-Material in diesen Bereich eingefüllt **(Abb. 16.54)** und der Positioner in den Artikulator oder Fixator eingesetzt. Artikulator bzw. Fixator werden zusammengedrückt bzw. geschlossen und es wird gewartet, bis das Material abgekühlt ist. Der Positioner wird aus dem Artikulator bzw. Fixator entfernt, und der Patient kann diesen so korrigierten Positioner direkt wieder mit nach Hause nehmen. Vorteil dieses Materials ist, dass beim Korrigieren das neueingebrachte EVA-Material sich völlig mit dem *alten* EVA-Material verbindet und auch nicht zu entfernen ist.

Verwendet man Silikonpositioner und möchte diese in gleicher Weise korrigieren, so wird man feststellen, dass neueingebrachtes Silikonmaterial sich nicht mit dem alten Silikonmaterial verbindet und einfach mit einer Zange wieder entfernt werden kann. Das liegt daran, dass nach Ausarbeiten des Silikonpositioners und nach entsprechendem Tempern in einem Umluftofen, keine Adhäsionen mit neuem Silikonmaterial möglich sind. Dies ist durchaus bekannt aus dem häuslichen Arbeitsbereich, wenn man bedenkt, dass beim Abdichten einer Badewanne z. B. Silikonpaste zur Anwendung kommt. Ist das Silikonmaterial an einer Stelle defekt, so muss vorsichtig alles Abdichtungsmaterial entfernt und eine völlig neue Abdichtung vorgenommen werden. Eine Reparatur dieser Abdichtung in dem defekten Bereich alleine führt nicht dazu, dass es zu einer völligen Abdichtung kommt, da Silikonmaterial alt und neu nicht miteinander verbunden werden können.

Produkt	**Rohlinge Shore Härte A**
Forestadent	65
Ivoclar Material	80
Bioplast (Scheu-Dental)	80 – 84
Pro Positioner Material	65
Silikon	40 – 90
Bisico Materialien	40,45,50,60,65
American orthodontic med	80
American orthodontic soft	68
Dreve Silikone	40 – 55

Tab. 16.1 Die Shore-A-Härten einiger Positionsmaterialien

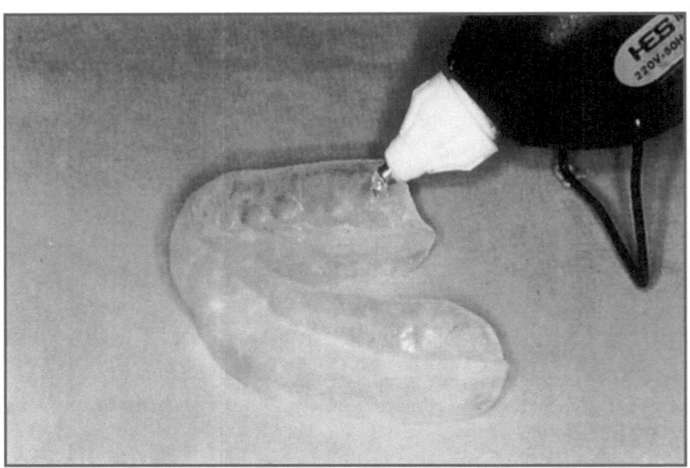

Abb. 16.54 Für die Korrektur des gnathologischen Positioners wird der zu ändernde Bereich mit einer Gipsfräse großzügig freigeschliffen, lokal erwärmt und aus einer Klebepistole, beschickt mit Erkostick - stiften, weiches Ther - moplastmaterial eingefüllt

16.4 Osamu-Retainer

Dr. Yoshii hat den OSAMU®-Retainer nach klinischen Tests in seiner Praxis und an japanischen Universitäten im Jahre 1992 anlässlich des EOS in Venedig erstmals vorgestellt

Die Idee zu seinem Retainer stellte er in Form von aufeinander abgestimmten, tiefgezogenen Folien im *Soft Retainer Manual* mit Materialien der Firma Scheu-Dental vor. Diese Folien haben unterschiedliche Stärken und Eigenschaften. Dadurch können mehrere Bereiche abgedeckt werden. Schienungsfunktionen für Retentionsphasen sind mit diesem Retainer in unterschiedlichen Modifikationen ebenso möglich wie etwaige zusätzliche Zahnstellungskorrekturen. Osamu-Retainer® sind jeweils im Einzelkiefer verankerte abnehmbare Retentionsgeräte.

Vorteile sind vor allem ästhetische sowie funktionelle Aspekte. Dazu zählen meines Erachtens:

- Der Tragekomfort für Patienten.
- Die Transparenz der Folien **(Abb. 16.55)**.
- Die Möglichkeit für geringfügige Zahnbewegungen und -korrekturen

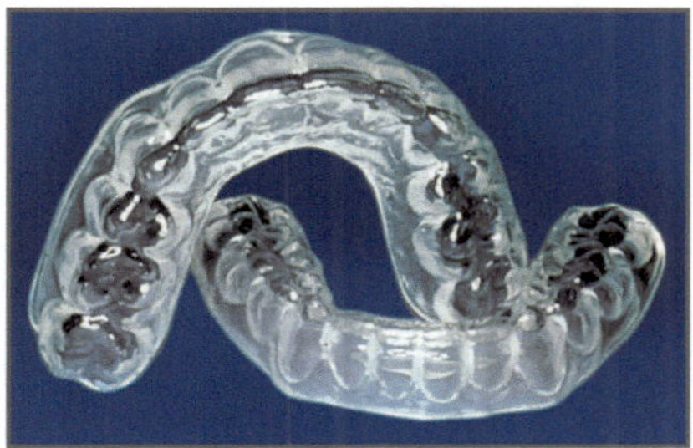

Abb. 16.55 Osamu-Retainer® für den Ober- und Unterkiefer

Im Gegensatz zum Positioner, der wie der Osamu-Retainer® nachts getragen werden soll, ist mit eingegliederten Schienen nach entsprechender Eingewöhnungsphase unbehindertes Sprechen erfahrungsgemäß gut möglich. Ferner ist der Patient in der Lage, den Retainer problemlos ein- und auszugliedern.

Geringfügige Zahnbewegungen und -korrekturen lassen sich mit dem Typ OR-SU (Set-up) gut bewerkstelligen. Denn durch das im Artikulator (mittels Transfer) hergestellte Set-up unterscheidet sich grundsätzlich vom Clin- Check- Verfahren das für Aligner bekannt ist.

Aber leider haben Schienengeräte auch Nachteile. Einer dieser Nachteile ist jener, dass es durch die okklusal verwendete *IMPRELON® „S"*-Folie, die nach dem Tiefziehen nur noch eine geringe Schichtstärke von 0,3 mm aufweist, dennoch zu einer minimalen Bisserhöhung kommt.

16.4.1 Materialien

Der Osamu-Retainer® besteht aus folgenden Materialien:

- einer hart-elastischen Polycarbonat-Folie *IMPRELON® „S"* 0,75 x 125 mm,
- einer weichen Ethylenvinyl-Acetat-Copolymer-Folie *BIOPLAST®* 1,5 x 125 mm und
- dem Osamu-Bond Haftvermittler.

Für den gesicherten Verbund der beiden im Druckformverfahren verarbeiten laminierten Folien wird zusätzlich – der Osamu-Bond Haftvermittler – ein für diese Technik entwickelter Kleber verwendet.

Dementsprechend besteht der Osamu-Re - tainer® aus zwei aneinander laminierten Folien. Dem *BIOPLAST®* und dem *IMPRELON® „S"*. Die dem Modell zugewandte *untere* Folie ist die weich-elastische *BIOPLAST®*-Folie. Diese bedeckt primär die Alveolarbereiche und die Zähne bis etwa in Höhe der Kontaktpunkte.

Das hart-elastische *IMPRELON® „S"* umfasst die darüber liegenden Schneidekanten und Okklusalflächen sowie zusätzlich die bereits erwähnten Anteile der *BIOPLAST®*-Folie.

Die okklusale Schichtstärke der *IMPRELON® „S"*-Folie beträgt etwa 0,3 mm. Die darunter befindliche *BIOPLAST®*-Folie greift durch ihre elastische Eigenschaft bedingt in untersichgehende Gebiete ein und bildet dort eine Art *Gummikeil*, der die einzelnen Zähne zuverlässig fixiert und retiniert.

16.4.2 Geräte zur Herstellung der Osamu-Retainer®

benötigt werden:

Druckformgeräte
hier stehen zwei Geräte zur Auswahl:

- das *MINISTAR®*- bzw. *BIOSTAR®*-Druckformgerät sowie ein

Trockenschrank
- *BIOSTAR®/MINISTAR®*-Trockenschrank

Geräte für die Druckformtechnik
Für die technische Herstellung der Osamu-Retainer® und den sicheren Verbund der beiden Folien *BIOPLAST®* mit *IMPRELON® „S"* unter Zurhilfenahme des Osamu-Bond-Haftvermittlers sind Druckformgeräte nach Aussage des Herstellers unerlässlich.

Das *MINISTAR®*-Gerät sowie der *BIOSTAR®*, bekannt als Universalgerät für viele Anwendungen in der kieferorthopädischen Tiefziehtechnik, sind dementsprechend für die Herstellung der Osamu-Retainer® unverzichtbar.

Zusätzliche Empfehlung eines Trockenschranks
Bei Verwendung von *IMPRELON® „S"* empfiehlt der Hersteller das Vortrocknen der Folien aus folgendem Grund: Aufgrund der Werkstoffeigenschaften von Polycarbonat und der hohen Plastifizierungstemperatur (180°) ist ein **Vortrocknen** der *IMPRELON® „S"*-Platten **unerlässlich**, um durch Feuchtigkeit entstehende **Bläschenbildung** beim Beheizen im Tiefziehgerät zu **vermeiden**.

IMPRELON® „S" vorzugsweise konstant im *BIOSTAR®*-Trockenschrank lagern oder je nach Materialstärke mit der empfohlenen Zeit im *BIOSTAR®*-Trockenschrank oder einem ähnlichen Ofen bei **80 bis 100 °C vortrocknen**.

Hinweis
Abhängig von Luftfeuchtigkeit, Lagerung bzw. Transport können sich bei 2 und 3 mm starken Platten die Zeiten beim erstmaligen Vortrocknen erheblich verlängern. Einmal vorgetrocknete Platten lassen sich bei trockener Lagerung ca. eine Woche blasenfrei verarbeiten.

Wiederholtes Vortrocknen ist ohne Qualitätsverlust möglich!

16.4.3 Labortechnische Herstellung

Bei der Arbeitseinleitung beziehe ich mich auf die Publikation: *Der Osamu-Retainer® und sein Indikationsbereich* von Osamu Yoshii und Manfred Pohl aus dem Jahre 1994 sowie auf aktuelle Empfehlung der Firma Scheu-Dental.

Bezüglich der Tiefziehvorgänge möchte ich darauf hinweisen, dass beim ersten Tiefziehvorgang, bei der die *BIOPLAST®*-Folie verwendet wird, das plan beschliffene Modell auf der Modellplatte des Tiefziehgeräts platziert wird, wogegen für den zweiten Tiefziehvorgang, bei der die *IMPRELON® „S"*-Folie verarbeitet wird, das Modell im Füllgranulat eingebettet wird. Details dieser Art sind meines Erachtens für eine erfolgreiche und zufriedenstellende Produktherstellung unbedingt zu beachten.

Hinweise zur Herstellung
- Zeichnen Sie auf dem getrimmten Gipsmodell mittels Bleistift die gewünschte marginale Begrenzung ein und isolieren Sie nur diesen Bereich mittels *BIOPLAST®*-Isoliermittel **(Abb. 16.56)**.

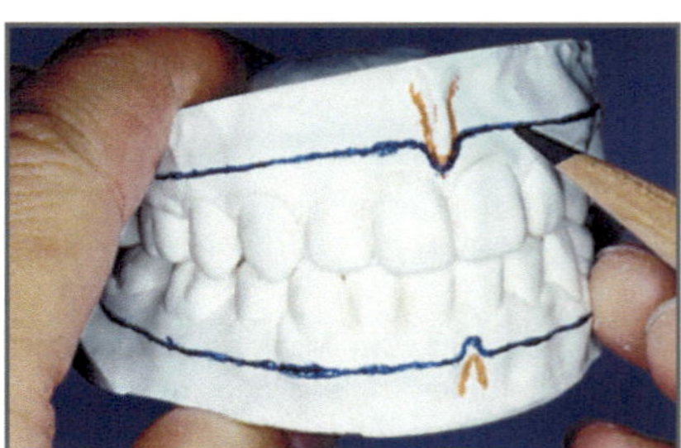

Abb. 16.56 Zeichnen Sie auf dem getrimmten Gipsmodell mittels Bleistift die gewünschte marginale Begrenzung an und isolieren Sie nur den Bereich mittels *BIOPLAST®*-Isoliermittel

Nach Dr. Yoshii soll die marginale Begrenzung etwa 4 bis 5 mm unterhalb des Gingivalsaums eingezeichnet werden, wobei die Bandansätze ausgespart werden sollen.

- Erwärmen Sie die *BIOPLAST®*-Folie nach Vorgabe des Herstellers in dem zur Verfügung stehenden Druckformgerät. Pressen Sie diese nach der programmierten Aufheizperiode auf das für optimale Transparenz mit entsprechender Isolierung vorbereitete Gipsmodell auf der Modellplatte **(Abb. 16.57)**.

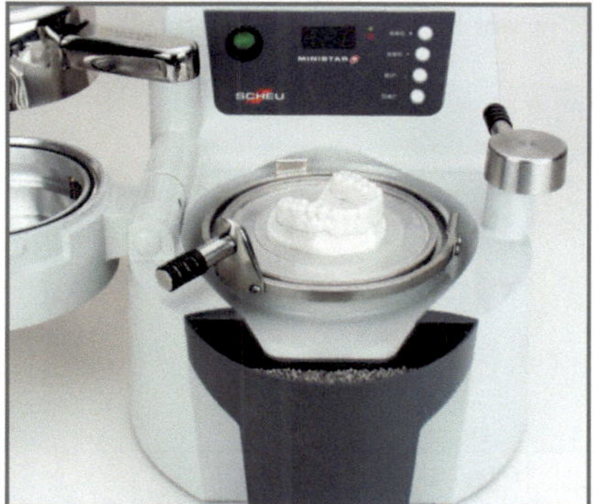

Abb. 16.57

- Beschneiden Sie nach einer reichlichen Abkühlphase die *BIOPLAST®*-Folie aus Stabilisierungsgründen nur entlang des Modellbodens mit der Schere oder Skalpell **(Abb. 16.58)**.

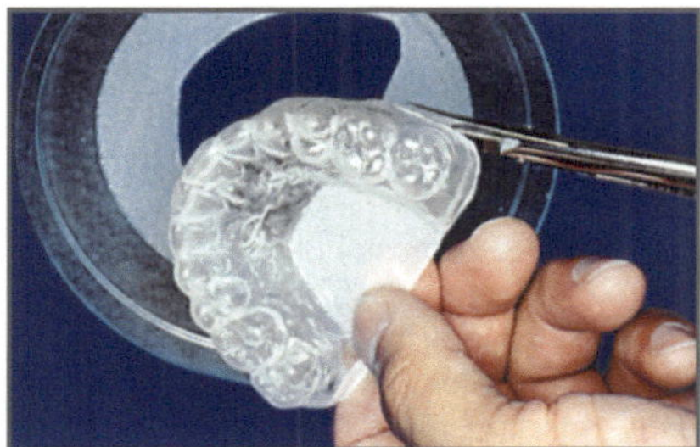

Abb. 16.58

- Die Inzisalkanten und Okklusalflächen werden bis zu den Kontaktpunkten freigelegt, die etwa 3 mm aptikal der Schneidekanten bzw. Höckerspitzen liegen. Die Ränder werden anschließend mit dem *BIOPERM*-Trimmer geglättet und die *BIOPLAST®*-Folie sorgfältig mit lauwarmem Wasser gereinigt **(Abb. 16.59)**.

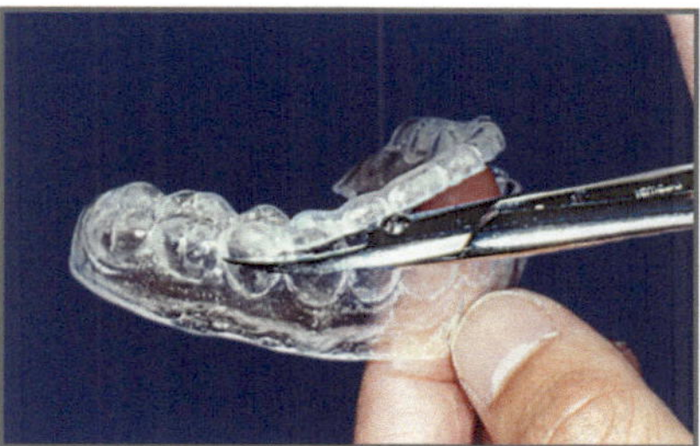

Abb. 16.59

- Die so vorbereitete und gereinigte *BIOPLAST®*-Folie wird auf das Modell reponiert. Zum Aufpressen des *IMPRELON® „S"* (0,75 mm) wird das Modell im Füllgranulat des Druckformgeräts eingebettet **(Abb. 16.60)**.

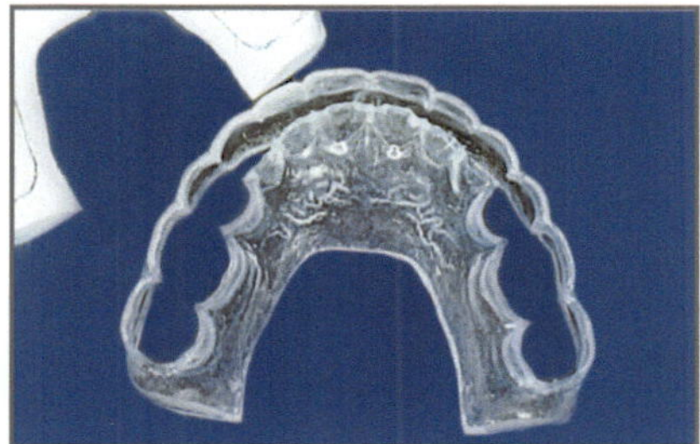

Abb. 16.60

- Das entsprechende Druckformgerät wird für die *IMPRELON® „S"*-Folie nach Empfehlung des Herstellers programmiert und gestartet. Die Vorwärmzeit beginnt. Zur optimalen Verbindung der beiden Folien benetzen Sie während der letzten 20 Sekunden der Heizzeit von *IMPRELON® „S"* die gesamte *BIOPLAST®*-Folie mit *OSAMU*-Bond. Die *IMPRELON® „S"*-Folie wird dann auf das in Granulat eingebettete Modell mit der vorbereiteten *BIOPLAST®*-Schiene gepresst **(Abb. 16.61)**.

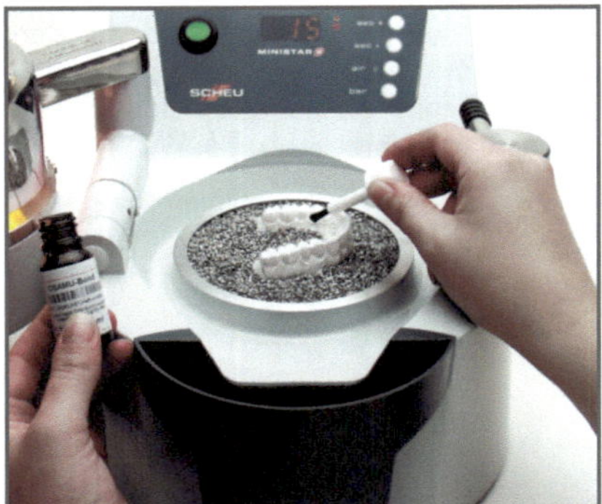

Abb. 16.61

- Nach Ablauf der verlängerten Polymerisation entfernen Sie die tiefgezogenen laminierten Folien vom Modell und beschneiden diese entlang der markierten Linie **(Abb. 16.62)**.

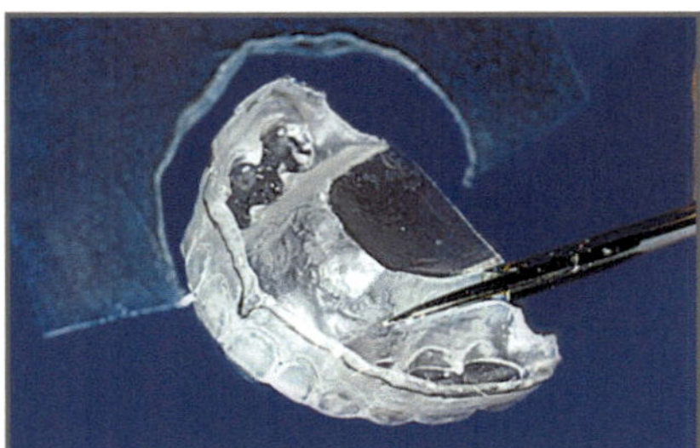

Abb. 16.62

- Die Ausarbeitung und Politur der marginalen Ränder des OSAMU-Retainers® erfolgt mit Kleinwerkzeugen des Finier-Sets **(Abb. 16.63)**.

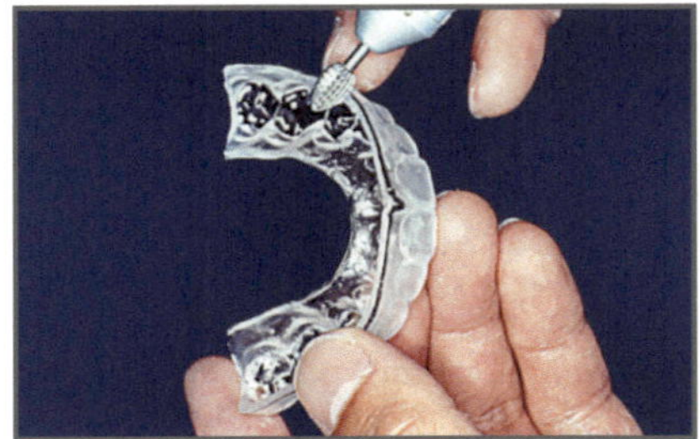

Abb. 16.63

- Fertig ausgearbeitet Osamu-Retainer® auf einem Modellpaar **(Abb. 16.64)**.

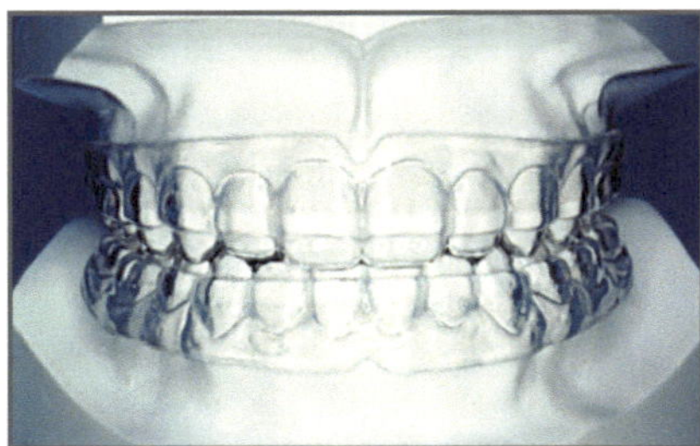

Abb. 16.64

16.4.4 Osamu-Retainer®-Typen

Darstellung unterschiedlicher Osamu-Retainer®-Typen in Kurzfassung

Bezüglich der Vollständigkeit zum Thema Osamu-Retainer® möchte ich die unterschiedlichen Retainer-Modifikationen aus der Arbeit von Osamu Yoshii und Manfred Pohl darstellen. Um falsche Details sinngemäß und getreu wiederzugeben habe ich mich entschlossen, die Darstellung der modifizierten Retainer zu zitieren.

Die statische und die aktive Retention werden von Osamu Yoshii als miteinander verbundene Systeme aufgefasst. Deshalb wurden unterschiedliche Typen von Retentionsapparaten unter Berücksichtigung der Art der Dysgnathie, des Alters des Patienten und des Retentionsziels entwickelt.

16.4.4.1 Statische Retentionsgeräte nach Yoshii

Typ OR-S (Standard)
Der Standardtyp des OR wird wohl am häufigsten benutzt. Er retiniert Zähne und Zahnbögen in einem statischen (passiven) Zustand. Der OR-S dient hauptsächlich zur Okklusionskontrolle.

Typ OR-M (Miniatur)
Diese Form des OR umfasst und retiniert lediglich die Frontzähne des Ober- oder Unterkiefers. Er wird angefertigt, indem vom Standardtyp die beiden Seitenzahnteile abgetrennt werden. Der OR-M wird am Ende der Retentionsphase eingesetzt und lediglich nachts getragen.

16.4.4.2 Aktive Retentionsgeräte nach Yoshii

Typ OR-B (Bite raising) und OR-J (Jumping)
Der OR-B besitzt einen Aufbiss palatinal der oberen Frontzähne, der OR-J dagegen eine schiefe Ebene. Beide OR-Formen dienen zur Bisshebung oder Vorverlagerung des Unterkiefers nach einer Deckbissbehandlung.

Typ OR-SU (Set-up)
Dieses Gerät kann Zahnbewegung ähnlich einem Positioner durchführen. Seine Hauptindikation besteht in der Feineinstellung der Okklusion nach Beendigung der aktiven Therapie und in der Korrektur eines geringfügigen Rezidivs. Die gute Akzeptanz durch die Patienten im Vergleich zum einteiligen *Tooth-Positioner* liegt in der geteilten Konstruktion. Der Name OR-SU weist auf die Notwendigkeit eines Set-ups hin.

Typ OR-F (Face bow)
Der OR-F ist ein Standardgerät, das mit einem Gesichtsbogen kombiniert wird. Er kann bei einer Oberkiefer-Prognathie und noch nicht abgeschlossenem Wachstum während der Retentionsphase eingesetzt werden.

Die Zugrichtung verläuft prinzipiell parallel zur Okklusionsebene.

16.5 Der Idealisator nach Sergl

Der Idealisator nach Sergl ist ein elastisches, funktionskieferorthopädisches Gerät in der Form eines Aktivator-Monoblocs mit einem exakt anliegenden Labialbogen für die oberen Frontzähne **(Abb. 16.65 bis 16.67)**. Der Idealisator nach Sergl kann aus SR-Elastomer hergestellt werden.

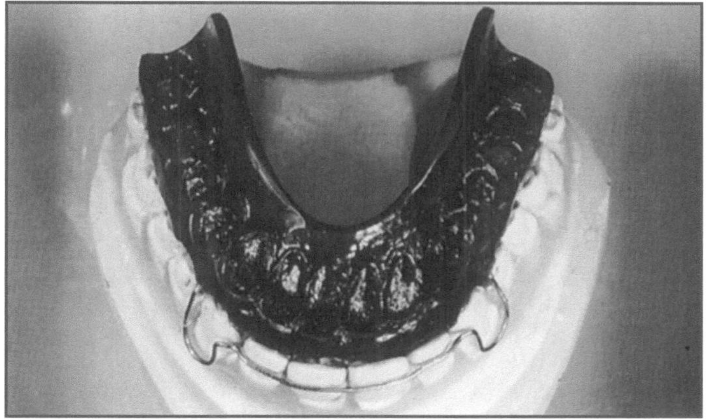

Abb. 16.65
Der Idealisator auf einem OK-Modell. Der Labialbogen liegt den Frontzähnen exakt an. Das SR-Elastomer wurde mit SR-Ivocolor P eingefärbt.

Vorbereitende Maßnahmen

Die Erstellung eines Set-up. Anschließend werden die Set-up-Modelle dubliert, der Labialbogen den oberen Frontzähnen exakt anliegend gebogen, der Monoblock aus Wachs modelliert, eingebettet und mit SR-Elastomer hergestellt. Der Idealisator hat die Form eines kleinen Aktivator-Monoblocs mit einer flachen Einbissrille für die unteren Frontzähne und ist im Seitenzahnbereich abgestützt.

Bei Verwendung von Moldoblast B muss der Labialbogen palatinal zu einem geschlossenen Rahmen verlötet werden, um ein Durchstechen des Drahts bei Belastung zu verhindern.

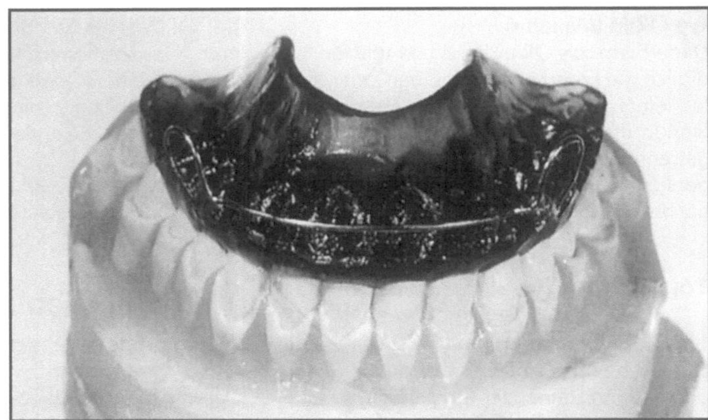

Abb. 16.66
Der Idealisator auf einem UK-Modell

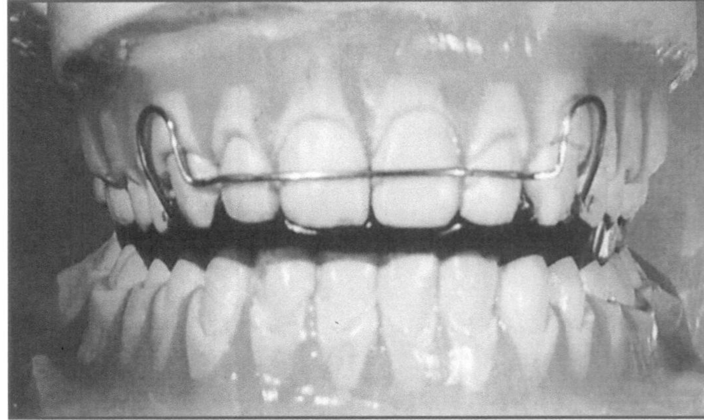

Abb. 16.67
Der Idealisator von frontal auf einem Set-up-Modellpaar

Kapitel 17
Apparate zur Molarendistalisation

Den Inhalt auf einen Blick

Fast alle Molaren-Distalisations-Apparaturen wurden für die Bedingungen im Oberkiefer entwickelt (z. B. Pendulum-Apparaturen, Cetlin-Gerät, Distal-Jet-Apparatur u. v. a.). Demgegenüber gibt es nur sehr vereinzelt Apparaturen, die auch oder ausschließlich für Distalationen unterer Molaren konzipiert sind, wie etwa die Steger-Apparatur oder der Lipbumper (wobei Letzterer eigentlich nur der Verankerung dient). Dementsprechend gibt es zahllose Dokumentationen effektiver Molaren-Distalisationen im Oberkiefer. Beispiele vergleichbar effektiver Distalisationen auch unterer Molaren findet man dagegen bei der Steger-Apparatur **(Abb. 17.2)**. Deshalb wird nachfolgend in Abschnitt 17.1 die **Steger-Apparatur** für die Molaren-Distalisation im Unter- wie im Oberkiefer und in Abschnitt 17.2 die **Distal-Jet-Apparatur** exemplarisch als eine der vielen Apparaturen für die Distalisation oberer Molaren beschrieben.

17.1 Steger-Apparatur

17.1.1 Einleitung und Leistungsbereich

Der Einsatzbereich der Steger-Apparatur umfasst Behandlungen, im Rahmen derer effektive Molaren-Distalisationen im oberen und/oder im unteren Zahnbogen angezeigt sind. Die Distalisationen können in einem einzelnen Quadranten, aber auch in antagonistischen Quadranten simultan erfolgen. Bei entsprechenden Verankerungsbedingungen ist eine simultane Distalisation in drei bzw. vier Quadranten möglich (Steger, E., 1996, Redmann, B. 2004).

Nach der Distalisation der Molaren werden diese in die Verankerung der Apparatur integriert, um sie in ihrer distalisierten Position zu halten und um zu ermöglichen, dass nun die Prämolaren in die erzeugten Lücken **(Abb. 17.1 und 17.2)** nach distal geführt werden können, bzw. dass der erzielte Platzgewinn zur Auflösung von Engständen im restlichen Zahnbogen genutzt werden kann.

Der Leistungsbereich betrifft also die Beseitigung von Fehlstellungen, die u. a. im Zuge von Mesialwanderungen bei Klasse I, -II oder -III-Fällen auftreten, die Korrektur von dento-alveolär (!) bedingten Klasse II- (prinzipiell auch Klasse III) Verzahnungen, sowie von vielen anderen Stellungs- bzw. Okklusionsanomalien, für deren Beseitigung ansonsten oft Extraktionen erforderlich wären. Die Apparatur eignet sich somit speziell auch für die Non-Extraktions-Therapie.

In der Literatur konnte man schon seit langem unzählige Beispiele dafür finden, wie im Oberkiefer auch mit vielen anderen Apparaturen effektive Distalisationen von Molaren erzielt werden. Demgegenüber fand man für den Unterkiefer nur sporadische Beispiele mit zudem relativ geringer Effektivität. Nun zählt bekanntlich die Klasse II zu der Gruppe der häufigsten Fehlstellungen, wodurch die Indikation für eine Molarendistalisation im Oberkiefer schon allein deshalb viel öfter gegeben ist als im Unterkiefer. Das erklärt aber nicht vollständig den eklatanten Unterschied bezüglich Häufigkeit und Effektivität, wie sich dies in der Literatur widerspiegelte. Schließlich gibt es auch im Unterkiefer Engstände bzw. Mesialbewegungen, die verschiedene weitere Fehlstellungen nach sich ziehen können, wobei dann eben auch die Indikation zur Distalisation unterer Molaren gegeben sein kann.

In Anbetracht der oben skizzierten Begrenztheit bei der Molarendistalisation im Unterkiefer begann Prof. Dr. Dr. Steger in den frühen 1970er Jahren mit der Suche nach Ursachen hierfür bzw. nach einer Verbesserung der Möglichkeiten für die Distalisation auch unterer Molaren. Den Schlüssel hierzu fand er in der speziellen Berücksichtigung der Kompaktastrukturen des Knochens, die im Unterkiefer – anders als im Oberkiefer – einen Kanal bilden, der die Molarenwurzeln umgibt. Seine Vermutung, dass die räumlichen Beziehungen von Kanal und Wurzeln teilweise so sind, dass bei einer Distalisation von Molarenwurzeln Interferenzen mit diesem *Kompaktakanal* enstehen können, bestätigte sich bei der Auswertung

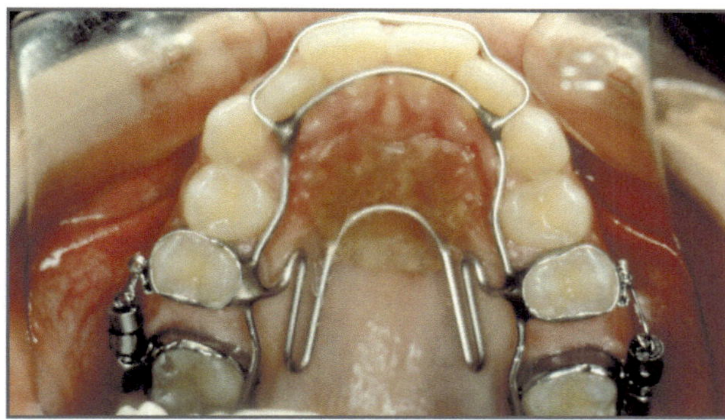

Abb. 17.1
In diesem Fall einer Klasse I-Okklusion bei Platzmangel wurden 16, 17 und 26, 27 simultan mit den unteren Molaren (Abb. 17.2) distalisiert. Die Kraft-Module tragen in diesem Fall keine Druckfedern, sondern Magnete.

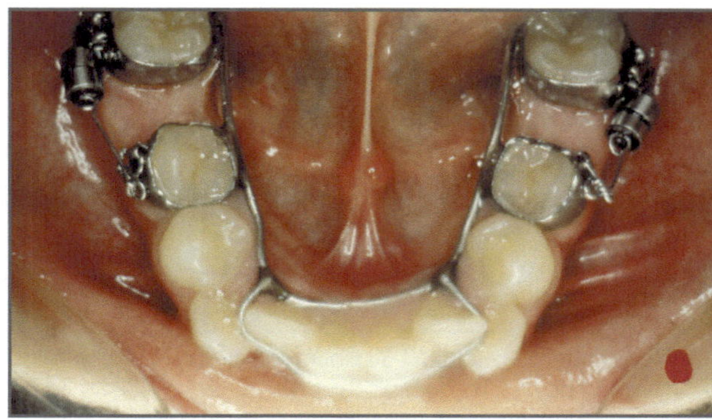

Abb. 17.2
UK der Patientin von Abb. 17.1. Platzgewinn durch Distalisation der ersten und zweiten unteren Molaren (simultan mit den oberen Molaren). Die Kraft-Module tragen in diesem Fall keine Druckfedern, sondern Magnete.

umfangreicher Schichtschnitt-Serien von menschlichen Ober- und Unterkiefern, die er zur diesbezüglichen Abklärung herstellte. Interferenzen von Wurzeln mit Kompakta - strukturen sind aber sehr ungünstig für orthodontische Bewegungen, wohingegen Spongiosa diesbezüglich günstig ist (s. Ka - pitel 4). Die spezielle Berücksichtigung besagter topografischer Beziehungen, zusammen mit der Möglichkeit der Einbeziehung okklusaler Kräfte, bildete schließlich die Grundlage für das Konzept seiner Appara - tur.

Über die Anwendung der Apparatur wird seit den 1990er Jahren in zunehmendem Maße berichtet (Steger, E., Blechman, A. 1995, Steger, E., 1996, Redmann, B. 2004, Frass, K. 2007, u. v. a.). Dabei zeugen die klinischen Beispiele von guter Effizienz bei der Distalisation nicht nur oberer, sondern auch unterer Molaren **(Abb. 17.1 und 17.2)**.

In verschiedenen Beiträgen wurde die Verwendung von Magnet-Paaren als Alternative zu herkömmlichen *Druckelementen* ausführlich beschrieben. Wohl deshalb werden – fälschlicherweise – Magnete gelegentlich als zugehörige Bestandteile der Steger-Apparatur erachtet. Die Art des krafterzeugenden *Elements* ist aber im Prinzip unerheblich. So werden u. a. sehr häufig Druckfedern verwendet (Steger, E., 1996, Redmann, B., 2004 etc.). Auch andere Alternativen wurden gelegentlich in die *Kraft-Module* eingebracht. Entscheidend für die Wirksamkeit der Apparatur ist vor allem das Konzept.

17.1.2 Konzept

17.1.2.1 Knochenstrukturen, Wurzeln und Topografie

Im Oberkiefer findet man im Wesentlichen nur bukkal der Molarenwurzeln einen relativ gut begrenzten Kompaktabereich. Im Unterkiefer dagegen liegen, wie schon erwähnt, die Zahnwurzeln innerhalb eines Kanals, dessen kompakte Wände schlechte Bedingungen für Zahn- bzw. Wurzelbewegungen bieten. Bei *starr* geführter Distalisierung von Molaren bzw. deren Wurzeln (!) kann kaum sicher vermieden werden, dass Wurzelanteile seitlich an bzw. in diese Kanalwand gedrängt werden, was dann aber die Distalisation hemmt. Das führte zum Prinzip der *Führung in begrenzter Freiheit* (Steger) – kürzer: *Free Guidance* (Steger) – d. h. zu einer Apparatur, die so gestaltet ist, dass die Wurzeln unter Vermeidung intensiver Kontakte mit der Kompakta ihren Weg in der für orthodontische Bewegungen günstigen Spongiosa *selbst* finden können. Damit werden hemmende Interferenzen vermieden. Eine solche (begrenzte) Freiheit bei der Führung der Wurzeln kann aber selbstverständlich nur erreicht werden, wenn ihren Kronen, an denen ja die distalisierenden Kräfte ansetzen müssen, die hierfür erforderliche Freiheit der (Eigen-) Bewegung gewährt wird. Eine – begrenzte – Freiheit im Kronenbereich ist aber zudem erforderlich für den zweiten Schwerpunkt des Konzepts: Die Nutzung okklusaler Kräfte. Die Apparate-Konstruktion lässt aber die hierfür erforderliche Freiheit im Kronen - bereich zu, da die (Molaren-) Kronen einerseits nur von ligualen Führungsdrähten (*Dis - talextensionen*) **(Abb. 17.3)**, andererseits von den Drähten der *Kraft-Module* **(Abb. 17.3)** in entsprechender Freiheit geführt werden.

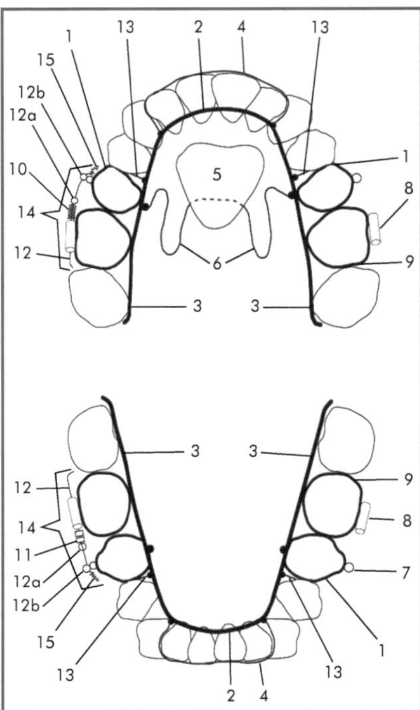

Abb. 17.3 Schemazeichnung der Steger-Apparatur
1 Prämolaren-(Anker-)Bänder
2 Stützbogen
3 Distalextensionen
4 Antikippschlaufe
5 Nance-Anstützung
6 Drahtschlaufenelement nach Steger
7 Vertikalröhrchen an den Prämolarenbändern
8 Horizontalröhrchen an den Molarenbändern
9 Molarenbänder
10 Druck-Spiral-Feder
11 Magnetpaar
12 Gleitdraht
12 a Distale Helix des Gleitdrahtes
12 b Mesiale Helix des Gleitdrahtes
13 Stütz-Dorne
14 Kraftmodul
15 Drahtligatur zum Fixieren der mesialen Helix am Vertikalröhrchen

17.1.2.2 Apparate-Konstruktion und Kronen-Führung

17.1.2.2.1 Lingualkippung und Rotation

Die lingualen Führungsdrähte, das sind die *Distalextensionen*, verhindern Kippungen der Molarenkronen nach lingual, da diese sich bei ihrer Distalisation an den Distalextensions-Drähten anlehnen und letztere in allen Phasen der Distalisation entsprechend angepasst werden. Auch Rotationen der Molaren können durch entsprechendes Anlehnen im distalen Molarenbereich entgegengewirkt werden

17.1.2.2.2 Distalkippung

Der Tendenz zur Distalkippung der Molaren, die bei deren Distalisierung besteht, wirken die *Gleitdrähte der Kraft-Module* entgegen, da diese *Gleitdrähte* in den horizontalen Röhrchen der Molarenbänder **(Abb. 17.3 bis 17.5)** geführt sind und somit bei einer Distalkippung mitkippen müssten. Dabei müssten aber die Helices am mesialen Ende der Gleitdrähtchen entsprechend mitbewegt werden, sie müssten dort *hochsteigen*. Daran werden sie aber gehindert, da sie mit den Ligaturendrähten, mittels derer die Kraft-Module aktiviert werden, an den Ankerzähnen befestigt sind **(Abb. 17.4 und 17.5)**. Auch der Rotation der Molaren wird durch die Führung der Gleitdrähte in den Horizontalröhrchen der Molarenbänder entgegengewirkt **(Abb. 17.4 und 17.5)**.

17.1.2.3 Nutzung okklusaler Kräfte: *Occlusodontics* (Steger, E., 1996)

Hierzu schreibt Prof. Steger: „Um bei (Molaren-) Distalisationen okklusale Kräfte gezielt einzusetzen, werden Höcker-Abhänge im Sinne von orthodontischen *schiefen Ebenen* genutzt. Dies erfordert ein differenziertes in-

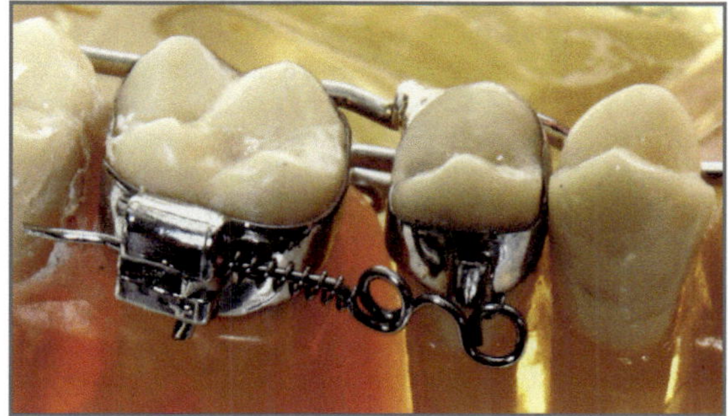

Abb. 17.4
Kraft-Modul (mit Druck-Spiral-Feder). Der Drahtschlitten (Gleitdraht) führt durch das Lumen der Druck-Spiralfeder sowie durch das Horizontalröhrchen des Molarenbands. Er ist am Vertikalröhrchen des Prämolarenbands festligiert. Die Lückenöffnung beträgt an diesem Demonstrations-Modell 2 mm. Im Hintergrund der Lücke sind im Kronen-Bereich der Distalextensionsdraht, darunter das Drahtschlaufenelement sichtbar.

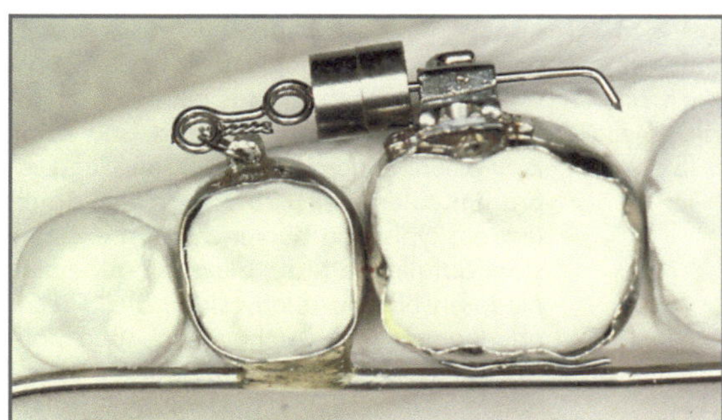

Abb. 17.5
Kraft-Modul (mit Magnetpaar). Der Drahtschlitten (Gleitdraht) führt durch die zentralen Perforationen zweier Magnete sowie durch das Röhrchen des Molarenbands. Er ist am Vertikalröhrchen des Prämolarenbands festligiert. Meist wird statt der Magnete eine Spiralfeder verwendet (siehe Abb. 17.4).

dividuelles Vorgehen. Wird simultan in antagonistischen Quadranten distalisiert, z. B. zur Auflösung von Engständen in beiden Zahnbögen bei Klasse I-Verzahnung, werden vorerst die oberen Molaren soweit distalisiert, dass deren Höckerabhänge (Früh-) Kontakte mit dem Kronenrelief der unteren Molaren bilden. Die dabei entstehenden Effekte der *schiefen Ebene* initiieren die Distalisation der unteren Molaren. Erst jetzt werden – z. B. in der darauffolgenden Behandlungssitzung – die entsprechenden druckerzeugenden Elemente der *Kraft-Module* auch im Unterkiefer aktiviert. Auch im weiteren Behandlungsverlauf wird differenziert darauf geachtet, dass die okklusalen Strukturen die Distalisation nicht behindern, sondern diese in jeder Phase analog unterstützen. In dem gerade angeführten Beispiel einer Distalisation zur Auflösung von Engständen in beiden Zahnbögen bei Klasse I-Verzahnung *helfen* so die im Allgemeinen leichter distalisierbaren oberen Molaren bei der Distalisation im Unterkiefer.

Dieser kontinuierliche Einsatz von *schiefen Ebenen* wird – individuell differenziert – ganz allgemein in allen Situationen analog angewandt, bei denen distalisiert wird.

Wird in nur einem Kiefer distalisiert, wie etwa bei der Korrektur von Klasse II-Verzahnungen, dann ist es sehr hilfreich, mittels Aufbissplatten im Gegenkiefer ein Kunststoffrelief zu schaffen, das die Funktion der *schiefen Ebenen* übernimmt und das im Verlauf der Distalisation kontinuierlich angepasst bzw. umgeformt wird."

Durch die *Free Guidance* (Steger, E., 1996) wird ein permanentes Settling ermöglicht. Deshalb – und weil die Distalbewegungen durch *occluso-orthodontische* Kräfte unterstützt werden – nennt Steger diese seine Vorgehensweise *Occlusodontics* (Steger, E., 1996).

17.1.2.4 Krafterzeugende Elemente

Bekanntlich kann durch zu starke orthodontische Kräfte in den wurzelumgebenden Gewebe- bzw. Knochenbereichen die Blutversorgung und dabei der Gewebeumbauprozess beeinträchtigt werden, was die Zahnbewegung stören bzw. stoppen kann (s. Kapitel 4). Das wird bei der Wahl der jeweils angewandten Kräfte beachtet, kann aber prinzipiell auch schon bei der Auswahl des krafterzeugenden Elements berücksichtigt werden. Als krafterzeugendes Element für die Steger-Apparatur wurden bisher hauptsächlich *Druckfedern* **(Abb. 17.4)** und *sich abstoßende Magnete* **(Abb. 17.5)** verwendet. Auch andere Materialien mit unterschiedlichen Rückstelleigenschaften wurden (bisher probeweise) verwendet (Steger, E., pers. Mitteilung).

Diese krafterzeugenden Elemente werden in ein sogenanntes Kraft-Modul eingebracht.

Druckfedern sind altbewährt und relativ einfach herstellbar. Um zu erreichen, dass durch die Feder-Aktivierung nur so viel Kraft erzeugt wird, dass die Blutversorgung im gerade erwähnten Sinn nicht zu stark beeinträchtigt wird, ist es günstig, bei jeder Aktivierung die initiale Kraft mittels einer Federwaage o. ä. zu kontrollieren. Das entfällt bei Verwendung von Magneten (s. nachfolgend).

Magnete müssen für deren Biokompatibilität ummantelt werden, was die Herstellung aufwändig macht. Es gibt aber auch vorteilhafte Aspekte: Bei Verwendung von Magneten im Kraft-Modul ist die Aktivierung nur bis zum Kontakt der beiden sich abstoßenden Magnete möglich. So ist die initiale Kraft *automatisch* auf das bei der Fabrikation festgelegte Maß begrenzt und somit kontrolliert. Zudem zeigt das Kraft-Weg-Diagramm einen gleich zu Beginn steil abfallenden, typischen Kurvenverlauf bzw. eine stark abfallende Kraft, die dann auf einem niederen Niveau relativ stabil bleibt. Dies aber kommt dem Durchblutungs- und Stoffwechselgeschehen bzw. den (für die orthodontische Bewegung erforderlichen) geweblichen Umbauvorgängen in besonderer Weise entgegen (Steger, E., pers. Mitteilung).

17.1.2.5 Verankerung

Als Verankerung bezeichnet man bekanntlich das *Abfangen* von Gegenkräften, die z. B. bei Distalisationen entstehen.

Das Hauptaugenmerk gilt selbstverständlich der Maximierung der Verankerung. Durch das Prinzip der *Free Guidance* bzw. der *Führung in begrenzter Freiheit* soll zudem eine bestmögliche Minimierung des Verankerungs-Bedarfs erreicht werden, denn die Wurzeln können – infolge dieser Freiheit der Bewegung – gesichert außerhalb der Kompakta verbleiben, die für orthodontische Bewegungen eine starke Hemmung bewirken würde. Diese Hemmung würde aber wiederum bedeuten, dass für das Abfangen der Gegenkräfte, d. h. für die Verankerung, ein wesentlich größerer Aufwand, also eine Maximierung der Verankerung, erforderlich wäre. So aber ist eine *Minimierung des Verankerungs-Bedarfs* (Steger, E., 1996) erreicht.

17.1.2.6 Situation nach Abschluss der *Molaren-*Distalisation

Nach Abschluss der Distalisation werden diese Molaren in ihrer neuen (distalisierten) Position gehalten. Hierzu werden die Bänder der (bisher als Anker dienenden) zweiten Prämolaren vom Bogen gelöst, um letzteren nun mit den Bändern der Molaren zu verlöten **(Abb. 17.19)**. Nun können die Prämolaren in die durch Molaren-Distalisation erzeugten Lücken nach distal geführt und der Platzgewinn zur Auflösung von Engständen o. ä. im restlichen Zahnbogen genutzt werden (siehe **Abb. 17.19**).

17.1.3 Beschreibung der Apparatur

Mit Ausnahme der modifizierten Nance-Anordnung (im Oberkiefer) besteht die Apparatur im Ober- und Unterkiefer aus analogen Elementen.

Ankerbänder

Als Anker-Bänder dienen fast immer die Bänder der zweiten Prämolaren **(Abb. 17.1 und 17.2)**. Nur in den seltenen Fällen, in denen – vorab – nur die zweiten Molaren distalisiert werden sollen, dienen für diesen Behandlungsabschnitt die Bänder der ersten Molaren als Anker. Fehlen die zweiten Prämolaren, werden die ersten Prämolaren zu Ankerzähnen. An den Ankerbändern wird bukkal je ein Vertikalröhrchen angelötet (siehe **Abb. 17.4 und 17.5**).

Vertikalröhrchen (Abb. 17.4 und 17.5)

Sie befinden sich meist in der Mitte (oder geringfügig distal der Mitte – Wange!) der Ankerbänder und sind mit diesen verlötet. Im Mund des Patienten werden durch die Lumina der Vertikalröhrchen Ligaturendrähte geführt, mittels derer die Kraft-Module aktiviert und gleichzeitig mesial befestigt werden **(Abb. 17.4 und 17.5)**.

Anstatt der *blanken* Ankerbänder, auf die die Vertikalröhrchen aufgelötet werden, können auch Bänder mit Brackets verwendet werden, an denen dann ersatzweise die Ligaturendrähte für die Aktivierung der Kraft-Module befestigt werden. Das ist allerdings etwas schwieriger zu handhaben. Prinzipiell kann dann aber bereits zu diesem Zeitpunkt ein (Teil-) Bogen in die Brackets des mesialen Zahnbogen-Segments (5 bis 5) eingebracht werden. Dies ist aber im Allgemeinen nicht erforderlich. So genügt in der Regel auch in der Phase der Molaren-Distalisation das Vertikalröhrchen am Ankerband.

Stützbogen

Der Stützbogen besteht aus einem 1 mm starken, durchlaufenden Draht. Dieser wird beiderseits mit den Ankerbändern verlötet **(Abb. 17.6 bzw. 17.9)**. Den Bogenanteil mesial der Lötstellen bezeichnet man als Lingual- (bzw. Palatinal-) Bogen, die frei endenden Bogenanteile distal der Lötstellen bezeichnet man als Distalextensionen.

Lingual- (bzw. Palatinal-) Bogen

Der Lingual-Bogen verläuft knapp über dem Zahnfleischsaum entlang den Zähnen 4 bis 1 und liegt diesen an. Er ist beiderseits mit den (Anker-) Bändern verlötet. Im Allgemeinen folgt der Draht dem Verlauf des Zahn-

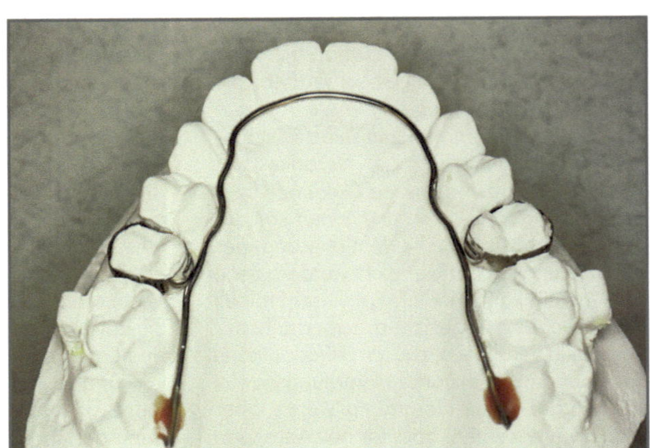

Abb. 17.6
Ein mit Klebewachs am Oberkiefermodell fixierter Stützbogen mit distalen Extensionen

bogens ohne *Extra-Biegungen* **(Abb. 17.3)**. Wie nachfolgend beschrieben, sind Abweichungen hiervon zur mesialen Abstützung im Sinne der Verankerung möglich.

Einfacher im Sinne der mesialen Abstützung ist es aber, an der Distalseite der ersten Prämolaren je einen sogenannten Dorn anzulöten **(Abb. 17.3)**. Dieser liefert dann einen zusätzlichen Effekt, wenn infolge von Rotationen, Lingual- oder Bukkalstellungen etc. eine entsprechende Abstützung über die Approximalkontakte der Prämolaren nicht ausreichend gegeben ist (Steger, E., pers. Mitteilung).

Eine vergleichbare Sicherung des Abstützungseffekts ergibt sich, wenn der Bogen in den Interdentalraum zwischen den Zähnen 4 und 5 hineinreicht und am ersten Prämolar distal anliegt, wobei natürlich die obigen Erwägungen zur Abstützung hier gleichermaßen gelten. Zumindest bei Anbringen der erwähnten Dorne ist aber diese spezielle Drahtführung grundsätzlich nicht erforderlich. Der Drahtverlauf ist dann gerade bzw. ohne Einbiegungen **(Abb. 17.3)**.

Treffen im Schlussbiss die unteren Front- bzw. Eckzähne auf den Bogen, wird dieser im Oberkiefer in diesem Bereich ausgespart, wodurch aus dem *Bogen* zwei (mesial) frei endende Teile werden. In diesem Fall muss die *Antikippschlaufe* im Oberkiefer entfallen, da sie weder eine Befestigungsmöglichkeit noch ein Widerlager hat. Die damit verbundene Reduzierung der Verankerung ist im Oberkiefer aber vertretbar, da dort die *Nance-Abstützung* die Verankerung verstärkt. Bei einer derart erforderlichen Reduzierung der Verankerung werden dann oft zusätzliche (von der Apparatur unabhängige) Verankerungshilfen verwendet. Die Anweisung für eine entsprechende Reduzierung der Apparatur erfolgt ggf. nur durch den Behandler.

Distalextensionen

Die Distalextensionen enden im distalen Bereich der zweiten Molaren frei. Sie dienen der Führung der Molaren bzw. verhindern deren Kippung nach lingual. Eine Tendenz hierzu besteht, weil die distalisierende Kraft bukkal an den Molaren ansetzt (s. u.: Kraft-Modul). Um zu erreichen, dass im Bereich der distalen (Frei-) Enden für die Zunge keine Irritationen entstehen können, genügt in aller Regel ein geringfügiges (!) Einbiegen dieser Enden nach bukkal **(Abb. 17.3)**.

Antikippschlaufe

Die Antikippschlaufe **(Abb. 17.7)** aus 0,7 mm starkem Draht ist beiderseits zwischen Eckzahn und Prämolar am Lingual- (bzw. Palatinal-) Bogen angelötet und verläuft enganliegend zwischen den Inzisalkanten der seitlichen Schneidezähne und den Eckzähnen sowie über die Labialflächen der Schneidezähne, 1 bis 2 mm von deren Inzisalkanten entfernt. Der Abstand von den

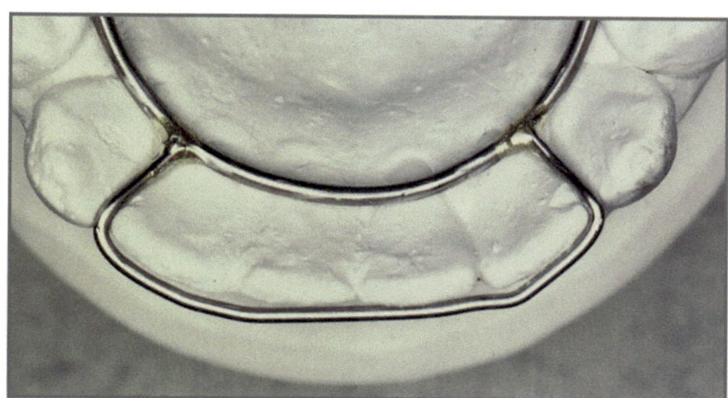

Abb. 17.7
Korrekte Form und Lage der Antikippschlaufe

Inzisalkanten muss jedenfalls so knapp bemessen sein, dass (spätestens zum Zeitpunkt des *Umbaus* – s. u.) keine Interferenzen mit den Brackets auf den Labialflächen der Inzisivi entstehen.

Die Antikippschlaufe wirkt der Tendenz einer Labialkippung der Frontzähne entgegen. Diese Tendenz besteht, weil die distalisierenden Kräfte, die an den Molaren ansetzen, Gegenkräfte erzeugen, die anderweitig – s. o. bei *Lingual- (bzw. Palatinal-) Bogen* – nicht vollständig abgefangen werden.

Nance (Nance, H.,1947), bestehend aus Draht-Element und Acrylatplättchen
Draht-Element:
Ein 1 mm starker Draht verbindet den Kunststoff-Button, in den er eingebettet ist **(Abb. 17.9)**, mit den beiden Ankerbändern, mit denen er verlötet ist **(Abb 17.9)**. Er verläuft beidseits vom Button zu den Ankerbändern in einer Doppelschlaufe, deren distaler Anteil wesentlich länger ist. Dieser typische, von Steger so angegebene Drahtverlauf **(Abb. 17.9)** für den Nance (Steger, E., 1996) hat zwei Vorteile, die sich aus der erhöhten *Elastizität* ergeben: Zum einen kann mithilfe des Fingernagels (Patient) bzw. eines geeigneten Instruments (Behandler) der *Button* vom Gaumen so weit abgehoben werden, dass sich Kunststoff-Button und Gaumen im Auflagebereich reinigen lassen **(Abb. 17.10)**. Zum anderen kann in dieser Weise Kunststoff dort abgetragen werden, wo Druckstellen entstanden sind. Letztere kann man bei Verwendung von transparentem Kunststoff gut erkennen. Beides ist bei dem sonst für die Nance-Apparatur üblichen, weitgehend geraden Drahtverlauf kaum möglich.

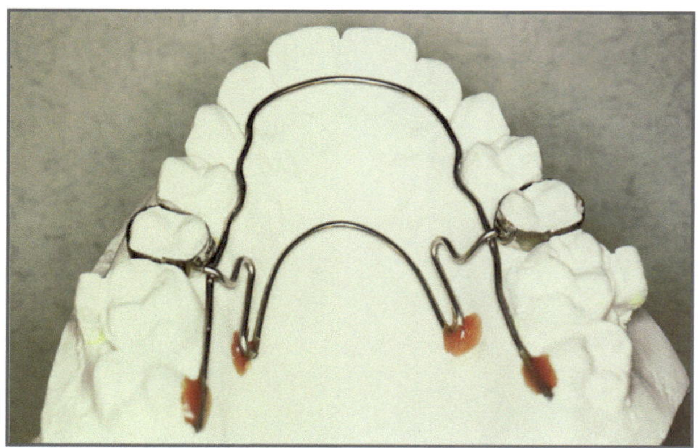

Abb. 17.8
Richtige Form und Lage des am Oberkiefer-Modell mit Klebewachs fixierten modifizierten Drahtschlaufenelements nach Steger – zusätzlich zum Stützbogen

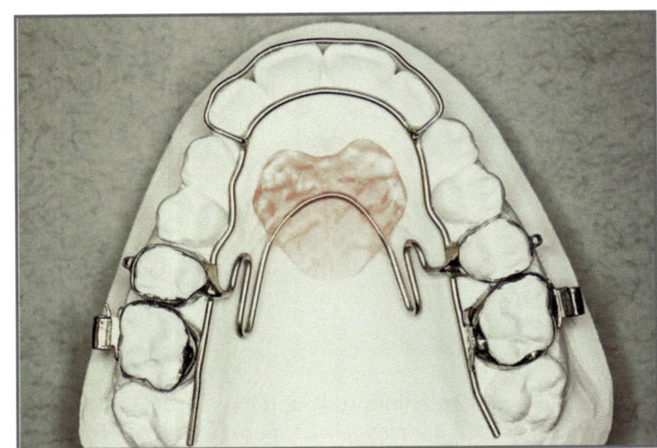

Abb. 17.9
Eine fertiggestellte Steger-Apparatur mit modifiziertem Drahtschlaufenelement und einem Nance-Acryl-Plättchen auf einem Oberkiefermodell.
Die Kraft-Module fehlen. Sie werden erst im Patientenmund eingesetzt.

Button

Dieses flachanliegende Kunststoffteil bedeckt nur die Anteile des Gaumens, die ausreichend gewölbt sind, um eine wirksame Abstützung für die Kräfte zu gewährleisten, die im Sinne der Verankerung nach mesial gerichtet sind **(Abb. 17.9)**. Der Kunststoff muss von der Zahn-Schleimhaut-Grenze einen ausreichenden Abstand beibehalten, da der Bereich des Gingivalsaums bei (Druck-) Schäden besonders sensibel ist.

Bei Berücksichtigung beider Kriterien ergibt sich die typische Herzform **(Abb. 17.9)**.

17.1.3.1 Verankerungs-Anordnung

Wie schon erwähnt, sollen mit der *Verankerung* Gegenkräfte abgefangen werden, die bei den Distalisationen entstehen.

Ankerbänder, Lingualbogen und *Nance* bilden – so gesehen – eine Verankerungseinheit, die bei der Steger-Apparatur als *Verankerungs-Anordnung* bezeichnet wird.

Die Antikippschlaufe hat aber im Wesentlichen nur die ihrem Namen entsprechende Funktion und gehört daher im engeren Sinne nicht zur Verankerung.

Bei entsprechender Indikation können zusätzlich *elastische* intermaxilläre Züge (z. B. *Gummizüge*) verwendet werden, die dann

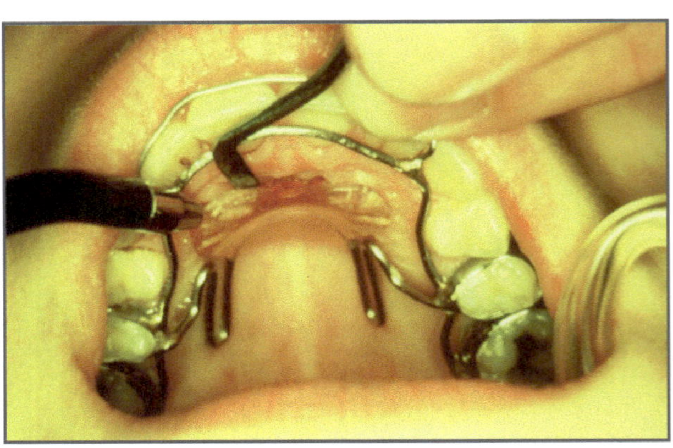

Abb. 17.10
Klinische Darstellung zum *Abhebeln* des Nance-Acryl-Plättchens – möglich durch die modifizierte Drahtschlaufenführung nach Steger – z. B. für eine Reinigung bzw. Unterspülung am Gaumen

der Verankerung in einem (!) Kiefer dienlich sind. Gegebenfalls kann dann im Gegenkiefer die (sonstige) Verankerung entsprechend verstärkt werden. Solche *elastische* intermaxilläre *Züge* gehören dann zur Verankerungs-Anordnung, nicht aber zur Apparatur selbst.

17.1.3.2 Kraft-Module

Sie bestehen aus Gleitdrähten und krafterzeugenden Elementen, wie z. B. *Druckfedern*, Magnet-Paaren o. ä. **(Abb. 17.3 bis 17.5)**.

17.1.3.2.1 Gleitdraht (Abb. 17.3 bis 17.5)

Der 0,5 mm starke Draht trägt das krafterzeugende Element, das auf ihm gleiten kann. Er ist mit seinem mesialen Ende am Ankerband mittels Ligaturendraht befestigt und läuft mit seinem (geraden) distalen Anteil durch das Horizontalröhrchen des Molarenbands.

Bei der Distalwanderung des Molaren gleitet das Horizontalröhrchen des Molarenbands auf dem distalen Drahtanteil. Zu seiner Bestückung wird dieser distale Drahtanteil durch das Lumen bzw. die Lumina des krafterzeugenden Systems (Spiralfeder, Magnetpaar o. ä.) geführt, das dann ebenfalls auf dem Draht gleiten kann. An seinem mesialen Ende befindet sich die mesiale Helix, die zur Befestigung am Vertikalröhrchen des Prämolaren-Ankerbands dient.

2 mm distal von dieser mesialen Helix befindet sich die Stop-Helix. Diese drückt nach der Aktivierung, d. h. nach dem Festbinden am Röhrchen des Prämolaren-Ankerbands, gegen das krafterzeugende Element (Feder, Magnet o. ä.), das dann seinerseits mit seinem distalen Ende gegen das Horizontalröhrchen des Molarenbands drückt. So gleitet schließlich der Molar am Gleitdraht nach distal. Erst nach dem Einbringen in den Mund des Patienten (bzw. vor der ersten Aktivierung) wird der Draht ca. 4 mm hinter seinem (distalen) Austritt aus dem Molarenröhrchen nach lingual umgebogen **(Abb. 17.3 bis 17.5)**. Damit ist gesichert, dass es weder zu Irritationen der Wangenschleimhaut noch zu einem Herausrutschen des Drahts aus dem Molarenröhrchen kommen kann.

Nach dem Einbinden bzw. Aktivieren (im Patientenmund !) soll das mesiale Ende des Gleitdrahts, d. h. die mesiale Helix, möglichst nah am Vertikalröhrchen des Ankerbands liegen **(Abb. 17.1, 17.2 und 17.5)**. Nur so ist gesichert, dass sich der Gleitdraht mit seiner mesialen Helix nicht nach *oben* bewegen kann, wenn der Molar bei seiner Distalisation nach distal kippen und dabei den Draht entsprechend mitnehmen will (Anti-Kipp-Wirkung, siehe dort).

17.1.3.2.2 Krafterzeugende Elemente

Druckfeder (Abb. 17.4)

Im Allgemeinen ist dies eine im orthodontischen Fachhandel erhältliche, *offene* Spiralfeder von ca. 1 mm Durchmesser. Sie wird in der Regel von *fortlaufender Ware* in passender Länge abgeschnitten. Sie muss (in komprimiertem, *aktiviertem* Zustand) innerhalb der Distanz zwischen der distalen Helix des Gleitdrahts und dem horizontalen Röhrchen des Molarenbands Platz finden.

Magnet (-paar) (Abb. 17.5)

Es handelt sich um zwei zylinderförmige Magnete (2,0 x 3,5 mm) mit je einem zentralen Lumen, in dem ein gerader 0,5 mm starker Draht gleiten kann (sogenannter *Gleitdraht*). Wegen ihrer Zusammensetzung bzw. Legierung sind die Magnete mit einer dünnen Schicht eines sehr dichten Kunststoffs ummantelt (*Biokompatibilität*). Sie sind nur im speziell hierauf eingestellten orthodontischen Fachhandel erhältlich.

17.1.3.2.3 Kraft-Modul in Funktion

Vor dem Einsetzen am Patienten (!) wird der Gleitdraht in das Lumen des krafterzeugenden Elements geschoben, wodurch dann das Kraft-Modul einsatzbereit ist. Als krafterzeugende Elemente dienten bisher in der Regel Druckfedern (s. oben) oder sich abstoßende Magnetpaare (s. weiter vorne). Das distale Ende des Gleitdrahts wird dann in das horizontale Molaren-Röhrchen gesteckt.

Mittels eines Ligaturendrahts, der durch die mesiale Helix und das vertikale Röhrchen des Prämolarenbands geführt und verdrillt wird **(Abb. 17.4 und 17.5)**, erfolgt die Aktivierung. Hierbei stützt sich die Druckfeder bzw. der mesiale Magnet an der distalen Helix ab. Dabei wird dann die Druckfeder komprimiert bzw. die Magnete werden mit ihren abstoßenden Magnetpolen bis zu deren Kontakt aufeinander gedrückt. Zur Vermeidung von Druckstellen an der Wange (und zur Sicherung gegen ein etwaiges Herausgleiten des krafterzeugenden Elements) wird der Gleitdraht – im Mund des Patienten – an seinem distalen Ende nach lingual umgebogen. So verbleiben hinter dem distalen Ende des Horizontalröhrchens und vor der Umbiegestelle ca. 4 mm Gleitlänge. Mit dem *Öffnen* der Feder bzw. dem Auseinandrängen der Magnete wandert der Molar entlang dieser Strecke nach distal. Ist das Distalende des Horizontalröhrchens an der Umbiegestelle des Gleitdrahts angelangt, wird dieser erneuert. Zu diesem Zeitpunkt ist der Molar ca. 4 mm distalisiert. Das Eingliedern eines neuen Gleitdrahts erfolgt in der entsprechenden Behandlungssitzung, falls eine Distalisation erfolgen soll, die über die Distanz von 4 mm hinausgeht.

17.1.4 Herstellung der Apparatur

17.1.4.1 *Praxis*-Arbeitsgänge zur Herstellung der Apparatur

Die Arbeitsgänge sind für Ober- und Unterkiefer analog:

Im Mund des Patienten werden Bänder (*Blanks*, d. h. Bänder ohne *Attachements*) auf je einen Prämolar pro Kieferseite gesetzt (ohne diese mit *Zement* zu fixieren). Mit diesen Bändern in situ wird ein Abdruck der Zahnreihen bzw. des Kiefers genommen (sog. Überabdruck). Beim Abnehmen des *ausgehärteten* Abdrucks verbleiben die Bänder (wegen der Friktion mit den Zähnen) in situ. Nun werden die beiden Bänder aus dem Mund entfernt und passgenau in den Abdruck gesetzt **(Abb. 17.11)**. So kommt der Abdruck (bzw. kommen die Abdrücke) ins Labor **(Abb. 17.11)**.

17.1.4.2 Labor-Arbeitsschritte

Vorbereitung

- Prüfen, ob die Bänder (*Blanks*, s. o.) noch korrekt im Abdruck sitzen **(Abb. 17.11)** – ggf. reponieren – Bänder *ausgewachsen* – Ausgießen und Meistermodell herstellen.
- An den Bändern sind lingual meist *Attachements* angebracht. Diese werden *verlötet* oder entfernt (z. B. abgeschliffen).

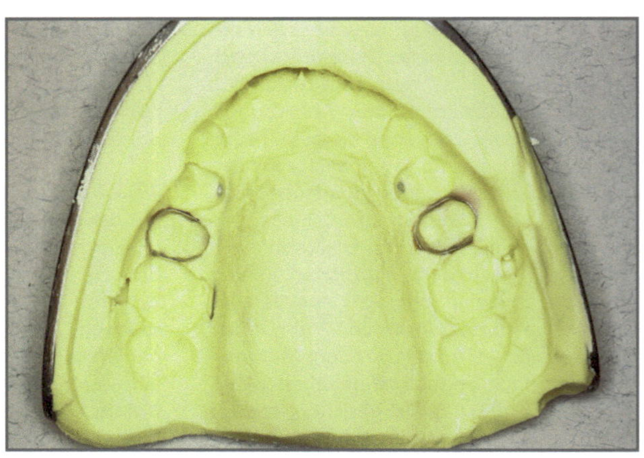

Abb. 17.11 Oberkieferabdruck mit Ankerbändern, die zur Modellherstellung leicht ausgewachst werden müssen

17.1.4.2.1 Biegen und Fixieren von Drahtelementen

Biegen des Stützbogens aus 1 mm starkem rundem Draht (z. B. Spezialdraht für die Crozat-Technik), der nach dem Anlöten an die Ankerbänder mesial von diesen als *Lingual-/Palatinal-Bogen*, distal von diesen als *Distalextensionen* fungiert **(Abb. 17.12 und 17.13)**.

- **Biegen des Bogenabschnitts *Lingual-/ Palatinal-Bogen***
  Der Bogen verläuft knapp über dem Zahnfleischsaum der Zähne 5 bis 1 und liegt diesen an. Er liegt somit auch den (Prämolaren-) Bändern beiderseits so an, dass diese später mit dem Bogen verlötet werden können. Im Bereich zwischen den zweiten und ersten Prämolaren verläuft der Draht normalerweise gerade **(Abb. 17.13)**.
  Liegt eine entsprechende spezielle Anweisung des Behandlers vor, dann führt der Draht im Bereich zwischen den ersten und zweiten Prämolaren in den Interdentalbereich und lehnt sich an den ersten Prämolaren distal an **(Abb. 17.12)**.
- **Gestaltung der Bogenabschnitte *‚Distalextensionen'***
  Diese Abschnitte verlaufen im gingivalen bis mittleren Bereich der Molarenkronen bis etwa zum distalen Ende der zweiten

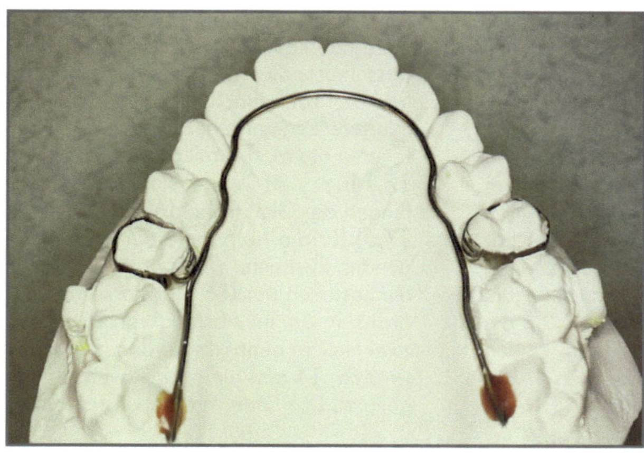

Abb. 17.12
Ein mit Klebewachs fixierter Stützbogen mit distalen Extensionen im Bereich der Molaren am Oberkiefermodell

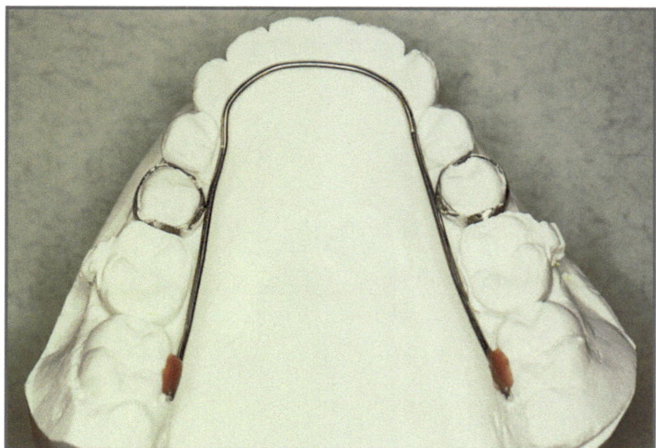

Abb. 17.13
Ein mit Klebewachs fixierter Stützbogen mit distalen Extensionen im Bereich der Molaren am Unterkiefermodell – analog zu Abbildung 17.12

Molaren. Sie sind im Wesentlichen gerade, der Verlauf kann aber im Beginn auch etwas nach lingual bzw. palatinal geführt werden. Ein wenn auch nur sehr geringfügiges Umbiegen der distalen (Frei-) Enden in Richtung Wange genügt, um Druckstellen an der Zunge zu vermeiden.

- Fixieren des Stützbogens am Modell mit Klebewachs **(Abb. 17.12 und 17.13)**.
- Biegen der Drahtschlaufen für den *Nance* aus 1 mm starkem rundem Draht **(Abb. 17.8)**. Dieses Element wird aus einem fortlaufenden Draht gebogen. Es verläuft knapp über der Gaumenschleimhaut. Der Bogenanteil, der später im Kunststoff verläuft, reicht nach mesial bis etwa zum distalen Ende der ersten Prämolaren. Die *horizontalen* Bereiche der Doppelschlaufen sind parallel zum Stützbogen. Die mesialen Schlaufenenden reichen bis zu den mesialen Kronenenden der Ankerzähne, die distalen bis ca. Mitte der ersten Molaren. Die beiderseitigen Enden führen in leichter Biegung, beiderseits auf dem Stützbogen aufliegend, bis zum jeweiligen Kontakt mit den Ankerbändern. Im Bereich der Biegungen über den Stützbogen soll keine zu starke *Erhebung* nach lingual entstehen (Zunge!). Insofern müssen die Biegungen an den beidseitigen Enden sehr *kurz abgeschnitten* werden **(Abb. 17.8)**
- Fixieren des Drahts am Modell mit Klebewachs **(Abb. 17.8)**.
- Biegen der Antikippschlaufe aus 0,7 mm starkem Draht **(Abb. 17.14)**. Sie liegt den Inzisivi labial-inzisal an, führt dann, zwischen den Inzisalkanten der seitlichen Schneidezähne und den Eckzähnen eng anliegend, nach lingual bzw. palatinal und stößt schließlich mit den beiden Enden auf den Lingual- bzw. Palatinal-Bogen, wo sie diesen berühren, um später mit diesem verlötet zu werden **(Abb. 17.14 bzw. 17.5)**. Im Unterkiefer ist darauf zu achten, dass der Abstand von den Inzisalkanten ausreichend groß ist, um im Schlussbiss einen Kontakt mit den oberen Frontzähnen zu vermeiden.

  Der Abstand von den Inzisalkanten muss aber jedenfalls so knapp bemessen sein, dass bei später angebrachten Brackets (auf den Labialflächen der Inzisivi) keine Interferenzen entstehen
- Fixieren am Modell mit Klebewachs **(Abb. 17.14)**.
- Biegen der Gleitdrähte **(Abb. 17.4 bzw. 17.5)** für die Aufnahme der krafterzeugenden Elemente.

  Sie bestehen aus 0,5 mm starkem Rund - draht, in die im Abstand von ca. 2 mm zwei Helices gebogen werden. Der Draht wird ca. 14 mm hinter der zweiten Helix gekürzt. Das Ende wird selbstverständlich

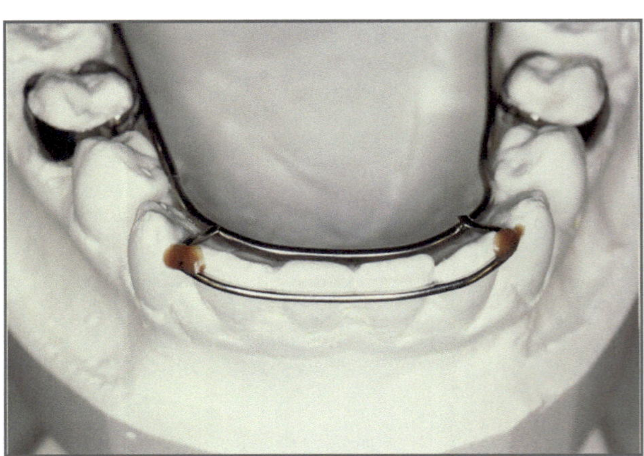

Abb. 17.14
Eine mit Klebewachs fixierte Antikippschlaufe am Unterkiefermodell

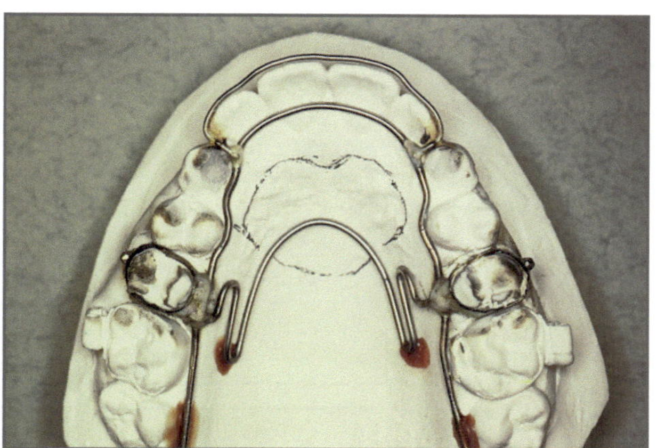

Abb. 17.15
Ein Oberkiefermodell, auf dem die Drahtanteile der Steger-Apparatur bereits verlötet sind – inklusive der Vertikalröhrchen an den Ankerbändern der Prämolaren

erst nach dem Einsetzen im Mund des Patienten umgebogen. Die definitive Länge wird erst am Patienten bestimmt.
Eine solche Vorfertigung von Gleitdrähten erfolgt gegebenenfalls nach Absprache. Ansonsten werden die Gleitdrähte am Patienten gebogen.

17.1.4.2.2 Löten (Abb. 17.15)

- **Verlöten** von
  1. Antikippschlaufen mit Palatinal-/Lingualbögen,
  2. Stützbogen mit Ankerbändern,
  3. (im Oberkiefer) Stützbogen mit Ankerbändern und Nance-Drahtschlaufen sowie ggf.
  4. Dorne mit Lingual- bzw. Palatinalbogen **(Abb. 17.3)**.

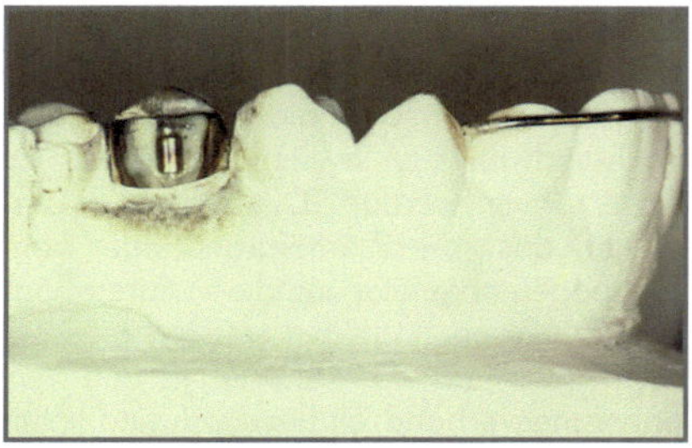

Abb. 17.16 Darstellung eines an das Ankerband angelöteten Vertikalröhrchens

- **Anlöten der vertikalen Bukkalröhrchen** an die Ankerbänder **(Abb. 17.16)**. Das Röhrchen sitzt in der Mitte (oder **gering** distal von der Mitte) der Prämolarenkrone. Solche Röhrchen (*Tubes*) sind im orthodontischen Fachhandel erhältlich. Siehe auch *Ankerbänder/Vertikalröhrchen*.
- Bei Anweisung: An den Stützbogen **Dorne** aus 0,5 mm starkem Draht **anlöten**, deren Enden an den Kronen der ersten Prämolaren distal anliegen.
- **Ausarbeiten und Polieren.**

17.1.4.2.3 Kunststoff-Verarbeitung

- **Aufbringen des flachen Kunsstoff-Buttons** der Nance-Anordnung in der beschriebenen Herzform **(Abb. 17.9)**.
- **Ausarbeiten und Polieren.**

17.1.4.3 *Praxis*-Arbeitsgänge zum Eingliedern der Apparatur

- **Fixieren der Apparatur** – noch ohne Kraft-Modul(e) – bzw. *Zementieren* auf den Ankerzähnen, das sind in der Regel die zweiten Prämolaren. Die Molarenbänder sind zu diesem Zeitpunkt bereits gesetzt bzw. *zementiert*.
- **Bestücken mit Kraft-Modul(en)**
  Nachdem das krafterzeugende Element (Druckfeder, Magnetpaar etc.) auf den **Gleitdraht** des Moduls aufgeschoben ist,

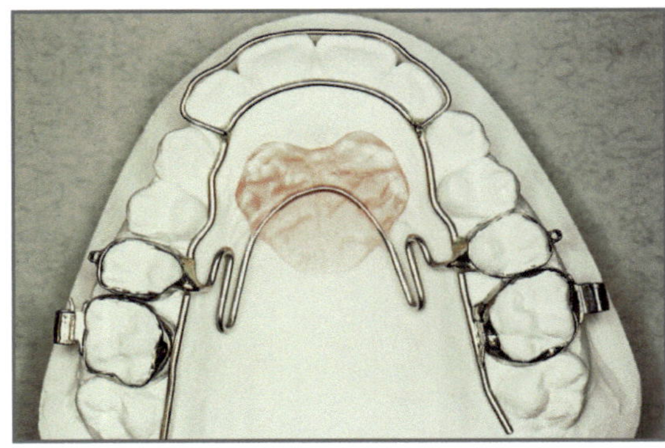
Abb. 17.17
Eine fertiggestellte Steger-Apparatur für den Oberkiefer. Die Kraft-Module werden erst im Mund des Patienten eingesetzt. Sie sind hier dementsprechend nicht dargestellt.

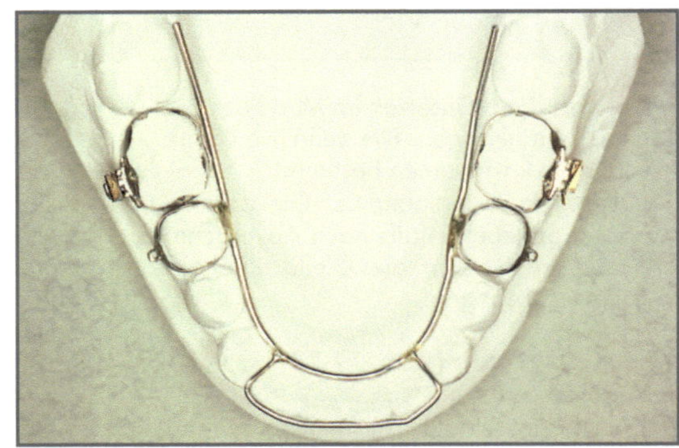
Abb. 17.18
Eine fertiggestellte Steger-Apparatur für den Unterkiefer. Die Kraft-Module werden erst im Mund des Patienten eingesetzt. Sie sind hier dementsprechend nicht dargestellt.

wird dieser in das Horizontalröhrchen des Molarenbands geführt und am distalen Ende zahnwärts umgebogen (*Komfort*). Dann wird ein Ligaturendraht durch die **mesiale Helix** und durch das Vertikalröhrchen des Ankerbands geführt und verdrillt, wobei sich hierbei das Modul in aktiviertem Zustand befindet, d. h. die **distale Helix** wird gegen die Druckfeder (bzw. den Magnet) nach distal gehalten **(Abb. 17.4 und 17.5)**. Hierbei sind **mesiale Helix und Vertikalröhrchen möglichst eng beieinander**, um ein *Hochsteigen* des Gleitdrahts (und damit der Molarenkrone – *Antikipp-Effekt*!) zu verhindern und auch wegen besserer Stabilität sowie des besseren *Komforts* für die Wange.

Nach Abschluss der Molarendistalisation erfolgt ein **Umbau der Apparatur**, um die nächste Phase der Behandlung beginnen zu können.

17.1.5 Umbau zum Integrierten Retentionsgerät (Abb. 17.19)

Nach Abschluss der Distalisation der Molaren müssen diese an distalisierter Stelle gehalten werden, d. h. die Molaren müssen im Tausch mit den zweiten Prämolaren zu *Ankerzähnen* werden. Das wiederum bedeutet, dass die Prämolarenbänder vom Stützbogen abgelötet und die Molaren-Bänder an diesen angelötet werden müssen, d. h. dass jetzt die Molaren in den Verankerungsverbund einbezogen sind. Nun beginnt die Distalisation der bisherigen Ankerzähne, d. h. der zweiten Prämolaren, in die durch die vorangegangene Molaren-

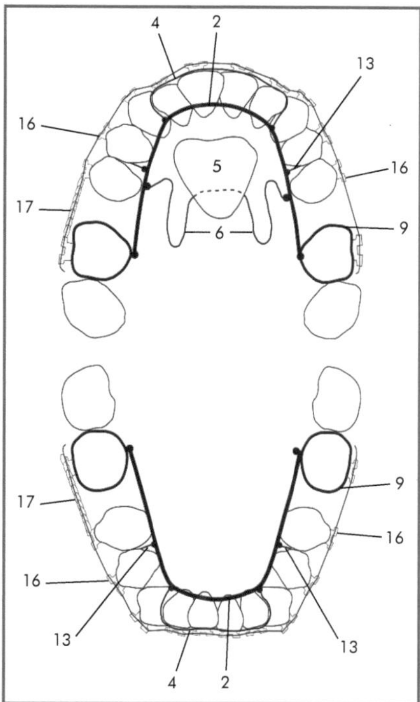

Abb. 17.19 Schemazeichnung des Apparateumbaus zum Integrierten Retentionsgerät
2 Stützbogen
4 Antikippschlaufe
5 Nance-Anstützung
6 Drahtschlaufenelement nach Steger
9 Molarenbänder
13 Stütz-Dorne
16 Brackets der festsitzenden Multi-*Band*-Apparatur
17 *Elastische* (Zug-) Kette (power-chain)

distalisation gewonnenen Lücken mittels einer (nun zusätzlichen) Multi-Bracket-Apparatur mit *eigenen* krafterzeugenden Elementen. Die weitere Anwendung der *Kraft-Module* entfällt nun. Somit reduziert sich die Steger-Apparatur zum integrierten Retentionsgerät mit gleichzeitiger Funktion als Verankerungseinheit. Retiniert werden die distalisierten Molaren. Die Verankerungseinheit umfasst die Molarenbänder, den Stützbogen mit Antikippschlaufe und (im Oberkiefer) die Nance-Abstützung **(Abb. 17.19)**.

Kann dieser Umbau nicht unmittelbar nach Entfernung der Apparatur erfolgen bzw. kann die umgebaute Apparatur nicht relativ umgehend wieder eingesetzt werden, dann ist eine Zwischenretention erforderlich. Sind die Zähne bereits mit Brackets versehen, kann die Zwischenretention mittels *Stops* an entsprechenden (Außen-) Bögen erfolgen. Andernfalls genügt die Zeit, die für die (zwischenzeitliche) Befestigung einer Multi-Bracket-Apparatur benötigt wird, um diesen Umbau vorzunehmen. Dann erübrigt sich eine *Zwischenretention* ebenfalls.

17.1.5.1 Praxis-Arbeitsgänge für den Umbau der Steger-Apparatur zum integrierten Retentionsgerät

Als Vorbereitung für den Umbau werden zuerst die Kraft-Module, dann wird die restliche Apparatur aus dem Mund des Patienten entfernt. Die Prämolarenbänder sind zu diesem Zeitpunkt von den Zähnen entfernt. Sie wurden mit der Apparatur entfernt und werden nun abgelötet.

Jetzt wird ein Abdruck genommen, wobei die (Molaren-) Bänder noch auf den Molaren sitzen (sog. Überabdruck). Nun werden die Molarenbänder aus dem Mund entfernt und *passgenau* in den Abdruck gesetzt.

Mit den Molarenbändern im Abdruck kommt dieser – gemeinsam mit der entfernten Apparatur – ins Labor.

17.1.5.2 *Labor*-Arbeitsschritte für den Umbau

- Überprüfen, ob die (Molaren-) Bänder noch richtig im (Über-) Abdruck sitzen – ggf. reponieren. Nun werden die Bänder im Abdruck *ausgewachst*. Nach dem Ausgießen des so vorbereiteten Abdrucks wird ein Meistermodell hergestellt. Auf diesem Modell sitzen nun die Molarenbänder.
- Linguale *Attachements* an den Bändern *verlöten* oder entfernen (z. B. abschleifen).

- Falls die Prämolaren-Bänder noch am Bogen sind: Prämolaren-Bänder vom Bogen trennen, z. B. *Abschleifen* (beim *Ablöten* kann sich der Nance (-Draht) vom Stützbogen lösen).
- Apparatur auf das Modell setzen – Stützbogen in Kontakt mit den Molarenbändern bringen (Lötung).
- Fixieren des Stützbogens (bzw. der Apparatur) am Modell mit Klebewachs.
- Verlöten des Stützbogens mit den Molarenbändern.
- Falls sich die Nance-Anordnung – z. B. beim Entfernen der Prämolaren-Bänder – gelöst hat: Button auf dem Modell positionieren und Drahtenden beiderseits in Kontakt mit dem Stützbogen bringen (Löten).
- Fixieren des so positionierten Nance am Modell mit Klebewachs.
- Verlöten der Nance-Drahtschlingen mit dem Stützbogen (falls erforderlich – s. o.).
- Ausarbeiten und Polieren.

Der fertige *Umbau* kann nun der Retention für die Molaren dienen, die ihrerseits jetzt auch in den Verankerungsverbund einbezogen sind.

Weiteres Vorgehen in der Praxis

Der Umbau wird nun eingesetzt, d. h. er wird mit den jetzt am Stützbogen angelöteten Molarenbändern eingesetzt bzw. auf den Molaren befestigt. Er verbleibt, zusammen mit einer sogenannten Multi-Bracket-Apparatur, bis auf weiteres im Mund des Patienten.

Nachdem etwaige Abweichungen von der Klasse I-Molarenbeziehung schon bei der Molarendistalisation korrigiert worden sind, wird im Verlauf der weiteren Behandlung schrittweise der entstandene Platzgewinn genutzt. Das beginnt mit der Distalisation der zweiten Prämolaren in die Lücken, die mesial von den Molaren entstanden waren. Im weiteren Verlauf wird der gewonnene Platz genutzt, um auch alle die etwaigen Fehlstellungen zu beseitigen, die wegen Platzmangels bzw. durch *Zahnwanderungen* entstanden waren.

Wie das geschieht, hat keinen speziellen Bezug mehr zu dieser Apparatur und würde zudem den direkten Zusammenhang mit der kieferorthopädischen Zahntechnik verlassen.

17.2 Distal-Jet-Apparatur

Beitrag von Dr. Krey und Michael Schön

In der modernen Kieferorthopädie gibt es eine Vielzahl von Systemen zur Distalisierung von Molaren. Die Molarendistalisation kann u. a. bei sekundären Engständen, Molarenvorwanderung sowie zur Vermeidung einer Extraktionstherapie indiziert sein. Der Distal-Jet ermöglicht auch bei einem Minimum an Mitarbeit des Patienten, die Molaren im Oberkiefer schnell und kontrollierbar zu distalisieren.

Zur Herstellung des Distal-Jets ist eine interdisziplinäre Zusammenarbeit von Praxis und Labor in Bezug auf ständige Kommunikation von fachlichem Wissen und Können unabdingbar. Im Folgenden wird die Herstellung der festsitzenden Distal-Jet-Apparatur mit dem Ziel aufgezeigt, dem Labor und dem Behandler in verständlichen und einfachen Schritten die Herstellung der Apparatur näherzubringen.

17.2.1 Vorteile des konventionellen Distal-Jets

- festsitzend,
- unsichtbare, intraorale Apparatur,
- leichtes Einsetzen,
- kurze Kontrollen,
- einfaches Aktivieren,
- kooperationsunabhängig,
- gleichbleibend abgehende Kräfte (NiTi),
- tiefer Kraftansatz, d. h. annähernd körperliche Bewegung,
- geführte, kontrollierbare Bewegung,
- Retention,
- kombinierbar,
- reparaturunanfällig.

17.2.2 Nachteile des konventionellen Distal-Jets

- eingeschränkte Hygienefähigkeit,
- reaktive Kräfte,
- aufwändige Laborherstellung.

17.2.3 Zur Verankerung

Um unerwünschten Verankerungsverlust zu vermeiden, müssen die reziproken Kräfte durch eine entsprechende Verankerungseinheit abgefangen werden. Die konventionelle Verankerung dieser Apparatur besteht aus einer Kombination von einem palatinal abgestützten Nance und einer zusätzlichen Verankerung über Bänder an den Zähnen 14, 24, 16 und 26, respektive durch eine Drahtverbindung von Band zu Band **(Abb. 17.20)**. Die Kombination mit Multiband ist jederzeit möglich. Alternativ zur Nance-Apparatur kann der Distal-Jet über kieferorthopädische Minischrauben verankert werden **(Abb. 17.33)**.

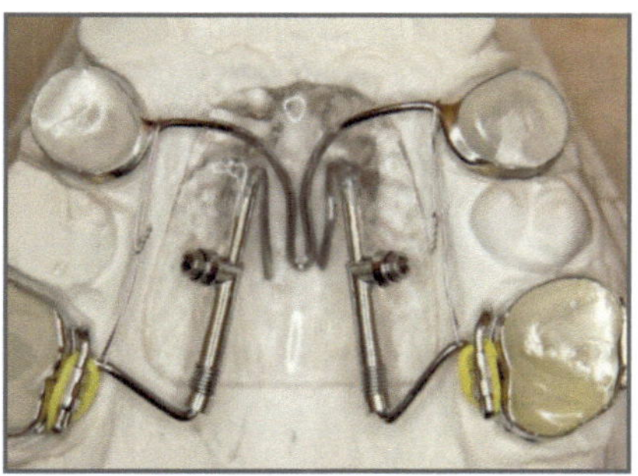

Abb. 17.20 Distal-Jet am OK-Modell, bereits aktiv und mit Ligaturendraht verseilt, um das Einsetzen zu erleichtern

17.2.4 Separation und Abdrucknahme

Wie für die Multibandtechnik üblich, werden die zu bebänderten Zähne separiert. In den meisten Fällen werden im Oberkiefer die ersten Prämolaren und die Sechsjahrmolaren bebändert. Je nach Situation können anstelle der ersten auch die zweiten Prämolaren miteinbezogen werden. Welche Zähne im Einzelfall bebändert werden, wird individuell vom Behandler entschieden. Nach zwei bis drei Tagen nach Separation wird genügend Platz vorhanden sein, um die Bänder zu setzen. Sind die Bänder gesetzt, erfolgt die Abdrucknahme mit Alginat oder Silikon. Eine gute Abformung und präzise Modellherstellung sind die Voraussetzung, um ein funktionell korrektes Gerät herstellen zu können.

Es muss unbedingt darauf geachtet werden, dass der Abdruck im Bereich des Gaumens (Basis), der Bänder und der AH-Linie (verlängerter Verlauf der Teleskope) sehr gut abgeformt ist. Es hat sich bewährt, an den Bändern kleine Retentionen zu belassen bzw. anzubringen, um die Bänder später optimal in der Abformung reponieren zu können. Sind die Bänder im Abdruck in die richtige Position reponiert und kontrolliert, werden diese mit Klebewachs im Abdruck fixiert. Um die Bänder bei den folgenden Arbeitsschritten vom Modell lösen zu können, ohne das Modell bzw. die Bänder zu beschädigen, sollte der Techniker die Innenseite der Bänder unbedingt leicht auswachsen. Da die Bänder im feuchten Alginat schwierig zu fixieren sind und sich leicht lösen können, sollte man unnötiges Rütteln vermeiden. Ein leichtes vorsichtiges Einklopfen am Rüttlerrand reicht erfahrungsgemäß vollkommen aus. Der Abdruck wird mit Superhartgips ausgegossen. Nach der vorgeschriebenen Abbindezeit kann der Abdruck vorsichtig vom Modell abgezogen werden. Nach dem Ausbrühen erfolgt so in der Regel ein sauberes Abnehmen der Bänder vom Modell, das seinen ursprünglichen Zustand behält und als eine wichtige Kontrolle für den Sitz der Bänder dienen kann. Die Bänder müssen sich auf dem Modell lösen und wieder einwandfrei in der korrekten Position reponieren lassen **(Abb. 17.21)**. Dazu stellen wir in unserem Labor die Zähne in den Bändern 14, 24, 16 und 26 aus Kunststoff her. Nun kann die labortechnische Modellanalyse mit dreidimensionalem Trimmen vorgenommen werden.

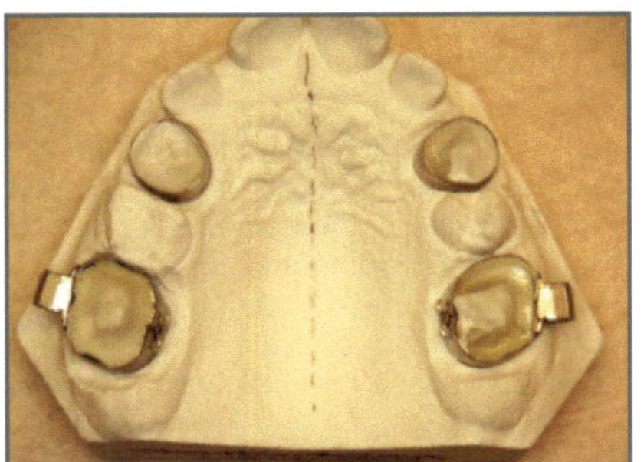

Abb. 17.21 Ein Oberkiefermodell mit Kunststoffstümpfen und Bändern an 14, 24, 16 und 26 und Markierung der RME

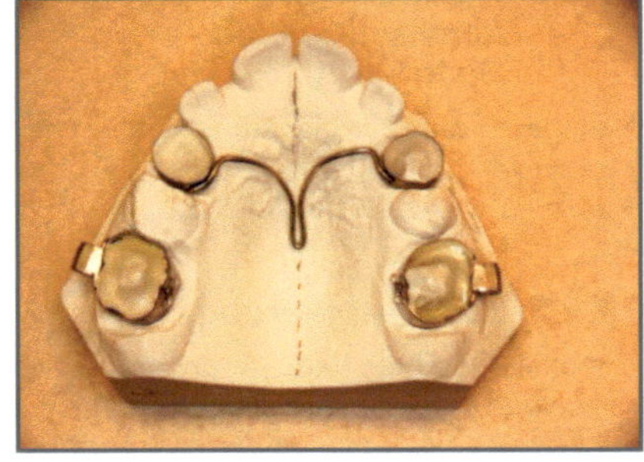

Abb. 17.22 Ein exakt gebogener Verbindungsdraht für den Nance. Symmetrisch zur RME und passgenau zu den Bändern.

17.2.5 Der Nance

Der Nance-Verbindungsdraht wird aus 0,9 mm Crozat-Draht gebogen und verläuft von Verankerungsband an 14 zu Verankerungs - band an 24. Hierbei wird darauf geachtet, dass der Draht symmetrisch zur Raphe-Median-Ebene verläuft. An den Metallverbindungsstellen soll der Draht exakt am Band anliegen **(Abb.17.22)**, um eine optimale Löt-Laser- oder Phaser-Verbindung zu erreichen **(Abb. 17.23)**. Der Abstand zur Gingiva soll ein bis zwei Millimeter betragen. Am Band kann es zervikal leicht zu Druckstellen kommen. Um dies zu verhindern, soll in diesem Bereich genügend Platz zur Schleimhaut eingeplant werden. Der Verbindungsdraht dient gleichzeitig als Retention für die Nance-Kunststoff-Basis, in der die Teleskope (links und rechts) verankert sind.

Vorteilhaft ist es, bei der Planung des Nance den Drahtverlauf auf dem Modell zu skizzieren. Hierbei muss das Platzangebot im Hinblick auf die Beschaffenheit des Gau - mens beachtet werden, da die Raumverhältnisse des Gaumens die Platzierung der Apparatur erheblich beeinflussen.

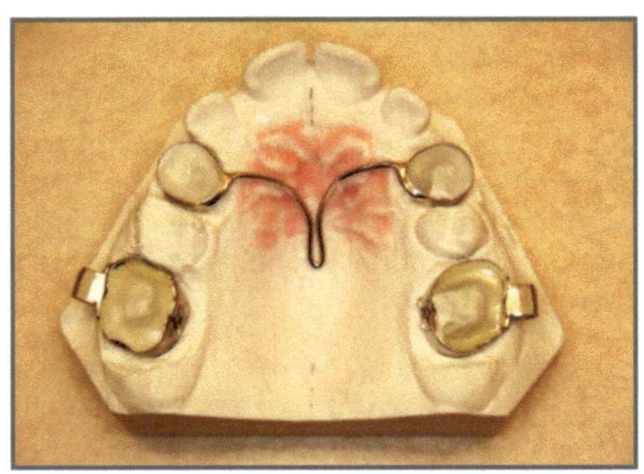

Abb. 17.23 Ein an die Bänder von 14 und 24 gelöteter Verbindungsdraht, der spannungsfrei am Modell reponiert wurde

17.2.6 Die Metallverbindungen

Die Metallverbindungen können durch das herkömmliche Löten oder mit dem biokompatiblen Phaser- oder Laser-Verfahren hergestellt werden. Diese Varianten unterscheiden sich in der Art und Weise ihrer Anwendung und sollten nach Anspruch des Be - handlers bzw. Labors erfolgen. In unserem Labor werden die Metallverbindungen gephasert.

An die Molarenbänder werden nun die Palatinal-Schlösser im oberen Drittel des jeweiligen Bands parallel zur Okklusionsebene angepunktet und anschließend gelötet, gelasert oder gephasert **(Abb. 17.24)**. Nach der Metallverbindung werden die Bänder sandgestrahlt und ausgearbeitet. Alle bearbeiteten Teile werden auf dem Modell reponiert und auf einwandfreie und spannungsfreie Passform kontrolliert. Dies gilt sowohl für den Nance-Verankerungsdraht als auch für die Bänder **(Abb. 17.25)**.

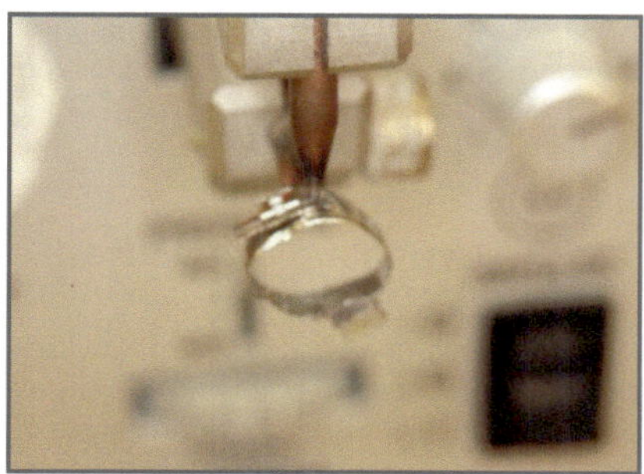

Abb. 17.24 Anpunkten der palatinalen Schlösser an den Molarenbändern.

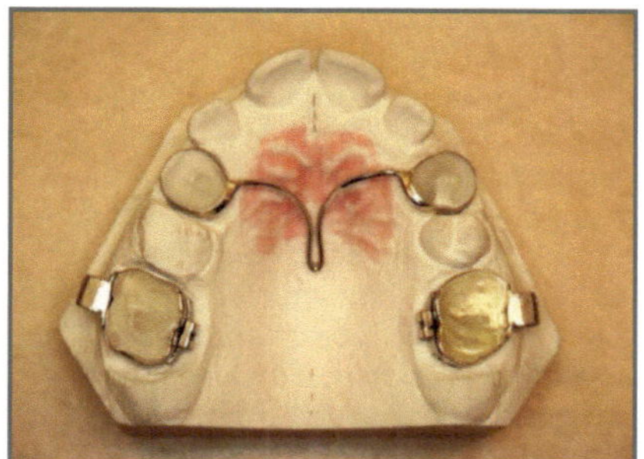

Abb. 17.25 Isoliertes Modell mit Verbindungsdraht (Nance), ausgeblockten Gaumenfalten und bereits angelöteten palatinalen Schlössern an den Bändern von 16 und 26

Bei kombinierter Multiband-Therapie empfiehlt es sich, Brackets auf die Prämolaren-Bänder anzubringen.

17.2.7 Positionierung der Teleskope

Um die Teleskope richtig zu positionieren, muss der auf Hochglanz polierte Verbindungsdraht (von 14 zu 24) zuerst spannungsfrei auf das Modell zurückgesetzt werden. Wenn der Nance-Verbindungsdraht entsprechend der Planung korrekt hergestellt wurde, liegt jetzt ausreichend Platz für die korrekte Lage der Teleskope vor. Der Planung entsprechend sollten jetzt folgende Markierungen auf dem Modell vorgenommen werden: Das jeweilige Widerstandszentrum der Sechsjahrmolaren (in regio der Bifurkation), die Raphe-mediana sowie eine Linie durch die Zentralfissuren der Seitenzähne (Fissurenlinie) **(Abb.17.26)**. Das Innenteleskop gibt die Richtung vor, in die sich über die Federkraft der NiTi-Federn der jeweilige Zahn bewegen soll. Dementsprechend ist die richtige Positionierung der Teleskope von großer Bedeutung. Eine Kombination aus dem tiefen Kraftansatz am Widerstandszentrum eine 5° eingebaute Anti-Rotation (5° palatinal zur Fissurenlinie), der Verlauf parallel zur Okklusionsebene ergeben schließlich die ideale Lage der Innenteleskope. Aufgrund des individuellen Platzangebots ist es nicht immer möglich, die Positionierungsanforderungen exakt umzusetzen, sodass vom Techniker der bestmögliche Kompromiss gewählt werden muss.

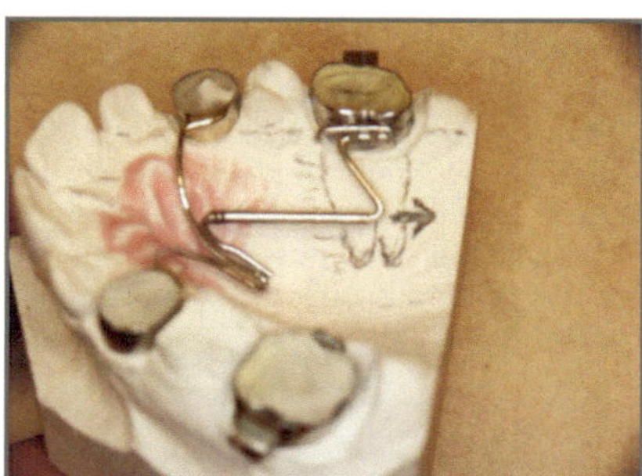

Abb. 17.26 Ein gebogenes Innenteleskop regio Widerstandszentrum des Sechsjahr-Molaren

Am vorgefertigten Innenteleskop wird im rechten Winkel zum Palatinal-Schlösschen eine Bajonett-Biegung von zwei bis drei Millimetern angebracht, wodurch Druckstellen zervikal am Band vermieden werden. Jetzt wird der Draht mit ca. 45° zum Palatinal-Schlösschen nach dorsal gebogen. Am widerstandsnahen Zentrum des Sechsjahrmolaren wird der Draht parallel zur Okklusionsebene nach ventral geführt **(Abb. 17.27)**.

Jetzt werden die Außen- über die Innen-Teleskope geschoben und entsprechend gekürzt. Die Retentionsarme werden direkt am

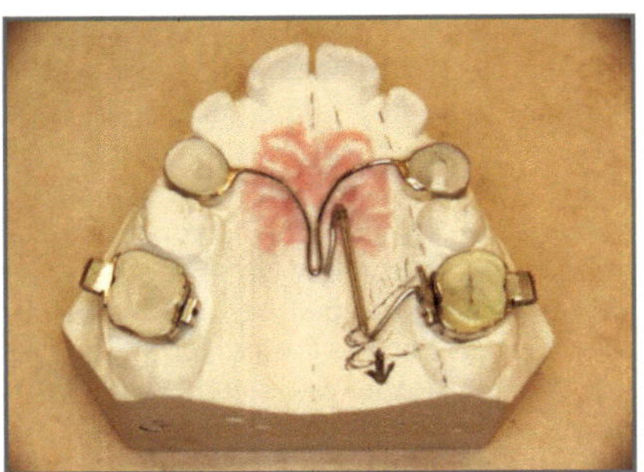

Abb. 17.27 Am vorgefertigten Innenteleskop wird im rechten Winkel zum Palatinal-Schlösschen eine Bajonett-Biegung von zwei bis drei Millimetern angebracht, wodurch Druckstellen zervikal am Band vermieden werden

Ende eng umgebogen und als Apendix-Retention 1 bis 2 mm nach palatinal gebogen. Bevor die konfektionierten Teleskope temporär fixiert werden, müssen die Teleskope auf einen störungsfreien Lauf und Gängigkeit überprüft werden. Um sich diffiziles Ausarbeiten zu ersparen, empfiehlt es sich, vor dem Streuen der Nance-Kunststoff-Basis als Platzhalter einen passenden Gummischlauch über das Außenteleskop zu schieben **(Abb. 17.28)**.

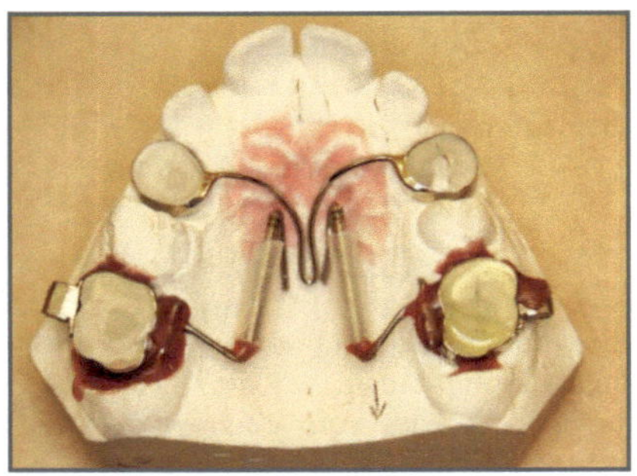

Abb. 17.28 Fixierte Innen- und Außenteleskope mit Gummischlauch als Platzhalter

17.2.8 Vorbereitende Maßnahme zur Kunststoffverarbeitung

Die besten Ergebnisse werden durch zweimaliges dünnes Isolieren erzielt. Nach dem Isolieren wird das Modell ca. eineinhalb Stunden in ein Wasserbad gelegt. Das Modell ist fertig zum Streuen, wenn die Oberfläche feucht-glänzend wirkt.

17.2.9 Herstellung der Nance-Kunststoff-Basis

Um gleichmäßigen Druck und damit Ulzerationen zu vermeiden, empfiehlt es sich, die Basis großflächig, aber sehr dünn zu gestalten. Die prominenten Gaumenfalten werden mit Wachs ausgeblockt. Bei einem flachen Gaumen sollte die Basis entsprechend groß sein. Ist das Platzangebot eingeschränkt, muss die Basis natürlich entsprechend kleiner gestaltet werden.

Die Nance-Basis ist eine wichtige palatinale Verankerung. Deshalb ist sehr genaues und sauberes Arbeiten eine wesentliche Voraussetzung für eine komplikationsfreie Apparatur. Die Streutechnik bietet ein ideales Verhältnis von Monomer zu Polymer, wodurch die besten Schrumpfungsergebnisse und damit die ideale Passform der Kunststoffbasis erzielt werden **(Abb. 17.29)**.

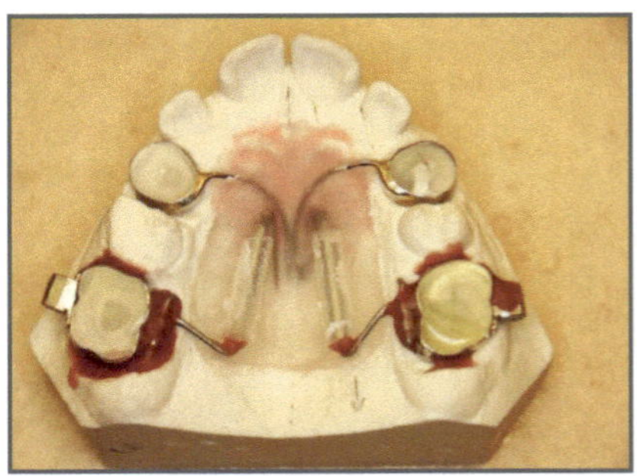

Abb. 17.29 Gestreute Kunststoffbasis für den Distal-Jet

Für die Nance-Basis sollte ein transparenter Kunststoff verwendet werden, um die hygienischen Verhältnisse in diesem Bereich besser kontrollieren zu können.

17.2.10 Ausarbeiten und Polieren

Beim Ausarbeiten muss unbedingt darauf geachtet werden, dass die konfektionierten

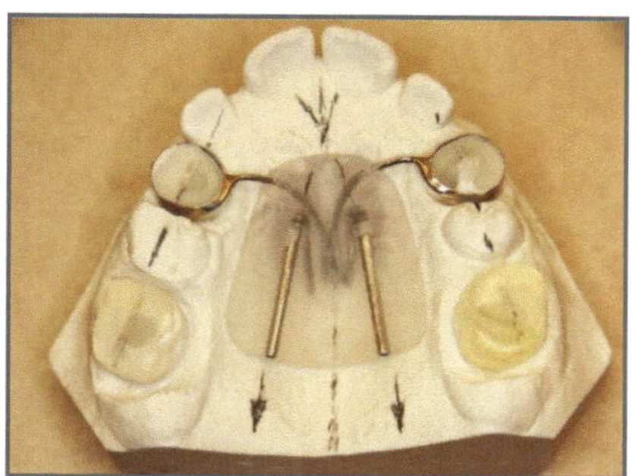

Abb. 17.30 Ausgearbeitete Kunststoffbasis des Distal-Jets

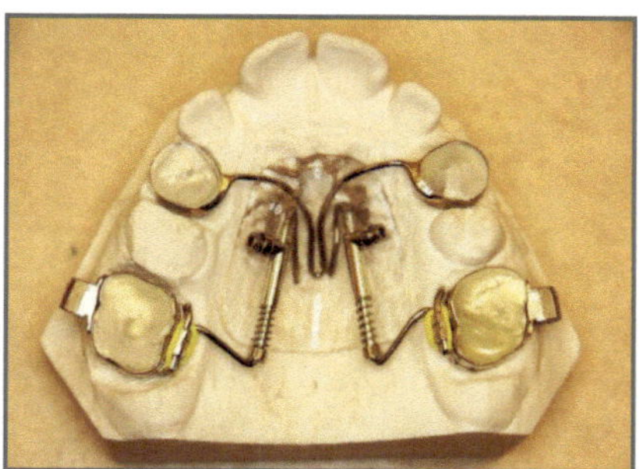

Abb. 17.31 Ein ausgearbeiteter, auf Hochglanz polierter und auf das OK-Modell reponierter Distal-Jet

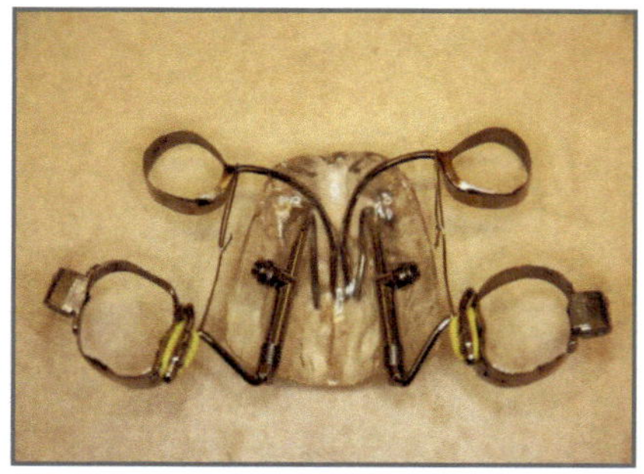

Abb. 17.32 Ein fertig gestellter Distal-Jet von basal dargestellt

Teleskop-Elemente nicht beschädigt werden. Die Basis sollte so dünn wie möglich, aber dennoch stabil gestaltet werden **(Abb. 17.30 und 17.31)**. Durch das richtige Isolieren ist eine Bearbeitung der basalen Flä - che nicht notwendig **(Abb. 17.32)**.

17.2.11 Negativbeispiel

Eine Verankerung über okklusale Klebeflächen.

14/15, 24/25, parodontaler Kunststoff-Nance kombiniert mit Multiband. Diese Verankerungsmöglichkeit der okklusalen Klebeflächen hat sich wegen der hohen Reparaturanfälligkeit weniger bewährt.

17.2.12 Verankerungsbeispiel

Herkömmliche dentale Verankerung über Bänder 14/24, Verbindungsdraht gelötet, palatinaler Nance.

Diese Verankerungseinheit ist eine der am häufigsten angewandten Form der Verankerungen.

17.2.13 Herborner Minischraube Distal-Jet

mit Beispielen aus der Praxis:

Hierbei wird gänzlich auf die konventionellen bzw. dentalen Verankerungseinheiten verzichtet **(Abb. 17.33)**. Eine Ideale Verankerung, aber bis dato noch weitgehend ohne genaue klinische Ergebnisse.

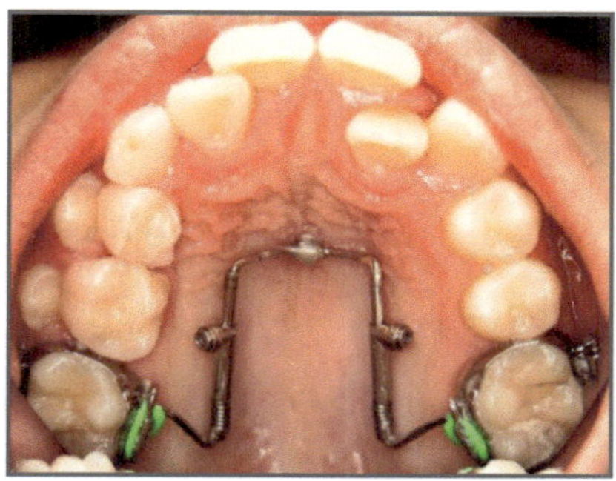

Abb. 17.33 Eine Distal-Jet Modifikation: Der Herborner Minischraube Distal-Jet

17.2.14 Zusammenfassung

Zur Distalisierung von oberen Molaren ist eine Vielzahl von Möglichkeiten mit unterschiedlichen Geräten bzw. Apparaturen bekannt. Der Distal-Jet ermöglicht auch bei einem Minimum an Mitarbeit des Patienten, die Molaren im Oberkiefer schnell und kontrollierbar zu distalisieren.

Zur Herstellung des Distal-Jets ist eine kooperative Zusammenarbeit zwischen Praxis und Labor mit ständiger Kommunikation sowie fundiertem Fachwissen und Können eine wesentliche Voraussetzung. In diesem Bericht wird auf die Herstellung des Geräts sowie deren Indikation bzw. Nebenwirkungen eingegangen. Ziel ist es, für die Praxis und das Labor die Herstellung der festsitzenden Distal-Jet-Apparatur in einfachen und verständlichen Schritten als Erfahrungsbericht darzustellen.

Kapitel 18
Van-der-Linden-Retainer

Den Inhalt auf einen Blick

Der Van-der-Linden-Retainer zeichnet sich durch seine Elemente aus, die klar zu definieren und dementsprechend auch labortechnisch gut herzustellen sind. Dazu zählen: Der für diese Retentionsplatte typische Labialbogen im Front- und Eckzahnzahnbereich und die beiden Halteelemente an den Molaren, die in einer rationierten Kunststoffbasis für den Oberkiefer verankert sind.

Funktionell sehr wichtig ist, dass sämtliche Elemente so hergestellt werden, dass die Okklusion dadurch in keiner Weise beeinträchtigt wird.

Die Van-der-Linden-Retentionsplatte, wie dieses Gerät auch bezeichnet wird, zählt wohl zu jenen kieferorthopädischen Apparaturen, bei denen man sich auch im Labor bewusst mit der Okklusion auseinandersetzen muss, um ein entsprechendes Gerät funktionsgerecht herstellen zu können. Deshalb ist es meines Erachtens wichtig, wesentliche Aspekte aus erster Hand zu übernehmen. Als sog. *roten Faden* für diese Arbeit habe ich mich einer Publikation von Herrn Prof. Van der Linden bedient, die ich anlässlich eines fachlichen Gedankenaustausches erhalten hatte.

Für den grafischen Beitrag habe ich mir erlaubt, ebenfalls Darstellungen aus der benannten Arbeit zu übernehmen.

18.1 Aufgabe und Funktion des Retainers

Meistens sollten mehrere Aufgaben erfüllt werden. Primär soll er Zähne in der vorgegebenen Position fixieren und festigen. Das sind einerseits die Frontelemente, die durch die Okklusion bedingt nicht dreidimensional in ihrer Position stabilisiert sind.

Andererseits soll er den Zähnen teilweise jene *Freiheit* lassen, dass diese funktionelle Faktoren übernehmen können.

Im Rahmen der Multibandbehandlung lassen sich z. B. Korrekturen mit einem zeitgleichen Schließen eines Diastemas gut vereinbaren. Dementsprechend braucht man die Retentionsplatte dann auch nicht mehr, um Zähne zu versetzen, sondern ausschließlich, um diese in deren richtigen Position zu fixieren.

Bedingt durch eine Beweglichkeit der Gebisselemente am Ende der aktiven Behandlung bietet der Retainer jedoch zusätzlich die Möglichkeit, einzelne Zähne in einen noch besseren Stand zu fixieren.

Eine entsprechende Fixiervorrichtung in Form einer Retentionsplatte oder eines Retainers soll so schnell wie möglich nach Beendigung der aktiven Behandlung zum Einsatz kommen.

Bezüglich der Tragedauer von Retentionsgeräten möchte ich aus der Arbeit von Prof. Van der Linden zitieren:

Es dauert vier bis sechs Monate, bis sich die parodontalen Strukturen in der neuen Situation angepasst haben. Darum muss nach der aktiven Behandlung sechs Monate lang Tag und Nacht retiniert werden. Danach gilt es, beim Schlafen einen herausnehmbaren Retainer zu tragen. Wie lange die Retention fortgesetzt wird, hängt von der ursprünglichen Abweichung, der Art der Behandlung, dem Gesichtswachstum, das danach noch erwartet wird, sowie der parodontalen Entwicklung und den Wünschen des Patienten ab.

Selten wird es vorkommen, dass eine Fixierung durch das ganze Leben getragen werden muss. Es ist viel besser, eine beschränkte Abweichung zu akzeptieren, als einen bondierten Fixierdraht kontinuierlich zu tragen. Wenn nötig, können später auftretende Positions- bzw. Lageveränderungen durch Beschleifen und/oder mit Composiet ausgebessert werden.

Funktionelle Aspekte spielen auch bei der Retention eine wichtige Rolle. Bei Patienten mit einem offenen Biss, bei dem ein unregelmäßiger Zahnstand im Oberkiefer korrigiert ist, wird für die Retention sehr oft ein bondierter dünner Draht bevorzugt sowie benutzt. Dieser ersetzt dann die abstützende Wirkung, die sonst durch die untere Front vorgegeben wird. Auch wenn Gebisselemente fehlen oder große Diastemen vorhanden waren, ist ein angepasster Draht wünschenswert.

Bei offenem Biss ist der intraorale Raum relativ gering, sodass eine Retentionsplatte als Einschränkung empfunden werden kann.

18.2 Gedanken zur Okklusion

Molaren und Prämolaren werden durch den okklusalen Kontakt in ihrer Position stabilisiert, das passiert vor allem beim Schlucken. Dementsprechend ist eine Retention bei normaler funktioneller Beschaffenheit nur für die Frontelemente nötig.

Dafür ist im Oberkiefer eine Plattenapparatur am geeignetsten.

Für die Unterkieferfront ist eine Eckzahnstütze vorzuziehen. Diese kann auf verschiedene Weise verarbeitet werden.

Nach Van der Linden hat eine Retentionsplatte gegenüber einem bondierten Draht den Vorteil, dass dadurch weniger auffallende Zahnverschiebungen vorkommen, weil gleich bemerkt wird, dass der Retentionsdraht gebrochen ist. Einer der Nachteile der Bondierung besteht mitunter darin, dass der Patient das Lösen an einzelnen Stellen oft gar nicht bemerkt oder bewusst wahrnimmt. Er meldet sich sehr oft erst, wenn störende Missverhältnisse auftreten.

Molaren und Prämolaren werden durch die Okklusion in ihrer Position gehalten. Wechselkräfte halten sie in vertikaler, sagittaler und transversaler Richtung zusammen **(Abb. 18.1)**.

Wenn auch ein großer Teil von dem parodontalen Gewebe verloren geht und die Zähne sehr beweglich geworden sind, behalten sie ihre Position dennoch durch die Okklusion. Nach einer orthodontischen Be - handlung ist unter normalen Umständen der Okklusion und Zunge mit den Wangen ein freies Spiel einzuräumen in der Festlegung der richtigen Platzierung von den Gebisselementen in den seitlichen Teilen.

Bei Schneide- und Eckzähnen besteht keine dreidimensionale Abstützung durch eine vollständig tragende und verzahnende Okklusion. In beiden Kiefern können sich die Frontelemente dadurch in alle Richtungen verschieben **(Abb. 18.2)**.

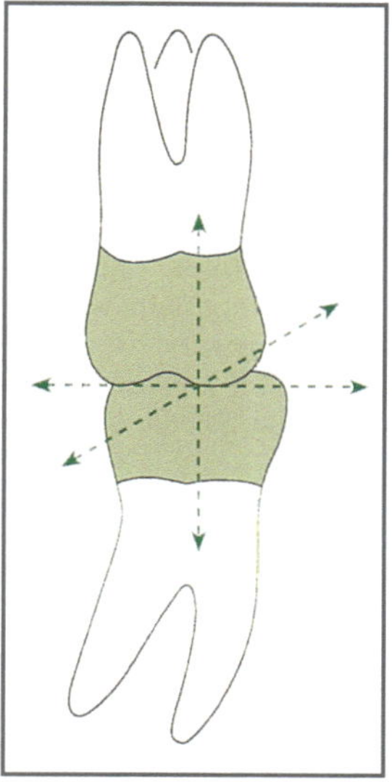

Abb. 18.1 Die Molaren und Prämolaren werden durch die Okklusion bedingt in ihrer Position gehalten

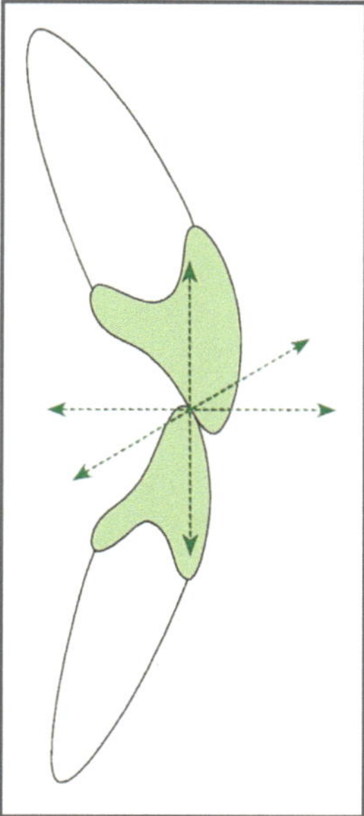

Abb. 18.2 Schneidezähne und Eckzähne sind nicht dreidimensional gesichert

Bei einem guten Ineinandergreifen der seitlichen Teile können die Retentionsmaßnahmen dann auch eingeschränkt bleiben, bis auf die Schneide- und Eckzähne **(Abb. 18.3. und 18.4)**.

Obenliegende Schneide- und Eckzähne sollten mit der Retentionsapparatur in drei Richtungen fixiert werden **(Abb. 18.5)**.

Sie müssen vertikal abgestützt werden, um eine vertikale Verlängerung durch *auswachsen* zu verhindern. Dafür ist eine Retentionsplatte, die palatinal anliegt, ein gutes Mittel. Durch den schrägen Verlauf von den palatinalen Flächen werden die Zähne nach vorne belastet. Ein gut anliegender und starrer labialer Bogen kann dies verhindern **(Abb. 18.6)**.

Vor und rückwärtige Verschiebungen werden ebenfalls durch den Plattenrand und den labialen Bogen verhindert **(Abb. 18.7)**.

Ein gutes Adaptieren von dem labialen Bogen an den Konturen der Schneide- und Eckzähne verhindert transversale Verschiebungen und verhindert das Zurückkehren

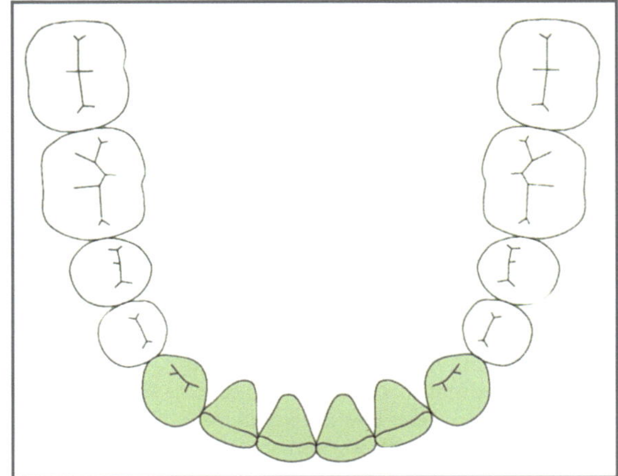

Abb. 18.3
Bei regelrechter Okklusion müssen im Unterkiefer nur die Frontzähne stabilisiert bzw. fixiert werden

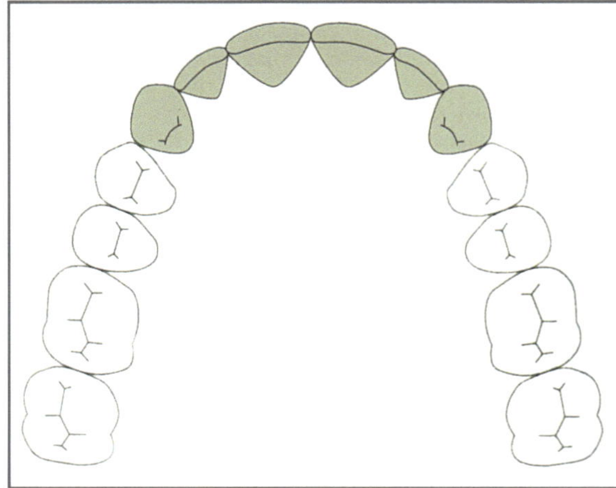

Abb. 18.4
Für den Oberkiefer gilt analog zu Abb. 18.3 dasselbe

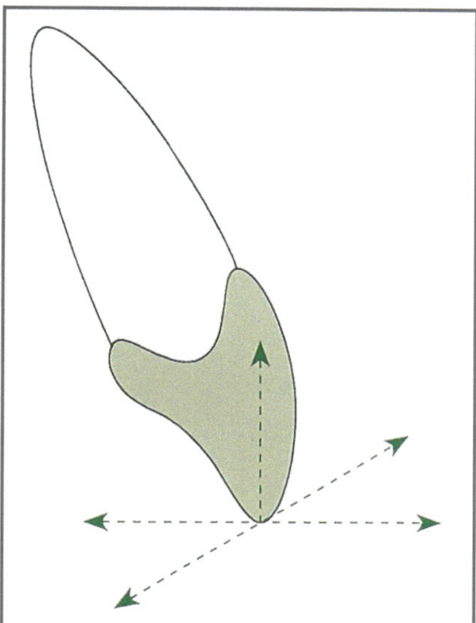

Abb. 18.5 Die gewünschte Fixierung wird von drei Richtungen bestimmt

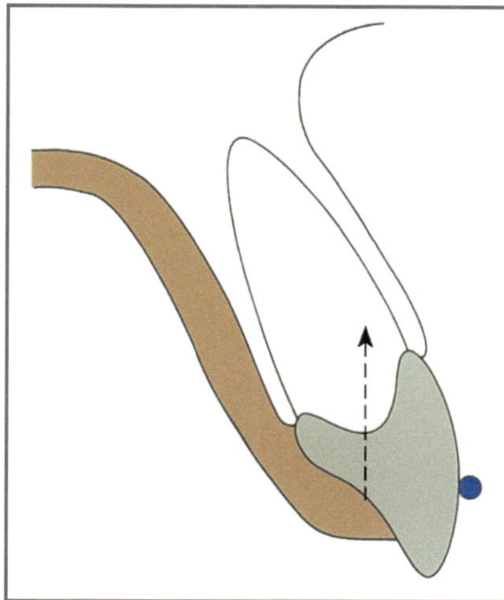

Abb. 18.6 Eine Kunststoffbasis, die von palatinal gut anliegt sowie ein ebenfalls gut anliegender Labialbogen sollen verhindern, dass sich die Zähne verlängern

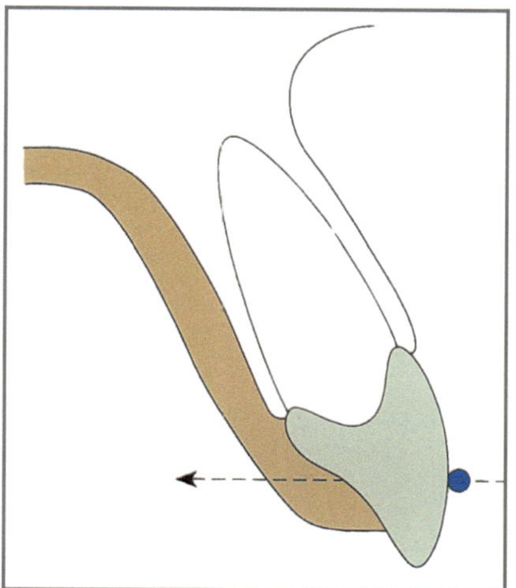

Abb. 18.7 Analog zu Abb. 18.6 wird auch die sagittale Fixierung realisiert

von verdrehten Zahnständen. Auch der Drahtteil, der zwischen den lateralen Schneide- und Eckzähnen durchläuft, sorgt für transversale Stabilität **(Abb. 18.8)**.

Im Unterkiefer müssen die Schneide- und Eckzähne ebenfalls in drei Richtungen fixiert werden **(Abb. 18.9)**.

Einer Verlängerung kann gegengehalten werden, wenn die unteren Frontzähne gegen die Oberkieferplatte schließen **(Abb. 18.10)**.

Die Seitenanteile müssen dann ordentlich okkludieren. Die Retentionsplatte muss dazu hinter der Oberkiefer-Front abgeschliffen und dann mit schnellhärtendem Kunststoff aufgebaut sowie eben ausgearbeitet werden. Die Zähne im Unterkiefer dürfen bei Artikulationsbewegungen in sagittaler und transversaler Richtung nicht gehindert werden.

Die labiale Verschiebung der unteren Frontzähne wird durch den Kontakt mit den oberen Frontzähnen gegengehalten **(Abb. 18.11)**.

Die linguale Verschiebung kann durch einen Eckzahn-Retainer, der gut an den unteren Frontzähnen anliegt, verhindert werden.

Abb. 18.8
Ein gut adaptierter Labialbogen beugt auch transversalen Verschiebungen vor. Wesentlich tragen dazu die Draht - abschnitte bei, die zwischen den lateralen Schneide- und Eckzähnen durchgeführt werden.

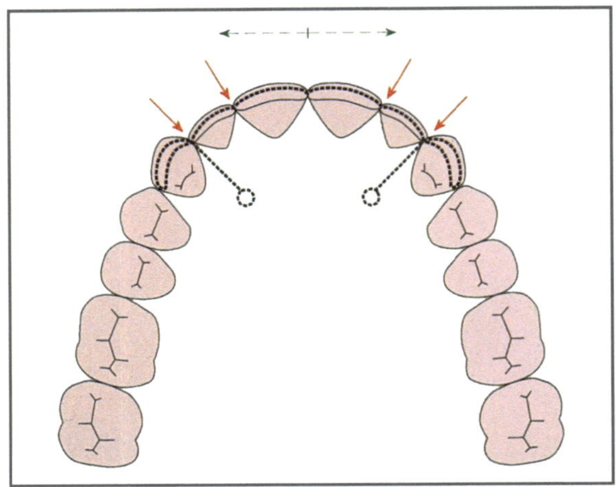

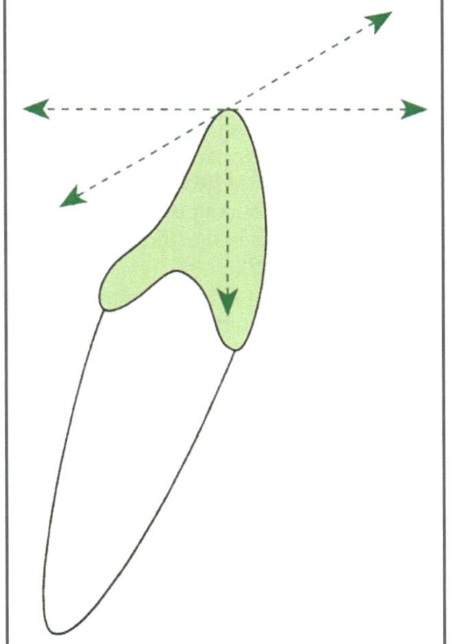

Abb. 18.9 Die unteren Frontzähne müssen ebenfalls dreidimensional gesichert werden

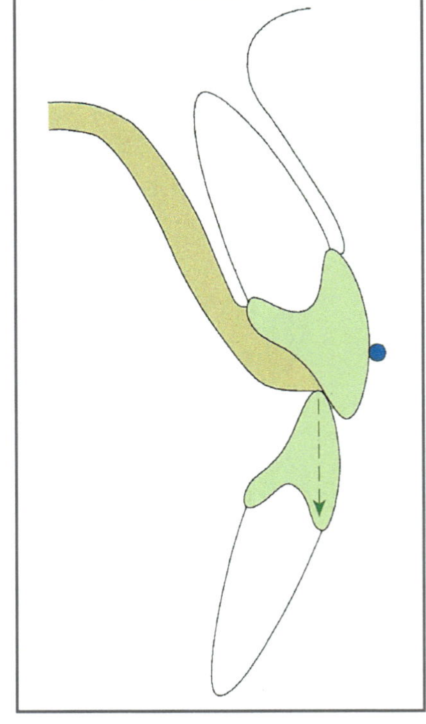

Abb. 18.10 Einer vertikalen Verlängerung kann durch Abstützung an einer Oberkieferkunststoffbasis entgegen gewirkt werden

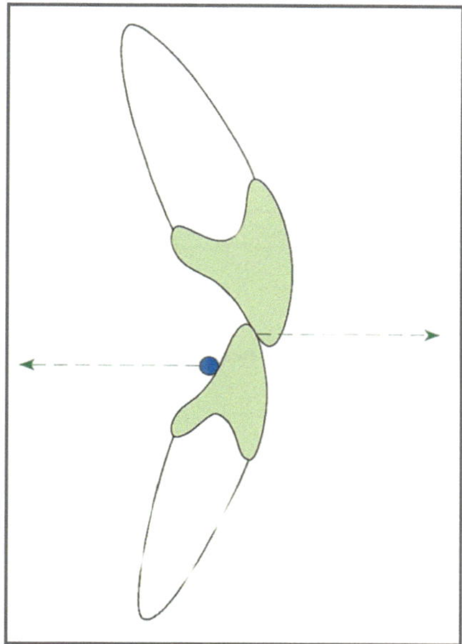

Abb. 18.11 Durch den bondierten Draht im Unterkiefer sind die Zähne gegen transversale als auch linguale Verschiebung gesichert. Zusätzlich sichert der Frontzahnkontakt eine labiale Bewegung.

Der bondierte Draht verhindert auch die transversale Verschiebung **(Abb. 18.12)**.

Abhängig von der ursprünglichen Situation und dem eventuellen Auftreten von lokalen Verschiebungen ist es wünschenswert, die Stütze an allen Frontelementen festzusetzen.

Planungs- und Herstellungshinweise für die Retentionsplatte

Eine Oberkieferplatte, die konform des angegebenen Entwurfs hergestellt wird, bietet in großem Maß Sicherheit für Labor, Praxis und Patient(en) **(Abb. 18.13 bis 18.20)**.

18.3 Der nach van der Linden modifizierte Labialbogen

Er wird aus rundem, 0,7 mm starken federharten Stahldraht gebogen. Der Draht muss an den labialen Flächen der Front- und Eckzähne gut anliegen **(Abb. 18.13)**.

Für eine gute Retention ist es von großem Belang, dass der labiale Bogen und die Platte bestmöglich fixiert werden. Das gelingt am besten mit Klammerfunktion im distalen Bereich und besonders in der Front. In der Front sind die Eckzähe dazu am geeignetsten **(Abb. 18.14)**.

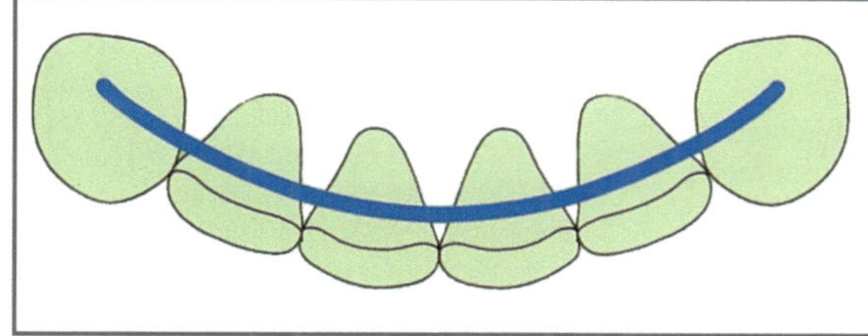

Abb. 18.12
Analog zu Abb. 18.11: Der angeklebte Retentionsdraht blockiert linguale als auch transversale Verschiebung.

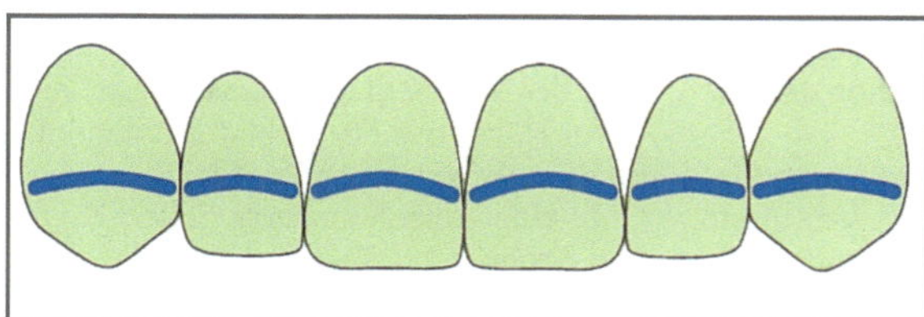

Abb. 18.13
Der aus 0,7 mm federhartem Draht gebogene Labialbogen sollte an allen Schneide- und Eckzähnen gut anliegen

Abb. 18.14
Die untersichgehenden Anteile der Eckzähne werden für eine rigide Retention des Labialbogens verwendet

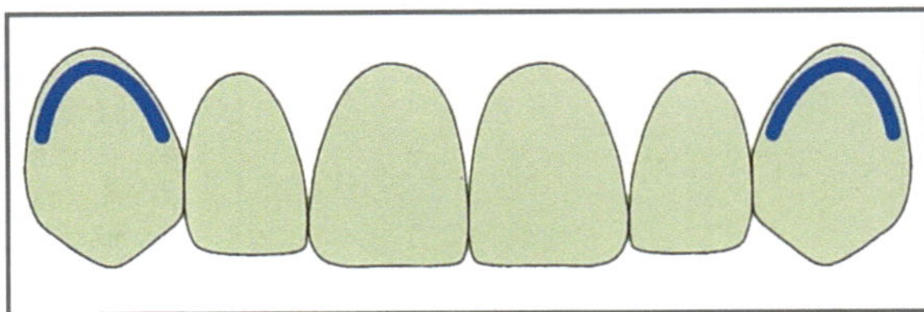

Abb. 18.15
Durch die Verbindung der drei Komponenten entsteht der modifizierte Labialbogen nach der Idee von Prof. van der Linden. Die Draht führt zwischen Schneide- und Eckzahn in den Bereich der Labialbogen-Draht-Retention.

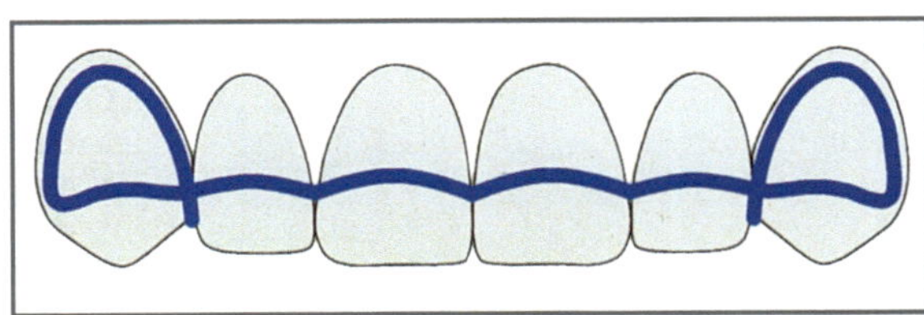

Abb. 18.16
Der horizontale Anteil umfasst die labiale Fläche der Eckzähne vollständig. Damit soll eine Rotation verhindert werden.

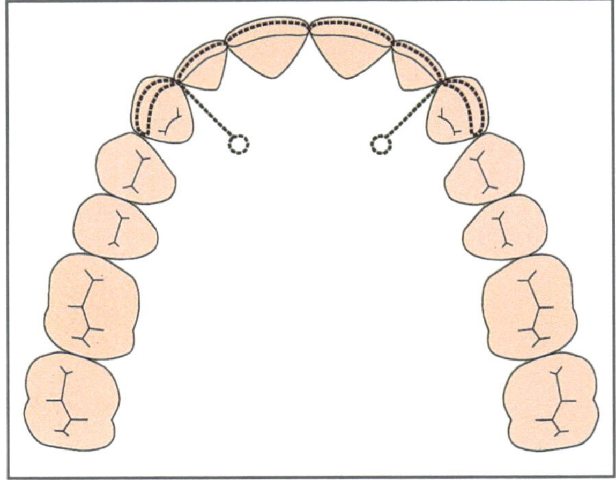

Durch die Verbindung der Drahtelemente untereinander entsteht eine durchlaufende Konstruktion. Diese ist starr, besonders deshalb, da keine offenen, sondern geschlossene Schleifen vorhanden sind **(Abb. 18.15)**.

Entlang der Eckzähne laufen zwei Drahtteile. Der zervikale Teil hat die Klammerfunktion. Der mehr inzisalliegende Teil fixiert den Eckzahn auch gegen Rotation **(Abb. 18.16)**.

Zervikal gelegter Draht bietet ungenügend Widerstand gegen Rotation. Inzisal ist er zu sichtbar. In der Mitte gibt er genügend Festigkeit **(Abb. 18.17)**.

Abb. 18.17
Etwa auf Höhe des Zahnäquators bietet der Labialbogen genügend Kontrolle. Inzisal ist er zu sichtbar. Legt man den Drahtanteil zu weit zervikal, so bietet er zu wenig Widerstand gegen Rotation.

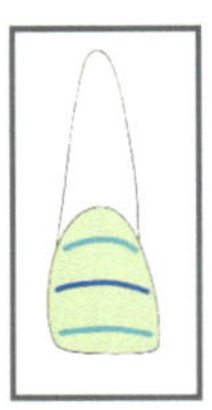

In der Mitte liegt der labiale Bogen in perfekter Höhe, aus der Sicht des palatinal liegenden Kunststoffs **(Abb. 18.18)**.

Zu einer Retentionsplatte gehört ein labialer Bogen mit großer Stabilität, der sich bei normalem Gebrauch nicht verbiegt. Die hier

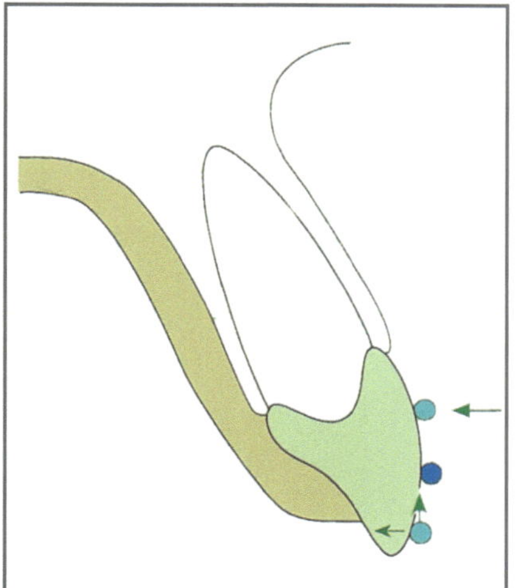

Abb. 18.18 Die mittlere Position zeigt das richtige Höhenniveau im Vergleich zur Kunststoffbasis der Retentionsplatte

aufgeführte Konstruktion erfüllt diese Voraussetzung.

Scheint es nicht möglich zu sein, einen guten anliegenden labialen Bogen herstellen zu können, dann gibt es dafür – nach Prof. van der Linden – ebenfalls eine einfache Lösung. Auf dem labialen Bogen kann man transparenten Kunststoff anbringen.

Die Praxis lehrt, dass ein Patient, der sorgfältig mit einer Retentionsplatte umgeht, nach einiger Zeit nicht öfter als einmal pro Jahr zur Kontrolle erscheinen muss. Es ist dann selten nötig, etwas am Labialbogen zu verändern. Eine Retentionsplatte, die nach vier bis sechs Monaten alleine nachts getragen wird, kann viele Jahre ihren Zweck erfüllen.

18.4 Gestaltung der Kunststoffbasis

Der Kunststoff wird an der palatinalen Seite bei den Prämolaren und Molaren weggeschliffen **(Abb. 18.19 und 18.20)**.

Auch darf die Platte die Okklusion nicht stören. Darum muss bei dem Patienten gut nachgesehen werden, ob der Draht von 0,7 mm zwischen dem lateralen Schneidezahn und dem Eckzahn die Okklusion stört. Wenn ja, dann ist meistens wohl ein Freiraum distal vom Eckzahn vorhanden, der zur Überführung des Drahtelements genutzt werden soll.

Das Freischleifen der Platte in den seitlichen Teilen erfolgt, um an Okklusion und Artikulation an Zunge und Wange Freiraum zu geben, damit eine gute Einstellung von Prämolaren und Molaren entsteht und behalten wird.

Schleift man den Kunststoff an den seitlichen Teilen nicht weg, dann werden, wenn die Platten vor dem Schlafengehen eingesetzt werden, die Prämolaren und Molaren im Oberkiefer öfter in eine nicht natürliche Position bewegt.

Ob ein Patient eine orthodontische Apparatur oder eine Retentionsplatte nach Vorschrift trägt, hängt von der Größe der Unbequemlichkeit ab. Darum muss man jederzeit danach streben, eine orthodontische Apparatur so komfortabel wie möglich herzustellen. Eine Retentionsplatte muss dünn sein, außer in dem Bereich, wo die Unterkieferfrontzähne vertikal gestützt werden. Umso mehr der Gaumen frei ist, umso komfortabler ist sie. Beißen auf Kunststoff und besonders auf Metallteile wie Drähte ist störend.

18.5 Hinweise für Zahnstellungskorrekturen

Mit der Einführung der Klebetechnik entfiel die Notwendigkeit, die Gebisselemente während der Retentionsphase noch viel zu verschieben. Kleine Korrekturen sind öfter noch wünschenswert. Zum Glück lassen die breiten Parodontalspalten nach Beendigung der aktiven Behandlung zu, dass Gebisselemente direkt in einen anderen Stand gesetzt werden. Das bietet die Möglichkeit, beim

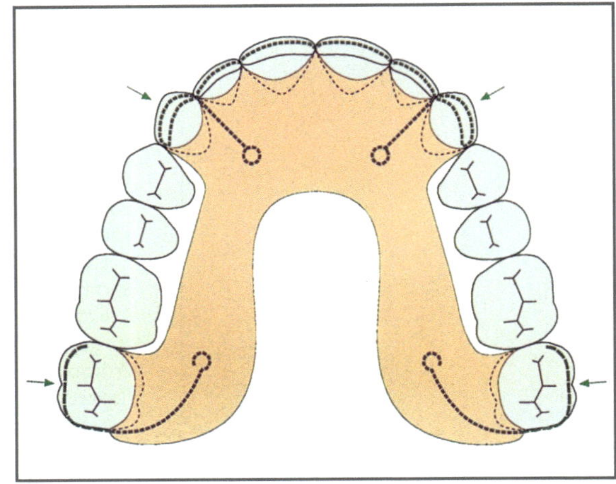

Abb. 18.19
Mit Hilfe von C-Klammern wird die Platte distal fixiert. Nur in diesem Bereich liegt der Kunststoff palatinal an. An den übrigen Seitenzähnen wird der Kunststoff *freigeschliffen.*

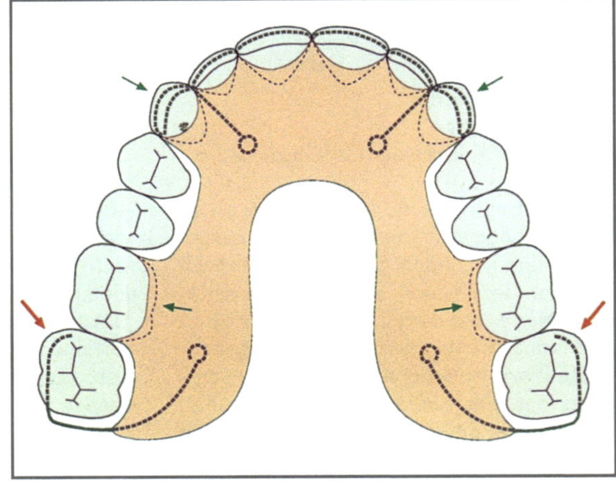

Abb. 18.20
Um im zweiten Schritt die zu weit mesio-bukkale Fehlstellung der zweiten Molaren zu beheben, wird der Kunststoff palatinal entfernt, damit der Klammerzug wirken kann. Gleichzeitig wird die Platte durch die Kunststoffbasis bei dem ersten Molaren transversal fixiert.

Übergang nach der Retention unverzüglich die Korrektur der Zahnverschiebungen in kleinem Umfang zu realisieren.

Die Retentionsplatte wird dazu so gefertigt, dass eine gewünschte Verbesserung mit eingebaut wird. Bei geringen Zahnstellungs - korrekturen kann, z. B. um einen Frontzahn nach labial zu aktivieren, an der palatinalen Seite Gips entfernt werden, sodass der Kunststoff Druck ausüben kann. Dementsprechend muss der labiale Bogen in dieser Region abstehen.

Ein weiteres Beispiel: Nach orthodontischen Behandlungen brechen zweite bleibende Molaren manchmal zu weit nach mesial und bukkal durch. Sie drohen dann in lateralen Überbiss zu geraten. Mithilfe von Klammern können sie in die richtige Position gebracht werden. Dann muss man den Kunststoff bei den zweiten Molaren entfernen und beim Ersten angebracht lassen, sonst würde die Platte durch die Klammer nach bukkal gezogen werden. Nachdem der zweite Molar in gute Position gekommen ist, wird die Platte dort modifiziert. Danach wird der Kunststoff bei dem ersten bleibenden Molaren entfernt **(Abb. 18.19 und 18.20)**.

18.6 Tragehinweise für die Retentions-Platte nach van der Linden

Wenn nach der aktiven Behandlung Gebisselemente ausgebaut werden müssen, kann das meistens nicht an dem gleichen Tag passieren, an dem zur Retention übergegangen wird. Die dann verwendete Retentionsplatte kann nur eingeschränkt benutzt werden. Direkt nachdem die betreffenden Gebisselemente ausgebaut werden, muss eine neue Platte angefertigt werden. Es ist nicht möglich, den sehr beanspruchten lateralen Bogen kontrolliert von der Front her zu verändern. Es ist fast unmöglich, den labialen Bogen kontrolliert wieder gut anzulegen, nachdem die Zahnkronen ausgeformt sind.

Eine Retentionsplatte hat auch noch den Vorteil, dass das Tragen der Platte reduziert werden kann. Außerdem wird die Gebissreinigung nicht beeinträchtigt.

Außerdem ist der Effekt der Retentionsapparatur von der Art abhängig, mit der der Patient umgeht. Das heißt, der Patient sollte den Retainer mit Sorgfalt behandeln. Das Ein- und Ausgliedern der Platte sollte vorsichtig gehandhabt werden. Eine entsprechend gute Anweisung ist darum empfehlenswert.

18.7 Zusammenfassung

Die Retentionsapparatur nach van der Linden ist so beschaffen, dass sie ausreichende Freiheit an den seitlichen Gebisselementen bietet, deren Position primär durch funktionelle Faktoren bestimmt werden. Zudem muss der Retainer die Gebisselemente in der Art fixieren, dass diese keinen abweichenden Stand einnehmen können. Das sind die Frontelemente, die durch die Okklusion bedingt nicht dreidimensional in ihrer Position stabilisiert sind.

Obenliegende Schneide- und Eckzähne sollten dementsprechend mit der Retentionsapparatur in drei Richtungen fixiert werden.

Sie müssen vertikal abgestützt werden, um eine vertikale Verlängerung durch *auswachsen* zu verhindern. Dafür ist eine Retentionsplatte, die palatinal anliegt, ein gutes Mittel. Durch den schrägen Verlauf von den palatinalen Flächen werden die Zähne nach vorne belastet. Ein gut anliegender und starrer labialer Bogen kann dies verhindern.

Die labiale Verschiebung der unteren Frontzähne wird durch den Kontakt mit den oberen Frontzähnen gegengehalten.

Die linguale Verschiebung kann durch einen Eckzahn-Retainer, der gut an den unteren Frontzähnen anliegt, verhindert werden.

Für eine gute Retention ist es von großem Belang, dass der labiale Bogen und die Platte bestmöglich fixiert werden. Das gelingt am besten mit Klammerfunktion im distalen Bereich und besonders in der Front mit dem von Prof. van der Linden modifizierten Labialbogen.

Für die labortechnische Herstellung werden Informationen aus erster Hand verwendet, die von einer Publikation aus dem Jahre 1997 stammen. Grafische Darstellungen aus ebenfalls dieser Publikation von Prof. van der Linden sollen eine möglichst realitätstreue Wiedergabe zur Herstellung der van der Linden-Retentionsplatte gewährleisten.

Zu erwähnen ist die hohe Akzeptanz dieser Retentionshilfe beim Patienten. Ein und dieselbe Apparatur kann laut Literatur über mehrere Jahre verwendet bzw. getragen werden.

Kapitel 19
Geräte zur Gaumen-Naht-Erweiterung

Den Inhalt auf einen Blick

19.1 Gaumennahterweiterungs-Apparatur – GNE

Bei einer forcierten Gaumennahterweiterung werden die Oberkieferhälften mithilfe einer KFO-Apparatur mit einer medianen Dehnschraube innerhalb weniger Tage und Wochen auseinandergedrängt, wobei es zu einer Fraktur im engeren Bereich der Sutura palatina mediana kommt.

Anschließend kommt es im Bereich des durch die Apparatur geöffneten und offen gehaltenen Frakturspalts zu einer knöchernen Heilung und Stabilisierung.

Zum Indikationsbereich der Gaumennahterweiterung gehören zum Zwecke der Kieferdehnung die hochgradigen oberen Schmalkiefer in Verbindung mit ein- oder beidseitigem Kreuzbiss.

Ein bekannter Schraubentyp für die Herstellung von GNE-Apparaturen ist die Hyrax®-Schraube. Abgeleitet wurde die Bezeichnung aus dem Angloamerikanischen ***hy**gienic **ra**pid palatal e**x**pander.* Hyrax®-Schraube ist ein eingetragenes Warenzeichen und ist ausschließlich für ein Produkt der Firma Dentaurum bestimmt **(Abb. 19.1)**.

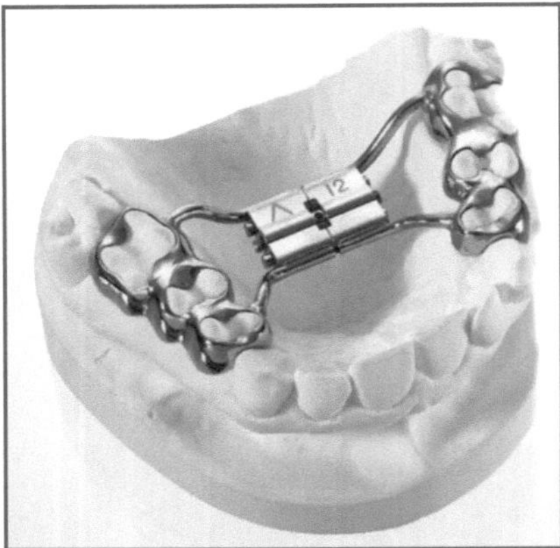

Abb. 19.1 GNE-Apparatur mit einer Hyrax®-Schraube

Ein weiterer Begriff für Schrauben zur Gaumennahterweiterung kommt ebenfalls aus dem Angelsächsischen, lautet **RPE**-Screw und leitet sich aus **R**apid-**P**alatal-**E**xpansion ab.

Die Gestaltung der GNE-Apparatur hat sich seit deren Entwicklung durch W. Biedermann im Prinzip nicht geändert. Die Verankerung erfolgt nach wie vor an den Sechsjahrmolaren und ersten Prämolaren im Oberkiefer. Die Art der Verankerung kann jedoch mit Bändern – in der herkömmlichen Art – bzw. innovativ bedingt durch die Einführung unterschiedlicher neuer Materialien und Techniken in gegossener Form – Modellguss wie für den abnehmbaren Zahnersatz – oder der in der kieferorthopädischen Zahntechnik bekannten Tiefziehtechnik erfolgen.

In jedem Fall wird die Apparatur fest auf die Zähne zementiert, um Kräfte sicher übertragen zu können und auch während der anschließenden Retentionsphase die erreichte Dehnung stabil halten zu können.

Gaumennahterweiterungen können mit verschiedenen festsitzenden Apparaturen durchgeführt werden. Grundsätzlich erfolgt eine dentale Abstützung an den Sechsjahrmolaren und den Prämolaren. Bezüglich der Befestigung der GNE-Apparatur an den Zähnen kann unter folgenden Standardverfahren mit entsprechenden Schraubentypen unterschieden werden:

- Schrauben für die Gaumennahterweiterung (GNE) mit den vier lasergeschweißten Retentionsarmen werden von der Industrie aus Edelstahl angeboten.
- Seit einigen Jahren erfahren aber auch einführige GNE-Schrauben Anwendung im Bereich der sogenannten frühen Gaumennahterweiterung während der Wechselgebissphase **(Abb. 19.2)**.
- Gaumennahterweiterungen können mit verschiedenen festsitzenden Apparaturen durchgeführt werden. Grundsätzlich erfolgt eine dentale Abstützung an den Sechsjahrmolaren und den Prämolaren. Bezüglich der Befestigung der GNE-Apparatur an den Zähnen kann unter fol-

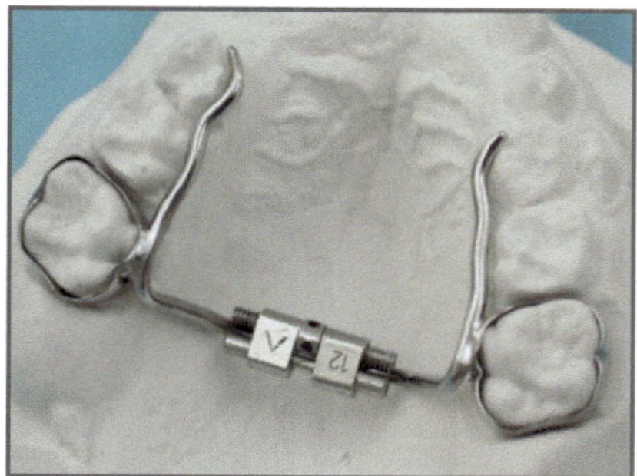

Abb. 19.2 Eine Variety-Dehnschraube für frühe Gaumennahterweiterung

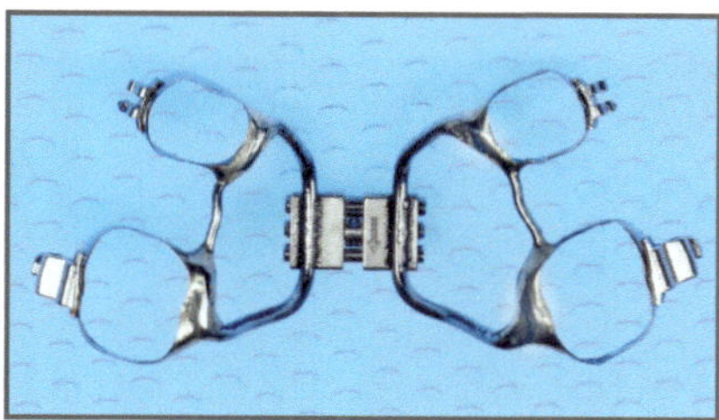

Abb. 19.3 Gelötete GNE mit Bändern an Molaren und Prämolaren

genden Standard-Verfahren unterschieden werden: Die Befestigung erfolgt mittels Bändern an den beiden Sechsjahrmolaren und/oder jeweils ersten Prämolaren.

Durch entsprechende Verbindungsdrähte werden die Bänder an ersten Prämolaren und Sechsjahrmolaren und den Retentionsarmen der Schraube in beiden Quadranten verbunden (gelötet, gelasert oder gephasert) und der jeweils zweite Prämolar in den Verbund integriert **(Abb. 19.3)**.

- Die Befestigung erfolgt mittels einer gegossenen *Kappenschiene* über die beiden Prämolaren und Sechsjahrmolaren in beiden Quadranten (links/rechts), die ebenfalls an die Retentionsarme der Schraube angelasert oder angelötet werden **(Abb. 19.4)**.
- Die Befestigung erfolgt an dental abgestützten Drahtelementen mittels Glasionomercement **(Abb. 19.5)**.
- Die Befestigung erfolgt mittels seitlichen Aufbissen, in die die Retentionsarme der Schiene einpolymerisiert werden **(Abb. 19.6)**.
- Der Snap Lock Expander ist gegen unerwünschtes Rückdrehen gesichert. Bei Aktivierung des Snap Lock Expanders (¼ Drehung) ist das Einrasten der Schraube deutlich spürbar. Das Loch in der Spindel befindet sich immer in einer optimalen Position zur Reaktivierung. Wird die Schraube überaktiviert, kann sie zurückgedreht werden.
- Modifizierte Gaumennahterweiterungs-Apparaturen: Bei Verwendung der Nar-

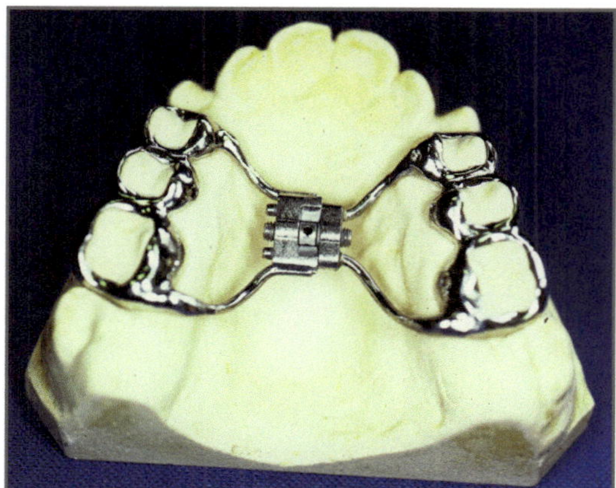

Abb. 19.4
Eine gegossene GNE-Apparatur mit Abflussschlitzen für Kleber nach einer Idee von Hubert Bösch (†)

Abb. 19.5
GNE-Modifikation ohne Bänder, die Befestigung erfolgt an den dental abgestützten Drahtelementen mittels Glasionomercement

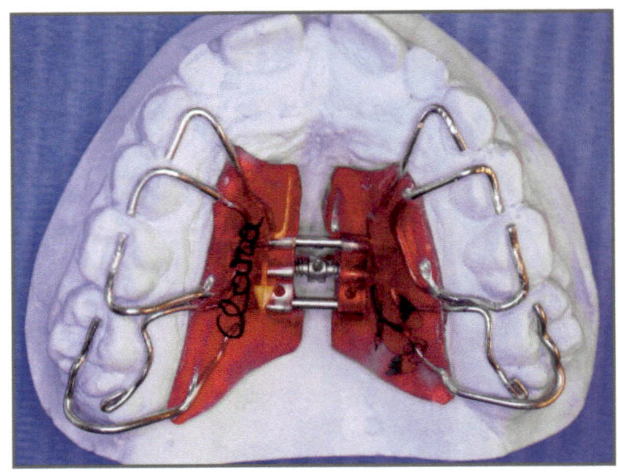

Abb. 19.6
GNE mit seitlichen Aufbissen aus ECLIPSE® junior

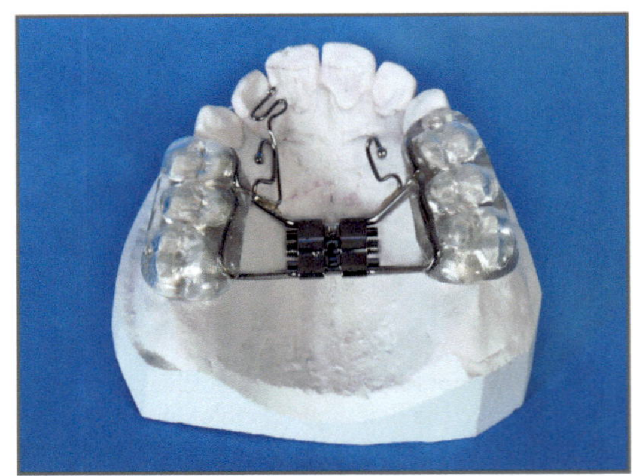

della-Schraube und/oder von transversalen Schrauben, die palatinal in einer kleinen modifizierten Kunststoffbasis gefasst sind, wie z. B. dem Hilger Palatinal Expander, hat die entsprechende Basis jedoch Kontakt zur Gaumenschleimhaut.

- Gaumennahterweiterung mittels implantatverankertem Distraktor.

Frau Wirtz (KFO-Atlas) weist darauf hin, dass nach erfolgter Gaumennahterweiterung zur Stabilisierung ein passiver doppelter TPA aus 1 mm Stahldraht an die Molarenbänder angelötet bzw. angeschweißt werden kann.

Stichwortverzeichnis

A

B

C

D

E

F

G

H

I

J

K

L

M

N

O

P

R

S

T

U

V

W

Y

Z

Quellennachweis

Adams, C. Philip: Kieferorthopädie mit herausnehmbaren Geräten. Quintessenz Verlag 1988

Andersen, C. E.; Schramm, E.: Der Positioner. Sonderdruck aus Orthopädie und Kieferorthopädie 1978

Ascher, Felix: Praktische Kieferorthopädie. Urban & Schwarzenberg 1968

Baldauf, A.; Mack, H.; Wirth C.: Bestimmung der Scharnierachse mittels des äußeren Gehörgangs. IOK, 28. Jahrgang Nr. 4, 459 – 485, 1966

Bauer, A.; Gutowski, A.: Gnathologie, Einführung in die Theorie und Praxis. Quintessenz Verlag 1975

Baugut, G.: Tabellen für die Praxis der Kieferorthopädie. Carl Hanser Verlag 1983

Benett, J. C.; McLaughlin, R. P.: Kieferor - thopädisches Management mit der vorprogrammierten Apparatur. Deutscher Ärzte Verlag 1997

Bertram, S.; Jordan, R. E.; Abrams, L.: Dental anatomy and occlusion. The William and Wilkins Company, Baltimore 1969

Bojlkovak, N.; Steger, E,: Crozat-Modifikationen n. Bojlkovak und modifizierte Crozat-Anwendung (MOD n. Steger). Klinik und Poliklinik für ZMK der Universität des Saarlandes, Abt. für KFO (damaliger Di - rektor Prof. Dr. Dr. E. Steger. Einwöchiges Seminar. Oktober 1979

Böttger, Hermann: Artikulatoren und ihr Funktionswert. Quintessenz 5, 1982

Böttger, Hermann et al.: Funktionelle Ok - klusion/Gleitbahnbezogene Diagnostik und Therapie. Quintessenz Verlag 1989

Bundesgesetzblatt: Jahrgang 1980

Daskalogiannakis, J.; van der Linden, F. P. G.; Miethke, R.-R.; McNamara, J. A. Jr.: Elastic open activator. Glossary of Orthodontic Terms. Quintessenz Verlag 2000

Dausch/Neumann: Kieferorthopädie. Skriptum. Fachschaft der Zahnmed Klink Tübingen 1989

Drescher, D.; Schmidt-Hengst, I.; Vardimon, A.: Bonn/Tel Aviv. Skelettierte und dentoalveoläre Verlängerungen bei der Behandlung mit Magnetplatten nach Verdimon. Wissenschaftliche Jahrestagung der Deutschen Gesellschaft für Kieferorthopädie, Dresden 1994

Ehmer, U.: Indikationshinweis für den U-Bügelaktivator. Praktische Kieferorthopädie Heft 2, Mai 1988

Fischer/Brandies, H.; Stahl A. N. F.: Kie - ferorthopädische Technik. Thieme Verlag 1990

Fränkel, C.; Fränkel, R.: Der Funktionsregler in der orofazialen Orthopädie. Hüthig Verlag 1992

Fränkel, R.: Technik und Handhabung der Funktionsregler. VEB Verlag Volk und Gesundheit Berlin 1976

Frass, K.: Drahtelemente-Modifikationen. Abnehmbare Geräte nach UK-Tradition (United Kingdom). KFO-Zeitung Ausgabe 11, udp Verlag 2003

Frass, K.: El posicionardo gnatologico. Soproden Junio 1990

Frass, K.: Elastisch-Offener-Aktivator (EOA) nach Klammt – ein Klassiker in der funktionskieferorthopädischen Praxis. KFO-Zeitung Ausgabe 2, udp Verlag 2007

Frass, K.: Elastisch-Offener-Aktivator n. Klammt. Kieferorthopädie Journal Heft 2, Oemus Media 2003

Frass, K.: Der Fixator. dental-labor 10, Verlag Neuer Merkur 1990

Frass, K.: Funktionsregler n. Fränkel. Vier Gerätetypen nach Fränkel. Labortechnische Gestaltung. KFO-Zeitung Ausgabe 4, udp Verlag 2003

Frass, K.: Gaumennaht-Erweiterungs-Apparatur zur forcierten Gaumennahterweiterung. KFO-Zeitung Ausgabe 1, udp Verlag 2007

Frass, K.: Der gnathologische Positioner Teil 1. dental-labor 2, Verlag Neuer Merkur 1989

Frass, K.: Der gnathologische Positioner Teil 2. dental-labor 5, Verlag Neuer Merkur 1989

Frass, K.: Innovation auf dem Bereich kieferorthopädischer Gerätekonstruktionen. 5. Internationale Innsbrucker Techniker Tage, Seminar 1. Mai. 1995

Frass, K.: Innovationen aus dem Bereich kieferorthopädischer Gerätekonstruktionen. Reunion Scientifique Europeene de Formation Continue. Europäische wissenschaftliche Jahrestagung in München, 12. – 15. Mai 1994

Frass, K.: Die Instrumentelle Funktionsanalyse. Die Kieferorthopädie in der Zahntechnik. Verlag Neuer Merkur 1992

Frass, K.: Kaltpolymerisat in der KFO-Zahntechnik. KFO-Zeitung Ausgabe 5, udp Verlag 2008

Frass, K.: KFO-Schrauben ausgerichtet auf den Lehrplan zur Meisterprüfung im Zahntechniker-Handwerk. KFO-Zeitung Ausgabe 3/4, udp Verlag 2008

Frass, K.: Lichthärtende Kunststoffe für Plattengeräte und Aktivatoren. dental-labor 7, Verlag Neuer Merkur 1989

Frass, K.: Okklusale Betrachtungen. Die Okklusion aus verschiedenen Perspektiven Teil 1 und 2. KFO-Zeitung Ausgabe 10, udp Verlag 2003

Frass, K.: Osamu-Retainer nach Yoshi. Technische Herstellung mit Druckformgeräten. KFO-Zeitung Ausgabe 5, udp Verlag 2003

Frass, K.: Positioner – ein Erfahrungsbericht. KFO-Zeitung Ausgabe 3, udp Verlag 2004

Frass, K.: Resinas fotopolimerisables para placas y activadores. Soproden 1990

Frass, K.: Scannen in der Druckformtechnik zur Optimierung der Qualität von tiefgezogenen Produkten. KFO-Zeitung Ausgabe 6, udp Verlag 2008

Frass, K.: Das Set-up Modell. dental-labor 1, Verlag Neuer Merkur 1989

Frass, K.: Die Steger-Apparatur. Labortechnische Herstellung und klinisches Beispiel. KFO-Zeitung Ausgabe 12, udp Verlag 2002

Frass, K.: Die Steger-Apparatur – Teil 2: Kraft-Modul und Umbau zum integrierten Retentionsgerät. KFO-Zeitung Ausgabe 7, udp Verlag 2008

Frass, K.: Das Steger-Modell-System. KFO-Zeitung Ausgabe 1, udp Verlag 2002

Frass, K.: Technische Herstellung des Federaktivators nach Sander. dental-labor 4, Verlag Neuer Merkur 1991

Frass, K.: Der Van-der-Linden Retainer. KFO-Zeitung Ausgabe 6, udp Verlag 2003

Frass, K.; Klammt, G.; Harzer W.: Der Elastisch-Offene-Aktivator n. Klammt – Grundgedanken, Indikation, technische Herstellung. dental-labor Heft 11, 1817 – 1827, Verlag Neuer Merkur 1996

Frass, K.; Steger, E.: Non-Extraktion Magnet-Therapie. dental-labor XLIII Heft 9/95, 1409 – 1420, 1995

Gehrke, M. E.: Die Anfertigung eines Positioners. Quintessenz f. Zt. Heft 4, Quintessenz Verlag1982

Graber, T. M.; Swain, B. F.: Grundlagen und moderne Techniken der Kieferorthopädie. Quintessenz Verlag 1989

Hilgers, J. J.: Die Pendelapparatur – eine Weiterentwicklung. Orthod. und Kieferorthop. 25.1: 20 – 23, 1993

Hilgers, J. J.: Pendelapparatur für eine kooperationsunabhängige Behandlung von Klasse II-Patienten. Orthod. und Kieferorthop. 255.1: 9 – 19, 1993

Hilgers, J. J.: The Pendulum Appliance for Class II Non-Compliance Therapie. J. C. O. Inc. 26, 706 – 714, 1992

Hockel, J. L.: Kieferorthopädie und Gnathologie. Quintessenz Verlag 1978

Hockel, J. L.; Creek, W. et al.: Kieferorthopädie und Gnathologie. Quintessenz Verlag 1984

Hösl, E.; Baldauf, A.: Mechanische und biologische Grundlagen der kieferorthopädischen Therapie. 183 – 188, 189 – 202, Hüthig Verlag 1991

Hoffmann/Axthelm: Lexikon der Zahnmedizin. Quintessenz Verlag 1978

Hotz, R. P.: Zahnmedizin bei Kindern und Jugendlichen. Thieme Verlag 1976

Janson, I.: Bionator-Modifikationen in der kieferorthopädischen Therapie. Hanser Verlag 1987
Jeckel, N.: Molarendistalisierung mit dem intraoralen Molarendistalisierungsbogen in Klasse-I-Relation. Kieferorthop. 8, Referat 7297:1301 – 1467, Quintessenz Verlag 1990
Jeckel, N.: Molarendistalisierung mit dem intraoralen Molarendistalisierungsbogen (MDB). Eine Methode zur kontrollierten Einstellung der Sechsjahrmolaren in Klasse-I-Relation (II). Quintessenz Heft 9: 1457 – 1467, Referat 7297, Quintessenz Verlag 1990
Joho, J. P.; Darendeiler, M. A.: Korrektur von Klasse-II/I-Okklusionsanomalien mit Hilfe magnetischer Felder. Präsentation des magnetischen Aktivators MAD. Mechanische und biologische Grundlagen der kieferorthopädischen Therapie, 189 – 202, Hüthig Verlag 1991
Jones, R. J.; White, J. M.: Schnelle Klasse-II-Molarenkorrektur. Int. Orthod. Kieferorthop 25, 3:325 – 331, 1993
Karwetzky, R.: U-Bügel-Aktivator. Persönliche Mitteilungen zum eingereichten Skript 1990
Kawata, T.; Katsuhiko, H.; Kohij, U.; Kazumi, Y; Hung, J. T.; Toshiaki, T. A.: A new Orthodontic force system of magnetic brackets. Am. J. Orthod. Dentoface Orthop. 92(3): 241 – 248, 1978
Klammt, G.: Der Elastisch-Offene-Aktivator. Hanser Verlag 1984
Klammt, G.: Der Elastisch-Offene-Aktivator. QZ-Spezial, Quintessenz Zahntechnik 19; 1315 – 1333, Quintessenz Verlag 1993
Klammt, G.: Der Elastisch-Offene-Aktivator. Interpretation von klinischen Fällen. Quintessenz Zahntechnik Heft 12, Quintessenz Verlag 1994
Klammt, G.: Originaltext für Tischdemonstrationen. In Görlitz persönlich erhalten, 16. Juli 1993
Leser, G.: Herstellung des U-Bügel-Aktivators nach Karwetzky. Praktische Kieferorthopädie Heft 2, Mai 1988
Lotzmann, U.: Die Prinzipien der Okklusion. Verlag Neuer Merkur 1998
Mack, H.: SAM der zeitgemäße Systemartikulator. Seminar und pers. Mitteilungen, 2. August 2002
Meisterschule Stuttgart: Meisterwissen für Zahntechniker. Verlag Neuer Merkur 1990
Nance, H.: The limitations of orthodontic treatment. Am. J. Orthod. O Surgy 33, 4:177 – 233, 1947
Novelli, E.: Abnehmbares Gerät von Crozat. Auszug aus der Zeitschrift *Clinica Odonto Protesica,* 1969
Novelli, E.: Abnehmbares Gerät von Crozat. Auszug aus der Zeitschrift *Clinica Odonto-Protesica* Vol XV-N4-1969 übersetzt von Francesco Pedrazzini, München, Druck L. Giovi-Offset, München 5, 1969
Ramfjord/Ash: Physiologie und Therapie der Okklusion. Quintessenz Verlag 1968
Redmann, Beate: Steger-Apparatur zur Molarendistalisation. ZWL Zahntechnik Wirtschaft Labor, Oemus Media AG 2004
Ricketts, R. M.; Bench, R. W.; Gugino, D. F.; Hilger, J. J.; Schulhof, R. J.: Bioprogressive Therapie. Library of Congress Catalog Card Number 79-65170, 299 – 301, 1999
Roth, R. H.; Woodford, W. G.: Der gnathologische Positioner. Informationsschrift aus Orthodontie und Kieferorthopädie 2, 1981
Sander, F. G.: Indikation für die Anwendung der Vorschubdoppelplatte. Praktische Kieferorthopädie Heft 2, 1988
Sander, F. G.: Der Nachteffekt bei der Anwendung der Vorschubdoppelplatte. Praktische Kieferorthopädie Heft 3, 1989
Sander, F. G.: Rotation des Unterkiefers durch den Federaktivator bei funktionellen Bewegungen. Praktische Kieferorthopädie Heft 3, 1990
Sander, F. G.: Der Tageffekt bei der Anwendung der Vorschubdoppelplatte. Praktische Kieferorthopädie Heft 3, 1989
Schienbein, H.: Einführung in die Kieferorthopädie. Urban & Schwarzenberg 1979
Schienbein, H.: Zur Entwicklung der Schrauben kieferorthopädischer Plattengeräte. Quintessenz Sonderdruck 1985

Schmeil, F.: Orthopädische Stomatologie. Johann Ambrosius Barth Leipzig 1982
Schmeil, F.; Hirschfelder, U.: Kieferortho - pädische Zahntechnik. Verlag Neuer Merkur
Schmuth, G. P. F.: Kieferorthopädie. Grundzüge und Probleme. 200 – 204, Thieme Verlag 1983
Schulz, H.: Kieferorthopädie für Zahntechniker. Verlag Neuer Merkur 1980
Schulze, Ch.: Lehrbuch der Kieferorthopädie Band 1. Quintessenz Verlag 1975
Schulze, Ch.: Lehrbuch der Kieferorthopädie Band 2. Quintessenz Verlag 1978
Schwarz, A. M.: Lehrgang der Gebissregelung Band 1. Dritte Auflage, Urban & Schwarzenberg 1961
Schwarz, A. M.: Lehrgang der Gebissregelung Band 2. Zweite Auflage, Urban & Schwarzenberg 1956
Schwarzkopf, F.; Vogl, E: Die Crozat-Technik. Verlag Neuer Merkur 1980
Schwindling, F. P.: Jasper Jumper Bildatlas. edition schwindling 1995
Seeholzer, H.: Hilfen bei kieferorthopädischen Maßnahmen. Sonderdruck aus *Die Fortbildung der Zahnarzthelferin* ZMF/ZMV, Hüthig Verlag
Seelbach, M.; Greger, H.; Miethke, R. R.: Der Berliner Reaktivator. Praktische Kieferorthopädie Heft 1, 1987
Selbach, F. W.: Was der Allgemeinarzt von der Kieferorthopädie wissen sollte. Berlini - sche Verlagsanstalt 1948
Sieberth, P.: Tabellen für die kieferorthopädische Behandlung. Johann Ambrosius Verlag 1963
Steger, E.: Das Diagnose-Modell-System. Zahnärztliche Praxis 28. Jahrg. Heft 11, 1977
Steger, E.: Molarendistalisation in Ober- und Unterkiefer – Erfahrungen bei der klinischen Umsetzung des Occlusodontic-Konzeptes und Literatur Überblick. IOK 28. Jahrg., 263 – 287, 1996
Steger, E.: Posibilities of Molar Distalization Seminar bei MMI (Medical Magnetics Inc.) New Jersey USA 1991
Steger, E.: Verschiedene Analyseverfahren auf der Grundlage eines neuentwickelten Modelltyps (I). Zahnärztliche Praxis 28. Jahrg. Heft 12, 1977
Steger, E.: Verschiedene Analyseverfahren auf der Grundlage eines neuentwickelten Modelltyps (II). Zahnärztliche Praxis 28. Jahrg. Heft 13, 1977
Steger, E.; Blechman, A. M.: Molar distalization with static repelling magnets. American Journal of Orthodontics and Dentofacial Orthopedics Vol 108 No5 S. 554/555, Nov. 1995
Steger, E.; Blechman, A. M.: Molarendistalisierung und Magnete. Seminar an der Poliklinik für Kieferorthopädie der Klinik für ZMK, Univ. München (Dir. Prof. Dr. I. A. Rutzki-Janson), März 1994
Steger, E.; Frass, K.: Molarendistalisation im Ober- und Unterkiefer – Crozat-Geräte und eigene Apparatur. 6. Internationale Innsbrucker Techniker Tage, Seminar 3. Mai 1997
Steger, E.; Jacoby, U.: Möglichkeiten der Distalisation von Molaren. Seminar am Universitätsklinikum Aachen Abtlg. f. Kieferorthop. (Prof. Dr. Dr. P Diedrich) Feb. 1991
Steger, E.; Ritzkat, E. S.; Seeholzer H.: Kunststoffe als praktische Hilfsmittel bei der Innenbogentherapie. Zahnärztl. Praxis 10: 256 – 257, 1974
Stockfisch, H.: Aktuelle Kieferorthopädie mit dem Kinetor. Quintessenz Verlag 1989
Stockfisch, H.: Der Kinetor in der Kieferorthopädie. Hüthig Verlag 1966
Suckert, R.: Okklusionskonzepte. Verlag Neuer Merkur 1992
Tenti, F.: Atlas of Orthodontic Appliances. Ortho Cycle Co. Hollywood FL 33020, 1986
Teuscher, U.: Quantitative Behandlungs - resultate mit der Aktivator-Head-Gear-Kombination. Hüthig Verlag 1988
Tränkmann, J.: Die Plattenapparatur in der Kieferorthopädie. Quintessenz-Verlag 1985
Van der Linden, F. P. G.; Duterloo, Herman S.: Die Entwicklung des menschlichen Gebisses. Quintessenz Verlag 1976
Van der Linden, F. P. G.; Miethke, R.-R.; McNamara Jr., J. A.: Glossary of Orthodontic Terms. Quintessenz Verlag 2000

Weinreich, A.: Der Einfluss funtionskieferorthopädischer Geräte auf das Kaumuster der PatientenInformation aus Orthodontie und Kieferorthopädie. Sonderdruck 1989

Weinreich, A.: Herstellung der Vorschubdoppelplatte. Praktische Kieferorthopädie Heft 2, 1988

Weinreich, A.: Herstellung des Feder-Aktivators. Praktische Kieferorthopädie Heft 1, 1990

Wheeler: An Atlas Of Tooth Form. W. B. Saunders Company 1969

Wiebrecht, A. T.: Crozat-Appliances in Maxillofacial Orthopedics. A. T. Wiebrecht Foundation 1966

Wirtz, Ursula: o-atlas der kieferorthopädischen Technik. Dentaurum, „lose Blattwerk" 2002, gebunden 2007

KFO-/FKO-Stammbaum

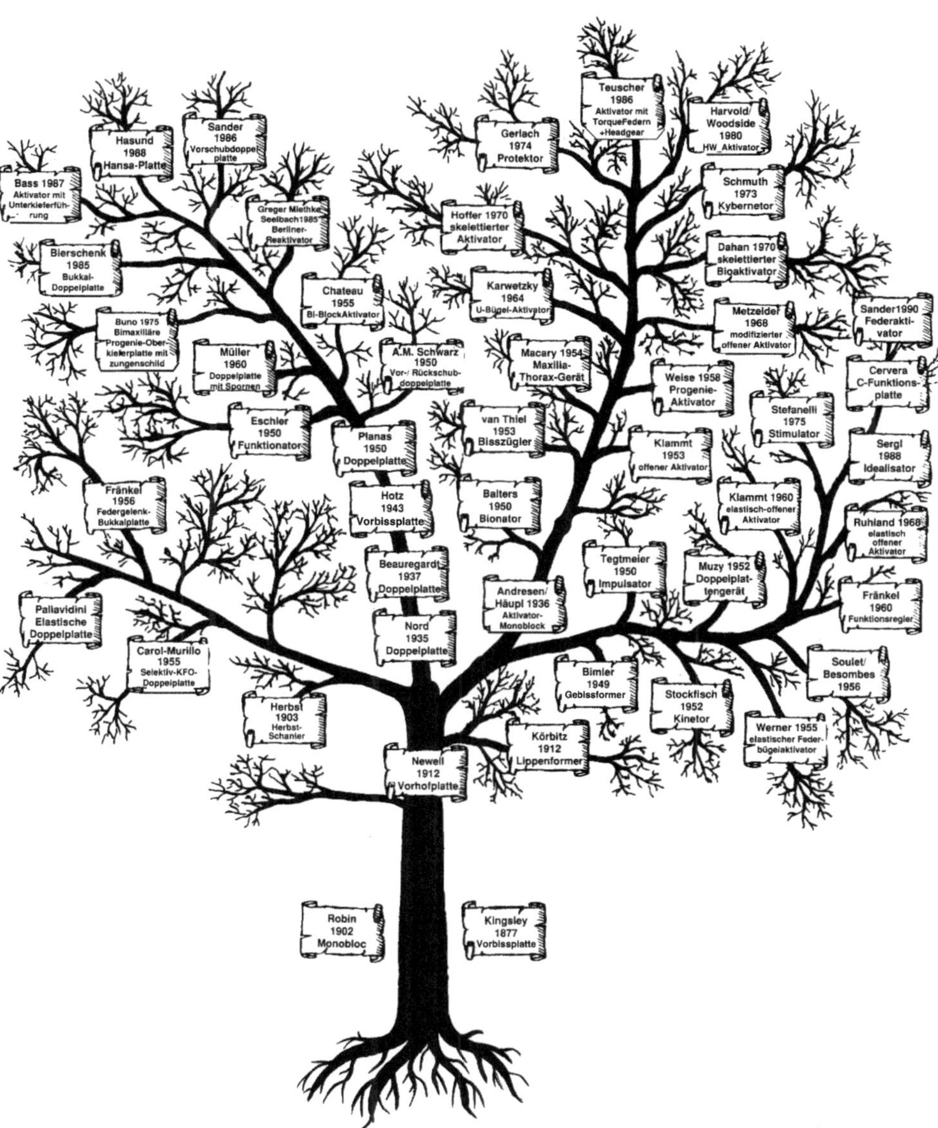